2025 国家执业药师职业资格考试

药事管理与法规

主　编　王淑玲

副主编　徐敏祥　于丽娜

编　委　（以姓氏笔画排序）

　　　　于丽娜（沈阳市第二中医医院）

　　　　王淑玲（沈阳药科大学）

　　　　牟洪利（沈阳药科大学）

　　　　李鸿录（辽宁省健康产业集团铁煤总医院）

　　　　吴　锦（浙江药科职业大学）

　　　　利欣欣（沈阳药科大学）

　　　　沈　枫（广东药科大学）

　　　　张茜茜（沈阳药科大学）

　　　　徐敏祥（齐鲁医药学院）

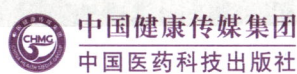

内 容 提 要

本书由从事执业药师职业资格考试考前培训的专家根据新版国家执业药师职业资格考试大纲及考试指南的内容要求精心编写而成。书中内容精炼、重点突出，便于考生在有限的时间内抓住考试重点及难点，进行高效复习，掌握考试的主要内容。随书附赠配套数字化资源，包括历年真题、考生手册、思维导图、高频考点、飞升上岸修炼计划等，使考生复习更加高效、便捷；赠2套线上模拟试卷，方便考生系统复习后自查备考。本书是参加2025年国家执业药师职业资格考试考生的辅导用书。

图书在版编目（CIP）数据

药事管理与法规 / 王淑玲主编. -- 北京：中国医药科技出版社, 2025.4（2025.4重印）. -- (2025国家执业药师职业资格考试教材精讲). -- ISBN 978-7-5214-5021-7

Ⅰ. R95

中国国家版本馆CIP数据核字第2025SE7827号

美术编辑 陈君杞
责任编辑 李红日
版式设计 友全图文

出版 **中国健康传媒集团** | 中国医药科技出版社
地址 北京市海淀区文慧园北路甲22号
邮编 100082
电话 发行：010-62227427 邮购：010-62236938
网址 www.cmstp.com
规格 787×1092mm $^1/_{16}$
印张 19 $^3/_4$
字数 455千字
版次 2025年4月第1版
印次 2025年4月第2次印刷
印刷 河北环京美印刷有限公司
经销 全国各地新华书店
书号 ISBN 978-7-5214-5021-7
定价 **69.00元**
版权所有 盗版必究
举报电话：010-62228771
本社图书如存在印装质量问题请与本社联系调换

获取新书信息、投稿、为图书纠错，请扫码联系我们。

数字资源编委会

主　编　王淑玲　左根永　梁　艳
编　者　（以姓氏笔画排序）
　　　　王淑玲（沈阳药科大学）
　　　　毛文华（山东大学）
　　　　左根永（山东大学）
　　　　田芙蓉（山东大学）
　　　　刘泽辉（山东大学）
　　　　李思陈（沈阳药科大学）
　　　　张甲宜（山东大学）
　　　　张海欣（沈阳药科大学）
　　　　陆嘉辉（沈阳药科大学）
　　　　梁　艳（河南应用技术职业学院）

出版说明

执业药师职业资格作为药学技术人员的一种职业资格，需要通过职业资格考试才能获得。执业药师职业资格考试实行全国统一大纲、统一命题、统一组织的考试制度，一般每年10月举办一次。

为帮助考生在有限的时间里抓住重点、高效复习，我们组织工作在教学一线、有着丰富考前培训经验的专家教授依据新版考试大纲编写了本套《国家执业药师职业资格考试教材精讲》丛书。

本丛书特点如下：

1.全面覆盖新版大纲的要点内容，用一颗至三颗星标注考点分级，重要考点用双色突出标示。

2.用精准而简洁的文字高度凝练考试指南内容，通过对比记忆、联想记忆和分类记忆为考生理出清晰的记忆思路，在有限的片段时间里掌握考试重点。

3.为使考前复习更加高效、便捷，随书附赠配套数字化资源，包括历年真题、考生手册、思维导图、高频考点、飞升上岸修炼计划等，并赠2套线上模拟试卷，便于考生熟悉题型，模拟考场，自查备考。获取步骤详见图书封底。

国家执业药师职业资格考试从执业药师岗位职责和实践内容出发，以培养具备在药品质量管理和药学服务方面的综合性职业能力、自主学习和终身学习的态度和意识、较好地服务于公众健康素质的人才为目标。希望考生通过对本丛书的学习领会考试重点难点，顺利通过考试。

为不断提升本套考试用书的品质，欢迎广大读者在使用过程中多提宝贵意见和建议，我们将在今后的工作中不断修订完善。

在此，祝愿各位考生复习顺利，考试成功！

中国医药科技出版社
2025年4月

目录

第一章 执业药师与公众健康 … 1
第一节　健康中国建设 … 1
第二节　药品管理与药品安全风险 … 6
第三节　执业药师管理 … 20

第二章 药品管理法律和管理体系 … 30
第一节　药品管理法律法规 … 30
第二节　药品监督管理体系 … 34
第三节　药品管理的行政行为 … 42
第四节　药品管理相关制度 … 49

第三章 药品研制和生产管理 … 65
第一节　药品研制与注册管理 … 65
第二节　药品上市许可持有人制度 … 88
第三节　药品生产管理 … 93
第四节　药品召回管理 … 105

第四章 药品经营管理 … 110
第一节　药品经营许可与经营管理 … 110
第二节　药品经营质量管理规范 … 125
第三节　处方药与非处方药的经营管理 … 147
第四节　药品进出口管理 … 148

第五章 医疗机构药事管理 … 152
第一节　医疗机构药事管理机构和职责 … 152
第二节　医疗机构药品供应管理 … 154
第三节　处方管理 … 158
第四节　医疗机构制剂管理 … 164
第五节　药物临床应用管理 … 168

第六章 中药管理 … 179
第一节　中药与中药传承创新发展 … 179
第二节　中药材管理 … 182

第三节 中药饮片管理 ………………………………………………………………… 193
  第四节 中成药管理 …………………………………………………………………… 198

第七章 实行特殊管理的药品管理 ……………………………………………………… 205

  第一节 疫苗管理 ……………………………………………………………………… 205
  第二节 血液制品管理 ………………………………………………………………… 209
  第三节 麻醉药品和精神药品管理 …………………………………………………… 210
  第四节 医疗用毒性药品管理 ………………………………………………………… 219
  第五节 放射性药品管理 ……………………………………………………………… 222
  第六节 药品类易制毒化学品的管理 ………………………………………………… 224
  第七节 含特殊药品复方制剂的管理 ………………………………………………… 226
  第八节 兴奋剂的管理 ………………………………………………………………… 229

第八章 药品信息管理及消费者权益保护 …………………………………………… 234

  第一节 药品说明书和包装标签管理 …………………………………………………… 234
  第二节 药品广告管理 ………………………………………………………………… 247
  第三节 药品安全信息与品种档案管理 ……………………………………………… 252
  第四节 反不正当竞争 ………………………………………………………………… 258
  第五节 消费者权益保护 ……………………………………………………………… 263

第九章 医疗器械、化妆品和特殊食品的管理 ……………………………………… 270

  第一节 医疗器械管理 ………………………………………………………………… 270
  第二节 化妆品管理 …………………………………………………………………… 281
  第三节 特殊食品管理 ………………………………………………………………… 283

第十章 药品安全法律责任 ……………………………………………………………… 286

  第一节 药品安全法律责任概述 …………………………………………………………… 286
  第二节 违反假药、劣药管理规定的法律责任 …………………………………… 289
  第三节 违反中医药法相关规定的法律责任 ……………………………………… 305
  第四节 缺陷药品侵权损害赔偿责任 ………………………………………………… 306
  第五节 违反医疗器械监督管理规定的法律责任 ………………………………… 307

第一章 执业药师与公众健康

第一节 健康中国建设

考点1 健康中国战略概要 ★

2016年10月25日，中共中央 国务院印发《"健康中国2030"规划纲要》，提出了健康中国建设的目标和任务，确立了"以促进健康为中心"的"大健康观""大卫生观"，提出将这一理念融入公共政策制定实施的全过程。

2019年6月24日，国务院通过《国务院关于实施健康中国行动的意见》，以及经国务院同意，国务院办公厅印发《健康中国行动组织实施和考核方案》，要求加快推动从以治病为中心转变为以人民健康为中心，动员全社会落实预防为主方针，实施健康中国行动，提高全民健康水平。同时，明确在国家层面成立健康中国行动推进委员会，制定印发《健康中国行动（2019—2030年）》。进一步明确坚持以人民为中心的发展思想，政府、社会、个人协同推进，建立健全健康教育体系，引导群众建立正确健康观，形成有利于健康的生活方式、生态环境和社会环境，促进以治病为中心向以健康为中心转变，提高人民健康水平。

健康中国战略主题	"共建共享、全民健康"
健康中国建设原则	①健康优先：立足国情，实现健康与经济社会良性协调发展 ②改革创新：坚持政府主导，发挥市场机制，形成中国特色全民健康制度体系 ③科学发展：坚持预防为主、防治结合、中西医并重，转变服务模式，构建整合型医疗卫生服务体系，粗放型发展转变到质量效益提升的绿色集约式发展 ④公平公正：以农村和基层为重点，推动健康领域基本公共服务均等化，维护基本医疗卫生服务的公益性，实现全民健康覆盖，促进社会公平
健康中国战略目标	①到2020年，建立覆盖城乡居民的中国特色基本医疗卫生制度，健康素养水平持续提高，健康服务体系完善高效，人人享有基本医疗卫生服务和基本体育健身服务，基本形成内涵丰富、结构合理的健康产业体系，主要健康指标居于中高收入国家前列 ②到2030年，促进全民健康的制度体系更加完善，健康领域发展更加协调，健康生活方式得到普及，健康服务质量和健康保障水平不断提高，健康产业繁荣发展，基本实现健康公平，主要健康指标进入高收入国家行列 ③到2050年，建成与社会主义现代化国家相适应的健康国家

考点2 健康中国建设的重点任务 ★

2021年3月12日，《中华人民共和国国民经济和社会发展第十四个五年规划和2035年远景目标纲要》正式发布。

远景目标	我国将建成文化强国、教育强国、人才强国、体育强国、健康中国，国民素质和社会文明程度达到新高度，国家文化软实力显著增强
战略	保障人民健康是优先发展战略
健康中国建设的重点任务	①构建强大公共卫生体系：改革疾病预防控制体系，强化监测预警、风险评估、流行病学调查、检验检测、应急处置等职能。建立稳定的公共卫生事业投入机制，改善疾病控制基础条件，强化基层公共卫生体系。落实医疗机构公共卫生责任，创新医防协同机制。完善突发公共卫生事件监测预警处置机制，加强实验室检测网络建设，健全医疗救治、科技支撑、物资保障体系，提高应对突发公共卫生事件能力。建立分级分层分流的传染病救治网络，建立健全统一的国家公共卫生应急物资储备体系，大型公共建筑预设平疫结合改造接口。筑牢口岸防疫防线。加强公共卫生学院和人才队伍建设。完善公共卫生服务项目，扩大国家免疫规划，强化慢性病预防、早期筛查和综合干预。完善心理健康和精神卫生服务体系
	②深化医药卫生体制改革：坚持基本医疗卫生事业的公益属性，以提高医疗质量和效率为导向，以公立医疗机构为主体、非公立医疗机构为补充，扩大医疗服务资源供给。加强公立医院建设，加快建立现代医院管理制度，深入推进治理结构、人事薪酬、编制管理和绩效考核改革。加快优质医疗资源扩容和区域均衡布局，建设国家医学中心和区域医疗中心。加强基层医疗卫生队伍建设，以城市社区和农村基层、边境口岸城市、县级医院为重点，完善城乡医疗服务网络。加快建设分级诊疗体系，积极发展医疗联合体。加强预防、治疗、护理、康复有机衔接。推进国家组织药品和耗材集中带量采购使用改革，发展高端医疗设备。完善创新药物、疫苗、医疗器械等快速审评审批机制，加快临床急需和罕见病治疗药品、医疗器械审评审批，促进临床急需境外已上市新药和医疗器械尽快在境内上市。提升医护人员培养质量与规模，扩大儿科、全科等短缺医师规模，每千人口拥有注册护士数提高到3.8人。实施医师区域注册，推动医师多机构执业。稳步扩大城乡家庭医生签约服务覆盖范围，提高签约服务质量。支持社会办医，鼓励有经验的执业医师开办诊所
	③健全全民医保制度：健全基本医疗保险稳定可持续筹资和待遇调整机制，完善医保缴费参保政策，实行医疗保障待遇清单制度。做实基本医疗保险市级统筹，推动省级统筹。完善基本医疗保险门诊共济保障机制，健全重大疾病医疗保险和救助制度。完善医保目录动态调整机制。推行以按病种付费为主的多元复合式医保支付方式。将符合条件的互联网医疗服务纳入医保支付范围，落实异地就医结算。扎实推进医保标准化、信息化建设，提升经办服务水平。健全医保基金监管机制。稳步建立长期护理保险制度。积极发展商业医疗保险
	④推动中医药传承创新：坚持中西医并重和优势互补，大力发展中医药事业。健全中医药服务体系，发挥中医药在疾病预防、治疗、康复中的独特优势。加强中西医结合，促进少数民族医药发展。加强古典医籍精华的梳理和挖掘，建设中医药科技支撑平台，改革完善中药审评审批机制，促进中药新药研发保护和产业发展。强化中药质量监管，促进中药质量提升。强化中医药特色人才培养，加强中医药文化传承与创新发展，推动中医药走向世界
	⑤建设体育强国：广泛开展全民健身运动，增强人民体质。推动健康关口前移，深化体教融合、体卫融合、体旅融合。完善全民健身公共服务体系，推进社会体育场地设施建设和学校场馆开放共享，提高健身步道等便民健身场所覆盖面，因地制宜发展体育公园，支持在不妨碍防洪安全前提下利用河滩地等建设公共体育设施。保障学校体育课和课外锻炼时间，以青少年为重点开展国民体质监测和干预。坚持文化教育和专业训练并重，加强竞技体育后备人才培养，提升重点项目竞技水平，巩固传统项目优势，探索中国特色足球篮球排球发展路径，持续推进冰雪运动发展，发展具有世界影响力的职业体育赛事。扩大体育消费，发展健身休闲、户外运动等体育产业。办好北京冬奥会、冬残奥会及杭州亚运会等

健康中国建设任务	⑥深入开展爱国卫生运动	丰富爱国卫生工作内涵，促进全民养成文明健康生活方式。加强公共卫生环境基础设施建设，推进城乡环境卫生整治，强化病媒生物防制。深入推进卫生城镇创建。加强健康教育和健康知识普及，树立良好饮食风尚，制止餐饮浪费行为，开展控烟限酒行动，坚决革除滥食野生动物等陋习，推广分餐公筷、垃圾分类投放等生活习惯

为全面推进健康中国建设，2022年4月27日，国务院办公厅发布《关于印发"十四五"国民健康规划的通知》。关于药品安全管理，明确了保障药品质量安全和夯实中医药高质量发展基础两项主要任务。

◆保障药品质量安全。完善国家药品标准体系，推进仿制药质量和疗效一致性评价；建立符合中药特点的质量和疗效评价体系。构建药品和疫苗全生命周期质量管理机制，推动信息化追溯体系建设，实现重点类别来源可溯、去向可追。

◆夯实中医药高质量发展基础。开展中医药活态传承、古籍文献资源保护与利用。提升中医循证能力。促进中医药科技创新。加快古代经典名方制剂研发。加强中药质量保障，建设药材质量标准体系、监测体系、可追溯体系。推动教育教学改革，构建符合中医药特点的人才培养模式。健全中医医师规范化培训制度和全科医生、乡村医生中医药知识培训机制。

考点3 关于健康中国的重要论述 ★★

人民健康是社会主义现代化的重要标志。党的十八大以来，以习近平同志为核心的党中央始终坚持人民至上、生命至上，把保障人民健康放在优先发展的战略位置，全面推进健康中国建设，建成世界上规模最大的医疗卫生体系，健全遍及城乡的公共卫生服务体系，我国人民健康水平显著提高。在此期间，习近平总书记作出了许多关于健康中国的重要论述，涉及：把保障人民健康放在优先发展的战略位置、预防是最经济最有效的健康策略、提高医疗卫生服务质量和水平、深化医药卫生体制改革、科学技术是人类同疾病斗争的锐利武器、积极推进中医药科研和创新、把体育健身同人民健康结合起来、切实解决影响人民群众健康的突出环境问题、构建人类卫生健康共同体等内容。

2022年11月25日，在中国共产党第二十次全国代表大会上，习近平总书记指出："推进健康中国建设。人民健康是民族昌盛和国家强盛的重要标志。把保障人民健康放在优先发展的战略位置，完善人民健康促进政策。"

考点4 基本医疗卫生与健康促进法 ★

十三届全国人大常委会第十五次会议通过《基本医疗卫生与健康促进法》，自2020年6月1日起施行。这是我国卫生与健康领域第一部基础性、综合性的法律，旨在落实《中华人民共和国宪法》关于国家发展医疗卫生事业、保护人民健康的规定，用法律保障人民健康权利。这部法律涵盖基本医疗卫生服务、医疗卫生机构和人员、药品供应保障、健康促进、资金保障等方面内容，用法律的形式体现"保基本、强基层、促健康"的理念。

健康	是人生存的基本条件，具体是指人的躯体、精神、社会适应能力的良好状态

续表

健康权	是指公民以其机体生理机能正常运作和功能完善发挥，维护人体生命活动的利益为内容的人格权，包括健康维护权和劳动能力以及心理健康
权利与责任	①健康权是人类人权中自然拥有的一种权利 ②国家和社会尊重、保护公民的健康权。政府有责任制定政策和健康制度 ③公民是自己健康的第一责任人，应树立和践行健康管理理念，主动学习健康知识，提高健康素养，加强健康管理，尊重他人的健康权利和利益
基本医疗卫生服务	①定义：是指维护人体健康所必需、与经济社会发展水平相适应、公民可公平获得的，采用适宜药物、适宜技术、适宜设备提供的疾病预防、诊断、治疗、护理和康复等服务 ②类型：基本公共卫生服务、基本医疗服务 ③医疗卫生与健康事业：应当坚持以人民为中心，为人民健康服务，卫生健康工作理念从以治病为中心到以人民健康为中心的转变。国家建立基本医疗卫生制度，建立健全医疗卫生服务体系，保护和实现公民获得基本医疗卫生服务的权利
服务原则	医疗卫生事业应当坚持公益性原则，由国家免费提供，公民依法享有从国家和社会获得基本医疗卫生服务的权利

考点5 深化医药卫生体制改革 ★

深化医药卫生体制改革是全面深化改革的重要内容，是维护人民群众健康福祉的重大民生工程、民心工程。2009年4月6日，中共中央 国务院《关于深化医药卫生体制改革的意见》发布，标志着我国医药卫生体制进入深化改革新阶段。

《关于深化医药卫生体制改革的意见》坚持把基本医疗卫生制度作为公共产品向全民提供的核心理念，坚持保基本、强基层、建机制的基本原则，首次明确了深化医药卫生体制改革总体目标。

总体目标	建立健全覆盖城乡居民的基本医疗卫生制度，为群众提供安全、有效、方便、价廉的医疗卫生服务
深化医药卫生体制改革的基本任务	完善医药卫生四大体系，建立覆盖城乡居民的基本医疗卫生制度，建设覆盖城乡居民的公共卫生服务体系、医疗服务体系、医疗保障体系、药品供应保障体系，形成四位一体的基本医疗卫生制度。四大体系相辅相成，配套建设，协调发展
四大体系	①加强公共卫生服务体系建设：建立健全疾病预防控制、健康教育、妇幼保健、精神卫生、应急救治、采供血、卫生监督和计划生育等专业公共卫生服务网络，完善以基层医疗卫生服务网络为基础的医疗服务体系的公共卫生服务功能，建立分工明确、信息互通、资源共享、协调互动的公共卫生服务体系，提高公共卫生服务和突发公共卫生事件应急处置能力，促进城乡居民逐步享有均等化的基本公共卫生服务 ②完善医疗服务体系：坚持非营利性医疗机构为主体、营利性医疗机构为补充，公立医疗机构为主导、非公立医疗机构共同发展的办医原则，建设结构合理、覆盖城乡的医疗服务体系 ③建设医疗保障体系：建立和完善以基本医疗保障为主体，其他多种形式补充医疗保险和商业健康保险为补充，覆盖城乡居民的多层次医疗保障体系 ④建立健全药品供应保障体系：建立以国家基本药物制度为基础的药品供应保障体系，保障人民群众安全用药

国务院办公厅印发了《深化医药卫生体制改革2024年重点工作任务》（国办发〔2024〕29号），对深化医药卫生体制改革的重点工作进行了部署。聚焦医保、医疗、医药协同发展和治理，推动卫生健康事业高质量发展，提高人民群众获得感幸福感安全感。提出了7方面

重点工作、22条具体任务。

深化医药卫生体制改革的年度重点工作任务	加强医改组织领导	加强医改工作统筹协调。推动地方各级政府进一步落实全面深化医改责任，巩固完善改革推进工作机制，探索建立医保、医疗、医药统一高效的政策协同、信息联通、监管联动机制
	深入推广三明医改经验	①因地制宜学习推广三明医改经验 ②推进药品和医用耗材集中带量采购提质扩面 ③深化医疗服务价格改革 ④深化医保支付方式改革 ⑤深化公立医院薪酬制度改革
	进一步完善医疗卫生服务体系	①提高公共卫生服务能力 ②加强基层医疗卫生服务能力建设 ③有序推进国家医学中心、国家区域医疗中心设置建设 ④深化紧密型医疗联合体改革 ⑤推进中医药传承创新发展 ⑥提升卫生健康人才能力 ⑦开展优质高效医疗卫生服务体系改革试点
	推动公立医院高质量发展	
	促进完善多层次医疗保障体系	①健全基本医疗保障制度 ②发展商业健康保险
	深化药品领域改革创新	①完善药品使用和管理。推动国家基本药物目录与国家医保药品目录、药品集采、仿制药质量与疗效一致性评价协同衔接，适时优化调整国家基本药物目录。研究制定关于建立基层医疗卫生机构药品联动管理机制的政策文件。加大创新药临床综合评价力度，促进新药加快合理应用 ②深化药品审评审批制度改革。制定关于全链条支持创新药发展的指导性文件。加快创新药、罕见病治疗药品、临床急需药品等以及创新医疗器械、疫情防控药械审评审批。制定发布第五批鼓励研发申报儿童药品清单和第四批鼓励仿制药品目录。健全中药审评证据体系，加快古代经典名方中药复方制剂审评审批，促进医疗机构中药制剂向新药转化。支持符合要求的医疗机构制剂在国家区域医疗中心输出医院和项目医院间调剂使用 ③完善药品供应保障机制。建设现代药品流通体系，提升药品供应保障能力。完善短缺药品保供稳价报告机制和分级应对管理措施。推进易短缺药品生产储备、停产报告、价格异常、流通库存等信息监测预警和共享共用。完善药品使用监测工作机制。研究完善儿童用药供应保障工作机制。全面实施第三类医疗器械（含体外诊断试剂）唯一标识
	统筹推进其他重点改革	①推进数字化赋能医改 ②深入推进"一老一小"相关改革 ③加强医药卫生领域综合监管

考点❻ 深化医药卫生体制改革 ★

为深入贯彻落实习近平总书记关于药品医疗器械监管和医药产业发展的重要指示批示精神，全面深化药品医疗器械监管改革，促进医药产业高质量发展，经国务院同意，2024年12月30日，国务院办公厅印发《关于全面深化药品医疗器械监管改革促进医药产业高质量发展的意见》。

（1）总体要求　以习近平新时代中国特色社会主义思想为指导，全面贯彻党的二十大和二十届二中、三中全会精神，坚持科学化、法治化、国际化、现代化的监管发展道路，统筹高质量发展和高水平安全，深化药品医疗器械监管全过程改革，加快构建药品医疗器械领域全国统一大市场，打造具有全球竞争力的创新生态，推动我国从制药大国向制药强国跨越，更好满足人民群众对高质量药品医疗器械的需求。

到2027年，药品医疗器械监管法律法规制度更加完善，监管体系、监管机制、监管方式更好适应医药创新和产业高质量发展需求，创新药和医疗器械审评审批质量效率明显提升，全生命周期监管显著加强，质量安全水平全面提高，建成与医药创新和产业发展相适应的监管体系。到2035年，药品医疗器械质量安全、有效、可及得到充分保障，医药产业具有更强的创新创造力和全球竞争力，基本实现监管现代化。

（2）具体措施

①为进一步提升我国医药产业原始创新，抓住当前产业正处于从模仿创新到原始创新跨越的战略窗口期，提出完善审评审批机制全力支持重大创新、加大中药研发创新支持力度、发挥标准对药品医疗器械创新的引领作用、完善药品医疗器械知识产权保护相关制度、积极支持创新药和医疗器械推广使用等措施，从制度设计上鼓励和激发创新，为产业发展提供透明稳定可预期的政策环境。

②为进一步提高审评审批效率，提出加强药品医疗器械注册申报前置指导、加快临床急需药品医疗器械审批上市、优化临床试验审评审批机制、优化药品补充申请审评审批、优化药品医疗器械注册检验、加快罕见病用药品医疗器械审评审批等措施，努力缩短审评审批时限，进一步加快创新产品上市进程。

③为应对产品创新、技术创新和业态创新给药品医疗器械监管带来的新挑战，提出推进生物制品（疫苗）批签发授权、促进仿制药质量提升、推动医药企业生产检验过程信息化、提高药品医疗器械监督检查效率、强化创新药和医疗器械警戒工作、提升医药流通新业态监管质效等措施，引导产业转型升级。

④为加强国际贸易合作，充分考虑跨国医药企业当前在华经营面临的主要政策需求，提出深入推进国际通用监管规则转化实施、探索生物制品分段生产模式、优化药品医疗器械进口审批、支持药品医疗器械出口贸易等措施，进一步稳定外资企业预期，支持鼓励跨国医药企业扩大在华投资，引进先进技术和研发经验。

⑤为建成与医药创新和产业发展相适应的具有中国特色的现代化监管体系，提出持续加强监管能力建设、大力发展药品监管科学、加强监管信息化建设等措施，通过持续加强能力建设，不断提升药品医疗器械监管工作的科学化、法治化、国际化和现代化水平。

第二节　药品管理与药品安全风险

考点 1 药品的概念 ★

《药品管理法》规定，药品是指用于预防、治疗、诊断人的疾病，有目的地调节人的生理机能并规定有适应症或者功能主治、用法和用量的物质，包括中药、化学药和生物制品等。

根据以上规定，药品的使用目的是预防、治疗、诊断人的疾病，有目的地调节人的生理机能；使用方法要求必须遵循规定的适应症或者功能主治、用法和用量。

处方药和非处方药	①处方药（Rx）：是指凭执业医师和执业助理医师处方方可购买、调配和使用的药品 ②非处方药（OTC）：是指由国务院药品监督管理部门公布的，不需要凭执业医师和执业助理医师处方，消费者可以自行判断、购买和使用的药品 国家根据药品的安全性，将非处方药分为甲、乙两类，乙类非处方药更安全
新药、仿制药、原研药品、进口药品和医疗机构制剂	①新药："未在中国境内外上市销售的药品"；根据物质基础的原创性和新颖性，将新药分为创新型新药和改良型新药 处于专利保护期的新药，其他人不得仿制 ②仿制药：界定为"仿与原研药品质量和疗效一致的药品"。仿制药应与被仿制药具有相同的活性成分、剂型、给药途径和治疗作用 一般而言，仿制药是指化学仿制药；与之相对应的，中药称为"同名同方药"，生物制品称为"生物类似药" ③原研药品是指由原研制生产企业生产的药品。由于原研药属于境内外首个获准上市的药品，具有完整和充分的安全性、有效性数据作为上市申请的依据 ④进口药品是指在中国境外生产，在中国境内准予注册销售的药品 ⑤医疗机构制剂是指医疗机构根据本单位临床需要，经批准而配制、自用的固定处方制剂。医疗机构制剂不得上市销售，也不得发布广告
实行特殊管理的药品	实行特殊管理的药品包括疫苗、血液制品、麻醉药品、精神药品、医疗用毒性药品、放射性药品、药品类易制毒化学品、含特殊药品复方制剂和兴奋剂等（口诀：麻精毒放、血疫复兴）

考点2 药品的质量特性 ★★

药品的质量特性	有效性	指在规定的适应症、用法和用量的条件下，能够达到预防、治疗、诊断人的疾病，有目的地调节人的生理机能的目的。有效性是药品的固有特性 （我国按在人体达到所规定的效应程度分为"痊愈""显效""有效"。国际上采用"完全缓解""部分缓解""稳定"来区别）
	安全性	指按规定的适应症和用法、用量使用药品后，人体产生毒副反应的程度 （只有在衡量有效性大于毒副反应或可解除、缓解毒副作用的情况下才能使用药品）
	稳定性	指在规定的条件下保持其有效性和安全性的能力 （在规定的有效期内生产、贮存、运输和使用的条件）
	均一性	指药物制剂的每一单位产品都符合有效性、安全性的规定要求 （药物制剂的单位产品，如一片药、一支注射剂、一包冲剂、一瓶糖浆剂等，均一性是在制剂过程中形成的固有特性）

考点3 药品命名的规定 ★★★

我国的药品通用名称是由国家药典委员会按国家药品通用名称命名原则制订的并报国家药品监督管理部门备案的药品法定名称。通用名称是同一种成分或相同配方组成的药品

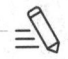

在中国境内的通用名称,是所有文献、资料、教材以及药品说明书标明有效成分的名称,不受专利和行政保护等的影响。

根据《中国药品通用名称命名原则》,药品的英文名称应尽量采用世界卫生组织编订的国际非专利药名(INN),即国际上的通用名称;INN没有的,可采用其他合适的英文名称;药品的命名应避免采用可能给患者以暗示的有关药理学、解剖学、生理学、病理学或治疗学的药品名称,并不得用代号命名;药品通用名不采用药品的商品名;药品的通用名及其专用词干的英文及中文译名也均不得作为商品名或用以组成商品名,用于商标注册。

通用名称	①药品通用名称:列入国家药品标准的药品名称,是药品的法定名称。已经作为药品通用名称的不得作为药品商标使用 ②《中成药通用名称命名技术指导原则》规定了中成药命名的三个基本原则:"科学简明,避免重名""规范命名,避免夸大疗效"和"体现传统文化特色"
化学名称	是根据药物的化学成分、化学结构,按照相关规则而命名的 反映了药物的化学结构,具有规律性、系统性、准确性,不容易发生误解或混淆
商品名称	是药品上市许可持有人为了树立自己的形象和品牌,给自己的药品注册的名称。相同通用名的药品,由于药品上市许可持有人的不同,可以有不同的商品名。商品名是识别度更高、便于记忆的名称,是药品上市许可持有人为了区分其产品而注册的,其他持有人和企业不能使用,因此是唯一的

《关于进一步规范药品名称管理的通知》规定:

①药品必须使用通用名称,其命名应当符合《药品通用名称命名原则》的规定。

②药品商品名称不得有夸大宣传、暗示疗效作用,应当符合《药品商品名称命名原则》的规定,并得到国家药品监督管理部门批准后方可使用。

③药品商品名称的使用范围应严格按照《药品注册管理办法》的规定,除新的化学结构、新的活性成分的药物,以及持有化合物专利的药品外,其他品种一律不得使用商品名称。

④同一药品生产企业生产的同一药品,成分相同但剂型或规格不同的,应当使用同一商品名称。

⑤药品广告宣传中不得单独使用商品名称,也不得使用未经批准作为商品名称使用的文字型商标。

其附件《药品商品名称命名原则》规定,商品名称:

◆由汉字组成,不得使用图形、字母、数字、符号等标志。

◆不得使用《商标法》规定不得使用的文字。

◆不得使用以下文字:扩大或者暗示药品疗效的;表示治疗部位的;直接表示药品的剂型、质量、原料、功能、用途及其他特点的;直接表示使用对象特点的;涉及药理学、解剖学、生理学、病理学或者治疗学的;使用国际非专利药名的中文译名及其主要字词的;引用与药品通用名称音似或者形似的;引用药品习用名称或者曾用名称的;与他人使用的商品名称相同或者相似的;人名、地名、药品生产企业名称或者其他有特定含义的词汇。

第一章 执业药师与公众健康

考点 4 国家基本药物制度概述 ★

2009年，原卫生部等9部委局联合发布了《关于建立国家基本药物制度的实施意见》。2018年，《国务院办公厅关于完善国家基本药物制度的意见》从动态调整优化目录等方面提出了进一步完善国家基本药物制度的意见。

基本药物是指满足疾病防治基本用药需求，适应现阶段基本国情和保障能力，剂型适宜，价格合理，能够保障供应，可公平获得的药品。国家基本药物制度是对基本药物的遴选、生产、流通、使用、定价、报销、监测评价等环节实施有效管理的制度。《药品管理法》规定，国家实行基本药物制度，遴选适当数量的基本药物品种，加强组织生产和储备，提高基本药物的供给能力，满足疾病防治基本用药需求。

国家实施基本药物制度的目标	①提高群众获得基本药物的可及性，保证群众基本用药需求 ②维护群众的基本医疗卫生权益，促进社会公平正义 ③改变医疗机构"以药补医"的运行机制，体现基本医疗卫生的公益性 ④规范药品生产流通使用行为，促进合理用药，减轻群众负担
国家基本药物工作委员会的职责	负责协调解决制定和实施国家基本药物制度过程中各个环节的相关政策问题，确定国家基本药物制度框架，确定国家基本药物目录遴选和调整的原则、范围、程序和工作方案，审核国家基本药物目录，各有关部门在职责范围内做好国家基本药物遴选调整工作

考点 5 国家基本药物目录管理 ★★★

国家卫生健康委员会会同有关部门起草国家基本药物目录遴选工作方案和具体的遴选原则，经国家基本药物工作委员会审核后组织实施。国家基本药物遴选应当按照防治必需、安全有效、价格合理、使用方便、中西药并重、基本保障、临床首选和基层能够配备的原则，结合我国用药特点，参照国际经验，合理确定品种（剂型）和数量。

单独论证	除急救、抢救用药外，独家生产品种纳入国家基本药物目录应单独论证
目录品种和数量调整的确定因素	①我国基本医疗卫生需求和基本医疗保障水平变化 ②我国疾病谱变化 ③药品不良反应监测评价 ④国家基本药物应用情况监测和评估 ⑤已上市药品循证医学、药物经济学评价 ⑥国家基本药物工作委员会规定的其他情况
不纳入国家基本药物目录遴选范围的药品	①含有国家濒危野生动植物药材的 ②主要用于滋补保健作用，易滥用的 ③非临床治疗首选的 ④因严重不良反应，国家药品监督管理局明确规定暂停生产、销售或使用的 ⑤违背国家法律、法规，或不符合伦理要求的 ⑥国家基本药物工作委员会规定的其他情况
应当从国家基本药物目录中调出的情形	①药品标准被取消的 ②国家药品监督管理局撤销其药品批准证明文件的 ③发生严重不良反应，经评估不宜作为国家基本药物使用的 ④药物经济学评价，可被风险效益比或成本效益比更优的品种所替代的 ⑤国家基本药物工作委员会认为应当调出的其他情形

从2009年至今，2009年、2012年和2018年先后公布了三版《国家基本药物目录》。2018年版国家基本药物目录的药品分为化学药品和生物制品、中成药、中药饮片三个部分，其中化学药品和生物制品417个品种，中成药268个品种，中药饮片不列具体品种，共计685个品种。对中药饮片，规定"颁布国家药品标准的中药饮片为国家基本药物，国家另有规定的除外"。品种的规格主要依据药典。同一品种剂量相同但表述方式不同的暂视为同一规格；未标注具体规格的，其剂型对应的规格暂以国家药品监督管理局批准的规格为准。中成药成分中的"麝香"为人工麝香，"牛黄"为人工牛黄，有"注释"的除外。目录中"安宫牛黄丸"和"活心丸"成分中的"牛黄"为天然牛黄、体内培植牛黄或体外培育牛黄。

考点6 国家基本药物的供应与使用管理 ★

坚持基本药物主导地位，强化医疗机构基本药物使用管理，不断提高医疗机构基本药物使用量。公立医疗机构根据功能定位和诊疗范围，合理配备基本药物，保障临床基本用药需求。药品集中采购平台和医疗机构信息系统应对基本药物进行标注，鼓励其他医疗机构配备使用基本药物。

采购	医疗机构优先采购、医师优先使用
医师、药师和管理人员	①基本药物使用情况作为处方点评的重点内容 ②对无正当理由不首选基本药物的予以通报 ③加大基本药物制度和基本药物临床应用指南、处方集培训力度，提高合理使用和管理水平
配备原则	促进基本药物优先配备使用原则 政府办基层医疗卫生机构不低于90%，二级公立医院不低于80%，三级公立医院不低于60%
用药模式	各级医疗机构形成以基本药物为主导的"1+X"用药模式，优化和规范用药结构（"1"为国家基本药物目录、"X"为非基本药物，由各地根据实际确定）

考点7 医疗保障制度概述 ★★★

基本医疗保障制度是指当人们生病或受到伤害后，为了确保其获得必要的医疗服务，而由国家（地区）或社会给予物质帮助以保障或恢复其健康的费用保障制度。2018年3月，国务院组建成立国家医疗保障局，负责制定并实施医疗保险、生育保险、医疗救助等医疗保障制度。2020年2月25日，中共中央 国务院印发实施的《关于深化医疗保障制度改革的意见》提出了"1+4+2"的医疗保障制度总体改革框架。

"1+4+2"	1是力争到2030年，全面建成以基本医疗保险为主体，医疗救助为托底，补充医疗保险、商业健康保险、慈善捐赠、医疗互助共同发展的多层次医疗保障制度体系
	4是健全待遇保障、筹资运行、医保支付、基金监管四个机制
	2是完善医药服务供给和医疗保障服务两个支撑

根据国家医保局财政部《关于建立医疗保障待遇清单制度的意见》，国家医疗保障基本制度包括基本医疗保险、补充医疗保险和医疗救助制度。

基本医疗 保险制度	基本医疗保险覆盖城乡全体就业和非就业人口，公平普惠保障人民群众基本医疗需求	①为职工提供基本医疗保障的职工基本医疗保险，覆盖就业人口 ②为未参加职工医保或其他医疗保障制度的全体城乡居民提供的城乡居民基本医疗保险
补充医疗 保险制度	是指单位或特定人群在基本医疗保险之外，根据自己的经济收入水平和疾病的严重程度，自愿参加的一种辅助医疗保险制度	①对居民医保参保患者发生的符合规定的高额医疗费用给予进一步保障的城乡居民大病保险 ②对参保职工发生的符合规定的高额医疗费用给予进一步保障的职工大额医疗费用补助。包括企业补充医疗保险、商业医疗保险、社会互助和社区医疗保险等多种形式
医疗救助 制度	医疗救助是帮助困难群众获得基本医疗保险服务并减轻其医疗费用负担的制度安排	主要包括对救助对象参加居民医保的个人缴费部分给予资助，以及对救助对象经基本医疗保险、补充医疗保险支付后，个人及其家庭难以承受的符合规定的自付医疗费用给予救助

考点 8 健全医疗保障制度体系的要求

《"十四五"全民医疗保障规划》将健全多层次医疗保障制度体系作为发展任务之一，提出坚持公平适度、稳健运行，持续完善基本医疗保障制度，鼓励支持商业健康保险、慈善捐赠、医疗互助等协调发展。

（1）提升基本医疗保险参保质量 依法依规分类参保，实施精准参保扩面，优化参保缴费服务。

（2）完善基本医疗保障待遇保障机制 促进基本医疗保险公平统一，合理确定待遇保障水平，规范补充医疗保险，统一规范医疗救助制度，有效衔接乡村振兴战略，健全重大疫情医疗保障机制，完善生育保险政策措施。

（3）优化基本医疗保障筹资机制 完善责任均衡的多元筹资机制，提高基金统筹层次，提升医疗保障基金预算管理水平。

（4）鼓励商业健康保险发展 鼓励产品创新，完善支持政策，加强市场行为监督管理，突出商业健康保险产品设计、销售、赔付等关键环节监管。

（5）支持医疗互助有序发展 更好发挥医疗互助低成本、低缴费、广覆盖、广受益的优势，加强制度建设，强化监督管理，规范医疗互助发展。

（6）稳步建立长期护理保险制度 适应我国经济社会发展水平和老龄化发展趋势，构建长期护理保险制度政策框架，协同促进长期照护服务体系建设。

考点 9 医疗机构医疗保障定点管理★

2020年12月，《医疗机构医疗保障定点管理暂行办法》明确定点医疗机构的确定、运行管理、经办管理服务、动态管理和监督要求。

定点医疗机构	自愿与统筹地区经办机构签订医保协议，为参保人员提供医疗服务
医疗保障行政部门	负责制定政策，对下属的医疗保障经办机构、定点医疗机构进行监督

续表

医疗保障经办机构	负责确定定点医疗机构，并与定点医疗机构签订医疗保障服务协议，提供经办服务，开展医保协议管理、考核等
统筹地区医疗保障行政部门	根据公众健康需求、管理服务需要、医保基金收支、区域卫生规划、医疗机构设置规划等确定本统筹地区定点医疗服务的资源配置
医疗保障行政部门	对定点申请、申请受理、专业评估、协议订立、协议履行和解除等进行监督，对经办机构的内部控制制度建设、医保费用的审核和拨付等进行指导和监督（实地检查、抽查、智能监控、大数据分析等方式）

考点10 零售药店医疗保障定点管理★★

定点零售药店是指自愿与统筹地区医疗保障经办机构签订医保协议，为参保人员提供药品服务的实体零售药店。2020年12月，《零售药店医疗保障定点管理暂行办法》明确定点零售药店的确定、运行管理、经办管理服务、动态管理和监督要求。

零售药店医疗保障定点管理应坚持以人民健康为中心，遵循保障基本、公平公正、权责明晰、动态平衡的原则，加强医疗保障精细化管理，发挥零售药店市场活力，为参保人员提供适宜的药品服务。

（1）医疗保障行政部门负责制定零售药店定点管理政策，在定点申请、专业评估、协商谈判、协议订立、协议履行、协议解除等环节对医疗保障经办机构、定点零售药店进行监督。医疗保障经办机构负责确定定点零售药店，并与定点零售药店签订医保协议，提供经办服务，开展医保协议管理、考核等。

（2）申请医保定点的零售药店应具备的条件（取得药品经营许可证，并同时符合条件）：

条件1	在注册地址正式经营至少3个月
条件2	至少有1名取得执业药师资格证书或具有药学、临床药学、中药学专业技术资格证书的药师，且注册地在该零售药店所在地，药师须签订1年以上劳动合同且在合同期内
条件3	至少有2名熟悉医疗保障法律法规和相关制度规定的专（兼）职医保管理人员负责管理医保费用，并签订1年以上劳动合同且在合同期内
条件4	按药品经营质量管理规范要求，开展药品分类分区管理，对所售药品设立明确的医保用药标识
条件5	具有符合医保协议管理要求的医保药品管理制度、财务管理制度、医保人员管理制度、统计信息管理制度和医保费用结算制度
条件6	具备符合医保协议管理要求的信息系统技术和接口标准，实现与医保信息系统有效对接，为参保人员提供直接联网结算，建立医保药品等基础数据库，按规定使用国家统一医保编码
条件7	符合法律法规和省级及以上医疗保障行政部门规定的其他条件

（3）医疗保障行政部门对定点零售药店进行监督，对经办机构的内部控制制度建设、医保费用的审核和拨付等进行指导和监督。医疗保障行政部门依法依规通过实地检查、抽查、智能监控、大数据分析等方式对定点零售药店的医保协议履行情况、医疗保障基金使用情况、药品服务等进行监督。

医疗保障行政部门和经办机构应拓宽监督途径、创新监督方式，通过满意度调查、第三方评价、聘请社会监督员等方式对定点零售药店进行社会监督，畅通举报投诉渠道，及时发现问题并进行处理。

（4）定点零售药店纳入门诊统筹管理　2023年2月15日，《国家医疗保障局办公室关于进一步做好定点零售药店纳入门诊统筹管理的通知》就零售药店门诊统筹支付政策完善作出相应要求。

①明确门诊统筹基金支付范围。

②加强门诊统筹医保服务协议管理。

③做好门诊统筹费用审核结算。原则上结算申请之日起30个工作日内完成医保结算。

④配套政策：加强药品价格协同，加强处方流转管理，加强基金监管。

考点11 医疗保障官方标识使用管理★

国家医疗保障局办公室于2021年1月7日制定《中国医疗保障官方标识使用管理办法（暂行）》，提出中国医疗保障官方标识，包括官方标志和官方徽标。医保官方标识主要使用于各级医疗保障行政部门及其相关机构的办公场所，所属的官方网站、移动应用软件、信息系统，制发的文书、单证、标记，公务活动中使用的物品以及人员的制服、配件、配饰等。

基本医疗保险定点医疗机构和定点零售药店根据与医疗保障经办机构签订的协议，可以在本机构中医疗保障办理场所使用医保官方标志。

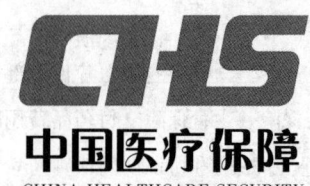

中国医疗保障官方标志
（图案形状：字形加文字；图案颜色：CHS字形为蓝色，中文字中国医疗保障、英文全称CHINA HEALTHCARE SECURITY为灰色）

考点12 基本医疗保险药品目录管理★★★

2020年7月，《基本医疗保险用药管理暂行办法》明确，基本医疗保险用药范围通过制定《基本医疗保险药品目录》进行管理，目录内的药品费用，按照国家规定由基本医疗保险基金支付。滋补品、保健品、疫苗等不纳入目录，被有关部门列入负面清单的药品将被调出目录，价格或费用明显偏高且没有合理理由的药品、临床价值不确切可以被更好替代的药品也可以被调出目录。医保药品目录建立完善动态调整机制，原则上每年调整一次。建立《基本医疗保险药品目录》准入与医保药品支付标准衔接机制。

考点13 基本医疗保险用药的界定 ★★

基本医疗保险用药也称为医保报销药品，即纳入《基本医疗保险药品目录》的药品。这类药品应当是经国家药品监督管理局批准，取得药品注册证书的化学药、生物制品、中成药，以及按国家标准炮制的中药饮片，并符合临床必需、安全有效、价格合理等基本条件。

药事管理与法规

不能纳入国家《基本医疗保险药品目录》的药品	①主要起滋补作用的药品 ②含国家珍贵、濒危野生动植物药材的药品 ③保健药品 ④预防性疫苗和避孕药品 ⑤主要起增强性功能、治疗脱发、减肥、美容、戒烟、戒酒等作用的药品 ⑥因被纳入诊疗项目等原因，无法单独收费的药品 ⑦酒制剂、茶制剂，各类果味制剂（儿童用药除外）、口腔含服剂和口服泡腾剂等 ⑧其他不符合基本医疗保险用药规定的药品

考点14 医保药品目录的分类与调整 ★★★

国家《药品目录》中的西药和中成药分为"甲类药品"和"乙类药品"。中药饮片的"甲乙分类"由省级医疗保障行政部门确定。

甲类药品	临床治疗必需、使用广泛、疗效确切、同类药品中价格或治疗费用较低的药品
乙类药品	可供临床治疗选择使用、疗效确切、同类药品中比"甲类药品"价格或治疗费用略高的药品 ①协议期内谈判药品 ②各省级医疗保障部门按国家规定纳入《药品目录》的民族药、医疗机构制剂
工伤保险、生育保险支付药品费用时不区分甲、乙类	
西药、中成药和协议期内谈判药品分甲乙类管理	

《药品目录》	共分凡例、西药、中成药、协议期内谈判药品和中药饮片五部分
西药	化学药品和生物制品
中成药	中成药和民族药
协议期内谈判药品	部分包括了尚处于谈判协议有效期内的药品

医保药品目录中列出了基本医疗保险、工伤保险和生育保险基金准予支付的中药饮片，同时列出了不得纳入基金支付的饮片范围。目录包括限工伤保险基金准予支付费用的品种、限生育保险基金准予支付费用的品种。

管理部门	国家医疗保障局负责制定医保药品目录准入谈判规则并组织实施
目录调入方式	常规准入：在满足有效性、安全性等前提下，价格与药品目录内现有品种相当或较低的 谈判准入价格较高或对医保基金影响较大的专利独家药品应当通过谈判方式准入

2024年6月28日，国家医疗保障局公布了《2024年国家基本医疗保险、工伤保险和生育保险药品目录调整工作方案》《2024年国家基本医疗保险、工伤保险和生育保险药品目录调整申报指南》《谈判药品续约规则》和《非独家药品竞价规则》等文件，在此基础上组织开展2024年目录调整工作。

根据《2024年国家基本医疗保险、工伤保险和生育保险药品目录调整工作方案》，2024年国家药品目录调整分为准备、申报、专家评审、谈判、公布结果5个阶段。2024年11月27日，国家医保局与人力资源社会保障部联合印发了《国家基本医疗保险、工伤保险和生育保险药品目录（2024年）》。该药品目录内药品总数达到3159种，其中西药1765种、中成药1394种。中药饮片部分892种。

考点15 医保药品使用的费用支付原则 ★★

支付方式	①甲类药品：参保人按基本医疗保险规定的支付标准及分担办法支付 ②乙类药品：按基本医疗保险规定的支付标准，先由参保人自付一定比例后（该比例由省级或统筹地区医疗保障行政部门确定），再按基本医疗保险规定的分担办法支付
限定支付范围	符合以下条件的，可由基本医疗保险基金支付： ①以疾病诊断或治疗为目的 ②诊断、治疗与病情相符，符合药品法定适应症及医保限定支付范围 ③由符合规定的定点医疗机构提供，急救、抢救的除外 ④由统筹基金支付的药品费用，应当凭医师处方或住院医嘱 ⑤按规定程序经过药师或执业药师的审查
支付标准	除中药饮片外，原则上新纳入《基本医疗保险药品目录》的药品同步确定支付标准。独家药品通过准入谈判的方式确定支付标准。非独家药品中，国家组织药品集中采购中选药品，按照集中采购有关规定确定支付标准；其他非独家药品根据准入竞价等方式确定支付标准。执行政府定价的麻醉药品和第一类精神药品，支付标准按照政府定价确定

考点16 医保谈判药品管理 ★★

（1）医疗机构及时合理配备使用　2021年9月10日，国家医疗保障局和国家卫生健康委发布《关于适应国家医保谈判常态化持续做好谈判药品落地工作的通知》，提出医疗机构是谈判药品临床合理使用的第一责任人。各定点医疗机构要落实合理用药主体责任，建立院内药品配备与医保药品目录调整联动机制，自新版目录正式公布后，要根据临床用药需求，及时统筹召开药事会，"应配尽配"。对于暂时无法纳入本医疗机构供应目录，但临床确有需求的谈判药品，可纳入临时采购范围，建立绿色通道，简化程序、缩短周期、及时采购。对于暂时无法配备的药品，要建立健全处方流转机制，通过"双通道"等渠道提升药品可及性。

（2）定点医疗机构和定点零售药店"双通道"管理　"双通道"是指通过定点医疗机构和定点零售药店两个渠道，满足谈判药品供应保障、临床使用等方面的合理需求，并同步纳入医保支付的机制。2021年5月10日，《关于建立完善国家医保谈判药品"双通道"管理机制的指导意见》提出相关要求。

纳入标准	分类管理：对谈判药品施行分类管理，对于临床价值高、患者急需、替代性不高的品种，要纳入"双通道"管理
遴选标准和程序	动态调整：发挥定点零售药店优势，与定点医疗机构互为补充，坚持"公开、公平、公正"的原则，将已实现电子追溯等符合条件的定点零售药店纳入"双通道"管理，并建立退出机制
用药安全	用药规范，保证安全：建立药品全程监管和追溯机制，落实存储、配送、使用等环节安全责任，确保"双通道"谈判药品质量安全

续表

支付政策	①对纳入"双通道"管理的药品，在定点医疗机构和定点零售药店施行统一的支付政策 ②要根据基金承受能力、住院补偿水平等情况，确定适宜的保障水平 ③结合谈判药品使用情况，合理调整定点医疗机构医保总额 ④对使用周期较长、疗程费用较高的谈判药品，可探索建立单独的药品保障机制，在确保基金安全的前提下，可不纳入定点医疗机构医保总额控制范围（由省级医保行政部门确定）
结算方式	优化经办服务流程：坚持便民利民原则，大力推进"双通道"一站式结算。在有效管控风险基础上，推进将"双通道"谈判药品纳入异地就医直接结算范围
监管	强化全过程监管：依托全国统一的医保信息平台，以处方流转为核心，落实"定机构、定医师、可追溯"等要求，实现患者用药行为全过程监管

（3）医保谈判药品支付标准管理　协议期内谈判药品和竞价药品执行全国统一的医保支付标准，新纳入目录的国家组织集中带量采购中选药品以其中选价格作为支付标准，各统筹地区根据基金承受能力确定其自付比例和报销比例。对于确定了支付标准的竞价药品和国家集采中选药品，实际市场价格超出支付标准的，超出部分由参保人员承担；实际市场价格低于支付标准的，按照实际价格由医保基金和参保人员分担。鼓励将同通用名下价格不高于支付标准的竞价药品和国家集采中选药品优先纳入定点医疗机构和"双通道"药店配备范围，支持临床优先使用，减轻患者负担。

协议期内如有与谈判药品同通用名的药品上市，其挂网价格不得高于谈判确定的同规格医保支付标准。省级医保部门可根据市场竞争情况、同通用名药品价格等，调整该药品的医保支付标准。协议期内谈判药品或竞价药品被纳入国家组织药品集中带量采购或政府定价的，省级医保部门可按相关规定调整药品医保支付标准。

原则上谈判药品协议有效期为两年。协议期内，如有谈判药品的同通用名药物（仿制药）上市，医保部门可根据仿制药价格水平调整该药品的支付标准，也可以将该通用名纳入集中采购范围。协议期满后，如谈判药品仍为独家，周边国家及地区的价格等市场环境未发生重大变化且未调整限定支付范围或虽然调整了限定支付范围但对基本医疗保险基金影响较小的，根据协议期内基本医疗保险基金实际支出（以医保部门统计为准）与谈判前企业提交的预算影响分析进行对比，按相关规则调整支付标准，并续签协议。

考点 17　对定点医疗机构和零售药店使用医保药品目录的管理要求 ★

根据《基本医疗保险用药管理暂行办法》，定点医药机构应健全组织机构，完善内部制度规范，建立健全药品"进、销、存"全流程记录和管理制度，提高医保用药管理能力，确保医保用药安全合理。将医保药品备药率、非医保药品使用率等与定点医疗机构的基金支付挂钩。加强定点医药机构落实医保用药管理政策，履行药品配备、使用、支付、管理等方面职责的监督检查。

建立目录内药品企业监督机制，引导企业遵守相关规定。将企业在药品推广使用、协议遵守、信息报送等方面的行为与《药品目录》管理挂钩。

基本医疗保险用药管理工作主动接受纪检监察部门和社会各界监督。加强专家管理，完善专家产生、利益回避、责任追究等机制。加强内控制度建设，完善投诉举报处理、利益回避、保密等内部管理制度，落实合法性和公平竞争审查制度。

考点18 国家药品安全规划★

2021年12月30日，《"十四五"国家药品安全及促进高质量发展规划》明确了我国"十四五"期间药品安全及促进高质量发展的指导思想，提出五个"坚持"总体原则和主要发展目标，并制定出10个方面主要任务。

（1）五个"坚持"总体原则
①坚持党的全面领导。
②坚持改革创新。
③坚持科学监管。
④坚持依法监管。
⑤坚持社会共治。

（2）主要发展目标

◆"十四五"期末：

①药品监管能力整体接近国际先进水平，药品安全保障水平持续提升，人民群众对药品质量和安全更加满意、更加放心。

②支持产业高质量发展的监管环境更加优化，审评审批制度改革持续深化，批准一批临床急需的创新药，加快有临床价值的创新药上市，在中国申请的全球创新药、创新医疗器械尽快在境内上市，制修订药品医疗器械化妆品标准2650项（个），新增指导原则480个。

③疫苗监管达到国际先进水平，通过世界卫生组织疫苗国家监管体系评估，积极推进疫苗生产企业所在省级药品检验机构具备辖区内生产疫苗主要品种批签发能力。

④中药传承创新发展迈出新步伐，中医药理论、人用经验和临床试验相结合的审评证据体系初步建立，逐步探索建立符合中药特点的安全性评价方法和标准体系，中药现代监管体系更加健全。

⑤专业人才队伍建设取得较大进展，培养一批具备国际先进水平的高层次审评员、检查员和检验检测领域专业素质过硬的学科带头人，药品监管队伍专业素质明显提升，队伍专业化建设取得积极成效。

⑥技术支撑能力明显增强，全生命周期药物警戒体系初步建成，中国药品监管科学行动计划取得积极成果，药品检验检测机构能力明显提升。

◆展望2035年：

①我国科学、高效、权威的药品监管体系更加完善，药品监管能力达到国际先进水平。

②药品安全风险管理能力明显提升，覆盖药品全生命周期的法规、标准、制度体系全面形成。药品审评审批效率进一步提升，药品监管技术支撑能力达到国际先进水平。

③药品安全性、有效性、可及性明显提高，有效促进重大传染病预防和难治疾病、罕见病治疗。

④医药产业高质量发展取得明显进展，产业层次显著提高，药品创新研发能力达到国际先进水平，优秀龙头产业集群基本形成，中药传承创新发展进入新阶段，基本实现从制

药大国向制药强国跨越。

（3）主要发展任务

①实施药品安全全过程监管。严格研制、生产、经营使用环节监管，严格网络销售行为监管，严格监督执法。

②支持产业升级发展。持续推进标准体系建设，开展促进高质量发展监管政策试点，进一步加快重点产品审批上市。

③完善药品安全治理体系。健全法律法规制度，健全各级药品监管体制机制，严格落实药品上市许可持有人主体责任，强化市场监管和药品监管协同，强化多部门治理协同。

④持续深化审评审批制度改革。进一步完善审评工作体系，进一步加大创新研发支持力度，继续推进仿制药质量和疗效一致性评价。

⑤严格疫苗监管。实施疫苗全生命周期管理，加强创新疫苗评价技术能力建设，全面提升疫苗监管水平。

⑥促进中药传承创新发展。健全符合中药特点的审评审批体系，加强中药监管技术支撑，强化中药质量安全监管，改革创新中药监管政策。

⑦加强技术支撑能力建设。加强药品审评能力建设，加强检查能力建设，建立健全药物警戒体系，加强检验检测体系建设，深入实施中国药品监管科学行动计划。

⑧加强专业人才队伍建设。建设高水平审评员队伍，建设职业化专业化检查员队伍，建设强有力的检验检测队伍，建设业务精湛的监测评价队伍，全面提升监管队伍专业素质。

⑨加强智慧监管体系和能力建设。建立健全药品信息化追溯体系，推进药品全生命周期数字化管理，建立健全药品监管信息化标准体系，提升"互联网+药品监管"应用服务水平。

⑩加强应急体系和能力建设。持续做好新型冠状病毒肺炎疫情常态化防控，健全应急管理制度机制，培养提升应急处置能力。

考点19 药品安全风险与风险管理 ★★

药品产业链长，有研制、生产、流通和使用等多个环节，每个环节都存在着可能危害消费者的风险。安全的药品是人们认为它对人体损害的风险程度在可接受的水平，是一种"可接受"的有临床疗效的药品。

药品安全风险特点	复杂性	①药品安全风险存在于药品生命周期的各个环节，受多种因素影响，任何一个环节中出现问题，都会破坏整个药品安全链 ②药品安全风险主体多样化，即风险的承担主体不只是患者，还包括药品生产者、经营者、医师等
	不可预见性	受限于当代的认识水平与人体免疫系统的个体差异，以及有些药品存在蓄积毒性的特点，药品的风险往往难以预计
	不可避免性	囿于人类对药品认识的局限性，药品不良反应往往会伴随着治疗作用不可避免地发生，这也是人们必须要承担的药物负面作用

续表

自然风险	又称"必然风险""固有风险",是药品的内在属性,属于药品设计风险,药品安全的自然风险是客观存在的,和药品疗效一样,是由药品本身所决定的,来源于已知或者未知的药品不良反应
人为风险	属于"偶然风险"的范畴,是指人为有意或无意违反法律法规而造成的药品安全风险,存在于药品的研制、生产、经营、使用各个环节 人为风险属于药品的制造风险和使用风险,主要来源于不合理用药、用药差错、药品质量问题、政策制度设计及管理导致的风险,是我国药品安全风险的关键因素

风险管理原则是全球药品管理的第一原则。风险通常被认为是"危害发生的可能性及其严重性的组合",风险是与安全相对立统一的概念,风险存在一个可接受可容忍的"阈值"。药品领域风险来源多样,没有绝对安全的药品,只有不断地防控各种风险,才能实现保护和促进公众健康的目的。药品安全风险管理的目的在于使药品风险最小化,从而保障公众用药安全。药品安全管理就是药品安全的风险管理,最核心的要求就是要将事前预防、事中控制、事后处置有机结合起来,坚持预防为先,发挥多元主体作用,落实好各方责任,形成全链条管理,明确药品研发机构、生产企业、经营企业和使用单位等风险管理主体的责任。

考点20 药品上市前的风险管理 ★

药品安全风险管理的第一个环节就是新药研发环节的风险管理,即药品上市前的风险管理,主要包括非临床研究和临床试验的风险管理。

《药品管理法》规定,"从事药品研制活动,应当遵守药物非临床研究质量管理规范、药物临床试验质量管理规范,保证药品研制全过程持续符合法定要求。""开展药物非临床研究,应当符合国家有关规定,有与研究项目相适应的人员、场地、设备、仪器和管理制度,保证有关数据、资料和样品的真实性。""开展药物临床试验,应当符合伦理原则,制定临床试验方案,经伦理委员会审查同意。伦理委员会应当建立伦理审查工作制度,保证伦理审查过程独立、客观、公正,监督规范开展药物临床试验,保障受试者合法权益,维护社会公共利益。""实施药物临床试验,应当向受试者或者其监护人如实说明和解释临床试验的目的和风险等详细情况,取得受试者或者其监护人自愿签署的知情同意书,并采取有效措施保护受试者合法权益。""药物临床试验期间,发现存在安全性问题或者其他风险的,临床试验申办者应当及时调整临床试验方案、暂停或者终止临床试验,并向国务院药品监督管理部门报告。必要时,国务院药品监督管理部门可以责令调整临床试验方案、暂停或者终止临床试验。"

《药品注册管理办法》规定:"申办者应当定期在药品审评中心网站提交研发期间安全性更新报告。研发期间安全性更新报告应当每年提交一次,于药物临床试验获准后每满1年后的2个月内提交。药品审评中心可以根据审查情况,要求申办者调整报告周期。对于药物临床试验期间出现的可疑且非预期严重不良反应和其他潜在的严重安全性风险信息,申办者应当按照相关要求及时向药品审评中心报告。根据安全性风险严重程度,可以要求申办者采取调整药物临床试验方案、知情同意书、研究者手册等加强风险控制的措施,必要时

药事管理与法规

可以要求申办者暂停或者终止药物临床试验。"

《药物警戒质量管理规范》专门设置"临床试验期间药物警戒"一章，对药物临床研究的风险管理进行规定，如"与注册相关的药物临床试验期间，申办者应当积极与临床试验机构等相关方合作，严格落实安全风险管理的主体责任。申办者应当建立药物警戒体系，全面收集安全性信息并开展风险监测、识别、评估和控制，及时发现存在的安全性问题，主动采取必要的风险控制措施，并评估风险控制措施的有效性，确保风险最小化，切实保护好受试者安全。"

考点21 药品上市后的风险管理 ★★

药品上市后管理是不断提高药品质量、保障药品安全的重要环节。《药品管理法》专门设立"药品上市后管理"一章。药品上市后管理的主要内容，就是风险管理。

①药品上市许可持有人应当制定药品上市后风险管理计划，主动开展药品上市后研究，对药品的安全性、有效性和质量可控性进行进一步确证，加强对已上市药品的持续管理。

②对附条件批准的药品，药品上市许可持有人应当采取相应风险管理措施，并在规定期限内按照要求完成相关研究；逾期未按照要求完成研究或者不能证明其获益大于风险的，国家药监局应当依法处理，直至注销药品注册证书。

③对药品生产过程中的变更，按照其对药品安全性、有效性和质量可控性的风险和产生影响的程度，实行分类管理。

④属于重大变更的，应当经国家药监局批准，其他变更应当按照国家药监局的规定备案或者报告。

⑤药品上市许可持有人应当按照国家药监局的规定，全面评估、验证变更事项对药品安全性、有效性和质量可控性的影响。

⑥药品上市许可持有人应当开展药品上市后不良反应监测，主动收集、跟踪分析疑似药品不良反应信息，对已识别风险的药品及时采取风险控制措施。

⑦药品上市许可持有人应当对已上市药品的安全性、有效性和质量可控性定期开展上市后评价。国家药监局可以责令药品上市许可持有人开展上市后评价或者直接组织开展上市后评价。

⑧经评价，对疗效不确切、不良反应大或者因其他原因危害人体健康的药品，应当注销药品注册证书。已被注销药品注册证书的药品，不得生产或者进口、销售和使用。已被注销药品注册证书、超过有效期等的药品，应当由药品监督管理部门监督销毁或者依法采取其他无害化处理等措施。

第三节 执业药师管理

考点1 执业药师职业资格制度的规定 ★

执业药师纳入国家职业资格目录，实行清单式管理。职业资格目录分专业技术人员职业资格和技能人员职业资格两大类，每大类又分别设置准入类职业资格和水平评价类职业

第一章 执业药师与公众健康

资格。目录之外一律不得许可和认定职业资格，目录之内除准入类职业资格外一律不得与就业创业挂钩。

国家药品监督管理局、人力资源社会保障部于2021年6月24日修订并印发《执业药师注册管理办法》，2024年1月8日印发《执业药师继续教育暂行规定》，执业药师资格认证中心于2024年4月19日印发《药品零售企业执业药师药学服务指南》。

1994年	实行专业技术人员职业资格制度
2017年	执业药师作为准入类职业资格，列入《国家职业资格目录》，是药学技术人员唯一的准入类国家职业资格
2024年	对执业药师职业资格考试、注册、职责、继续教育、规范执业、监督管理等进行新的调整

考点 2 执业药师配备管理 ★★

执业药师配备范围	按照《执业药师职业资格制度规定》，执业药师是指经全国统一考试合格，取得《中华人民共和国执业药师职业资格证书》并经注册，在药品生产、经营、使用和其他需要提供药学服务的单位中执业的药学技术人员
执业药师的配备管理	《药品管理法》明确，从事药品经营活动应当具备的条件之一，就是有依法经过资格认定的药师或者其他药学技术人员。依法经过资格认定的药师或者其他药学技术人员负责本企业的药品管理、处方审核和调配、合理用药指导等工作。其他药学技术人员包括卫生（药）系列职称（含药士、药师、主管药师、副主任药师、主任药师）从业药师等

考点 3 执业药师管理部门 ★★

国家药品监督管理局负责执业药师资格准入管理。制定执业药师资格准入制度，指导监督执业药师注册工作。

省级药品监督管理部门实施执业药师资格准入制度，负责执业药师注册管理工作。

市、县级药品监督管理部门依职责开展执业药师监督管理相关工作。

考点 4 执业药师职业资格考试管理部门 ★

国家药品监督管理局与人力资源和社会保障部共同负责全国执业药师职业资格制度的政策制定，并按照职责分工对该制度的实施进行指导、监督和检查。各省级药品监督管理部门与人力资源和社会保障行政主管部门，按照职责分工负责本行政区域内执业药师职业资格制度的实施与监督管理。

国家药品监督管理局主要负责组织拟定考试科目和考试大纲、建立试题库、组织命审题工作，提出考试合格标准建议。人力资源和社会保障部负责组织审定考试科目、考试大纲，会同国家药品监督管理局对考试工作进行监督、指导并确定合格标准。

考点 5 执业药师职业资格考试报名条件 ★★★

（1）专业与工作年限要求　凡中华人民共和国公民和获准在我国境内就业的外籍人员，具备以下条件之一者，均可申请参加执业药师职业资格考试：

·21·

药事管理与法规

条件之一者均可申请参加考试	①取得药学类、中药学类专业大专学历，在药学或中药学岗位工作满4年 ②取得药学类、中药学类专业大学本科学历或学士学位，药学或中药学岗位工作满2年 ③取得药学类、中药学类专业第二学士学位、研究生班毕业或硕士学位，药学或中药学岗位工作满1年 ④取得药学类、中药学类专业博士学位 ⑤取得药学类、中药学类相关专业相应学历或学位的人员，药学或中药学岗位工作的年限相应增加1年

（2）报名要求 根据《人社部办公厅关于印发专业技术人员职业资格考试考务规程》（人社厅发〔2021〕18号）规定，报考人员原则应在工作地或居住地报考。符合执业药师职业资格考试报考条件的人员，按照当地人事考试机构规定的程序和要求完成报名。参加考试人员凭准考证和有效身份证件在指定的日期、时间和地点参加考试。中央和国务院各部门及所属单位、中央管理企业的人员，按属地原则报名参加考试。香港、澳门、台湾地区居民申请国家执业药师资格考试参照《执业药师职业资格制度规定》办理。2019年5月31日，人力资源和社会保障部办公厅印发《人力资源社会保障系统开展证明事项告知承诺制试点工作实施方案》，决定在执业药师等12项专业技术人员资格考试报名中的学历证明、从事相关专业工作年限证明开展证明事项告知承诺试点。报考人员报名参加执业药师资格考试时，根据一次性告知内容，承诺本人已知晓告知事项、已符合相关条件、愿意承担虚假承诺的责任以及承诺意思表示真实等。报考人员无需携带学历证明、从事相关专业工作年限证明等证明材料到现场进行资格审核。

考点6 执业药师职业资格考试的考试类别和考试科目 ★★★

国家执业药师职业资格考试分为药学类和中药学类两类，每一类别都包括四个考试科目。从事药学或中药学专业岗位工作的人员，可根据从事的专业工作情况选择参加药学或中药学专业知识科目的考试。考试科目中，药事管理与法规为共同考试科目。

类别	药学类	中药学类
科目一	药学专业知识（一）	中药学专业知识（一）
科目二	药学专业知识（二）	中药学专业知识（二）
科目三	药学综合知识与技能	中药学综合知识与技能
科目四	药事管理与法规	

按照国家有关规定取得药学（中药学）或医学（中医学）专业高级职称并在药学岗位工作的，可免试两个科目的考试，免试条件及科目如下。

	具备条件	免试科目	考试科目
药学类	取得药学或医学专业高级职称并在药学岗位工作	药学专业知识（一）、药学专业知识（二）	药事管理与法规、药学综合知识与技能
中药学类	取得中药学或中医学专业高级职称并在中药学岗位工作	中药学专业知识（一）、中药学专业知识（二）	药事管理与法规、中药学综合知识与技能

第一章 执业药师与公众健康

考点 7 执业药师职业资格考试的周期和成绩管理 ★★

执业药师职业资格考试实行相对固定的合格标准。执业药师职业资格考试药学类、中药学类各科目的合格标准为试卷满分的60%。

考试成绩管理以四年为一个周期,参加全部科目考试的人员须在连续四年内通过全部科目的考试,才能获得执业药师职业资格。免试部分科目的人员须在连续两个考试年度内通过应试科目。考试成绩全国有效。

2022年6月21日,人力资源社会保障部办公厅发布《关于单独划定部分专业技术人员职业资格考试合格标准有关事项的通知》,指出在国家乡村振兴重点帮扶县、西藏自治区、四省涉藏州县、新疆维吾尔自治区南疆四地州、甘肃临夏州、四川凉山州、乐山市峨边县、马边县及金口河区单独划定包括执业药师在内的部分专业技术人员职业资格考试合格标准。单独划线的合格标准,在执业药师职业资格考试结束后,由人力资源和社会保障部会同有关部门研究确定,在中国人事考试网向社会公布。执业药师单独划线职业资格证书或成绩合格证明,在相应省(区、市)的单独划线地区有效。

考点 8 职业资格证书管理 ★★

执业药师职业资格考试合格者,由各省级人力资源和社会保障部门颁发《执业药师职业资格证书》。该证书由人力资源和社会保障部统一印制,国家药品监督管理局与人力资源和社会保障部用印,在全国范围内有效。自2021年12月17日起,推行执业药师职业资格电子证书,使用"中华人民共和国人力资源和社会保障部专业技术人员职业资格证书专用章"电子印章。电子证书可在中国人事考试网(网址:www.cpta.com.cn)进行下载和查询验证,与纸质证书具有同等法律效力。推行电子证书后,纸质证书仍按照原方式制发。已制发的纸质证书遗失、损毁,或者逾期不领取的,不再办理补发。

考点 9 执业药师注册管理部门

我国执业药师实行注册制度。持有《执业药师职业资格证书》的人员,经注册取得《中华人民共和国执业药师注册证》(简称《执业药师注册证》)后,方可以执业药师身份执业。

国家药品监督管理局	负责执业药师注册的政策制定和组织实施,指导监督全国执业药师注册管理工作,建立完善全国执业药师注册管理信息系统
国家药品监督管理局执业药师资格认证中心	承担全国执业药师注册管理工作,承担全国执业药师注册管理信息系统的建设、管理和维护工作,收集报告相关信息
各省级药品监督管理部门	负责本行政区域内的执业药师注册及其相关监督管理工作

国家药品监督管理局加快推进执业药师电子注册管理,实现执业药师注册、信用信息资源共享和动态更新。《药品监管网络安全与信息化建设"十四五"规划》任务专栏6明确提出进一步升级执业药师注册管理系统,构建执业药师全流程、全链条管理服务体系,强化执业药师管理数据的共享与应用,发挥执业药师在药品管理、处方审核、合理用药指导等方面的作用。开发执业药师电子档案管理功能,全面实现相关业务的"一网通办"和

·23·

药事管理与法规

"跨省通办"。

考点10 执业药师注册条件与不予注册的情形 ★★

注册的条件	①取得《执业药师职业资格证书》 ②遵纪守法，遵守执业药师职业道德 ③身体健康，能坚持在执业药师岗位工作 ④经执业单位同意 ⑤按规定参加继续教育学习
香港、澳门永久性居民注册条件	已取得内地《执业药师职业资格证书》的香港、澳门、台湾地区居民，申请注册执业依照《执业药师注册管理办法》执行
有下列情形之一的申请注册人员，不予注册	①不具备完全民事行为能力的 ②甲、乙类传染病传染期，精神病发病期等健康状况不适宜或者不能胜任执业药师业务工作的 ③受刑事处罚，自刑罚执行完毕之日到申请注册之日不满3年的 ④未按规定完成继续教育学习的 ⑤近3年有新增不良信息记录的 ⑥国家规定不宜从事执业药师业务的其他情形

考点11 执业药师注册内容 ★

执业药师注册内容	执业地区、执业类别、执业范围、执业单位
执业地区	省、自治区、直辖市
执业类别	药学类、中药学类、药学与中药学类
执业范围	药品生产、药品经营、药品使用
执业单位	药品生产、经营、使用及其他需要提供药学服务的单位

药品监督管理部门根据申请人《执业药师职业资格证书》中注明的专业确定执业类别进行注册。执业药师只能在一个执业单位按照注册的执业类别、执业范围执业。

考点12 执业药师注册程序 ★★

（1）首次注册与延续注册　申请人通过全国执业药师注册管理信息系统向执业所在地省级药品监督管理部门申请注册。申请人申请首次注册需要提交执业药师首次注册申请表、执业药师职业资格证书、身份证明、执业单位开业证明、继续教育学分证明。

药品监督管理部门对申请人提交的材料进行形式审查，申请材料不齐全或者不符合规定形式的，应当当场或者在5个工作日内一次性告知申请人需要补正的全部内容；逾期不告知的，自收到注册申请材料之日起即为受理。申请材料齐全、符合规定形式，或者申请人按要求提交全部补正申请材料的，药品监督管理部门应当受理注册申请。药品监督管理部门受理或者不予受理注册申请，应当向申请人出具加盖药品监督管理部门专用印章和注明日期的凭证。

药品监督管理部门应当自受理注册申请之日起20个工作日内作出注册许可决定。药品监督管理部门依法作出不予注册许可决定的，应当说明理由，并告知申请人享有依法申请

· 24 ·

行政复议或者提起行政诉讼的权利。药品监督管理部门作出的准予注册许可决定，应当在全国执业药师注册管理信息系统等予以公开。

申请人取得《执业药师职业资格证书》，非当年申请注册的，应当提供《执业药师职业资格证书》批准之日起第2年后的历年继续教育学分证明。申请人取得《执业药师职业资格证书》超过5年以上申请注册的，应至少提供近5年的连续继续教育学分证明。

执业药师注册有效期为5年。需要延续注册的，申请人应当在注册有效期满之日30日前，向执业所在地省、自治区、直辖市药品监督管理部门提出延续注册申请。药品监督管理部门准予延续注册的，注册有效期从期满之日次日起重新计算5年。

（2）变更注册与注销注册　执业药师变更执业地区、执业类别、执业范围、执业单位的，应当向拟申请执业所在地的省、自治区、直辖市药品监督管理部门申请办理变更注册手续。药品监督管理部门应当自受理变更注册申请之日起7个工作日内作出准予变更注册的决定。药品监督管理部门准予变更注册的，注册有效期不变；但在有效期满之日前30日内申请变更注册，符合要求的，注册有效期自旧证期满之日次日起重新计算5年。

有下列情形之一的，《执业药师注册证》由药品监督管理部门注销	①注册有效期满未延续的 ②执业药师注册证被依法撤销或者吊销的 ③法律法规规定的应当注销注册的其他情形
有下列情形之一的，执业药师本人或其执业单位应自知晓或应当知晓之日起30个工作日内申请办理注销注册	①本人主动申请注销注册的 ②执业药师身体健康状况不适宜继续执业的 ③执业药师无正当理由不在执业单位执业，超过1个月的 ④执业药师死亡或者被宣告失踪的 ⑤执业药师丧失完全民事行为能力的 ⑥执业药师受刑事处罚的

考点13 执业药师继续教育

执业药师（包括取得《执业药师职业资格证书》的人员）应当按照国家专业技术人员继续教育的有关规定接受继续教育。执业药师享有参加继续教育的权利和接受继续教育的义务，执业药师必须按规定积极参加继续教育，完善知识结构、增强创新能力、提高专业水平。执业药师参加继续教育情况，作为执业药师注册执业的必要条件；执业药师可自主选择继续教育方式和机构。执业药师继续教育实行政府、社会、执业药师注册执业等单位和个人共同投入机制；执业药师用人单位应当为执业药师参加继续教育活动提供保障。

考点14 继续教育管理部门 ★

国家药监局会同人力资源社会保障部负责全国执业药师继续教育工作的综合管理和统筹协调，制定全国执业药师继续教育工作政策，指导监督全国执业药师继续教育工作的组织实施，组织开展示范性继续教育活动；统筹规划执业药师继续教育课程和教材体系建设，组织发布继续教育公需科目指南、专业科目指南，对继续教育内容进行指导。

各省级药品监管部门和人力资源社会保障部门，共同负责本行政区域执业药师继续教育工作的综合管理和组织实施；组织制定并公开发布本行政区域执业药师继续教育方式；制定本行政区域执业药师继续教育学时认定和登记制度并组织实施。

省级以上药品监管部门会同人力资源社会保障部门按照有关法律、法规和规章，对执业药师继续教育工作实施监督检查。应当持续组织对执业药师继续教育机构教学质量开展动态监测，监测情况作为评价继续教育机构办学质量的重要标准和是否继续承担执业药师继续教育任务的重要依据。

考点15 继续教育内容、方式和机构 ★

继续教育内容	执业药师继续教育内容包括公需科目和专业科目 ①公需科目包括政治理论、法律法规、职业道德、技术信息等基本知识 ②专业科目包括从事药品质量管理和药学服务工作应当掌握的行业政策法规、药品管理、处方审核调配、合理用药指导等专业知识和专业技能，以及行业发展需要的新理论、新知识、新技术、新方法等
继续教育方式	①参加国家教育行政主管部门承认的学历（学位）教育 ②承担执业药师类研究课题，或者承担相关科研基金项目 ③公开发表执业药师类学术论文，公开出版执业药师类学术著作、译著等 ④担任与执业药师工作相关的宣讲、巡讲，以及培训班、学术会议、专题讲座等活动授课人 ⑤参加与执业药师工作相关的评比、竞赛类活动等 ⑥省级以上部门认可的其他继续教育活动
继续教育机构	①包括高等院校、科研院所、大型企业、社会组织的培训机构等各类教育机构 ②药品监管部门和人力资源社会保障部门直接举办执业药师继续教育活动的，应当突出公益性，不得收取费用

考点16 继续教育学时管理 ★★★

（1）学时登记管理　执业药师参加继续教育实行学时登记管理。登记内容主要包括继续教育时间、内容、方式、学时数、机构等信息。

执业药师应当自取得执业药师职业资格证书的次年起开始参加继续教育，每年参加的继续教育不少于90学时。其中，专业科目学时一般不少于总学时的三分之二。执业药师参加继续教育取得的学时在当年度有效，原则上不得结转或者顺延至以后年度。

（2）学时计算标准

①参加省级以上药监部门及继续教育机构组织的脱产培训，每天最多按8学时计算。

②参加省级以上药监部门及执业药师继续教育机构组织的网络培训，按实际学时计算。

③参加国家教育行政主管部门承认的药学类、中药学类以及相关专业大学专科以上学历（学位）教育，获得学历（学位）当年度最多折算为90学时。

④独立承担药监管部门或者行业协会学会的执业药师类研究课题，或者独立承担相关科研基金项目，课题项目结项的，当年度每项最多折算为40学时；与他人合作完成的，主持人每项最多折算为30学时，参与人每人每项最多折算为10学时。

⑤独立公开发表执业药师类学术论文，每篇最多折算为10学时；与他人合作发表的，每人每篇折算最多为5学时。每人每年最多折算为60学时。

⑥独立公开出版执业药师类学术著作、译著等，每本最多折算为30学时；与他人合作出版的，第一作者每本最多折算为20学时，其他作者每人每本最多折算为10学时。每人每

第一章 执业药师与公众健康

年最多折算为60学时。

⑦担任药品监管部门或者行业协会学会组织举办的与执业药师工作相关的宣讲、巡讲、以及培训班、学术会议、专题讲座等活动授课人，最多按实际授课时间的6倍计算学时。

⑧参加药品监管部门或者行业协会学会组织的与执业药师工作相关的评比、竞赛类活动等，获得三等奖或者相当等次以上，当年度每项最多折算为30学时，同一活动不累计计算。省级以上药品监管等部门认可的其他继续教育活动的学时计（折）算标准。

（3）学时管理的其他规定　执业药师在参与援藏、援疆、援青等援派工作期间，视同完成年度继续教育学时。执业药师在参与重大突发公共卫生事件工作期间提供药品管理与药学服务的，由执业药师用人单位出具证明，经省级药品监管部门确认符合要求的，可视同参加继续教育。

执业药师参加继续教育取得的学时在当年度有效，原则上不得结转或者顺延至以后年度。执业药师因伤、病、孕等特殊原因无法在当年度完成继续教育学时的，由执业药师用人单位出具证明，可于下一年度内补学完成上一年度规定的学时。

记入全国专业技术人员继续教育管理信息系统或者记入全国执业药师注册管理信息系统的执业药师继续教育学时，在全国范围内有效。

考点17 执业药师的配备要求 ★

（1）《药品管理法实施条例》规定，经营处方药、甲类非处方药的药品零售企业，应当配备执业药师或者其他依法经资格认定的药学技术人员。

（2）根据《药品经营质量管理规范》，药品零售企业的法定代表人或者企业负责人应当具备执业药师资格。

（3）药品零售企业应当按照国家有关规定配备执业药师，负责处方审核，指导合理用药。执业药师依法负责药品管理、处方审核和调配、合理用药指导等工作。

（4）执业药师在执业范围内应当对执业单位的药品质量和药学服务活动进行监督，保证药品管理过程持续符合法定要求，对执业单位违反有关法律、法规、部门规章和专业技术规范的行为或者决定，提出劝告、制止或者拒绝执行，并向药品监督管理部门报告。

（5）针对当前部分地区执业药师不够用、配备难的实际情况，国家药品监督管理局提出，省级药品监督管理部门在不降低现有执业药师整体配备比例前提下，可制定实施差异化配备使用执业药师的政策，并设置过渡期。过渡期内，对于执业药师存在明显缺口的地区，允许药品零售企业配备使用其他药学技术人员承担执业药师职责，过渡期不超过2025年。

考点18 执业药师业务规范

（1）执业药师业务规范　是指执业药师在运用药学等相关专业知识和技能从事业务活动时，应当遵守的行为准则。

（2）业务活动内容　直接面向公众提供药学服务，包括处方调剂、用药指导、药物治疗管理、药物不良反应监测、健康宣教等。

· 27 ·

（3）执行业务活动要求

①应当以遵纪守法、爱岗敬业、遵从伦理、服务健康、自觉学习、提升能力为基本要求。

②执业药师应依法执业，做好药学服务，并佩戴专用徽章以示身份。

③执业药师应加强自律，树立良好的专业形象，以诚信的职业素养服务公众。

④执业药师应规划自己的职业发展，树立终身学习的观念，不断完善专业知识和技能，提高执业能力，满足开展用药指导、健康服务等执业工作的需要。

考点19 执业药师职业道德准则

《中国执业药师职业道德准则适用指导》适用于中国境内的执业药师，包括依法履行执业药师职责的其他药学技术人员。执业药师在执业过程中应当接受各级药品监督管理部门、执业药师协会和社会公众的监督。

（1）救死扶伤，不辱使命　执业药师应当将患者及公众的身体健康和生命安全放在首位，以专业知识、技能和良知，尽心、尽职、尽责为患者及公众提供药品和药学服务。

（2）尊重患者，平等相待　执业药师应当尊重患者或消费者的价值观、知情权、自主权、隐私权，对待患者或消费者应不分年龄、性别、民族、信仰、职业、地位、贫富，一视同仁。

（3）依法执业，质量第一　执业药师应当遵守药品管理法律、法规，恪守职业道德，依法独立执业，确保药品质量和药学服务质量，科学指导用药，保证公众用药安全、有效、经济、适当。

（4）进德修业，珍视声誉　执业药师应当不断学习新知识、新技术，加强道德修养，提高专业水平和执业能力；知荣明耻，正直清廉，自觉抵制不道德行为和违法行为，努力维护职业声誉。

（5）尊重同仁，密切协作　执业药师应当与同仁和医护人员相互理解，相互信任，以诚相待，密切配合，建立和谐的工作关系，共同为药学事业的发展和人类的健康奉献力量。

考点20 执业药师的监督管理 ★

（1）监督管理部门　药品监督管理部门按照有关规定对执业药师配备情况及其执业活动实施监督检查，监督检查时应当查验《执业药师注册证》、处方审核记录、执业药师挂牌明示、执业药师在岗服务等事项。

（2）表彰和奖励　执业药师有下列情形之一的，县级以上部门按规定对其给予表彰和奖励：

①在执业活动中，职业道德高尚，事迹突出的。

②对药学工作做出显著贡献的。

③向患者提供药学服务表现突出的。

④长期在边远贫困地区基层单位工作且表现突出的。

（3）信用管理　执业药师有下列情形之一的，应当作为个人不良信息记入注册管理信息系统：

①以欺骗、贿赂等不正当手段取得《执业药师注册证》的。

②持证人注册单位与实际工作单位不一致或者无工作单位的，符合《执业药师注册证》挂靠情形的。

③执业药师注册证被依法撤销或者吊销的。

④执业药师受刑事处罚的。

⑤其他违反执业药师资格管理相关规定的。

执业药师以欺骗、贿赂等不正当手段取得继续教育学时的，违规取得的学时予以撤销，记入全国执业药师注册管理信息系统。省级药品监管部门通报用人单位。

（4）违规行为的处理

①不正当手段获取资格证书和注册证的处理。对以不正当手段取得《执业药师职业资格证书》的，按照国家专业技术人员资格考试违纪违规行为处理规定处理；构成犯罪的，依法追究刑事责任。

以欺骗、贿赂等不正当手段取得《执业药师注册证》的，由发证部门撤销，3年内不予执业药师注册；构成犯罪的，依法追究刑事责任。

伪造《执业药师注册证》的，发现后应当当场予以收缴并追究责任；构成犯罪的，移送相关部门依法追究刑事责任。

②违规执业的处理。执业药师应当按照注册的执业地区、执业类别、执业范围、执业单位，从事相应的执业活动，不得擅自变更。未按规定进行执业活动的，药品监督管理部门应当责令限期改正。

严禁《执业药师注册证》挂靠，持证人注册单位与实际工作单位不符的，由发证部门撤销，买卖、租借《执业药师注册证》的单位，按照相关法律法规给予处罚。对于挂靠行为，由发证部门撤销《执业药师注册证》，3年内不予注册。

第二章 药品管理法律和管理体系

第一节 药品管理法律法规

考点1 法的概念与特征 ★

法，是由国家制定或者认可并由国家强制力保证实施的行为规范的总称。它以权利义务为调整机制，通过对利益的分配形成有利于统治阶级的社会秩序。在我国，法包括宪法、法律、行政法规、地方性法规、自治条例和单行条例以及部门规章、地方政府规章等层次。

法的特征：规范性、国家意志性、国家强制性、普遍性、程序性。

考点2 法的渊源 ★

法的渊源，即法的来源，是指国家机关、公民和社会组织为寻求行为的根据而获得具体法律的来源，有时简称"法源"。根据是否表现为国家制定的法律文件中的明确条文形式，法的渊源可以分为正式的法的渊源与非正式的法的渊源。

正式的法的渊源	从国家制定的规范性法律文件的明确条文形式中得到的渊源，主要为制定法，即国家机关依照一定程序制定颁布的，通常以条文形式表现出来的规范性法律文件
非正式的法的渊源	具有法律意义的准则和观念，这些准则和观念尚未在规范性法律文件中得到权威性的明文体现，如判例、政策、习惯等

当代中国法的渊源包括宪法、法律、行政法规、地方性法规、自治条例和单行条例、行政规章、国际条约等。

考点3 法的效力 ★★

法的效力，是指法作为一种国家意志对法律主体所具有的约束力和强制力，即法律的适用范围，法律在什么领域、什么时期、对谁有效的问题，也就是法律规范在空间上、时间上和对人的效力问题。

（1）法律的空间效力 是指法律在什么地方发生效力，适用于哪些地区。一般来说，一国法律适用于该国主权范围所及的全部领域，包括领土、领水及其底土和领空，以及视作一国领土延伸的驻外使馆、领馆、悬挂本国国旗的船舶和航空器。而国内特定地方的立法，如地方性法规和特别行政区法规只在本地区内有效。

（2）法律的时间效力 是指法律在何时生效和何时终止效力，以及法律对其生效以前的行为和事件有无追溯力。一般有三个原则，包括不溯及既往原则、后法废止前法原则、法律条文到达时间原则。

（3）法律对人的效力 是指法律对谁有效力，适用于什么样的人。对人的效力又分为属地主义、属人主义和保护主义。属地主义是指不论人的国籍如何，在哪国领域内就适用哪国法律。属人主义是指不论人在国内或国外，是哪国公民就适用哪国法律。保护主义是指任何人只要损害了本国利益，不论损害者的国籍与所在地如何，都要受到该国法律的制裁。我国采用的原则是以属地主义为主，与属人主义、保护主义相结合。

考点 4 法的效力冲突及其解决 ★★

由于正式的法的渊源本身是有层次或等级划分的，因而其效力具有层次或等级性。法的渊源的效力和冲突解决原则包括不同位阶的法的渊源之间的冲突原则、同一位阶的法的渊源之间的冲突原则、位阶出现交叉时的法的渊源之间的冲突原则。

不同位阶法的渊源冲突	上位法的效力高于下位法，宪法至上、法律高于法规、法规高于规章、行政法规高于地方性法规。按《立法法》的规定，下位法违反上位法规定的，由有关机关依照该法规定的权限予以改变或者撤销
同一位阶法的渊源冲突	特别规定优于一般规定，新的规定优于旧的规定。《立法法》规定：同一机关制定的法律、行政法规、地方性法规、自治条例和单行条例、规章，特别规定与一般规定不一致的，适用特别规定；新的规定与旧的规定不一致的，适用新的规定。法律之间对同一事项的新的一般规定与旧的特别规定不一致，不能确定如何适用时，由全国人民代表大会常务委员会裁决。行政法规之间对同一事项的新的一般规定与旧的特别规定不一致，不能确定如何适用时，由国务院裁决
位阶出现交叉时法的渊源冲突	①自治条例和单行条例、经济特区法规依法对法律、行政法规、地方性法规作变通规定的，在本地区适用 ②地方性法规与部门规章之间对同一事项的规定不一致时，由国务院提出意见，国务院认为应当适用地方性法规的，应当决定适用地方性法规；认为应当适用部门规章的，应当提请全国人民代表大会常务委员会裁决 ③部门规章之间、部门规章与地方政府规章之间对同一事项的规定不一致时，由国务院裁决 ④根据授权制定的法规与法律规定不一致时，由全国人民代表大会常务委员会裁决

考点 5 药品管理法律体系 ★

法律体系，通常是指一个国家全部现行法律规范分类组合为不同的法律部门而形成的有机联系的统一整体。法律部门是根据一定标准、原则所制定的同类规范的总称。药品管理法律体系按照法律效力等级包括：法律、行政法规、部门规章、规范性文件等。

（1）法律　目前，我国与药品监督管理职责密切相关的法律主要有5部，包括《药品管理法》《疫苗管理法》《中医药法》《基本医疗卫生与健康促进法》《禁毒法》；与药品管理有关的法律有《刑法》《广告法》《价格法》《消费者权益保护法》《反不正当竞争法》《专利法》等。其中，《药品管理法》是我国药品监管的基本法律依据。

（2）行政法规　国务院+总理签署的《××条例》。国务院制定、发布的药品管理行政法规主要有9部，包括《药品管理法实施条例》《中药品种保护条例》《易制毒化学品管理条例》《麻醉药品和精神药品管理条例》《反兴奋剂条例》《血液制品管理条例》《医疗用毒性药品管理办法》《放射性药品管理办法》《野生药材资源保护管理条例》等。

（3）地方性法规　各省、市人大出台的《地方名+××条例》。各省、市已出台的药品管理地方性法规有：《吉林省药品管理条例》《江苏省药品监督管理条例》《山东省药品使用条例》《湖北省药品管理条例》《湖南省药品和医疗器械流通监督管理条例》《云南省药品管理条例》等。

（4）部门规章　药品管理现行有效的主要规章有20多部，包括《药品注册管理办法》《药物非临床研究质量管理规范》《药品生产监督管理办法》《药品生产质量管理规范》《生物制品批签发管理办法》《药品经营和使用质量监督管理办法》《药品经营质量管理规范》《药品网络销售监督管理办法》《药品进口管理办法》《医疗机构制剂配制质量管理规范（试行）》《医疗机构制剂配制监督管理办法（试行）》《医疗机构制剂注册管理办法（试行）》《药品说明书和标签管理规定》《处方药与非处方药分类管理办法（试行）》《药品不良反应报告和监测管理办法》《药品医疗器械飞行检查办法》等。

（5）地方政府规章　各省、市地方人民政府制定的《地方名+××办法/规定》。各省、市已出台的与药品管理相关的地方政府规章有：《辽宁省医疗机构药品和医疗器械使用监督管理办法》《浙江省医疗机构药品和医疗器械使用监督管理办法》《安徽省药品和医疗器械使用监督管理办法》《福建省药品和医疗器械流通监督管理办法》《湖北省药品使用质量管理规定》等。

（6）中国政府承认或加入的相关**国际条约**　1985年我国加入《1961年麻醉品单一公约》和《1971年精神药物公约》等。

考点6　法律责任　★

（1）法律责任的概念　广义的法律责任与法律义务同义，如每个公民都有遵守法律的责任（义务），人民法院有责任（义务）保护当事人的合法权利等。狭义的法律责任，专指违法者对自己实施的违法行为必须承担的某种带有强制性的责任。

（2）法律责任的构成要件　根据违法行为的一般特点，法律责任的构成要件概括为：**主体、过错、违法行为、损害事实和因果关系**等5个方面。

法律责任主体是指违法主体或者承担法律责任的主体。违法行为是指违反法律所规定的义务、超越权力的界限行使权利以及侵权行为的总称，违法行为包括**犯罪行为**和**一般违法行为**。损害事实即受到的损失和伤害的事实，包括对人身、对财产、对精神（或者三方面兼有的）的损失和伤害。过错即承担法律责任的主观故意或者过失。因果关系即行为与损害之间的因果关系，它是存在于自然界和人类社会中的各种因果关系的特殊形式。

（3）法律责任的种类　根据违法行为所违反的法律的性质，可以把法律责任分为**民事责任、行政责任、刑事责任**等。

①民事责任：指民事主体在民事活动中，因实施了民事违法行为，根据《民法典》的规定所承担的对其不利的民事法律后果或者基于法律特别规定而应承担的民事法律责任，如违反《药品管理法》的规定承担的民事责任。民事责任是保障民事权利和民事义务实现的重要措施，它主要是一种民事救济手段，旨在使受害人被侵犯的权益得以恢复。

②刑事责任：指犯罪行为应当承担的法律责任，包括**主刑**和**附加刑**两种。主刑，是对犯罪分子适用的主要刑罚。它只能独立使用，不能相互附加适用。**主刑分为管制、拘役、有期徒刑、无期徒刑和死刑**。**附加刑分为罚金、没收财产**。对犯罪的外国人也可以独立或附加适用驱逐出境。

③行政责任：指犯有一般违法行为的单位或个人，依照法律法规的规定应承担的法律责任。行政责任主要包括**行政处罚**和**行政处分**。根据行政责任的具体内容不同，可以分为**精神罚**、**财产罚**、**身份罚**。精神罚是对行政违法主体的精神上的惩戒，它不直接涉及被惩戒主体的实体权利义务，但他对于引起违法行为主体的警觉，并防止下次重犯起着较大的作用，如警告。财产罚是强迫造成损害后果的行政行为主体，缴纳一定数额的罚款，或者剥夺其某些财产权利的责任，如行政赔偿。身份罚是对实施行政违法行为的行政主体以及国家公务员的特定方面的权利予以限制或者剥夺，进而改变其身份的一种责任，如撤职、开除、禁业等。

考点7 全面依法治国 ★

（1）全面依法治国的重大意义　法治是治国理政的基本方式。全面依法治国是坚持和发展中国特色社会主义的本质要求和重要保障。党的十八大以来，必须坚持中国特色社会主义法治道路，紧紧围绕建设中国特色社会主义法治体系、建设社会主义法治国家这个总目标，继续全面推进依法治国，在法治轨道上全面建设社会主义现代化国家。习近平法治思想的主要内容集中体现为"十一个坚持"。

（2）中国特色社会主义法治道路的核心要义和基本原则　法律是治国之重器，法治是国家治理体系和治理能力的重要依托。《中共中央关于全面推进依法治国若干重大问题的决定》规划了全面依法治国的总蓝图、路线图、施工图。习近平同志指出，"全面依法治国是国家治理的一场深刻革命，关系党执政兴国，关系人民幸福安康，关系党和国家长治久安"。

中国特色社会主义法治道路的**核心要义**，就是要坚持党的领导，坚持中国特色社会主义制度，贯彻中国特色社会主义法治理论。**党的领导**是中国特色社会主义**最本质的特征**，是社会主义法治最根本的保证。中国特色社会主义制度是中国特色社会主义法治体系的根本制度基础，是全面推进依法治国的根本制度保障。

（3）**中国特色社会主义法治体系**的主要内容　法治体系是国家治理体系的骨干工程。加快形成完备的法律规范体系。加快形成高效的法治实施体系。加快形成严密的法治监督体系。加快形成有力的法治保障体系。加快形成完善的党内法规体系。

（4）加快推进法治中国建设　建设法治中国是全面建设社会主义现代化国家的重要组成部分。加快建设法治中国，必须围绕保障和促进社会公平正义，坚持依法治国、依法执政、依法行政共同推进，坚持法治国家、法治政府、法治社会一体建设，全面推进国家各方面工作法治化。

建设法治中国的总体目标，就是实现法律规范科学完备统一，执法司法公正高效权威，权力运行受到有效制约监督，人民合法权益得到充分尊重保障，法治信仰普遍确立，**法治国家、法治政府、法治社会全面建成**。具体来说，就是到2025年，党领导全面依法治国体制机制更加健全，**以宪法为核心**的中国特色社会主义法律体系更加完备，职责明确、依法行政的政府治理体系日益健全，相互配合、相互制约的司法权运行机制更加科学有效，法治社会建设取得重大进展，党内法规体系更加完善，中国特色社会主义法治体系初步形成；

到2035年，法治国家、法治政府、法治社会基本建成，中国特色社会主义法治体系基本形成，人民平等参与、平等发展权利得到充分保障，国家治理体系和治理能力现代化基本实现。

第二节 药品监督管理体系

考点1 药品监督管理部门 ★★

药品监督管理部门是指依照法律法规的授权和相关规定，承担药品研制、生产、流通和使用环节监督管理职责的组织机构。《药品管理法》规定监管部门的职责。

国务院药品监督管理部门	单独组建国家药品监督管理局，主管全国药品监督管理工作，归属国家市场监督管理总局 国务院有关部门在各自职责范围内负责与药品有关的监督管理工作 国务院药品监督管理部门配合国务院有关部门，执行国家药品行业发展规划和产业政策
省级药品监督管理部门	省级负责本行政区域内的药品监督管理工作。设区的市级、县级人民政府承担药品监督管理职责的部门负责本行政区域内的药品监督管理工作，药品监管机构只设到省级
县级以上地方人民政府有关部门	在各自职责范围内负责与药品有关的监督管理工作。县级以上地方人民政府对本行政区域内的药品监督管理工作负责，统一领导、组织、协调本行政区域内的药品监督管理工作以及药品安全突发事件应对工作，建立健全药品监督管理工作机制和信息共享机制

考点2 国家药品监督管理局 ★★

国家药品监督管理局（National Medical Products Administration，简称NMPA）贯彻落实党中央关于药品监督管理工作的方针政策和决策部署，在履行职责过程中坚持和加强党对药品监督管理工作的集中统一领导。主要职责包括：

（1）负责药品（含中药、民族药，下同）、医疗器械和化妆品安全监督管理。拟订监督管理政策规划，组织起草法律法规草案，拟订部门规章，并监督实施。研究拟订鼓励"药械妆"新技术新产品的管理与服务政策。

（2）负责药品、医疗器械和化妆品（以下简称"器械妆"）标准管理。组织制定、公布国家药典等药品、医疗器械标准，组织拟订化妆品标准，组织制定分类管理制度，并监督实施。参与制定国家基本药物目录，配合实施国家基本药物制度。

（3）负责"药械妆"注册管理。制定注册管理制度，严格上市审评审批，完善审评审批服务便利化措施，并组织实施。

（4）负责"药械妆"质量管理。制定研制质量管理规范并监督实施。制定生产质量管理规范并依职责监督实施。制定经营、使用质量管理规范并指导实施。

（5）负责"药械妆"上市后风险管理。组织开展药品不良反应、医疗器械不良事件和化妆品不良反应的监测、评价和处置工作。依法承担"药械妆"安全应急管理工作。

（6）负责执业药师职业资格准入管理。制定执业药师职业资格准入制度，指导监督执业药师注册工作。

（7）负责组织指导"药械妆"监督检查。制定检查制度，依法查处"药械妆"注册环节的违法行为，依职责组织指导查处生产环节的违法行为。

（8）负责"药械妆"监督管理领域对外交流与合作，参与国际监管规则和标准的制定。

（9）负责指导省级药品监督管理部门工作。

（10）完成党中央、国务院交办的其他任务。

（11）职能转变。

深入推进简政放权	①减少具体行政审批事项，逐步将药品和医疗器械广告、药物临床试验机构、进口非特殊用途化妆品等审批事项取消或者改为备案 ②对化妆品新原料实行分类管理，高风险的实行许可管理，低风险的实行备案管理。强化事中事后监管
强化事中事后监管	完善药品、医疗器械全生命周期管理制度，强化全过程质量安全风险管理，创新监管方式，加强信用监管，全面落实"双随机、一公开"和"互联网+监管"，提高监管效能，满足新时代公众用药用械需求
有效提升服务水平	加快创新药品、医疗器械审评审批，建立上市许可持有人制度，推进电子化审评审批，优化流程、提高效率，营造激励创新、保护合法权益环境。及时发布药品注册申请信息，引导申请人有序研发和申报
全面落实监管责任	①按照"最严谨的标准、最严格的监管、最严厉的处罚、最严肃的问责"要求，完善"药械妆"审评、检查、检验、监测等体系，提升监管队伍职业化水平 ②加快仿制药质量和疗效一致性评价，推进追溯体系建设，落实企业主体责任，防范系统性、区域性风险，保障药品、医疗器械安全有效

根据上述职责，国家药品监督管理局设9个内设机构：综合和规划财务司、政策法规司、药品注册管理司（中药民族药监督管理司）、药品监督管理司、医疗器械注册管理司、医疗器械监督管理司、化妆品监督管理司、科技和国际合作司（港澳台办公室）、人事司。

考点 3 地方药品监督管理部门★

（1）省级药品监督管理部门　负责"药械妆"生产环节的许可及检查、处罚，以及药品批发许可、零售连锁总部许可、互联网销售第三方平台备案及检查、处罚。由于各省（区、市）机构改革和社会、经济发展情况不同，各地药品监督管理部门职责不完全一致，但是基本的任务是相同的。

①负责"药械妆"安全监督管理。组织实施相关法律法规，拟订监督管理政策规划，组织起草相关地方性法规、规章草案，并监督实施。

②负责"药械妆"标准的监督实施。监督实施国家药典等"药械妆"标准和分类管理制度。依法制定地方中药材标准、中药饮片炮制规范并监督实施，配合实施基本药物制度。

③负责"药械妆"相关许可和注册管理。负责"药械妆"生产环节的许可、医疗机构制剂配制许可，以及药品批发许可、零售连锁总部许可、互联网药品和医疗器械信息服务资格审批、互联网销售第三方平台备案。依法负责医疗机构制剂、医疗器械注册、化妆品备案。

④负责"药械妆"质量管理。监督实施生产质量管理规范，依职责监督实施研制、经营质量管理规范，指导实施使用质量管理规范。

⑤负责"药械妆"上市后风险管理。组织开展药品不良反应、医疗器械不良事件和化

妆品不良反应的监测、评价和处置工作。依法承担"药械妆"安全应急管理工作。

⑥负责组织开展"药械妆"生产环节以及药品批发、零售连锁总部、互联网销售第三方平台监督检查，依法查处违法行为。

⑦实施执业药师资格准入制度，负责执业药师注册管理工作。

（2）市、县级药品监督管理部门　除个别地方外，均为设区的市、县两级市场监督管理部门中承担药品监督管理职责的部门负责药品零售、医疗器械经营的许可、检查和处罚，以及化妆品经营和药品、医疗器械使用环节质量的检查和处罚，主要职责基本相同。市、县市场监督管理局的主要职责包括：

①负责辖区内"药械妆"安全监督管理。制定药品零售和使用、医疗器械经营和使用、化妆品经营环节安全监管制度。

②监督实施"药械妆"相关环节标准以及分类管理制度。

③依职责组织实施"药械妆"经营行政许可制度。指导、监督实施"药械妆"相关环节经营、使用质量管理规范。

④组织指导实施"药械妆"相关环节的监督检查。依职责组织查处"药械妆"相关环节的违法行为。

⑤负责"药械妆"上市后相关风险管理，组织开展药品不良反应、医疗器械不良事件和化妆品不良反应的监测、评价和处置工作，组织开展相关环节质量抽查检验工作。

⑥依法承担"药械妆"安全应急管理工作。

⑦依职责开展执业药师监督管理相关工作。

考点 4 药品管理工作相关部门 ★

1. 市场监督管理部门

国家、省级市场监督管理机构管理同级药品监督管理机构。市、县两级市场监督管理部门负责药品零售、医疗器械经营的许可、检查和处罚，以及化妆品经营和药品、医疗器械使用环节质量的检查和处罚。市场监督管理部门负责相关市场主体登记注册和营业执照核发，查处准入、生产、经营、交易中的有关违法行为，实施反垄断执法、价格监督检查和反不正当竞争，负责药品、保健食品、医疗器械、特殊医学用途配方食品广告审查和监督处罚。

2. 卫生健康主管部门

①卫生健康主管部门负责组织拟订国民健康政策，拟订卫生健康事业发展法律法规草案、政策、规划，制定部门规章和标准并组织实施。

②协调推进深化医药卫生体制改革，组织深化公立医院综合改革，健全现代医院管理制度，提出医疗服务和药品价格政策的建议。

③组织制定国家药物政策和国家基本药物制度，开展药品使用监测、临床综合评价和短缺药品预警，提出国家基本药物价格政策的建议。

④制定医疗机构、医疗服务行业管理办法并监督实施，建立医疗服务评价和监督管理体系。

⑤国家药监局会同国家卫生健康委员会组织国家药典委员会并制定国家药典，建立重大药品不良反应和医疗器械不良事件相互通报机制和联合处置机制。

3. 中医药管理部门

中医药管理部门负责拟订中医药和民族医药事业发展的战略、规划、政策和相关标准，起草有关法律法规和部门规章草案，参与国家重大中医药项目的规划和组织实施。承担中医医疗、预防、保健、康复及临床用药等的监督管理责任。

4. 医疗保障主管部门

①负责拟订医疗保险、生育保险、医疗救助等医疗保障制度的法律法规草案、政策、规划和标准，制定部门规章并组织实施。

②组织制定城乡统一的药品、医用耗材、医疗服务项目、医疗服务设施等医保目录和支付标准，建立动态调整机制，制定医保目录准入谈判规则并组织实施。

③组织制定药品、医用耗材价格和医疗服务项目、医疗服务设施收费等政策，建立医保支付医药服务价格合理确定和动态调整机制，推动建立市场主导的社会医药服务价格形成机制，建立价格信息监测和信息发布制度。

④制定药品、医用耗材的招标采购政策并监督实施，指导药品、医用耗材招标采购平台建设。

⑤医疗保障主管部门负责完善统一的城乡居民基本医疗保险制度和大病保险制度，建立健全覆盖全民、城乡统筹的多层次医疗保障体系，不断提高医疗保障水平，确保医保资金合理使用、安全可控，推进医疗、医保、医药"三医联动"改革，更好保障人民群众就医需求、减轻医药费用负担。

⑥国家卫生健康委员会、国家医疗保障局等部门在医疗、医保、医药等方面加强制度、政策衔接，建立沟通协商机制，协同推进改革，提高医疗资源使用效率和医疗保障水平。

5. 人力资源和社会保障部门

人力资源和社会保障部负责拟订人力资源和社会保障事业发展政策、规划。牵头推进深化职称制度改革，拟订专业技术人员管理、继续教育管理等政策。完善职业资格制度，健全职业技能多元化评价政策。人力资源和社会保障部与国家药监局共同负责全国执业药师资格制度的政策制定，并按照职责分工对该制度的实施进行指导、监督和检查；与国家药监局共同负责执业药师职业资格考试工作，日常管理工作委托国家药监局执业药师资格认证中心负责，考务工作委托人力资源社会保障部人事考试中心负责。各省级人力资源社会保障行政主管部门会同药品监督管理部门负责本地区的考试工作。

6. 工业和信息化部门

工业和信息化部门负责研究提出工业发展战略，拟订工业行业规划和产业政策并组织实施。拟订高技术产业中涉及生物医药、新材料等的规划、政策和标准并组织实施，指导行业技术创新和技术进步，以先进适用技术改造提升传统产业。承担食品、医药工业等的行业管理工作；承担盐业和国家储备盐行政管理、中药材生产扶持项目管理、国家药品储备管理工作。同时，负责配合有关部门依法处置发布药品虚假违法广告、涉嫌仿冒他人网站发布互联网广告的违法违规网站、无线电台，积极引导行业自律。

7. 商务部门

商务部门负责拟订药品流通发展规划和政策，药品监督管理部门在药品监督管理工作中，配合执行药品流通发展规划和政策。商务部发放药品类易制毒化学品进口许可前，应当征得国家药品监督管理局同意。

8. 专利行政部门

国家知识产权局负责保护知识产权。拟订严格保护商标、专利、原产地地理标志、集成电路布图设计等知识产权制度并组织实施。组织起草相关法律法规草案，拟订部门规章，并监督实施。研究鼓励新领域、新业态、新模式创新的知识产权保护、管理和服务政策。研究提出知识产权保护体系建设方案并组织实施，推动建设知识产权保护体系。负责指导商标、专利执法工作，指导地方知识产权争议处理、维权援助和纠纷调处。国家知识产权局设立药品专利纠纷早期解决机制行政裁决委员会，组织和开展药品专利纠纷早期解决机制行政裁决相关工作。

9. 公安部门

公安部门负责组织指导"药械妆"犯罪案件侦查工作。药品监督管理部门与公安部门建立行政执法和刑事司法工作衔接机制。药品监督管理部门发现违法行为涉嫌犯罪的，按照有关规定及时移送公安机关，公安机关应当迅速进行审查，并依法作出立案或者不予立案的决定。公安机关依法提请药品监督管理部门作出检验、鉴定、认定等协助的，药品监督管理部门应当予以协助。

10. 海关

海关负责药品进出口口岸的设置；药品进口与出口的监管、统计与分析。

11. 互联网信息管理部门

国家互联网信息办公室（简称"网信办"）与中央网络安全和信息化委员会办公室，一个机构两块牌子，列入中共中央直属机构序列。配合相关部门进一步加强互联网药品广告管理，大力整治网上虚假违法违规信息，依法查处发布虚假违法广告信息等的违法违规网站，营造风清气正的网络空间。

考点5 药品监督管理专业技术机构 ★★

《药品管理法》规定，药品监督管理部门设置或者指定的药品专业技术机构，承担依法实施药品监督管理所需的审评、检验、核查、监测与评价等工作。药品监督管理专业技术机构是药品监督管理的重要组成部分，为药品行政监督提供技术支撑与保障。国家药监局的药品监督管理专业技术机构主要有以下几个。

1. 中国食品药品检定研究院（国家药品监督管理局医疗器械标准管理中心，中国药品检验总所） 是国家药品监督管理局的直属事业单位，是国家检验药品、生物制品质量的法定机构。主要职责为：

①承担食品、"药械妆"及有关药用辅料、包装材料与容器（以下统称为食品药品）的检验检测工作。组织开展"药械妆"抽验和质量分析工作。负责相关复验、技术仲裁。组织开展进口药品注册检验以及上市后有关数据收集分析等工作。

②承担"药械妆"质量标准、技术规范、技术要求、检验检测方法的制修订以及技术复核工作。组织开展检验检测新技术、新方法、新标准研究。承担相关产品严重不良反应、严重不良事件原因的实验研究工作。

③负责医疗器械标准管理相关工作。

④承担生物制品批签发相关工作。

⑤承担化妆品安全技术评价工作。

⑥组织开展有关国家标准物质的规划、计划、研究、制备、标定、分发和管理工作。

⑦负责生产用菌毒种、细胞株的检定工作。承担医用标准菌毒种、细胞株的收集、鉴定、保存、分发和管理工作。

⑧承担实验动物饲育、保种、供应和实验动物及相关产品的质量检测工作。

⑨承担食品药品检验检测机构实验室间比对以及能力验证、考核与评价等技术工作。

⑩负责研究生教育培养工作。

⑪组织开展对食品药品相关单位质量检验检测工作的培训和技术指导。

⑫开展食品药品检验检测国际(地区)交流与合作。

2.国家药典委员会 是法定的国家药品标准工作专业管理机构。主要职责为：

①组织编制、修订和编译《中华人民共和国药典》(以下简称《中国药典》)及配套标准。

②组织制定修订国家药品标准。参与拟订有关药品标准管理制度和工作机制。

③组织《中国药典》收载品种的医学和药学遴选工作。负责药品通用名称命名。

④组织评估《中国药典》和国家药品标准执行情况。

⑤开展药品标准发展战略、管理政策和技术法规研究。承担药品标准信息化建设工作。

⑥开展药品标准国际协调和技术交流，参与国际间药品标准适用性认证合作工作。

⑦组织开展《中国药典》和国家药品标准宣传培训与技术咨询，负责《中国药品标准》等刊物编辑出版工作。

⑧负责药典委员会各专业委员会的组织协调及服务保障工作。

3.国家药品监督管理局药品审评中心 简称药品审评中心，是国家药品注册技术审评机构。主要职责为：

①负责药物临床试验、药品上市许可申请的受理和技术审评。

②负责仿制药质量和疗效一致性评价的技术审评。

③承担再生医学与组织工程等新兴医疗产品涉及药品的技术审评。

④参与拟订药品注册管理相关法律法规和规范性文件，组织拟订药品审评规范和技术指导原则并组织实施。

⑤协调药品审评相关检查、检验等工作。

⑥开展药品审评相关理论、技术、发展趋势及法律问题研究。

⑦组织开展相关业务咨询服务及学术交流，开展药品审评相关的国际交流与合作。

⑧承担国家局国际人用药注册技术协调会议(ICH)相关技术工作。

4.国家药品监督管理局食品药品审核查验中心(国家疫苗检查中心) 主要职责为：

①组织制定修订"药械妆"检查制度规范和技术文件。

②承担药物临床试验、非临床研究机构资格认定（认证）和研制现场检查。承担药品注册现场检查。承担药品生产环节的有因检查。承担药品境外检查。

③承担医疗器械临床试验监督抽查和生产环节的有因检查。承担医疗器械境外检查。

④承担特殊化妆品注册、化妆品新原料注册备案核查及相关有因检查，生产环节的有因检查。承担化妆品和化妆品新原料境外检查。

⑤承担国家级检查员考核、使用等管理工作。

⑥开展检查理论、技术和发展趋势研究、学术交流及技术咨询。

⑦承担"药械妆"检查的国际（地区）交流与合作。

⑧承担市场监管总局委托的食品检查工作。

5. 国家药品监督管理局药品评价中心（国家药品不良反应监测中心） 主要职责为：

①组织制定修订药品不良反应、医疗器械不良事件监测、化妆品不良反应监测与上市后安全性评价及药物滥用监测的技术标准和规范。

②组织开展药品不良反应、医疗器械不良事件、化妆品不良反应、药物滥用监测工作。

③开展"药械妆"的上市后安全性评价工作。

④指导地方相关监测与上市后安全性评价工作。组织开展相关监测与上市后安全性评价的方法研究、技术咨询和国际（地区）交流合作。

⑤参与拟订、调整国家基本药物目录。

⑥参与拟订、调整非处方药目录。

6. 国家药品监督管理局行政事项受理服务和投诉举报中心 主要职责为：

①负责"药械妆"行政事项的受理服务和审批结果的相关文书的制作、送达工作。

②受理和转办"药械妆"涉嫌违法违规行为的投诉举报。

③负责"药械妆"行政事项受理和投诉举报相关信息的汇总、分析和报送工作。

④负责"药械妆"重大投诉举报办理工作的组织协调、跟踪督办，监督办理结果反馈。

⑤参与拟订"药械妆"行政事项和投诉举报相关法规、规范性文件和规章制度。

⑥负责投诉举报新型、共性问题的筛查和分析，提出相关安全监管建议。承担国家局执法办案、整治行动的投诉举报案源信息报送工作。

⑦承担国家局行政事项受理服务大厅的运行管理工作。参与国家局行政事项受理、审批网络系统的运行管理。承担国家局行政事项收费工作。

⑧参与药品、医疗器械审评审批制度改革以及国家局"互联网+政务服务"平台建设、受理服务工作。

⑨指导协调省级药品监管行政事项受理服务及投诉举报工作。

⑩开展与"药械妆"行政事项受理及投诉举报工作有关的国际（地区）交流与合作。

7. 国家药品监督管理局执业药师资格认证中心 主要职责为：

①开展执业药师资格准入制度及执业药师队伍发展战略研究，参与拟订完善执业药师资格准入标准并组织实施。

②承担执业药师职业资格考试相关工作。组织开展执业药师职业资格考试命审题工作，编写考试大纲和考试指南。负责资格考试命审题专家库、考试题库的建设和管理。

③组织制订执业药师认证注册工作标准和规范并监督实施。承担执业药师认证注册管理工作。

④组织制订执业药师认证注册与继续教育衔接标准。拟订执业药师执业标准和业务规范，协助开展执业药师配备使用政策研究和相关执业监督工作。

⑤承担全国执业药师管理信息系统的建设、管理和维护工作，收集报告相关信息。

⑥指导地方执业药师资格认证相关工作。

⑦开展执业药师资格认证国际（地区）交流与合作。

⑧协助实施执业药师能力与学历提升工程。

8.国家药品监督管理局高级研修学院（国家药品监督管理局安全应急演练中心） 主要职责为：

①实施公务人员高级研修，承担监管政策理论研究及人才队伍发展战略研究。

②承担职业化药品检查员教育培训工作。

③承担药品监管系统教育培训研究、课题开发和培训教学实施。

④组织开展执业药师考前培训、继续教育、师资培训及相关工作。

⑤开展药品安全专业技术人员培训工作。

⑥负责药品安全关键岗位从业人员（工种）技能鉴定相关工作。

⑦拟定药品监管教育培训相关学科、课程和教材体系建设规划并组织实施。

9.国家中药品种保护审评委员会 目前与国家市场监督管理总局食品审评中心实行一套机构、两块牌子管理，为国家市场监督管理总局直属事业单位，负责组织国家中药品种保护的技术审评工作。

10.国家药品监督管理局特殊药品检查中心（国家药品监督管理局一四六仓库） 2021年6月，原国家药品监督管理局一四六仓库更名为国家药品监督管理局特殊药品检查中心（国家药品监督管理局一四六仓库），主要承担特殊药品、医疗器械、化妆品等技术检查及麻醉药品仓储管理保障工作。

11.药品、医疗器械审评检查分中心 国家药品监督管理局分别在上海市成立药品审评检查长三角分中心、医疗器械技术审评检查长三角分中心，在广东省深圳市成立药品审评检查大湾区分中心、医疗器械技术审评检查大湾区分中心。这些分中心主要承担协助国家药监局药品审评中心、医疗器械审评中心开展药品、医疗器械审评事前事中沟通指导和相关检查等工作。国家药品监督管理局和当地政府建立科学高效专业的区域性审评检查工作体系，为药品、医疗器械企业研发创新提供优质服务，将分中心打造为推动长三角地区、粤港澳大湾区高质量一体化发展的实践平台、深化药品审评审批制度改革的合作平台、服务医药产业创新发展的孵化平台。

第三节 药品管理的行政行为

考点1 行政许可的概念与特征 ★★

（1）行政许可的概念 行政许可，是指行政机关根据公民、法人和其他组织的申请，经依法审查，准予其从事特定活动的行为。行政许可制度，由许可的实施机关、许可的条件、许可的程序，许可的监督以及相关法律责任等内容组成。

（2）行政许可的特征

①行政许可的实施主体是行政机关。行政许可是一项行政行为，其实施主体是法定的行使许可权的行政机关，还包括法律、法规授权的具有管理公共事务职能的组织。

②行政许可是一种依法申请的行为。对于行政机关来说，行政许可是一项被动性的行政行为，以行政相对人的申请为前提，行政机关的决定不能超出行政相对人的申请范围。这与行政机关依职权主动实施的行政检查、行政处罚等行政行为有着明显区别。

③行政许可内容是准许从事某项特定活动或者赋予资质。行政许可虽然是行政机关的一项被动性行政行为，但是，行政机关基于其行政权力，享有依法审查的职权，有权确定是否允许申请人从事特定活动或者授予其特定资质。

④行政许可是一种要式行政行为。行政许可的实施具有严格的法定程序，通过法律规定的形式予以体现，通常是法定的许可证件或者签章。

考点2 行政许可的基本原则 ★★

（1）许可法定原则 许可法定是法治原则在行政许可领域的具体体现，是指行政许可的设定、许可范围、许可条件和要求、实施机关及其权限、许可程序和时限以及相应法律后果等，都必须有法律法规的明确规定，符合法律要求。《行政许可法》第四条明确规定，设定和实施行政许可，应当依照法定的权限、范围、条件和程序。行政许可法定原则主要包括行政许可项目法定、实施机关法定、条件法定、程序法定等。

（2）公开原则 公开是对行政行为的一项基本要求。其基本含义是政府行为除涉及国家秘密、商业秘密或者个人隐私等依法应当保密以外，应当公开进行。《行政许可法》明确公开原则是行政许可领域的基本原则。公开主要包括两点：法律、法规、政策的公开，行政许可行为本身的公开。根据《行政许可法》的规定，实施行政许可的公开包括：行政许可的依据应当公开；实施行政许可的主体以及统一受理行政许可申请、统一送达行政许可决定的机构名称要公开；有关行政许可的事项、条件、数量、程序要公开；需要申请人提交的全部材料的目录和申请书示范文本要公开；行政机关在审查行政许可申请过程中听取利害关系人意见以及举行听证、招标、拍卖、考试、考核、检验、检测、检疫等，要公开进行；行政许可的结果要公开。行政许可的公开一般通过法定的形式进行，主要有公告、查阅、送达、公报刊载或者网站发布等方式。

（3）公平公正原则 基本精神是要求行政机关及其工作人员办事公道，不徇私情，合理考虑相关因素，平等对待相对人，不因相对人的不同身份、民族、种族、性别或者不同宗教信仰而予以歧视。公平公正包括行政许可的设定应当合理、公正，行政许可应当符合法定目的，行政许可的实施应当公平。公平公正包括实体公平公正和程序公平公正。实体公平公正，是指行政机关应当准确认定事实，公平、正确适用法律。程序公正，是指行政机关应当平等对待当事人，同样情况，同样对待；不同情况，不同对待。

（4）高效便民原则　行政许可的高效原则，是要求行政机关提高办事效率，节约行政成本，减少当事人负担，既体现了对行政相对人的尊重和对申请人权利的保护，也体现了对国家利益的维护。便民原则是要求行政许可的设定和实施应当方便行政相对人，尽可能减少行政相对人的负担。要求从法律的制度上解决行政许可环节过多、手续繁琐、时限过长、"暗箱操作"等问题。

考点 3 行政许可程序 ★

行政许可程序制度，是指实施机关遵循何种方式、步骤、时限和顺序，对行政许可申请进行审查和作出决定，包括一般程序和特别程序，一般程序针对的是普通许可，特别程序主要针对的是特许、认可、核准和登记。

行政许可的一般程序包括申请、受理、审查、决定、送达等。

（1）申请　行政许可是依申请的行政行为，申请人提出申请，是行政许可的前提，也是启动行政程序的基础。申请行政许可的主体可以是公民、法人或者其他组织，药品领域行政许可的申请主体主要是企业法人、医疗机构、科研机构、自然人等。

（2）受理　申请人向行政机关提交行政许可申请后，行政许可程序开始启动，行政机关应当在规定时间内对申请材料进行审核，决定是否受理。为规范行政机关的行政许可行为，《行政许可法》对受理作出了严格规定，符合形式要件即应当受理；原则上应当当场作出是否受理的决定，最长不得超过5个工作日；行政机关受理或者不予受理行政许可申请，均应当出具书面凭证，且要加盖本行政机关专用印章和注明日期。

（3）审查　行政机关受理行政许可申请后，即进入审查环节。审查，是对申请人提交的材料进行审核，以决定申请人是否符合法定的许可条件和标准的过程。审查分为形式审查和实质审查，形式审查仅对申请材料是否齐全，是否符合法定形式等形式要件进行审查。实质审查除对申请材料进行形式审查外，还要对申请材料的真实性、有效性和材料的实质内容是否符合要求进行审查。形式审查一般限于登记类事项，药品领域的审查均为实质审查。

（4）决定　即行政机关根据实质审查结果，作出准予或者不准予许可的决定。《行政许可法》对决定有着严格的时限和形式要求，行政机关必须在规定期限内作出书面决定。申请人提交的申请材料齐全，符合法定形式，行政机关能够当场作出决定的，应当当场作出书面的行政许可决定。不能当场作出决定的，应当自受理行政许可申请之日起20日内作出行政许可决定，20日内不能作出决定的，经本行政机关负责人批准可以延长10日，并应当将延长期限的理由告知申请人。

（5）送达　行政机关决定准予行政许可的，需要向申请人出具相应的代表公权力认可的证明，通常是许可证件。《行政许可法》规定，行政机关准予行政许可的决定，应当依法向申请人颁发相应的许可证件或者相应证明，需要颁发行政许可证件的，行政许可证件应当加盖本行政机关印章。行政机关作出准予行政许可的决定，应当自作出决定之日起10日内向申请人颁发、送达行政许可证件。行政许可证件的送达方式，依据《民事诉讼法》的规定执行，包括直接送达、留置送达、委托送达、邮寄送达、公告送达等。

考点4 药品行政许可 ★

根据《药品管理法》《药品管理法实施条例》《麻醉药品和精神药品管理条例》等法律、行政法规以及其他设定行政许可的相关法律依据，国家对药品注册、安全监管设定了一系列行政许可项目。如：药品上市许可，表现形式为颁发药品注册证书；药品生产许可，表现形式为颁发《药品生产许可证》和《医疗机构制剂许可证》；药品经营许可，表现形式为颁发《药品经营许可证》；国务院行政法规确认了执业药师执业许可，表现形式为颁发《执业药师注册证》。

按照党中央、国务院关于行政审批制度改革精神，国务院各部门不断梳理本部门目前保留的行政审批事项，对取消或下放后有利于激发市场主体创造活力、增强经济发展内生动力的行政审批事项，进一步加大取消或下放力度。改革管理方式，向"负面清单"管理方向迈进，清单之外的事项由市场主体依法自主决定、由社会自律管理或由地方政府及其部门依法审批。做好取消和下放管理层级行政审批项目的落实和衔接工作，并切实加强事中事后监管。推进行政审批制度改革，使简政放权成为持续的改革行动。健全监督制约机制，加强对行政审批权运行的监督，不断提高政府管理科学化、规范化水平。

考点5 行政强制 ★★

行政强制，是指行政机关为了实现预防或制止正在发生或可能发生的违法行为、危险状态以及不利后果，或者为了保全证据、确保案件查处工作的顺利进行等行政目的，而对相对人的人身或财产采取强制性措施的行为，包括行政强制措施和行政强制执行。

行政强制措施	是指行政机关在行政管理过程中，为制止违法行为、防止证据损毁、避免危害发生、控制危险扩大等情形，依法对公民的人身自由实施暂时性限制，或者对公民、法人或者其他组织的财物实施暂时性控制的行为 种类： ①限制公民人身自由 ②查封场所、设施或者财物 ③扣押财物 ④冻结存款、汇款 ⑤其他行政强制措施
行政强制执行	是指行政机关或者行政机关申请人民法院，对不履行行政决定的公民、法人或者其他组织，依法强制履行义务的行为 方式： ①加处罚款或者滞纳金 ②划拨存款、汇款 ③拍卖或者依法处理查封、扣押的场所、设施或者财物 ④排除妨碍、恢复原状 ⑤代履行 ⑥其他强制执行方式

考点6 行政处罚的概念与种类 ★★

行政处罚，是指行政机关依法对违反行政管理秩序的公民、法人或者其他组织，以减损权益或者增加义务的方式予以惩戒的行为。依照《行政处罚法》规定，公民、法人或者其他组织违反行政管理秩序的行为，应当给予行政处罚的，由法律、法规或者规章规定，并由行政机关依照《行政处罚法》规定的程序实施。没有法定依据或者不遵守法定程序的，行政处罚无效。

《行政处罚法》第九条明确规定，行政处罚种类包括：①警告、通报批评；②罚款、没收违法所得、没收非法财物；③暂扣许可证件、降低资质等级、吊销许可证件；④限制开展生产经营活动、责令停产停业、责令关闭、限制从业；⑤行政拘留；⑥法律、行政法规规定的其他行政处罚。

考点7 行政处罚的管辖与适用 ★★

（1）行政处罚的管辖

①行政处罚由违法行为发生地的行政机关管辖。法律、行政法规、部门规章另有规定的，从其规定。

②行政处罚由县级以上地方人民政府具有行政处罚权的行政机关管辖。法律、行政法规另有规定的，从其规定。

③省（区、市）根据当地实际情况，可以决定将基层管理迫切需要的县级人民政府部门的行政处罚权交由能够有效承接的乡镇人民政府、街道办事处行使，并定期组织评估。决定应当公布。承接行政处罚权的乡镇人民政府、街道办事处应当加强执法能力建设，按照规定范围、依照法定程序实施行政处罚。应当加强组织协调、业务指导、执法监督，建立健全行政处罚协调配合机制，完善评议、考核制度。

④两个以上行政机关都有管辖权的，由最先立案的行政机关管辖。对管辖发生争议的，应当协商解决，协商不成的，报请共同的上一级行政机关指定管辖；也可以直接由共同的上一级行政机关指定管辖。

⑤违法行为涉嫌犯罪的，行政机关应当及时将案件移送司法机关，依法追究刑事责任。对依法不需要追究刑事责任或者免予刑事处罚，但应当给予行政处罚的，司法机关应当及时将案件移送有关行政机关。行政处罚实施机关与司法机关之间应当加强协调配合，建立健全案件移送制度，加强证据材料移交、接收衔接，完善案件处理信息通报机制。

（2）行政处罚的适用条件

行政处罚的适用条件包括：必须已经实施了违法行为，且该违法行为违反了行政法规范；行政相对人具有责任能力；行政相对人的行为依法应当受到处罚；违法行为未超过追究时效。行政处罚的适用方式分为不予处罚和从轻或者减轻处罚。

不予处罚	①不满十四周岁的人有违法行为的，不予行政处罚，责令监护人加以管教 ②违法行为在二年内未被发现的，不再给行政处罚；涉及公民生命健康安全、金融安全且有危害后果的，上述期限延长至五年，法律另有规定的除外 ③精神病人、智力残疾人在不能辨认或者控制自己行为时有违法行为的，不予行政处罚 ④如违法行为轻微并及时纠正，没有造成危害后果的，不予行政处罚 ⑤初次违法且危害后果轻微并及时改正的，可以不予行政处罚 ⑥当事人有证据足以证明没有主观过错的，不予行政处罚 ⑦法律、行政法规另有规定的，从其规定 ⑧对当事人的违法行为依法不予行政处罚的，行政机关应当对当事人进行教育
从轻或者减轻处罚	①主动消除或者减轻违法行为危害后果的 ②受他人胁迫或者诱骗实施违法行为的 ③主动供述行政机关尚未掌握的违法行为的 ④配合行政机关查处违法行为有立功表现的 ⑤法律、法规、规章规定其他应当从轻或者减轻行政处罚的 ⑥已满十四周岁不满十八周岁的人有违法行为的 ⑦尚未完全丧失辨认或者控制自己行为能力的精神病人、智力残疾人有违法行为的

考点 8 行政处罚的程序 ★★★

公民、法人或者其他组织违反行政管理秩序的行为，依法应当给予行政处罚。行政机关在作出行政处罚决定之前，应当告知当事人作出行政处罚决定的事实、理由及依据，并告知当事人依法享有的陈述、申辩、要求听证等权利。除听证程序外，行政处罚决定程序还有简易程序和普通程序两大类。当违法事实确凿、有法定依据、拟作出数额较小的罚款（对公民处200元以下，对法人或者其他组织处3000元以下的罚款）或者警告时，可以适用简易程序，当场作出行政处罚决定。

简易程序 （当场处罚程序）	①表明身份（执法人员应向当事人出示执法证件） ②确认违法事实，说明处罚理由和依据 ③制作行政处罚决定书 ④交付行政处罚决定书 ⑤备案
普通程序	①立案 ②调查 ③处理决定 ④说明理由并告知权利 ⑤当事人的陈述和申辩；制作处罚决定书，行政机关应当自行政处罚案件立案之日起九十日内作出行政处罚决定 ⑥法律、法规、规章另有规定的，从其规定 ⑦送达行政处罚决定书
听证程序	行政机关作出以下行政处罚决定之前，应当告知当事人有要求举行听证的权利： ①较大数额罚款 ②没收较大数额违法所得、没收较大价值非法财物 ③降低资质等级或吊销许可证件 ④责令停产停业、责令关闭、限制从业 ⑤其他较重的行政处罚等 ⑥法律、法规、规章规定的其他情形 当事人要求听证的，行政机关应当组织听证。当事人不承担行政机关组织听证的费用

考点 9 行政复议的概念与受案范围 ★★★

（1）行政复议的概念　是指公民、法人或者其他组织认为行政主体的行政行为侵犯其合法权益，依法向行政复议机关提出复议申请，行政复议机关依照法定程序对被申请复议的行政行为的合法性和适当性进行审查并作出决定的一种法律制度。

（2）行政复议的受案范围　是指法律规定的行政复议机关受理行政争议案件的权限范围。附带申请复议的行政行为：公民、法人或者其他组织认为行政机关的行政行为所依据的规范性文件不合法，在对行政行为申请复议时，可以一并向行政机关提出对该规范性文件的附带审查申请。

可申请行政复议的情形	①对行政机关作出的行政处罚决定不服 ②对行政机关作出的行政强制措施、行政强制执行决定不服 ③申请行政许可，行政机关拒绝或者在法定期限内不予答复，或者对行政机关作出的有关行政许可其他决定不服 ④对行政机关作出的关于确认自然资源的所有权或者使用权的决定不服 ⑤对行政机关作出的征收征用决定及其补偿决定不服 ⑥对行政机关作出的赔偿决定或者不予赔偿决定不服 ⑦对行政机关作出的不予受理工伤认定申请的决定或者工伤认定结论不服 ⑧认为行政机关侵犯其经营自主权或者农村土地承包经营权、农村土地经营权 ⑨认为行政机关滥用行政权力排除或者限制竞争 ⑩认为行政机关违法集资、摊派费用或者违法要求履行其他义务 ⑪申请行政机关履行保护人身权利、财产权利、受教育权利等合法权益的法定职责，行政机关拒绝履行、未依法履行或者不予答复 ⑫申请行政机关依法给付抚恤金、社会保险待遇或者最低生活保障等社会保障，行政机关没有依法给付 ⑬认为行政机关不依法订立、不依法履行、未按照约定履行或者违法变更、解除政府特许经营协议、土地房屋征收补偿协议等行政协议 ⑭认为行政机关在政府信息公开工作中侵犯其合法权益 ⑮认为行政机关的其他行政行为侵犯其合法权益
附带申请复议的行政行为的涵盖文件，并提出对规范性文件的附带审查申请	①国务院部门的规范性文件 ②县级以上地方各级人民政府及其工作部门的规范性文件 ③乡、镇人民政府的规范性文件 ④法律、法规、规章授权的组织的规范性文件 上述所列规范性文件规定不含规章。规章的审查依照法律、行政法规办理
行政复议机关	《行政复议法》规定的行政复议机关是和行政复议管辖相联系的。对行政复议案件拥有管辖权的机关，就是行政复议机关。根据《行政复议法》第四条规定，县级以上各级人民政府以及其他依法履行行政复议职责的机关是行政复议机关。行政复议机关办理行政复议事项的机构是行政复议机构

考点 10 行政复议程序 ★★

（1）行政复议申请　公民、法人或者其他组织认为行政行为侵犯其合法权益，可以自知道或者应当知道该行政行为之日起60日内提出行政复议申请。法律规定的申请期限超过60日的除外。因不可抗力或其他正当理由耽误法定申请期限的，申请期限自障碍消除之日起继续计算。申请人申请行政复议，可以书面申请，书面申请有困难的，也可以口头申请。

（2）行政复议受理　行政复议机关收到行政复议申请后，应当在5日内进行审查，对不符合规定的行政复议申请，决定不予受理并说明理由；对于不属于本机关受理的行政复议申请，应当告知申请人向有管辖权的行政复议机关提出。

（3）行政复议审理　是指复议机关受理复议申请后，对被申请人的行政行为进行审查的活动。

（4）行政复议决定　是指行政复议机关受理行政复议申请后，经审查，在法定期限内所作的具有法律效力的评价。包括：①维持决定；②责令履行法定职责；③撤销、确认决定；④变更决定；⑤责令赔偿或者补偿决定；⑥驳回复议请求决定。

考点11 行政诉讼的概念与受案范围 ★★★

（1）行政诉讼　是指公民、法人或者其他组织在认为行政机关或者法律、法规授权的组织作出的行政行为侵犯其合法权益时，依法定程序向人民法院起诉，人民法院对该行政行为合法性进行审查并作出裁决的活动。

（2）行政诉讼参加人　包括：①原告；②被告；③共同诉讼人；④第三人；⑤行政诉讼代理人。

行政诉讼受案范围	①对行政拘留、暂扣或者吊销许可证和执照、责令停产停业、没收违法所得、没收非法财物、罚款、警告等行政处罚不服的 ②对限制人身自由或对财产的查封、扣押、冻结等行政强制措施和行政强制执行不服的 ③申请行政许可，行政机关拒绝或者在法定期限内不予答复，或者对行政机关作出的有关行政许可的其他决定不服的 ④对行政机关作出的关于确认土地、矿藏、水流、森林、山岭、草原、荒地、滩涂、海域等自然资源的所有权或者使用权的决定不服的 ⑤对征收、征用决定及其补偿决定不服的 ⑥申请行政机关履行保护人身权、财产权等合法权益的法定职责，行政机关拒绝履行或者不予答复的 ⑦认为行政机关侵犯其经营自主权或农村土地承包经营权、农村土地经营权的 ⑧认为行政机关滥用行政权力排除或者限制竞争的 ⑨认为行政机关违法集资、摊派费用或者违法要求履行其他义务的 ⑩认为行政机关没有依法支付抚恤金、最低生活保障待遇或者社会保险待遇的 ⑪认为行政机关不依法履行、未按照约定履行或违法变更、解除政府特许经营协议、土地房屋征收补偿协议等协议的 ⑫认为行政机关侵犯其他人身权、财产权等合法权益的

（3）行政诉讼的证据　是指能够证明行政诉讼案件真实情况的一切事实。

可以作为行政诉讼证据的有：书证、物证、视听资料、电子数据、证人证言、当事人的陈述、鉴定意见、勘验笔录、现场笔录等。由于行政法律关系的特点，原告与被告处于不平等的地位。行政法律关系的产生是基于行政机关单方面的行为。因此，行政诉讼法规定，被告对作出的具体行政行为负有举证责任，应当提供作出该具体行政行为的证据和所依据的规范性文件。在诉讼过程中，被告及其诉讼代理人不得自行向原告、第三人和证人收集证据。

考点12 行政诉讼程序 ★★

（1）起诉与立案

①起诉，是指公民、法人或者其他组织认为自己的合法权益受到行政机关行政行为的

侵害，而向人民法院提出诉讼请求，要求人民法院通过行使审判权，依法保护自己合法权益的诉讼行为。根据行政诉讼法的规定，经过行政复议的案件，公民、法人或者其他组织对行政复议决定不服的，可在收到复议决定书之日起15日内向人民法院起诉；直接向人民法院提起诉讼的，应当自知道或者应当知道作出行政行为之日起6个月内提出。超过起诉期限的起诉会被法院驳回。

②立案，是指人民法院对公民、法人或者其他组织的起诉进行审查，对符合起诉条件的案件进行登记立案的诉讼行为。

（2）审理与裁判

①审理，是指人民法院对行政案件所作的实质审查活动。行政案件的审理方式，主要有开庭审理和书面审理两种。我国行政诉讼的审理，一审程序一律开庭审理；二审的审理分为书面审理和开庭审理两种方式。

②裁判，是指人民法院运用国家审判权对行政案件作出判决和裁定的合称。裁定是指在行政诉讼过程中，人民法院对行政诉讼程序问题作出的裁决。裁定主要适用于不予受理、驳回起诉、管辖异议、中止或者终结诉讼、移送或指定管辖、诉讼保全、先予执行、诉讼期间停止执行行政行为，以及撤诉或不准撤诉等情形。

判决是人民法院就解决案件实体问题所作的决定。根据《行政诉讼法》有关规定，人民法院在行政诉讼一审程序中适用的，判决有：驳回诉讼请求判决；撤销判决；重作判决；履行判决；变更判决；给付判决；确认违法判决；确认无效判决；承担责任判决；补偿判决。

人民法院应当在立案之日起6个月内作出第一审判决。有特殊情况需要延长的，由高级人民法院批准，高级人民法院审理第一审案件需要延长的，由最高人民法院批准。

第四节　药品管理相关制度

考点1　药品标准概述 ★

《药品管理法》规定，药品应当符合国家药品标准。经国务院药品监督管理部门核准的药品质量标准高于国家药品标准的，按照经核准的药品质量标准执行；没有国家药品标准的，应当符合经核准的药品质量标准。

《药品标准管理办法》规定，药品标准，是指根据药物自身的理化与生物学特性，按照来源、处方、制法和运输、贮藏等条件所制定的，用以评估药品质量在有效期内是否达到药用要求，并衡量其质量是否均一稳定的技术要求。

药品标准也是对药品的各种检查项目、指标、限度、范围、方法和设备条件等所做的规定，这些规定把能够反映药品质量特性的各种技术参数和指标以技术文件的形式体现。为了保证药品标准的可靠、有效，所有药品标准的具体项目，比如药品的纯度、成分含量、组分、生物等效性、疗效、热原度、无菌度、物理化学性质以及杂质限量等指标的检测结果，都应当是可以识别或能够定量的。

考点 2 药品标准体系 ★

根据《药品管理法》《疫苗管理法》《药品标准管理办法》的规定，药品标准管理的适用范围主要包括国家药品标准、药品注册标准和中药标准等。

（1）国家药品标准 《药品管理法》规定，国务院药品监督管理部门颁布的《中国药典》和药品标准为国家药品标准。

①《中国药典》由国家药典委员会组织编纂，国家药品监督管理部门批准并颁布。《中国药典》是国家药品标准的核心，是具有法律地位的药品标准。《中国药典》每5年颁布一版。《中国药典》增补本与其对应的现行版《中国药典》具有同等效力。

②国务院药品监督管理部门颁布的药品标准。除《中国药典》收载的国家药品标准外，尚有原卫生部颁布的药品标准、原食品药品监管总局和国家药监局颁布的药品标准，也收载了国内已有生产、疗效较好，需要统一标准，但尚未载入《中国药典》的品种质量标准。国务院药品监督管理部门颁布的药品标准也具有法律约束力，同样是检验药品质量的法定依据。

（2）药品注册标准 是经药品注册申请人提出，由国务院药品监督管理部门药品审评中心核定，国务院药品监督管理部门在批准药品上市许可、补充申请时发给药品上市许可持有人的经核准的质量标准。药品注册标准应当符合《中国药典》通用技术要求，不得低于《中国药典》的规定。申报注册品种的检测项目或者指标不适用《中国药典》的，申请人应当提供充分的支持性数据。

（3）中药标准 是药品监督管理部门为保证中药质量而制定或核准的强制性技术规定，是保障中药安全有效的重要基础，作为中药监管的重要抓手，在中药监管工作中发挥着基础性、引领性作用。国家药监局组织制定了《中药标准管理专门规定》，自2025年1月1日起施行。

《中药标准管理专门规定》适用于中药材标准、中药饮片标准、中药配方颗粒标准与中药提取物标准、中成药标准等的国家药品标准，以及药品注册标准和省级中药标准的管理。

根据中药监督管理工作的需要，体现中医药特色和优势的品种；《国家基本医疗保险、工伤保险和生育保险药品目录》或者《国家基本药物目录》收载的品种；以及其他需要优先制定国家药品标准的品种可以优先制定中药国家药品标准。各省级药品监督管理部门应当根据中药国家药品标准收载品种实施情况及时调整各省级中药标准目录，废止同品种的省级中药标准。

国家药监局组织国家药典委员会制定的《国家中药饮片炮制规范》属于中药饮片的国家药品标准。各省级药品监督管理部门应当根据《国家炮制规范》及时调整各省级中药饮片炮制规范目录，废止与《国家炮制规范》中品名、来源、炮制方法、规格均相同品种的省级中药饮片炮制规范。

考点 3 药品标准的制定 ★

药品标准与药品生产技术和质量管理水平密切相关，药品标准的高低反映了一个国家或者企业的综合实力。一方面，药品标准不能订得过高，导致企业能力所不及，增加额外成本与负担；另一方面，标准也不可降得太低，造成药品质量良莠不齐，给用药者带来伤害。

1. 国家药品标准

政府部门、社会团体、企业事业组织以及公民均可提出国家药品标准制定和修订立项建议，国家药典委员会组织审议立项建议。国家药品标准制定和修订应当按照起草、复核、审核、公示、批准、颁布的程序进行。国家药品标准的起草应当符合国家药品标准技术规范等要求。国家药典委员会组织对国家药品标准草案及相关研究资料进行技术审核，拟定国家药品标准公示稿，广泛征求意见，公示期一般为1~3个月。国家药典委员会将拟颁布的国家药品标准草案以及起草说明上报国务院药品监督管理部门，予以批准的，以《中国药典》或者国家药品标准颁布件形式颁布。

2. 药品注册标准

药品注册标准的制定应当科学、合理，能够有效地控制产品质量，并充分考虑产品的特点、科技进步带来的新技术和新方法以及国际通用技术要求。申请人在申报药品上市许可注册申请或者涉及药品注册标准变更的补充申请时，提交拟定的药品注册标准。经药品检验机构标准复核和样品检验、药品审评中心标准核定，国务院药品监督管理部门在批准药品上市或者补充申请时发给持有人。药品注册标准的变更，不得降低药品质量控制水平或者对药品质量产生不良影响。

3. 中药标准

（1）国家中药标准　中药是在中医药理论指导下使用的药品，中药标准的研究、制定和管理必须充分考虑到中药的自身特点。标准制定将遵循中医药理论、尊重中医药传统，体现中药特色作为必须把握的根本原则。一是强调中药材标准的研究和制定，注重对传统质量评价方法进行研究和传承，鼓励对道地药材的品质特征进行系统评价和研究。二是强调中药饮片标准的研究和制定，注重传统炮制经验的研究和传承，重点关注炮制过程及炮制终点的判定，对具有"减毒增效"以及"生熟异治"特点的中药饮片，建立针对性质量控制方法，科学合理设置质量控制项目。三是强调中成药标准的研究和制定，根据功能主治、"君臣佐使"等组方规律及临床使用情况，科学合理设置质量控制项目。四是强调中药配方颗粒标准的研究和制定，重点关注中药配方颗粒与传统汤剂基本质量属性的一致性。

为进一步优化中药标准形成机制，积极探索中药标准监管新举措，引入新的工作机制，包括，一是引入竞争机制，对中药国家标准制修订实施课题管理，各相关单位可公开申报，择优确定标准课题承担单位。二是全面深化公开机制，强调标准提高课题立项信息、起草单位、样品信息、研究草案甚至审核专家及审核意见的对外公开，确保标准工作公开、公平、公正。三是进一步强化鼓励机制，将企业和社会第三方直接申请修订中药国家标准纳入药品标准形成机制。四是构建中药标准快速修订机制，制定相关配套文件加快相关品种的中药标准修订工作。

（2）省级中药标准　省级药品监督管理部门依据国家法律、法规和相关管理规定等组织制定和发布省级中药标准，并在省级中药标准发布前开展合规性审查。省级药品监督管理部门应当在省级中药标准发布后30日内将省级中药标准发布文件、标准文本及编制说明报国务院药品监督管理部门备案。属于以下情形的，国务院药品监督管理部门不予备案，并及时将有关问题反馈相关省级药品监督管理部门；情节严重的，责令相关省级药品监督管理部门予以撤销或者纠正：收载有禁止收载品种的；与现行法律法规存在冲突的；其他不适宜备案的情形。国家药品标准已收载的品种及规格涉及的省级中药标准，自国家药品标准实施后自行废止。

省级中药标准禁止收载的品种：①无本地区临床习用历史的药材、中药饮片；②已有国家药品标准的药材、中药饮片、中药配方颗粒；③国内新发现的药材；④药材新的药用部位；⑤从国外进口、引种或者引进养殖的非我国传统习用的动物、植物、矿物等产品；⑥经基因修饰等生物技术处理的动植物产品；⑦其他不适宜收载入省级中药标准的品种。

考点 4 药品质量监督检验的界定、性质和机构

（1）界定　是指国家药品检验机构按照国家药品标准对需要进行质量监督的药品进行抽样、检查和验证，并发出相关质量结果报告的药品技术监督过程。药品质量监督检验是药品监督管理的重要组成部分，是依法应用检验的方式客观地评价接受监督管理的药品是否符合国家药品标准，确保上市药品质量的活动。药品质量监督离不开检验，检验的目的是监督，因此，开展药品质量监督检验的技术必须是可靠的，数据必须是真实的。

（2）性质　国家对药品质量监督管理的手段之一就是监督检验，这种监督检验与药品生产检验、药品验收检验的性质不同。药品监督检验具有第三方检验的公正性，因为它不涉及买卖双方的经济利益，不以盈利为目的。药品监督检验是代表国家对研制、生产、经营、使用的药品质量进行的检验，具有比生产或验收检验更高的权威性。

（3）机构　根据《药品管理法》及其相关规定，药品检验所是执行国家对药品监督检验的法定技术监督机构，承担依法实施药品审批和药品质量监督检查所需的药品检验工作。国家设置的药品检验机构有：中国食品药品检定研究院；省级药品检验所；市、县级药品检验所根据各地情况设置。

考点 5 药品质量监督检验的类型 ★★

药品质量监督检验根据其目的和处理方法不同，可以分为抽查检验、注册检验、指定检验和复验等类型。

（1）抽查检验　简称抽验，是国家依法对生产、经营和使用的药品质量进行有目的地调查和检查的过程，是药品监督管理部门通过技术方法对药品质量合格与否作出判断的一种重要手段。《药品管理法》规定，药品监督管理部门根据监督管理的需要，可以对药品质量进行抽查检验。抽查检验应当按照规定抽样，并不得收取任何费用；抽样应当购买样品。所需费用按照国务院规定列支。对有证据证明可能危害人体健康的药品及其有关材料，药品监督管理部门可以查封、扣押，并在7日内作出行政处理决定；药品需要检验的，应当自检验报告书发出之日起15日内作出行政处理决定。

药品质量抽查检验根据监管目的一般可分为监督抽检和评价抽检。监督抽检是指药品

监督管理部门根据监管需要对质量可疑药品进行的抽查检验，评价抽检是指药品监督管理部门为评价某类或一定区域药品质量状况而开展的抽查检验。药品监督管理部门可自行完成抽样工作，也可委托具有相应工作能力的药品主管技术机构进行抽样。国务院药品监督管理部门负责组织实施国家药品质量抽查检验工作，在全国范围内对生产、经营、使用环节的药品质量开展抽查检验，并对地方药品质量抽查检验工作进行指导。省级药品监督管理部门负责对本行政区域内生产环节以及批发、零售连锁总部和互联网销售第三方平台的药品质量开展抽查检验，组织市县级人民政府负责药品监督管理的部门对行政区域内零售和使用环节的药品质量进行抽查检验，承担上级药品监督管理部门部署的药品质量抽查检验任务。

（2）注册检验　包括标准复核和样品检验。标准复核，是指对申请人申报药品标准中设定项目的科学性、检验方法的可行性、质控指标的合理性等进行的技术评估。样品检验，是指按照申请人申报或者国家药监局药品审评中心核定的药品质量标准进行的实验室检验。国家药监局药品审评中心基于风险启动样品检验和标准复核。新药上市申请、首次申请上市仿制药、首次申请上市境外生产药品，应当进行样品检验和标准复核。其他药品，必要时启动样品检验和标准复核。与已有国家标准收载的同品种使用的检测项目和检测方法一致，或者经审评可评估药品标准科学性、可行性和合理性的，可不再进行标准复核。

（3）指定检验　是指国家法律或国家药品监督管理部门规定某些药品在销售前或者进口时，必须经过指定药品检验机构检验，检验合格的，才准予销售的强制性药品检验。《药品管理法》规定下列药品在销售前或者进口时，必须经过指定药品检验机构进行检验，检验不合格的，不得销售或者进口：①首次在中国销售的药品；②国家药品监督管理部门规定的生物制品；③国务院规定的其他药品。对于这些药品，虽然已经取得药品生产批准证明文件，并经药品生产企业检验合格，但是如果在销售前没有经过药品检验机构对其药品实施检验，仍然会认定该销售行为是违法行为。

生物制品批签发，是指国家药监局对获得上市许可的疫苗类制品、血液制品、用于血源筛查的体外诊断试剂以及国家药监局规定的其他生物制品，在每批产品上市销售前或者进口时，经指定的批签发机构进行审核、检验，对符合要求的发给批签发证明的活动。未通过批签发的产品，不得上市销售或者进口。依法经国家药监局批准免予批签发的产品除外。批签发申请人应当是持有药品批准证明文件的境内外药品上市许可持有人。境外药品上市许可持有人应当指定我国境内企业法人办理批签发。生物制品批签发审核、检验应当依据国家药品标准和药品注册标准。

（4）复验　当事人对药品检验结果有异议的，可以自收到药品检验结果之日起7日内向原药品检验机构或者上一级药品监督管理部门设置或者指定的药品检验机构申请复验，也可以直接向国务院药品监督管理部门设置或者指定的药品检验机构申请复验。受理复验的药品检验机构应当在国务院药品监督管理部门规定的时间内作出复验结论。

考点6 药品质量公告

（1）药品质量公告的界定　是指由国家和省级药品监督管理部门向公众发布的有关药

品质量抽查检验结果的通告。《药品管理法》规定，国务院和省级人民政府的药品监督管理部门应当定期公告药品质量抽查检验的结果；公告不当的，应当在原公告范围内予以更正。药品质量公告是药品监督管理的一项重要内容，也是药品监督管理部门的法定义务，药品抽查检验的结果应当依法向社会公告。

（2）药品质量公告的发布权限　国家药品质量公告应当根据药品质量状况及时或定期发布。对由于药品质量严重影响用药安全、有效的，应当及时发布；对药品的评价抽验，应给出药品质量分析报告，定期在药品质量公告上予以发布。省级药品质量公告的发布由各省级药品监督管理部门自行规定。省级药品监督管理部门发布的药品质量公告，应当及时通过国家药品监督管理局网站向社会公布，并在发布后5个工作日内报国家药监局备案。

（3）药品质量公告的发布内容　药品质量公告应当包括抽验药品的品名、检品来源、检品标示的生产企业、生产批号、药品规格、检验机构、检验依据、检验结果、不合格项目等内容。从保障公众用药安全，对药品实行规范管理的角度出发，药品质量公告的重点是不符合国家药品标准的药品品种信息。国家药品质量公告发布前，涉及内容的核实由省级药品监督管理部门负责。省级药品监督管理部门可以组织省（区、市）药品检验机构具体落实。核实结果应当经省（区、市）药品监督管理部门加盖印章予以确认后按要求报中国食品药品检定研究院汇总。

考点7 药品检查的管辖与分类 ★★

管辖与分工协作	①国家国家药品监督管理局主管全国药品检查管理工作 　食品药品审核查验中心负责承担疫苗、血液制品巡查 ②省级药品监督管理部门负责组织对本行政区域内药品上市许可持有人、药品生产企业、药品批发企业、药品零售连锁总部、药品网络交易第三方平台等相关检查 ③市县级药品监督管理部门负责开展对本行政区域内药品零售企业、使用单位的检查
分类	①许可检查：是药品监督管理部门在开展药品生产经营许可申请审查过程中，对申请人是否具备从事药品生产经营活动条件开展的检查 ②常规检查：是药品监督管理部门根据制定的年度检查计划，对药品上市许可持有人、药品生产企业、药品经营企业、药品使用单位遵守有关法律、法规、规章，执行相关质量管理规范以及有关标准情况开展的检查 ③有因检查：是药品监督管理部门对药品上市许可持有人、药品生产企业、药品经营企业、药品使用单位可能存在的具体问题或者投诉举报等开展的针对性检查 有因检查情形： a.投诉举报或者其他来源的线索表明可能存在质量安全风险的 b.检验发现存在质量安全风险的 c.药品不良反应监测提示可能存在质量安全风险的 d.对申报资料真实性有疑问的；涉嫌严重违反相关质量管理规范要求的 e.企业有严重不守信记录的 f.企业频繁变更管理人员登记事项的 g.生物制品批签发中发现可能存在安全隐患的 h.检查发现存在特殊药品安全管理隐患的 i.特殊药品涉嫌流入非法渠道的 g.其他需要开展有因检查的情形 ④其他检查：是指除许可检查、常规检查、有因检查外的检查

考点 8 药品检查程序 ★

（1）药品检查的要求　药品检查是药品监督管理部门对药品生产、经营、使用环节相关单位遵守法律法规、执行相关质量管理规范和药品标准等情况进行检查的行为。药品检查应当遵循依法、科学、公正的原则，加强源头治理，严格过程管理，围绕上市后药品的安全、有效和质量可控开展。

药品检查要落实全过程检查责任。药品监督管理部门应当对药品上市许可持有人、药品生产企业、药品经营企业和药物非临床安全性评价研究机构、药物临床试验机构等遵守药品生产质量管理规范、药品经营质量管理规范、药物非临床研究质量管理规范、药物临床试验质量管理规范等情况进行检查，监督其持续符合法定要求。必要时可以对为药品研制、生产、经营、使用提供产品或者服务的单位和个人进行延伸检查，有关单位和个人应当予以配合，不得拒绝和隐瞒。

（2）药品检查各个环节的主要内容

药品研制注册环节	药品检查包括对申请人开展的药物非临床研究、药物临床试验、申报生产研制现场和生产现场开展的检查，以及必要时对药品注册申请所涉及的原辅包等生产企业、供应商或者其他委托机构开展的延伸检查
药品生产环节	药品检查包括《药品生产许可证》换发的现场检查、药品生产质量管理规范实施情况的合规检查、日常检查、有因检查、专项检查、疫苗巡查，以及对中药提取物、中药材以及登记的辅料、直接接触药品的包装材料和容器等供应商或者生产商开展的延伸检查
药品经营环节	药品检查包括许可检查、常规检查、有因检查和其他检查；按照药品监督检查相关规定，可采用飞行检查、延伸检查、联合检查以及出具协助调查函请相关同级药品监督管理部门协助调查、取证等方式

（3）药品检查的实施　各级药品监督管理部门依法设置或者指定的药品检查机构，依据国家药品监管的法律法规等开展相关的检查工作并出具《药品检查综合评定报告书》，负责职业化专业化检查员队伍的日常管理以及检查计划和任务的具体实施。

派出检查单位负责组建检查组实施检查。检查组一般由2名以上检查员组成，检查员应当具备与被检查品种相应的专业知识、培训经历或者从业经验。检查组实行组长负责制。必要时可以选派相关领域专家参加检查工作。派出检查单位在实施检查前，应当根据检查任务制定检查方案，明确检查事项、时间和检查方式等。检查组应当严格按照检查方案实施检查。检查组到达被检查单位后，应当向被检查单位出示执法证明文件或者药品监督管理部门授权开展检查的证明文件。被检查单位在检查过程中应当及时提供检查所需的相关资料，检查员应当如实做好检查记录。被检查单位对现场检查通报的情况有异议的，可以陈述申辩，检查组应当如实记录，并结合陈述申辩内容确定缺陷项目。

考点 9 药品检查结果的处理 ★★

药品监督管理部门根据《药品检查综合评定报告书》及相关证据材料，作出相应处理。

现场检查时发现缺陷有一定质量风险，经整改后综合评定结论为符合要求的，药品监督管理部门必要时依据风险采取告诫、约谈等风险控制措施。

综合评定结论为不符合要求的，药品监督管理部门应当第一时间采取暂停生产、销售、使用、进口等风险控制措施，消除安全隐患。除首次申请相关许可证的情形外，药品监督管理部门应当按照《药品管理法》第一百二十六条等相关规定进行处理，并将现场检查报告、《药品检查综合评定报告书》及相关证据材料、行政处理相关案卷资料等进行整理归档保存。

被检查单位拒绝、逃避监督检查，伪造、销毁、隐匿有关证据材料的，视为其产品可能存在安全隐患，药品监督管理部门应当按照《药品管理法》第九十九条的规定进行处理。被检查单位有下列情形之一的，应当视为拒绝、逃避监督检查，伪造、销毁、隐匿记录、数据、信息等相关资料：①拒绝、限制检查员进入被检查场所或者区域，限制检查时间，或者检查结束时限制检查员离开的；②无正当理由不如实提供或者延迟提供与检查相关的文件、记录、票据、凭证、电子数据等材料的；③拒绝或者限制拍摄、复印、抽样等取证工作的；④以声称工作人员不在或者冒名顶替应付检查、故意停止生产经营活动等方式欺骗、误导、逃避检查的；⑤其他不配合检查的情形。

检查中发现被检查单位涉嫌违法的，执法人员应当立即开展相关调查、取证工作，检查组应当将发现的违法线索和处理建议立即通报负责该被检查单位监管工作的药品监督管理部门和派出检查单位。负责被检查单位监管工作的药品监督管理部门应当立即派出案件查办人员到达检查现场，交接与违法行为相关的实物、资料、票据、数据存储介质等证据材料，全面负责后续案件查办工作；对需要检验的，应当立即组织监督抽检，并将样品及有关资料等寄送至相关药品检验机构检验或者进行补充检验方法和项目研究。涉嫌违法行为可能存在药品质量安全风险的，负责被检查单位监管工作的药品监督管理部门应当在接收证据材料后，进行风险评估，作出风险控制决定，责令被检查单位或者药品上市许可持有人对已上市药品采取相应风险控制措施。案件查办过程中发现被检查单位涉嫌犯罪的，药品监督管理部门应当按照相关规定，依法及时移送或通报公安机关。

考点10 飞行检查 ★

概念与管辖	飞行检查，是指药品监督管理部门针对药品研制、生产、经营、使用等环节开展的不预先告知的监督检查 国务院药品监督管理部门负责组织实施全国范围内的药品飞行检查 地方各级药品监督管理部门负责组织实施本行政区域的药品飞行检查
可以开展飞行检查的情形	①投诉举报或者其他来源的线索表明可能存在质量安全风险的 ②检验发现存在质量安全风险的 ③药品不良反应提示可能存在质量安全风险的 ④对申报资料真实性有疑问的 ⑤涉嫌严重违反质量管理规范要求的 ⑥企业有严重不守信记录的 ⑦其他需要开展飞行检查的情形
实施	①药品监督管理部门派出的检查组应当由2名以上检查人员组成，根据检查工作需要，可以请相关领域专家参加检查工作。检查人员应当出示相关证件和受药品监督管理部门委派开展监督检查的执法证明文件，通报检查要求及被检查单位的权利和义务 ②被检查单位应当予以配合，不得拒绝、逃避或者阻碍 ③检查组应当详细记录检查时间、地点、现场状况等；应当进行书面记录，并根据实际情况收集或者复印相关文件资料、拍摄相关设施设备及物料等实物和现场情况、采集实物以及询问有关人员等。所抽取样品的检验费、鉴定费由组织实施飞行检查的药品监督管理部门承担

飞行检查结果的处理	发现违法行为需要立案查处的，国家药监局可以直接组织查处，也可以指定被检查单位所在地部门查处。地方各级药品监督管理部门组织实施的飞行检查发现违法行为需要立案查处的，原则上应当直接查处。由下级药品监督管理部门查处的，应当跟踪督导查处情况。违法行为涉嫌犯罪的，移送公安机关，并抄送同级检察机关
	根据飞行检查结果，药品监督管理部门可以依法采取限期整改、发告诫信、约谈被检查单位、监督召回产品、收回或者撤销相关资格认证认定证书，以及暂停研制、生产、销售、使用等风险控制措施。风险因素消除后，应当及时解除相关风险控制措施

考点 11 职业化专业化检查员队伍建设

概念	职业化专业化药品（含医疗器械、化妆品）检查员是指经药品监督管理部门认定，依法对管理相对人从事药品研制、生产等场所、活动进行合规确认和风险研判的人员，是加强药品监管、保障药品安全的重要支撑力量
制度建设目标	《关于建立职业化专业化药品检查员队伍的意见》提出，坚持职业化方向和专业性、技术性要求，构建起基本满足药品监管要求的职业化专业化药品检查员队伍体系，进一步完善以专职检查员为主体、兼职检查员为补充，政治过硬、素质优良、业务精湛、廉洁高效的职业化专业化药品检查员队伍，形成权责明确、协作顺畅、覆盖全面的药品监督检查工作体系
完善职业化专业化药品检查队伍的措施	构建国家、省两级职业化专业化药品检查员队伍，强化检查机构建设，明确检查事权划分，落实检查要求，完善检查工作协调机制。药品检查员队伍要落实药品注册现场检查、疫苗药品派驻检查以及属地检查、境外检查要求，积极配合药品监管稽查办案，落实有因检查要求，为科学监管、依法查办药品违法行为提供技术支撑
	落实检查员配置。加强检查员队伍管理。建立健全检查工作制度，明确检查工作程序，建立检查员权力清单和责任清单，严格检查员廉洁自律要求

考点 12 药品追溯体系建设的概念 ★

药品追溯，是指通过记录和标识，正向追踪和逆向溯源药品的生产、流通和使用情况，获取药品全生命周期追溯信息的活动。药品信息化追溯体系，是指药品上市许可持有人、生产企业、经营企业、使用单位、监管部门和社会参与方等，通过信息化手段，对药品生产、流通、使用等各环节的信息进行追踪、溯源的有机整体。药品信息化追溯体系参与方主要包括药品上市许可持有人、生产企业、经营企业、使用单位、监管部门和社会参与方等。药品上市许可持有人、生产企业、经营企业、使用单位通过信息化手段建立药品追溯系统，及时准确记录、保存药品追溯数据，形成互联互通药品追溯数据链，实现药品生产、流通和使用全过程来源可查、去向可追；有效防范非法药品进入合法渠道；确保发生质量安全风险的药品可召回、责任可追究。《国家药品监督管理局关于药品信息化追溯体系建设的指导意见》对药品信息化追溯体系建设作出了规定。

责任主体	药品上市许可持有人、生产企业、经营企业、使用单位各负其责。药品上市许可持有人、生产企业、经营企业、使用单位是药品质量安全的责任主体，负有追溯义务。药品上市许可持有人和生产企业承担药品追溯系统建设的主要责任，药品经营企业和使用单位应当配合药品上市许可持有人和生产企业，建成完整药品追溯系统，履行各自追溯责任

管理部门	药品监督管理部门根据有关法规与技术标准，监督药品上市许可持有人、生产企业、经营企业、使用单位建立药品追溯系统，指导行业协会在药品信息化追溯体系建设中发挥积极作用
实施要求	充分考虑药品上市许可持有人、生产企业、经营企业、使用单位的数量、规模和管理水平，以及行业发展实际，坚持企业建立的原则，逐步有序推进
协调统筹	按照属地管理原则，药品监督管理部门要在地方政府统一领导下，注重同市场监管、工业和信息化、商务、卫生健康、医保等部门统筹协调，密切合作，促进药品信息化追溯体系协同管理、资源共享

考点13 药品和疫苗信息化追溯体系建设内容 ★

（1）药品信息化追溯体系 《药品信息化追溯体系建设导则》规定了药品信息化追溯体系建设基本要求和药品信息化追溯体系各参与方基本要求。该标准适用于药品上市许可持有人、生产企业、经营企业（包括批发企业和零售企业）、使用单位、发码机构及监管部门等追溯参与方协同建设药品信息化追溯体系。2022年6月23日，国家药监局发布《药品追溯码标识规范》《药品追溯消费者查询结果显示规范》2个标准，细化相关实施要求，提供技术标准。药品信息化追溯体系应包含药品追溯系统、药品追溯协同服务平台和药品追溯监管系统。

（2）疫苗信息化追溯体系 2022年7月8日，国家药监局发布《疫苗生产流通管理规定》的公告，明确规定持有人、疾病预防控制机构和接种单位、受托储存运输企业相关方应当按照国家疫苗全程电子追溯制度要求，如实记录疫苗销售、储存、运输、使用信息，实现最小包装单位从生产到使用的全过程可追溯。

上市许可持有人承担疫苗信息化追溯系统建设的主要责任，按照"一物一码、物码同追"的原则建立疫苗信息化追溯系统，并与协同平台相衔接；要对所生产疫苗进行赋码，提供疫苗各级包装单元生产、流通追溯数据，实现疫苗追溯信息可查询。上市许可持有人可以自建也可通过第三方技术机构建立疫苗信息化追溯系统。疫苗信息化追溯系统应当满足有关标准规范，满足公众查询需求。

考点14 药品追溯码编码和标识规范 ★★

概念	药品追溯码，是指用于唯一标识药品各级销售包装单元的代码，由一列数字、字母和（或）符号组成
编码要求	药品追溯码应关联药品上市许可持有人名称、药品生产企业名称、药品通用名、药品批准文号、药品本位码、剂型、制剂规格、包装规格、生产日期、药品生产批号、有效期和单品序列号等信息；代码长度应为20个字符、前7位为药品标识码或符合ISO相关国际标准（如，ISO/IEC 15459系列标准）的编码规则
药品追溯码标识	是在药品包装上采用印刷、粘贴等方式对药品追溯码及其相关信息所做的标识，由数字、字母、文字、条码组成。药品追溯码标识应当遵循易识别性、清晰性、显著性的基本原则，符合国家相关法律法规和标准的要求，应清晰可读，可被扫码设备和人眼识读

考点 15 药物警戒的界定与法规体系 ★

1. 药物警戒的界定　药物警戒制度是国际社会药品管理的重要创新制度，是对药品风险管理理论的深化认识，是对药品整个生命周期全面和持续降低风险的过程，旨在实现风险最小化。世界卫生组织（WHO）将药物警戒定义为发现、评估、理解和预防药品不良反应或其他药品相关问题的科学与活动。包括收集和评估疑似药品不良反应的自发病历报告、药物流行病学的研究。与该学科密切相关的情况还有：不合格药品；用药错误；缺少药物功效报告；在科学数据缺乏的情况下扩大适应症用药；急、慢性中毒病例报告药品；药品致死率估计；药物滥用与误用；与化学药品、其他药品以及食品合并使用时不良的相互作用。

2. 我国药物警戒相关法规体系

①法律。《药品管理法》规定"国家建立药物警戒制度，对药品不良反应及其他与用药有关的有害反应进行监测、识别、评估和控制"，拓展了药品不良反应监测和报告制度，落实药品上市许可持有人不良反应报告主体责任。药品警戒理念贯穿药品全生命周期，其不仅关注药品不良反应，还涉及不合理用药、质量不合格等多种药品相关问题，且其核心由监测向风险管理转变。

②部门规章。现行的《药品不良反应报告和监测管理办法》是药品不良反应监测工作的主要依据，共8章67条，涵盖了立法目的、适用范围、职权划分、机构职责、报告制度、评价制度及控制措施等内容。《药品注册管理办法》也规定，对于药物临床试验期间出现的可疑且非预期严重不良反应和其他潜在的严重安全性风险信息，申办者应当按照相关要求及时向药品审评中心报告。对药物临床试验中出现大范围、非预期的严重不良反应，或者有证据证明临床试验用药品存在严重质量问题时，申办者和药物临床试验机构应当停止药物临床试验。《药品注册管理办法》在更新和细化安全性信息报告要求的同时，提出了安全性评价具体要求，并将获益风险评估的理念贯穿始终。

③相关指导原则。为推动ICH指导原则在我国的转化适用，与药物警戒制度相衔接，国务院药品监督管理部门出台了一系列指导原则，如《各类药品不良反应收集和报告指导原则》《上市药品临床安全性文献评价指导原则（试行）》《药物警戒委托协议撰写指导原则（试行）》《药品上市许可持有人不良反应监测年度报告撰写指南（试行）》等。

④药物警戒质量管理规范。国家药监局发布《药物警戒质量管理规范》，目的是规范和指导药品上市许可持有人和药品注册申请人的药物警戒活动。国家药监局发布《关于印发〈药物警戒检查指导原则〉的通知》，细化检查要点及常规检查、有因检查重点考虑因素，明确检查方式、检查地点、缺陷风险等级和评定标准，为药品监督管理部门开展药物警戒检查工作提供指导。

考点 16 药物警戒的组织实施 ★

药物警戒制度的核心是药品风险管理，药品上市许可申请人及药品上市许可持有人应当围绕风险的监测、识别、评估与控制的主线开展各项药物警戒活动。

监测	是指收集和上报与药品有关的安全信息，是药品风险管理的基础，包括被动监测（自发报告）和主动监测两类方式。目前我国约90%的自发报告来自于医疗机构。药品上市许可持有人作为药物警戒活动的责任主体，应当主动收集相关信息，并按个例报告的要求及时上报
识别	是产生药品风险信号的环节，是药品风险管理的起点。药品上市许可申请人及药品上市许可持有人应当加强对监测信息的分析利用，定期对药品不良反应监测数据、临床研究、文献等资料进行评价，通过病例分析或结合数据挖掘等手段，识别潜在的风险信号，为深入研究药品安全性提供线索
评估	旨在确认药品与信号之间的关联性，并对信号紧密程度进行判断，是药品风险管理的重要环节。通过风险识别发现的安全性信号，为深入评估风险信息提供了线索，如对一些提示有潜在风险的重要安全性信息，药品上市许可持有人应当予以重点关注：包括新的且严重不良反应、报告数量异常增长或者出现批号聚集性趋势等，可通过病例系列回顾或开展上市后研究等方式，确认风险信号或研究风险的发生机制和影响因素，并持续评估药品的风险与获益
控制	是指采取一定措施控制药品风险、减少药品伤害，是药品风险管理的核心。针对已确认风险，药品上市许可持有人应当评估采取风险控制措施的必要性，并依据药品的具体情况、风险特点，采取相应的风险控制措施。例如：发现说明书未载明的不良反应，应当及时修订说明书；对需要提示患者和医护人员的安全性信息，应当开展必要的风险沟通；应当主动制定风险管理计划，持续开展对上市药品的风险管理。针对临床试验期间发现的重要风险，应主动或根据监管部门要求采取适当的风险控制措施

考点17 药品不良反应报告与监测

1. 药品不良反应的界定和分类 根据《药品不良反应报告和监测管理办法》，药品不良反应是指合格药品在正常用法用量下出现的与用药目的无关的有害反应。

①严重药品不良反应。指因使用药品引起以下损害情形之一的反应：导致死亡；危及生命；致癌、致畸、致出生缺陷；导致显著的或者永久的人体伤残或者器官功能的损伤；导致住院或者住院时间延长；导致其他重要医学事件，如不进行治疗可能出现上述所列情况的。

②新的药品不良反应。指药品说明书中未载明的不良反应。说明书中已有描述，但不良反应发生的性质、程度、后果或者频率与说明书描述不一致或者更严重的，按照新的药品不良反应处理。

③药品群体不良事件。指同一药品在使用过程中，在相对集中的时间、区域内，对一定数量人群的身体健康或者生命安全造成损害或者威胁，需要予以紧急处置的事件。药品不良事件不同于药品不良反应，它通常指药品作用于机体，除发挥治疗功效外，有时还会产生某些与药品治疗目的无关的对人体有损害的反应，它不以"合格药品"为前提条件。

2. 药品不良反应报告主体、报告范围、监督主体

药品上市许可持有人是药品安全责任的主体，应当开展药品上市后不良反应监测，主动收集、跟踪分析疑似药品不良反应信息，对已识别风险的药品及时采取风险控制措施。药品上市许可持有人、药品生产企业、药品经营企业和医疗机构应当经常考察本单位所生产、经营、使用的药品质量、疗效和不良反应。发现疑似不良反应的，应当及时向药品监督管理部门和卫生健康主管部门报告。

国家药品监督管理局主管全国药品不良反应报告和监测工作，地方各级药品监督管理部门主管本行政区域内的药品不良反应报告和监测工作，应当建立健全药品不良反应监测机构，负责本行政区域内药品不良反应报告和监测的技术工作。各级卫生健康主管部门负责本行政区域内医疗机构与实施药品不良反应报告制度有关的管理工作。

各级药品不良反应监测技术机构要按照相关规定，做好本行政区域内药品不良反应报告的收集、核实、评价、调查、反馈和上报。省级及以上药品不良反应监测技术机构应当对监测数据进行定期分析评估，组织对定期安全性更新报告和年度总结报告进行技术审核，开展不良事件聚集性信号的监测评价，开展不良反应报告的质量评估。

3. 个例药品不良反应的报告和处置

个例药品不良反应的收集和报告是药品不良反应监测工作的基础，也是药品上市许可持有人应履行的基本法律责任。药品上市许可持有人应当建立并不断完善信息收集途径，主动、全面、有效地收集药品使用过程中的疑似药品不良反应信息，包括来源于医师、药师、患者等的自发报告、上市后相关研究和其他组织的数据收集项目、学术文献以及相关网站或论坛涉及的不良反应信息。

药品上市许可持有人应当报告获知的所有不良反应，按照可疑即报原则，直接通过国家药品不良反应监测系统报告发现或获知的药品不良反应。报告范围包括患者使用药品出现的怀疑与药品存在相关性的有害反应，其中包括因药品质量问题引起的或可能与超适应症用药、超剂量用药等相关的有害反应。医疗机构及个人通过药品不良反应监测系统报告发现或获知的药品不良反应，也可向药品上市许可持有人直接报告。药品经营企业直接向药品上市许可持有人报告。药品上市许可持有人不得以任何理由或手段干涉报告者的自发报告行为。

药品不良反应报告应按时限要求提交。个例药品不良反应报告应当按规定时限要求提交。严重不良反应尽快报告，不迟于获知信息后的15日，非严重不良反应不迟于获知信息后的30日。跟踪报告按照个例药品不良反应报告的时限提交。境外发生的严重不良反应，药品上市许可持有人应当按照个例药品不良反应报告的要求提交。报告时限的起始日期为持有人首次获知该个例药品不良反应且符合最低报告要求的日期，记为第0天。第0天的日期需要被记录，以评估报告是否及时提交。文献报告的第0天为药品上市许可持有人检索到该文献的日期。

对于药品上市许可持有人委托开展不良反应收集的，受托方获知即认为药品上市许可持有人获知；对于境外报告，应从境外药品上市许可持有人获知不良反应信息开始启动报告计时。

设区的市级、县级药品不良反应监测机构应当对收到的药品不良反应报告的真实性、完整性和准确性进行审核。严重药品不良反应报告的审核和评价应当自收到报告之日起3个工作日内完成，其他报告的审核和评价应当在15个工作日内完成。应当对死亡病例进行调查，详细了解死亡病例的基本信息、药品使用情况、不良反应发生及诊治情况等，自收到报告之日起15个工作日内完成调查报告，报同级药品监督管理部门和卫生健康主管部门，以及上一级药品不良反应监测机构。省级药品不良反应监测机构应当在收到下一级药品不良反应监测机构提交的严重药品不良反应评价意见之日起7个工作日内完成评价工作。对死亡病例，事件发生地和药品生产企业所在地的省级药品不良反应监测机构均应当及时根据调查报告进行分析、评价，必要时进行现场调查，并将评价结果报省级药品监督管理部门和卫生健康主管部门，以及国家药品不良反应监测中心。国家药品不良反应监测中心应当及时对死亡病例进行分析、评价，并将评价结果报国家药监局和卫生健康主管部门。

4. 药品群体不良事件的报告和处置

药品上市许可持有人、生产、经营企业和医疗机构获知或者发现药品群体不良事件后，应当立即通过电话或者传真等方式报所在地的县级药品监督管理部门、卫生健康主管部门和药品不良反应监测机构，必要时可以越级报告；同时填写《药品群体不良事件基本信息表》，对每一病例还应当及时填写《药品不良反应/事件报告表》，通过国家药品不良反应监测信息网络报告。

药品上市许可持有人、生产企业获知药品群体不良事件后应当立即开展调查，详细了解药品群体不良事件的发生、药品使用、患者诊治以及药品生产、储存、流通、既往类似不良事件等情况，在7日内完成调查报告，报所在地省级药品监督管理部门和药品不良反应监测机构；同时迅速开展自查，分析事件发生的原因，必要时应当暂停生产、销售、使用和召回相关药品，并报所在地省级药品监督管理部门。药品经营企业发现药品群体不良事件应当立即告知药品上市许可持有人、药品生产企业，同时迅速开展自查，必要时应当暂停药品的销售，并协助药品生产企业采取相关控制措施。医疗机构发现药品群体不良事件后应当积极救治患者，迅速开展临床调查，分析事件发生的原因，必要时可采取暂停药品的使用等紧急措施。

设区的市级、县级药品监督管理部门获知药品群体不良事件后，应当立即与同级卫生健康主管部门联合组织开展现场调查，并及时将调查结果逐级报至省级药品监督管理部门和卫生健康主管部门。省级药品监督管理部门与同级卫生健康主管部门联合对设区的市级、县级的调查进行督促、指导，对药品群体不良事件进行分析、评价，对本行政区域内发生的影响较大的药品群体不良事件，还应当组织现场调查，评价和调查结果应当及时报国家药监局和卫生健康主管部门。国家药监局应当与卫生健康主管部门联合开展全国范围内影响较大并造成严重后果的药品群体不良事件的相关调查工作。

5. 定期安全性更新报告

药品上市许可持有人、药品生产企业应当对本企业生产药品的不良反应报告和监测资料进行定期汇总分析，汇总国内外安全性信息，进行风险和效益评估，撰写定期安全性更新报告。国产药品的定期安全性更新报告向药品上市许可持有人、药品生产企业所在地省级药品不良反应监测机构提交。进口药品（包括进口分包装药品）的定期安全性更新报告向国家药品不良反应监测中心提交。创新药和改良型新药应当自取得批准证明文件之日起每满1年提交一次定期安全性更新报告，直至首次再注册，之后每5年报告一次。其他类别的药品，一般应当自取得批准证明文件之日起每5年报告一次。药品监督管理部门或药品不良反应监测机构另有要求的，应当按照要求提交。

省级药品不良反应监测机构应当对收到的定期安全性更新报告进行汇总、分析和评价，于每年4月1日前将上一年度定期安全性更新报告统计情况和分析评价结果报省级药品监督管理部门和国家药品不良反应监测中心。

国家药品不良反应监测中心应当对收到的定期安全性更新报告进行汇总、分析和评价，于每年7月1日前将上一年度国产药品和进口药品的定期安全性更新报告统计情况和分析评价结果报国务院药品监督管理部门和卫生健康主管部门。

6. 药品不良反应评价与控制

药品上市许可持有人应当及时对发现或者获知的个例药品不良反应进行评价，定期对药品不良反应监测数据、临床研究、文献等资料进行评价；发现新的且严重不良反应、报告数量异常增长或者出现批号聚集性趋势等，应当予以重点关注；定期全面评价药品的安全性，识别药品潜在风险，研究风险发生机制和原因，主动开展上市后研究，持续评估药品的风险与获益。药品上市许可持有人应当汇总年度情况，包括企业年度药品不良反应监测体系运行情况、不良反应报告情况、风险识别与控制情况、上市后研究情况等信息，并于每年3月31日前向省级药品不良反应监测机构提交上一年度总结报告。此外，药品上市许可持有人应当按规定要求做好药品定期安全性更新报告的撰写及上报工作。

药品上市许可持有人应当根据分析评价结果，判断风险程度，制定积极有效的风险控制措施。常规风险控制措施包括修订药品说明书、标签、包装，改变药品包装规格，改变药品管理状态等。特殊风险控制措施包括开展医务人员和患者的沟通和教育、药品使用环节的限制、患者登记等。需要紧急控制的，可采取暂停药品生产、销售及召回产品等措施。对评估认为风险大于获益的品种，应当主动申请注销药品批准证明文件。对提示药品可能存在质量安全问题的，药品上市许可持有人必须立即采取暂停生产、销售、使用或者召回等措施，并积极开展风险排查。对其中造成严重人身伤害或者死亡的严重不良反应，药品上市许可持有人必须立即采取措施妥善处理。药品上市许可持有人采取的风险控制措施应当向省级药品监督管理部门报告，并向省级药品不良反应监测技术机构报告不良反应详细情况以及风险评估情况。对于药品上市许可持有人采取的修改说明书，以及暂停药品生产、销售、使用或者召回等风险控制措施，药品上市许可持有人应当主动向社会公布。

7. 药品不良反应监测机构对药品不良反应的评价与控制

省级药品不良反应监测机构应当每季度对收到的药品不良反应报告进行综合分析，提取需要关注的安全性信息，并进行评价，提出风险管理建议，及时报省级药品监督管理部门、卫生健康主管部门和国家药品不良反应监测中心。省级以上药品不良反应监测机构根据分析评价工作需要，可以要求药品上市许可持有人、药品生产、经营企业和医疗机构提供相关资料，相关单位应当积极配合。省级药品监督管理部门根据分析评价结果，可以采取暂停生产、销售、使用和召回药品等措施，并监督检查，同时将采取的措施通报同级卫生健康主管部门。

  国家药品不良反应监测中心应当每季度对收到的严重药品不良反应报告进行综合分析，提取需要关注的安全性信息，并进行评价，提出风险管理建议，及时报国家药监局和卫生健康主管部门。国家药监局根据药品分析评价结果，可以要求企业开展药品安全性、有效性相关研究。必要时，应当采取责令修改药品说明书，暂停生产、销售、使用和召回药品等措施，对不良反应大的药品，应当撤销药品批准证明文件，并将有关措施及时通报卫生健康主管部门。

第三章 药品研制和生产管理

第一节 药品研制与注册管理

考点1 药品研制过程

药品研制是指在化学、生物学、医学、统计学和药学等诸多以生命学科为主的理论指导下,运用现代科学理论和技术完成药物研究和开发一系列的试验和验证项目,使研究成果达到预期的效果并最终能够获得批准,供临床诊断、预防和治疗使用的全部活动。新药研制是药品的一种创新性研究和制造活动,故也称之为新药创制。通过发现、识别、筛选和测定新的化学或生物物质,分析其有效的生物活性,继而进行成药性研究,并且按照国家规定,通过临床前研究和临床试验,获得申请上市所需要的试验数据和资料,经国家药监局批准,最终实现新药的问世。

申请人在申请药品上市注册前,应完成药学、药理毒理学和药物临床试验等相关研究。从事药品研制活动,开展药物安全性评价应遵守药物非临床研究质量管理规范(GLP),开展药物临床试验应遵守药物临床试验质量管理规范(GCP),保证药品研制全过程持续符合法定要求。

新药研制分为三个阶段:第一个阶段是临床前研究,主要包括新活性成分的发现与筛选,并开展药理药效研究和毒理试验(安全性评价试验);第二个阶段是新药的临床试验;第三个阶段是新药的上市后研究。每一个研究阶段的研究内容、目的、对象和侧重点各不相同。

中药新药的研制应注重体现中医药原创思维及整体观,坚持以临床价值为导向,重视临床获益与风险评估,发挥中医药防病治病的独特优势和作用,注重满足尚未满足的临床需求,在中医药理论指导下合理组方,拟定功能、主治病证、适用人群、剂量、疗程、疗效特点和服药宜忌。

①国家支持研制基于古代经典名方、名老中医经验方、医疗机构配制的中药制剂等具有丰富中医临床实践经验的中药新药。
②支持研制对人体具有系统性调节干预功能等的中药新药。
③鼓励应用新兴科学和技术研究阐释中药的作用机理。
④鼓励在中医临床实践中观察疾病进展、证候转化、症状变化、药后反应等规律,为中药新药研制提供中医药理论的支持证据。

考点2 药物非临床研究的规定和质量管理要求

(1)药物临床前研究 是指药物进入临床研究之前所进行的研究,包括药物的合成工艺、提取方法、理化性质及纯度、剂型选择、处方筛选、制备工艺、检验方法、质量标准、稳定性、药理、毒理、动物药代动力学研究，也包括立项过程的文献研究等。中药新药还包括原药材的来源、加工及炮制等的研究；生物制品还包括菌毒种、细胞株、生物组织等起始原材料的来源、质量标准、保存条件、生物学特征、遗传稳定性及免疫学研究等。

（2）药物非临床研究质量管理规范　是指为评价药物安全性，在实验室条件下用实验系统进行的试验，其初步目的是通过毒理学试验对受试物的毒性反应进行暴露，在非临床试验中提示受试物的安全性。内容包括安全药理学试验、单次给药毒性试验、重复给药毒性试验、生殖毒性试验、遗传毒性试验、致癌性试验、局部毒性试验、免疫原性试验、依赖性试验、毒代动力学试验以及与评价药物安全性有关的其他试验。

药物非临床研究质量管理规范，是有关非临床安全性评价研究机构运行管理和非临床安全性评价研究项目试验方案设计、组织实施、执行、检查、记录、存档和报告等全过程的质量管理要求。原国家食品药品监督管理总局修订并发布了新版GLP（总局令 第34号），自2017年9月1日起施行。规范适用于为申请药品注册而进行的药物非临床安全性评价研究。以注册为目的的药物代谢、生物样本分析等其他药物临床前相关研究活动，参照该规范执行。

药物非临床安全性评价研究应在经过药物非临床研究质量管理规范认证的机构开展，并遵守GLP。开展药物非临床研究，应符合国家有关规定，有与研究项目相适应的人员、场地、设备、仪器和管理制度，保证有关数据、资料和样品的真实性。

中药创新药处方来源于古代经典名方或中医临床经验方，如处方组成、临床定位、用法用量等与既往临床应用基本一致，采用与临床使用药物基本一致的传统工艺，且可通过人用经验初步确定功能主治、适用人群、给药方案和临床获益等的，可不开展非临床有效性研究。

考点3 药物非临床研究质量管理规范认证管理 ★★

GLP认证	指国家药监局依申请组织对药物非临床安全性评价研究机构实施GLP的情况进行检查、评定的过程。在我国境内拟开展用于药品注册申请的药物非临床安全性评价研究的机构，应申请GLP认证
监督管理机构	①国家药监局食品药品审核查验中心负责开展GLP认证相关资料审查、现场检查、综合评定以及对相关研究机构的监督检查等工作 ②省级药监部门负责本行政区域内药物非临床安全性评价研究机构的日常监督管理工作，组织开展监督检查，查处违法行为
申请流程	申请机构可以根据本机构的研究条件，申请单个或多个试验项目的GLP认证 申请机构应按照GLP的要求和国家药监局公布的相关技术指导原则开展药物非临床安全性评价研究 申请GLP认证前，每个试验项目应完成至少一项研究工作。国家药监局食品药品审核查验中心依申请对相关机构开展资料审查、现场检查和综合评定等工作，作出审核结论，报国家药监局审批
申请结果	①符合GLP要求的，予以批准，发给药物GLP认证证书。GLP证书有效期为5年 ②不符合GLP要求的，作出不予批准的书面决定，并说明理由

证书管理	GLP机构主动申请或被检查发现部分试验项目不具备研究条件、能力，需核减相应试验项目的，国家药监局重新核发GLP证书，证书有效期不变。GLP机构应在证书有效期届满前6个月，提出延续申请。未在规定时限内提出延续申请的，证书到期后不得继续开展用于药品注册申请的药物非临床安全性评价研究

考点4 药物临床试验的界定和分类 ★

界定	药物临床试验是指以人体（患者或健康受试者）为对象，意在发现或验证某种试验药物的临床医学、药理学以及其他药效学作用、不良反应，或试验药物的吸收、分布、代谢和排泄，以确定药物的疗效与安全性的系统性试验
分类	药物临床试验，分为Ⅰ期临床试验、Ⅱ期临床试验、Ⅲ期临床试验、Ⅳ期临床试验以及生物等效性试验 Ⅰ期：初步的临床药理学及人体安全性评价试验。观察人体对于新药的耐受程度和药代动力学，为制定给药方案提供依据 Ⅱ期：治疗作用初步评价阶段。目的是初步评价药物对目标适应症患者的治疗作用和安全性，也包括为Ⅲ期临床试验研究设计和给药剂量方案的确定提供依据。此阶段的研究设计可以根据具体的研究目的采用多种形式，包括随机盲法对照临床试验 Ⅲ期：治疗作用确证阶段。目的是进一步验证药物对目标适应症患者的治疗作用和安全性，评价利益与风险关系，最终为药物注册申请的审查提供充分依据。试验一般应为具有足够样本量的随机盲法对照试验 Ⅳ期：新药上市后的应用研究阶段。目的是考察在广泛使用条件下的药物的疗效和不良反应，评价在普通或特殊人群中使用的利益与风险关系以及改进给药剂量等 生物等效性试验，是指用生物利用度研究的方法，以药代动力学参数为指标，比较同一种药物的相同或不同剂型的制剂，在相同的试验条件下，其活性成分吸收程度和速度有无统计学差异的人体试验。一般仿制药的研制需要进行生物等效性试验

来源于临床实践的中药新药，人用经验能在临床定位、适用人群筛选、疗程探索、剂量探索等方面提供研究、支持证据的，可不开展Ⅱ期临床试验。

考点5 药物临床试验质量管理规范 ★

药物临床试验包括新药临床试验和上市后的Ⅳ期临床试验。为保证药物研究实验记录真实、及时、准确、完整，提高药物临床试验质量，保障受试者的合法权益，药物临床试验实行过程管理；药物临床试验必须遵守GCP；并执行《药品研究实验记录暂行规定》《药品临床研究若干规定》等相关规定。药物临床试验质量管理规范是药物临床试验全过程的质量标准，包括方案设计、组织实施、监查、稽查、记录、分析、总结和报告，适用于为申请药品注册而进行的药物临床试验。

①药物临床试验	应符合《世界医学大会赫尔辛基宣言》原则及相关伦理要求，受试者的权益和安全是考虑的首要因素，优先于对科学和社会的获益。伦理审查与知情同意是保障受试者权益的重要措施
②伦理委员会的定义和职责	伦理委员会：指由医学、药学及其他背景人员组成的委员会 职责：通过独立地审查、同意、跟踪审查试验方案及相关文件、获得和记录受试者知情同意所用的方法和材料等，确保受试者的权益、安全受到保护

③研究者的定义和实施临床实验研究者应具备的资格条件
④申办者的定义和实施临床实验申办者的职责
⑤试验方案的定义和内容
⑥研究者手册的定义和内容
⑦必备文件的定义和重要性

考点 6 药物临床试验机构管理 ★

界定	具备相应条件，按GCP和药物临床试验相关技术指导原则等要求，开展药物临床试验的机构
范围	从事药品研制活动，在中华人民共和国境内开展经国家药监局批准的药物临床试验，应在药物临床试验机构中进行
备案管理	药物临床试验机构应符合相应条件，实行备案管理 仅开展与药物临床试验相关的生物样本等分析的机构，无需备案 药物临床试验机构未按照规定备案的，国家药监局不接受其完成的药物临床试验数据用于药品行政许可

（1）药物临床试验机构应具备的基本条件

①具有医疗机构执业许可证，具有二级甲等以上资质，试验场地应符合所在区域卫生健康主管部门对院区（场地）管理规定。开展以患者为受试者的药物临床试验的专业应与医疗机构执业许可的诊疗科目相一致。开展健康受试者的Ⅰ期药物临床试验、生物等效性试验应为Ⅰ期临床试验研究室专业。

②具有与开展药物临床试验相适应的诊疗技术能力。

③具有与药物临床试验相适应的独立的工作场所、独立的临床试验用药房、独立的资料室，以及必要的设备设施。

④具有掌握药物临床试验技术与相关法规，能承担药物临床试验的研究人员；其中主要研究者应具有高级职称并参加过3个以上药物临床试验。

⑤开展药物临床试验的专业具有与承担药物临床试验相适应的床位数、门（急）诊量。

⑥具有急危重病症抢救的设施设备、人员与处置能力。

⑦具有承担药物临床试验组织管理的专门部门。

⑧具有与开展药物临床试验相适应的医技科室，委托医学检测的承担机构应具备相应资质。

⑨具有负责药物临床试验伦理审查的伦理委员会。

⑩具有药物临床试验管理制度和标准操作规程。

⑪具有防范和处理药物临床试验中突发事件的管理机制与措施。

⑫卫生健康主管部门规定的医务人员管理、财务管理等其他条件。药物临床试验机构为疾病预防控制机构的，应为省级以上疾病预防控制机构，不要求具备第①、⑤、⑥项条件。

（2）管理部门　药监部门、卫生健康主管部门根据各自职责负责药物临床试验机构的监督管理工作。

国家药监局会同卫健委建立药物临床试验机构国家检查员库，根据监管和审评需要，依据职责对药物临床试验机构进行监督检查。

省级药监部门、省级卫生健康主管部门根据药物临床试验机构自我评估情况、开展药物临床试验情况、既往监督检查情况等，依据职责组织对本行政区域内药物临床试验机构开展日常监督检查。对于新备案的药物临床试验机构或增加临床试验专业、地址变更的，应在60个工作日内开展首次监督检查。

（3）备案程序　国家药监部门负责建立"药物临床试验机构备案管理信息平台"，用于药物临床试验机构登记备案和运行管理，以及药监部门和卫生健康主管部门监督检查的信息录入、共享和公开。

药物临床试验机构对在备案平台所填写信息的真实性和准确性承担全部法律责任。备案的药物临床试验机构名称、地址、联系人、联系方式和临床试验专业、主要研究者等基本信息向社会公开，接受公众的查阅、监督。

药物临床试验机构名称、机构地址、机构级别、机构负责人员、伦理委员会和主要研究者等备案信息发生变化时，药物临床试验机构应于5个工作日内在备案平台中按要求填写并提交变更情况。

（4）药物临床试验机构运行管理　药物临床试验机构备案后，应按照相关法律法规和GCP要求，在备案地址和相应专业内开展药物临床试验，确保研究的科学性，符合伦理，确保研究资料的真实性、准确性、完整性，确保研究过程的可追溯性，并承担相应法律责任。药物临床试验机构应于每年1月31日前在备案平台填报上一年度开展药物临床试验工作总结报告。

新药Ⅰ期临床试验或临床风险较高需要临床密切监测的药物临床试验，应由三级医疗机构实施。疫苗临床试验应由符合国务院药监部门和国务院卫生健康主管部门规定条件的三级医疗机构或省级以上疾病预防控制机构实施或组织实施。注册申请人委托备案的药物临床试验机构开展药物临床试验，可自行或聘请第三方对委托的药物临床试验机构进行评估。

（5）药品临床试验机构监督检查　为规范药物临床试验机构监督检查工作，加强药物临床试验管理，国家药监局制定并实施《药物临床试验机构监督检查办法（试行）》。药监部门依据该办法对药物临床试验机构备案情况及开展以药品注册为目的的药物临床试验活动遵守相关法律法规、执行GCP等情况实施检查、处置。

考点7　国际多中心药物临床试验管理 ★

意义：药物全球同步研发，是一种共享资源的开发模式，可以减少不必要的重复临床试验，缩短区域或国家间药品上市延迟，提高患者获得新药的可及性。

国际多中心药物临床试验的分类	①如果多个区域的多个中心按照同一临床试验方案同时开展临床试验，则该试验为多区域临床试验 ②出于科学和安全性等方面的考量，申办者也可以在某区域内不同国家的多个中心按照同一临床试验方案同时开展区域性临床试验 上述两种形式的临床试验均属于国际多中心药物临床试验

国际多中心药物临床试验数据用于在我国申报药品注册的，申办者在我国计划和实施国际多中心药物临床试验时，应遵守《药品管理法》《药品管理法实施条例》和《药品注册管理办法》等相关法律法规和规定，执行我国GCP和《国际多中心药物临床试验指南（试行）》，参照人用药品注册技术国际协调会GCP等国际通行原则实施，还应同时满足相应国家的法律法规要求。

考点8 临床试验用药品的管理 ★★

临床试验用药品的制备和质量控制应遵循《药品生产质量管理规范》及其配套的《临床试验用药品（试行）》附录（2022年 第43号）相关基本原则以及数据可靠性要求，最大限度确保临床试验用药品质量，保障受试者安全。临床试验用药品的质量风险管理策略可根据研发规律进行相应调整。防控突发公共卫生事件所急需的药物研发，应根据应急需要按照安全可靠、科学可行的原则进行临床试验用药品制备。

（1）临床试验申请人对临床试验用药品质量承担责任。临床试验用药品制备单位应基于风险建立质量管理体系，该体系应涵盖影响临床试验用药品质量的必要因素，并建立文件系统，确保质量管理体系有效运行。

（2）临床试验用药品制备的人员应具有适当的资质并经培训，具备履行相应职责的能力。负责制备和质量管理的人员不得互相兼任。

（3）临床试验用药品制备相关厂房、设施和设备应符合《药品生产质量管理规范》及相关附录的基本要求，厂房、设施、设备的确认范围应基于风险评估确定。

（4）临床试验申请人应建立原辅料及包装材料质量标准，其内容的详细程度应与药物研发所处阶段相适应，并适时进行再评估和更新。制备单位应对临床试验用药品制备所用原辅料及包装材料进行相应的检查、检验，合格后方可放行使用。

（5）临床试验申请人应制定临床试验用药品制备的处方工艺、操作规程，以及所用原辅料和包装材料、中间产品及成品的质量标准和检验操作规程等文件。文件内容应尽可能全面体现已掌握的产品知识，至少涵盖当前研发阶段已知的或潜在的临床试验用药品的关键质量属性和关键工艺参数。应制定规程明确临床试验用药品包装中药物编码的生成、保密、分发、处理和保存等要求。涉及盲法试验的，还应制定紧急揭盲的程序和文件。临床试验用药品档案至少应保存至药品退市后2年。如药品未获批准上市，应保存至临床试验终止后或注册申请终止后2年。

临床试验用药品制备应尽可能采取措施防止污染、交叉污染以及混淆、差错。应制定清洁操作规程明确清洁方法，并进行必要的确认或验证，以证实清洁的效果。临床试验用药品制备应能够确保同一批次产品质量均一。在确定处方工艺后，应确保临床试验用药品批间质量一致。临床试验用药品在不同的场地进行制备时，应开展不同场地之间药物质量的可比性研究。试验用药品的包装标签上应标明仅用于临床试验、临床试验信息和临床试验用药品信息；在盲法试验中能够保持盲态。

（6）采用已上市药品进行对照试验时，应确保对照药品的质量。盲法试验中，需要将对照药品进行改变包装、标签等操作时,应充分评估并有数据证明所进行的操作未对原产品的质量产生明显影响。因盲法试验需要,使用不同的包装材料重新包装对照药品时,重新包装后对照药品的使用期限不应超过原产品的有效期。

临床试验用药品通常以独立包装的形式提供给临床试验中的受试者。应充分考虑临床试验方案设计样本量以及质量检验、留样和变更研究等所需要的临床试验用药品数量,根据临床试验进展计划足量制备、采购或进/出口。应根据临床试验方案的设盲要求,对临床试验用药品包装的外观相似性和其他特征的相似性进行检查并记录,确保设盲的有效性。

(7)质量控制活动应按照质量标准、相关操作规程等组织实施。每批次临床试验用药品均须检验,以确认符合质量标准。应对检验结果超标进行调查评估。每批临床试验用药品均应留样,临床试验用药品的留样期限按照以下情形中较长的时间为准:药品上市许可申请批准后2年或临床试验终止后2年;该临床试验用药品有效期满后2年。

考点9 药品注册事项与注册类别 ★

药品注册与药品注册事项	药品注册,是指药品注册申请人(简称申请人)依照法定程序和相关要求提出药物临床试验、药品上市许可、再注册等申请以及补充申请,药监部门基于法律法规和现有科学认知进行安全性、有效性和质量可控性等审查,决定是否同意其申请的活动 药品注册包括药物临床试验申请、药品上市许可申请、补充申请、再注册申请等许可事项,以及其他备案或报告事项 药品注册管理,遵循公开、公平、公正原则,以临床价值为导向,优化审评审批流程,提高审评审批效率,鼓励研究和创制新药,积极发展仿制药
药品注册类别	药品注册,按照中药、化学药和生物制品等进行分类注册管理 ①中药注册按照中药创新药、中药改良型新药、古代经典名方中药复方制剂、同名同方药等进行分类 ②化学药注册按照化学药创新药、化学药改良型新药、仿制药等进行分类 ③生物制品注册按照生物制品创新药、生物制品改良型新药、已上市生物制品等分类

考点10 药品注册管理机构和事权划分

(1)国家药监局事权　主管全国药品注册管理工作,负责建立药品注册管理工作体系和制度,制定药品注册管理规范,依法组织药品注册审评审批以及相关的监督管理工作。

国家药监局药品审评中心负责药物临床试验申请、药品上市许可申请、补充申请和境外生产药品再注册申请等的审评。中国食品药品检定研究院、国家药典委员会、食品药品审核查验中心、药品评价中心、国家药监局行政事项受理服务和投诉举报中心、国家药监局信息中心等药品专业技术机构,承担依法实施药品注册管理所需的药品注册检验、通用名称核准、核查、监测与评价、制证送达以及相应的信息化建设与管理等相关工作。

(2)省级药监部门事权　负责本行政区域内以下药品注册相关管理工作。
①境内生产药品再注册申请的受理、审查和审批。
②药品上市后变更的备案、报告事项管理。
③组织对药物非临床安全性评价研究机构、药物临床试验机构的日常监管及违法行为的查处。

④参与国家药监局组织的药品注册核查、检验等工作。

⑤国家药监局委托实施的药品注册相关事项。

省级药监部门设置或指定的药品专业技术机构，承担依法实施药品监督管理所需的审评、检验、核查、监测与评价等工作。

考点11 药品注册管理的基本制度和要求 ★

申请人在申请药品上市注册前，应完成药学、药理毒理学和药物临床试验等相关研究工作。申请药品注册，应提供真实、充分、可靠的数据、资料和样品，证明药品的安全性、有效性和质量可控性。使用境外研究资料和数据支持药品注册的，其来源、研究机构或实验室条件、质量体系要求及其他管理条件等应符合国际人用药品注册技术要求协调会通行原则，并符合我国药品注册管理的相关要求。申请人取得药品注册证书后，为药品上市许可持有人。

中药注册审评，采用中医药理论、人用经验和临床试验相结合的审评证据体系，综合评价中药的安全性、有效性和质量可控性。中药的疗效评价应结合中医药临床治疗特点，确定与中药临床定位相适应、体现其作用特点和优势的疗效结局指标。对疾病痊愈或延缓发展、病情或症状改善、患者与疾病相关的机体功能或生存质量改善、与化学药品等合用增效减毒或减少毒副作用明显的化学药品使用剂量等情形的评价，均可用于中药的疗效评价。鼓励将真实世界研究、新型生物标志物、替代终点决策、以患者为中心的药物研发、适应性设计、富集设计等用于中药疗效评价。申请进口的中药、天然药物，应符合所在国或地区按照药品管理的要求，同时应符合境内中药、天然药物的安全性、有效性和质量可控性要求。注册申报资料按照创新药的要求提供。国家另有规定的，从其规定。

药品变更制度	变更原药品注册批准证明文件及其附件所载明的事项或内容的，申请人应按照规定，参照相关技术指导原则，对药品变更进行充分研究和验证，充分评估变更可能对药品安全性、有效性和质量可控性的影响，按照变更程序提出补充申请、备案或报告
药品再注册制度	药品注册证书有效期为5年，药品注册证书有效期内药品上市许可持有人应持续保证上市药品的安全性、有效性和质量可控性，并在有效期届满前6个月申请药品再注册
加快上市注册制度	国家药监局建立药品加快上市注册制度，支持以临床价值为导向的药物创新。对符合条件的药品注册申请，申请人可以申请适用突破性治疗药物、附条件批准、优先审评审批及特别审批程序。在药品研制和注册过程中，药监部门及其专业技术机构给予必要的技术指导、沟通交流、优先配置资源、缩短审评时限等政策和技术支持。对古代经典名方中药复方制剂的上市申请实施简化注册审批，具体要求按照相关规定执行
关联审评审批制度	国家药监局建立化学原料药、辅料及直接接触药品的包装材料和容器（简称原辅包）关联审评审批制度，审批药品制剂时，对化学原料药一并审评审批，对相关辅料、直接接触药品的包装材料和容器一并审评。药品审评中心建立原辅包信息登记平台，对相关登记信息进行公示，供相关申请人选择，并在相关药品制剂注册申请审评时关联审评
非处方药注册和转换制度	处方药和非处方药实行分类注册和转换管理。药品审评中心根据非处方药的特点，制定非处方药上市注册相关技术指导原则和程序，并向社会公布。药品评价中心制定处方药和非处方药上市后转换相关技术要求和程序，并向社会公布

续表

沟通交流制度	申请人在药物临床试验申请前、药物临床试验过程中以及药品上市许可申请前等关键阶段，可以就重大问题与药品审评中心等专业技术机构进行沟通交流。药品注册过程中，药品审评中心等专业技术机构可以根据工作需要组织与申请人进行沟通交流。沟通交流的程序、要求和时限，由药品审评中心等专业技术机构依照职能分别制定，并向社会公布
专家咨询制度	药品审评中心等专业技术机构根据工作需要建立专家咨询制度，成立专家咨询委员会，在审评、核查、检验、通用名称核准等过程中就重大问题听取专家意见，发挥专家技术支撑作用
化学药品目录集制度	国家药监局建立收载新批准上市以及通过仿制药质量和疗效一致性评价的化学药品目录集，载明药品名称、活性成分、剂型、规格、是否为参比制剂、持有人等相关信息，及时更新并向社会公开。化学药品目录集收载程序和要求，由药品审评中心制定，向社会公布
电子申报制度	为提高药品审评审批效率，国家药监局决定药品注册申请申报资料实施电子形式提交。自2023年1月1日起，申请人提交的国家药监局审评审批药品注册申请以及审评过程中补充资料等，调整为以电子形式提交申报资料，申请人无需提交纸质申报资料。现有工作程序不变。申请人应按照现行法规及电子申报资料要求准备电子申报资料，将光盘提交至药品审评中心提出申请。药品审评中心将基于电子申报资料开展受理、审评和审批工作

考点 12 新药临床试验管理 ★

（1）新药临床试验申请与审批程序　申请人完成支持药物临床试验的药学、药理毒理学等研究后，提出药物临床试验申请的，应按照申报资料要求提交相关研究资料。经形式审查，申报资料符合要求的，予以受理。药品审评中心应组织药学、医学和其他技术人员对已受理的药物临床试验申请进行审评。申请应自受理之日起60日内决定是否同意开展，并通过药品审评中心网站通知申请人审批结果；逾期未通知的，视为同意，申请人可以按照提交的方案开展药物临床试验。申请人获准开展药物临床试验的为药物临床试验申办者。

申请人应提出新的药物临床试验申请的情形：

①获准开展药物临床试验的药物拟增加适应症（或功能主治）以及增加与其他药物联合用药的。

②获准上市的药品增加适应症（或功能主治）需要开展药物临床试验的。

（2）药物临床试验期间　申办者应定期向药品审评中心网站提交研发期间安全性更新报告。研发期间安全性更新报告应每年提交一次，于药物临床试验获准后每满1年后的2个月内提交。药品审评中心可以根据审查情况，要求申办者调整报告周期。对于药物临床试验期间出现的可疑且非预期严重的不良反应和其他潜在的严重安全性风险信息，申办者应按照相关要求及时向药品审评中心报告。根据安全性风险严重程度，可以要求申办者采取调整药物临床试验方案、知情同意书、研究者手册等加强风险控制的措施，必要时可以要求申办者暂停或终止药物临床试验。

药物临床试验期间，发现存在安全性问题或其他风险的，申办者应及时调整临床试验方案、暂停或终止临床试验，并向药品审评中心报告。药物临床试验中出现大范围、非预期的严重不良反应，或有证据证明临床试验用药品存在严重质量问题时，申办者和药物临床试验机构应立即停止药物临床试验。药监部门依职责可以责令调整临床试验方案、暂停或终止药物临床试验。

申办者应在试验前在药物临床试验登记与信息公示平台登记药物临床试验方案等信息。药物临床试验期间，申办者应持续更新登记信息，并在药物临床试验结束后登记药物临床试验结果等信息。登记信息在平台进行公示，申办者对登记信息的真实性负责。

申请人拟开展生物等效性试验的，应按照要求在药品审评中心网站完成生物等效性试验备案后，按照备案的方案开展相关研究工作。

考点13 药品上市许可 ★★

（1）基本程序和要求

药品注册申请与审批：申请人在完成支持药品上市注册的药学、药理毒理学和药物临床试验等研究，确定质量标准，完成商业规模生产工艺验证，并做好接受药品注册核查检验的准备后，提出药品上市许可申请，按照申报资料要求提交相关研究资料。申请药品上市许可时，申请人和生产企业应已取得相应的药品生产许可证。经对申报资料进行形式审查，符合要求的，予以受理。

上市许可申请：药品审评中心应组织药学、医学和其他技术人员，按要求对已受理的药品上市许可申请进行审评。审评过程中基于风险启动药品注册核查、检验，相关技术机构应在规定时限内完成核查、检验工作。药品审评中心根据药品注册申报资料、核查结果、检验结果等，对药品的安全性、有效性和质量可控性等进行综合审评，非处方药还应转药品评价中心进行非处方药适宜性审查。综合审评结论通过的，国家药监局批准药品上市，发给药品注册证书。综合审评结论不通过的，作出不予批准决定。药品注册证书载明药品批准文号、持有人、生产企业等信息。非处方药的药品注册证书还应注明非处方药类别。

药品批准上市后，持有人应按照国家药监局核准的生产工艺和质量标准生产药品，并按照药品生产质量管理规范要求进行细化和实施。

（2）药品注册核查

药品注册核查，是指为核实申报资料的真实性、一致性以及药品上市商业化生产条件，检查药品研制的合规性、数据可靠性等，对研制现场和生产现场开展的核查活动，以及必要时对药品注册申请所涉及的化学原料药、辅料及直接接触药品的包装材料和容器生产企业、供应商或其他受托机构开展的延伸检查活动。

药品注册研制现场核查程序	①药品审评中心根据药物创新程度、药物研究机构既往接受核查情况等，基于风险决定是否开展药品注册研制现场核查 ②药品审评中心决定启动药品注册研制现场核查的，通知药品核查中心在审评期间组织实施核查，同时告知申请人 ③药品核查中心应在规定时限内完成现场核查，并将核查情况、核查结论等相关材料反馈药品审评中心进行综合审评

续表

药品注册生产现场核查	①药品审评中心根据申报注册的品种、工艺、设施、既往接受核查情况等因素，基于风险决定是否启动药品注册生产现场核查 ②对于创新药、改良型新药以及生物制品等，应进行药品注册生产现场核查和上市前药品生产质量管理规范检查 ③对于仿制药等，根据是否已获得相应生产范围药品生产许可证且已有同剂型品种上市等情况，基于风险进行药品注册生产现场核查、上市前药品生产质量管理规范检查 ④需要开展上市前药品生产质量管理规范检查的，由药品核查中心协调相关省级药监部门与药品注册生产现场核查同步实施。上市前药品生产质量管理规范检查的管理要求，按照药品生产监督管理办法的有关规定执行。申请人应在规定时限内接受核查

考点 14 药品注册检验 ★★

药品注册检验类型	①标准复核：是指对申请人申报药品标准中设定项目的科学性、检验方法的可行性、质控指标的合理性等进行的实验室评估 ②样品检验：是指按照申请人申报或药品审评中心核定的药品质量标准对样品进行的实验室检验
实施条件	与国家药品标准收载的同品种药品使用的检验项目和检验方法一致的，可以不进行标准复核，只进行样品检验。其他情形应进行标准复核和样品检验
注册检验机构	①中国食品药品检定研究院或经国家药监局指定的药品检验机构：承担创新药，改良型新药（中药除外），生物制品、放射性药品和按照药品管理的体外诊断试剂，及国家药监局规定的其他药品的注册检验 ②中检院组织口岸药品检验机构：实施境外生产药品的注册检验 ③申请人或生产企业所在地省级药品检验机构：承担其他药品的注册检验

考点 15 突破性治疗药物程序 ★★

药物临床试验期间，用于防治严重危及生命或严重影响生存质量的疾病，且尚无有效防治手段或与现有治疗手段相比有足够证据表明具有明显临床优势的创新药或改良型新药等，申请人可以申请适用突破性治疗药物程序。申请适用突破性治疗药物程序的，申请人应向药品审评中心提出申请。符合条件的，药品审评中心按照程序公示后纳入。

对纳入突破性治疗药物程序的药物临床试验，给予以下政策支持：

①申请人可以在药物临床试验的关键阶段向药品审评中心提出沟通交流申请，药品审评中心安排审评人员进行沟通交流。

②申请人可以将阶段性研究资料提交给药品审评中心，药品审评中心基于已有研究资料，对下一步研究方案提出意见或建议，并反馈给申请人。

考点 16 药品上市附条件批准 ★★★

可以申请附条件批准的情形	①治疗严重危及生命且尚无有效治疗手段的疾病的药品，药物临床试验已有数据证实疗效并能预测其临床价值的 ②公共卫生方面急需的药品，药物临床试验已有数据显示疗效并能预测其临床价值的 ③应对重大突发公共卫生事件急需的疫苗或卫健委会认定急需的其他疫苗，经评估获益大于风险的

申请附条件批准的，申请人应就附条件批准上市的条件和上市后继续完成的研究工作

等与药品审评中心沟通交流，经沟通交流确认后提出药品上市许可申请。

经审评，符合附条件批准要求的，在药品注册证书中载明附条件批准药品注册证书的有效期、上市后需要继续完成的研究工作及完成时限等相关事项。

对附条件批准的药品，持有人应在药品上市后采取相应的风险管理措施，并在规定期限内按照要求完成药物临床试验等相关研究，以补充申请方式申报。对批准疫苗注册申请时提出进一步研究要求的，疫苗持有人应在规定期限内完成研究。持有人逾期未按照要求完成研究或不能证明其获益大于风险的，国家药监局应依法处理，直至注销药品注册证书。

对治疗严重危及生命且尚无有效治疗手段的疾病以及国务院卫生健康或中医药主管部门认定急需的中药，药物临床试验已有数据或高质量中药人用经验证据显示疗效并能预测其临床价值的，可以附条件批准，并在药品注册证书中载明有关事项。

考点17 优先审评审批程序 ★★★

优先审评审批程序	可以申请适用优先审评审批程序： ①临床急需的短缺药品、防治重大传染病和罕见病等疾病的创新药和改良型新药 ②符合儿童生理特征的儿童用药品新品种、剂型和规格 ③疾病预防、控制急需的疫苗和创新疫苗 ④纳入突破性治疗药物程序的药品 ⑤符合附条件批准的药品 ⑥国家药监局规定其他优先审评审批的情形
	对临床定位清晰且具有明显临床价值的情形中药新药等的注册申请实行优先审评审批： ①用于重大疾病、新发突发传染病、罕见病防治 ②临床急需而市场短缺 ③儿童用药 ④新发现的药材及其制剂，或药材新的药用部位及其制剂 ⑤药用物质基础清楚、作用机理基本明确

申请人在提出药品上市许可申请前，应与药品审评中心沟通交流，经沟通交流确认后，在提出药品上市许可申请的同时，向药品审评中心提出优先审评审批申请。符合条件的，药品审评中心按照程序公示后纳入优先审评审批程序。

对纳入优先审评审批程序的药品上市许可申请，给予政策支持。

政策支持	①药品上市注册审评时限为130个工作日 ②临床急需的境外已上市境内未上市的罕见病药品，审评时限为70个工作日 ③需要核查、检验和核准药品通用名称的，予以优先安排 ④经沟通交流确认后，可以补充提交技术资料

考点18 特别审批程序

在发生突发公共卫生事件威胁时以及突发公共卫生事件发生后，国家药监局可以依法决定对突发公共卫生事件应急所需防治药品实行特别审批。

国务院卫生健康或中医药主管部门认定急需的中药，可应用人用经验证据直接按照特别审批程序申请开展临床试验或上市许可或增加功能主治。

对实施特别审批的药品注册申请，国家药监局按照统一指挥、早期介入、快速高效、科学审批的原则，组织加快并同步开展药品注册受理、审评、核查、检验工作。特别审批的情形、程序、时限、要求等按照药品特别审批程序规定执行。对纳入特别审批程序的药品,可以根据疾病防控的特定需要,限定其在一定期限和范围内使用。

考点19 药品批准证明文件 ★★★

药品注册证书载明药品批准文号、持有人、生产企业等信息;属于非处方药的,注明非处方药类别。经核准的药品生产工艺、质量标准、说明书和标签作为附件一并发给申请人,必要时还应附药品上市后研究要求。上述信息纳入药品品种档案,并根据上市后变更情况及时更新。

药品注册证书载明的药品批准文号的格式	H代表化学药,Z代表中药,S代表生物制品,J代表进口药品,C代表中国 ①境内生产药品:国药准字H(Z、S)+四位年号+四位顺序号 ②中国香港、澳门和台湾地区生产药品:国药准字H(Z、S)C+四位年号+四位顺序号 ③境外生产药品:国药准字H(Z、S)J+四位年号+四位顺序号

药品批准文号,不因上市后的注册事项的变更而改变。中药另有规定的从其规定。

药监部门制作的药品注册批准证明电子文件及原料药批准文件电子文件与纸质文件具有同等法律效力。

为贯彻落实党中央、国务院关于深化"放管服"改革的重要决策部署,国家药监局经研究决定,自2022年11月1日起,发放药品电子注册证,发放范围为国家药监局批准的药物临床试验、药品上市许可、药品再注册、药品补充申请、中药品种保护、进口药材、化学原料药等证书以及药物非临床研究质量管理规范认证证书。药品电子注册证与纸质注册证具有同等法律效力。电子证照具有即时送达、短信提醒、证照授权、扫码查询、在线验证、全网共享等功能。药品上市许可持有人或申请人须先行在国家药监局网上办事大厅注册并实名认证,进入网上办事大厅"我的证照"栏目,查看下载相应的药品电子注册证。也可登录"中国药监APP",查看使用电子注册证。药品电子注册证不包含药品生产工艺、质量标准、说明书和标签等附件。上述附件以电子文件形式和药品电子注册证同步推送至国家药监局网上办事大厅法人空间"我的证照"栏目,推送成功即送达,药品上市许可持有人或申请人可自行登录下载获取。药品上市许可持有人或申请人应妥善保管国家药监局网上办事大厅账号、电子注册证及相关附件电子文件等。

考点20 药品专利期补偿制度 ★

《专利法》规定,发明专利权的期限为20年,实用新型专利权的期限为10年,外观设计专利权的期限为15年,均自申请日起计算。自发明专利申请日起满4年,且自实质审查请求之日起满3年后授予发明专利权的,国务院专利行政部门应专利权人的请求,就发明专利在授权过程中的不合理延迟给予专利权期限补偿,但由申请人引起的不合理延迟除外。为补偿新药上市审评审批占用的时间,对在中国获得上市许可的新药相关发明专利,国务院专利行政部门应专利权人的请求给予专利权期限补偿。补偿期限不超过5年,新药批准上市后总有效专利权期限不超过14年。

考点21 仿制药注册要求和一致性评价 ★

(1)仿制药注册要求 仿制药是指仿制已上市原研药品的药品。

仿制药分类：①仿制境外已上市境内未上市原研药品；②仿制境内已上市原研药品。

仿制药注册要求：仿制药要求与原研药品质量和疗效一致。

注册要求	①已上市药品的原研药品无法追溯或原研药品已经撤市的，建议不再申请仿制 ②如坚持提出仿制药申请，原则上不能以仿制药的技术要求予以批准，应按照新药的要求开展相关研究 ③仿制药要求与原研药品具有相同的活性成分、剂型、规格、适应症、给药途径和用法用量，不强调处方工艺与原研药品一致，但强调仿制药品必须与原研药品质量和疗效一致 ④申请注册的仿制药没有达到与原研药质量和疗效一致的，不予批准

《关于药品注册审评审批若干政策的公告》规定，仿制药按照与原研药质量和疗效一致的原则受理和审评审批。其中，对已在中国境外上市但尚未在境内上市药品的仿制药注册申请，应与原研药进行生物等效性研究并按国际通行技术要求开展临床试验，所使用的原研药由企业自行采购，向国家药监局申请一次性进口；未能与原研药进行对比研究的，应按照创新药的技术要求开展研究。

仿制药、按照药品管理的体外诊断试剂以及其他符合条件的情形，经申请人评估，认为无需或不能开展药物临床试验，符合豁免药物临床试验条件的，申请人可以直接提出药品上市许可申请。仿制药应与参比制剂质量和疗效一致。申请人应参照相关技术指导原则选择合理的参比制剂。

（2）药品注册中的专利纠纷早期解决机制　对于药品上市审评审批过程中，药品上市许可申请人与有关专利权人或利害关系人，因申请注册的药品相关的专利权产生纠纷的，《专利法》规定，相关当事人可以向人民法院起诉，请求就申请注册的药品相关技术方案是否落入他人药品专利权保护范围作出判决。国家药监局在规定的期限内，可以根据人民法院生效裁判作出是否暂停批准相关药品上市的决定。

文件	《药品专利纠纷早期解决机制实施办法（试行）》
目的	旨在为当事人在相关药品上市审评审批环节提供相关专利纠纷解决的机制，保护药品专利权人合法权益，降低仿制药上市后专利侵权风险
主要内容	①平台建设和信息公开制度 ②专利权登记制度 ③仿制药专利声明制度 ④司法链接和行政链接制度 ⑤批准等待期制度 ⑥药品审评审批分类处理制度 ⑦首仿药市场独占期制度
工作保证	为做好《药品专利纠纷早期解决机制实施办法（试行）》实施工作，中国上市药品专利信息登记平台（网址：https://zldj.cde.org.cn/home）已于2021年7月正式运行。相关药品上市许可持有人可根据需要提前在中国上市药品专利信息登记平台完成相关药品专利信息登记与主动公开。已登记并公开的相关专利信息作为化学仿制药、中药同名同方药、生物类似药上市注册申请人作出专利声明的依据

《药品专利纠纷早期解决机制实施办法（试行）》规定内容：

①化学仿制药申请人提交药品上市许可申请时，应对照已在中国上市药品专利信息登

记平台公开的专利信息,针对被仿制药每一件相关的药品专利作出声明。

②专利权人或利害关系人对相关专利声明有异议的,可以就申请上市药品的相关技术方案是否落入相关专利权保护范围向人民法院提起诉讼或向国务院专利行政部门请求行政裁决,即:司法途径和行政途径。在规定的期限内,专利权人可以自行选择途径。

③专利权人或利害关系人如在规定期限内提起诉讼或请求行政裁决,应自人民法院立案或国务院专利行政部门受理之日起15个工作日内将立案或受理通知书副本提交国家药品审评机构,并通知仿制药申请人。收到人民法院立案或国务院专利行政部门受理通知书副本后,国务院药监部门对化学仿制药注册申请设置9个月的等待期。等待期自人民法院立案或国务院专利行政部门受理之日起,只设置一次。等待期内国家药品审评机构不停止技术审评。超过等待期,国务院药监部门未收到人民法院的生效判决或调解书,或国务院专利行政部门的行政裁决,国家药品审评机构按照程序将相关化学仿制药注册申请转入行政审批环节。

如果当事人选择向国务院专利行政部门请求行政裁决,对行政裁决不服又向人民法院提起行政诉讼的,9个月的等待期并不延长。

④专利权人或利害关系人未在规定期限内提起诉讼或请求行政裁决的,仿制药申请人可以按相关规定提起诉讼或请求行政裁决,以确认其相关药品技术方案不落入相关专利权保护范围。

⑤对首个挑战专利成功并首个获批上市的化学仿制药,给予市场独占期。国务院药监部门在该药品获批之日起12个月内不再批准同品种仿制药上市,共同挑战专利成功的除外。市场独占期限不超过被挑战药品的原专利权期限。

(3)仿制药质量和疗效一致性评价

①评价原则:对已经批准上市的仿制药(包括国产仿制药、进口仿制药和原研药品地产化品种),按与原研药品质量和疗效一致的原则,分期分批开展一致性评价。

②评价程序:药品生产企业应将其产品按照规定的方法与参比制剂进行质量一致性评价,并向国家药监局报送评价结果。参比制剂由国家药监局征询专家意见后确定,可以选择原研药品,也可以选择国际公认的同种药品。无参比制剂的,由药品生产企业进行临床有效性试验。在规定期限内未通过质量一致性评价的仿制药,不予再注册;在质量一致性评价工作中,需改变已批准工艺的,应按《药品注册管理办法》的相关规定提出补充申请,国家药监局设立绿色通道,加快审评审批。

③对通过的品种给予支持

优先政策	①通过质量一致性评价的品种,药监部门允许其在说明书和标签上予以标注,纳入化学药品目录集,并在临床应用、招标采购、医保报销等方面给予支持 ②对同品种药品通过一致性评价的药品生产企业达到3家以上的,在药品集中采购等方面,原则上不再选用未通过一致性评价的品种 ③卫健委会对《国家基本药物目录(2018年版)》中价格低廉、临床必需的药品在配套政策中给予支持,保障临床用药需求 ④通过一致性评价的品种优先纳入基本药物目录,未通过一致性评价的品种将逐步被调出基本药物目录。对纳入国家基本药物目录的品种,不再统一设置评价时限要求 ⑤化学药品新注册分类实施前批准上市的含基本药物品种在内的仿制药,自首家品种通过一致性评价后,其他药品生产企业的相同品种原则上应在3年内完成一致性评价

④特殊情形：一致性评价逾期未完成的，企业经评估认为属于临床必需、市场短缺品种的，可向所在地省级药监部门提出延期评价申请，经省级药监部门会同省级卫生健康主管部门组织研究认定后，可予适当延期。逾期再未完成的，不予再注册。

⑤相关文件：国家药监局发布《关于开展化学药品注射剂仿制药质量和疗效一致性评价工作的公告》（2020年第62号），对于已上市的化学药品注射剂仿制药，未按照与原研药品质量和疗效一致原则审批的品种均需开展一致性评价。药品上市许可持有人应依据国家药监局发布的《仿制药参比制剂目录》选择参比制剂，并开展一致性评价研发申报。为指导药品上市许可持有人做好该项工作，药品审评中心发布了《化学药品注射剂仿制药质量和疗效一致性评价技术要求》《申报资料要求》等技术要求。

考点22 原料药、辅料和包装材料的关联审评审批 ★

《关于调整原料药、药用辅料和药包材审评审批事项的公告》规定，取消药用辅料与直接接触药品的包装材料和容器（简称药包材）审批，原料药、药用辅料和药包材在审批药品制剂注册申请时一并审评审批。自该公告发布之日起，各级药监部门不再单独受理原料药、药用辅料和药包材注册申请，药品审评中心建立原料药、药用辅料和药包材登记平台（简称登记平台）与数据库，有关企业或单位可通过登记平台按本公告要求提交原料药、药用辅料和药包材登记资料，获得原料药、药用辅料和药包材登记号，待关联药品制剂提出注册申请后一并审评。

（1）关联审评审批总体要求

①质量：原辅包的使用必须符合药用要求，主要是指原辅包的质量、安全及功能应该满足药品制剂的需要。原辅包与药品制剂关联审评审批由原辅包登记人在登记平台上登记，药品制剂注册申请人提交注册申请时与平台登记资料进行关联；因特殊原因无法在平台登记的原辅包，也可在药品制剂注册申请时，由药品制剂注册申请人一并提供原辅包研究资料。

②信息登记：原辅包登记人负责维护登记平台的登记信息，对登记资料的真实性和完整性负责。境内原辅包供应商作为原辅包登记人应对所持有的产品自行登记。境外原辅包供应商可由常驻中国代表机构或委托中国代理机构进行登记，登记资料应为中文，境外原辅包供应商和代理机构共同对登记资料的真实性和完整性负责。

药品制剂注册申请人申报药品注册申请时，需提供原辅包登记号和原辅包登记人的使用授权书。

③质量责任：药品制剂注册申请人或药品上市许可持有人对药品质量承担主体责任，根据药品注册管理和上市后生产管理的有关要求，对原辅包供应商质量管理体系进行审计，保证符合药用要求。

（2）产品登记管理

①登记资料：原辅包登记人按照登记资料技术要求在平台登记，获得登记号。其中，原料药在登记前应取得相应生产范围的《药品生产许可证》，并按照原国家食品药品监督管理总局《关于发布化学药品新注册分类申报资料要求（试行）的通告》要求进行登记；药用

辅料和药包材登记按照56号公告相关附件的资料要求进行登记。药品制剂注册申请关联审评时，原辅包登记平台研究资料不能满足审评需要的，药品审评中心可以要求药品制剂注册申请人或原辅包登记人补充。补充资料的报送途径由药品审评中心在发补通知中明确。

②信息关联：药品制剂注册申请与已登记原辅包进行关联，药品制剂获得批准时，即表明其关联的原辅包通过了技术审评，登记平台标识为"A"；未通过技术审评或尚未与制剂注册进行关联的标识为"I"。

仿制或进口境内已上市药品制剂所用的原料药，原料药登记人登记后，可进行单独审评审批，通过审评审批的登记状态标识为"A"，未通过审评审批的标识为"I"。审评审批时限和要求按照现行《药品注册管理办法》等有关规定执行。

③免登记产品：已在食品、药品中长期使用且安全性得到认可的药用辅料可不进行登记，由药品制剂注册申请人在制剂申报资料中列明产品清单和基本信息。但药品审评中心在药品制剂注册申请的审评过程中认为有必要的，可要求药品制剂注册申请人补充提供相应技术资料。该类药用辅料品种名单由药品审评中心适时更新公布。

（3）原辅包登记信息的使用和管理

①信息公示及证明文件使用：药品审评中心向社会公示登记号、产品名称、企业名称、生产地址等基本信息，供药品制剂注册申请人选择。化学原料药、辅料及直接接触药品的包装材料和容器关联审评通过的或单独审评审批通过的，药品审评中心在原辅包登记平台更新登记状态标识，向社会公示相关信息。药品制剂申请人提出药品注册申请，可以直接选用已登记的原辅包；选用未登记的原辅包的，相关研究资料应随药品制剂注册申请一并申报。

化学原料药实施审批制，其登记注册属于行政许可事项。化学原料药登记后，经关联审评或单独审评通过的，发给化学原料药上市申请批准通知书及核准后的生产工艺、质量标准和标签，该批准通知书与原核发的化学原料药药品注册批件均为化学原料药上市申请批准证明文件；审评不通过的，发给不予批准通知书。原料药标识为"A"的，表明原料药已通过审评审批。

未进行平台登记而与药品制剂注册申报资料一并提交研究资料的原料药，监管部门在药品制剂批准证明文件中标注原料药相关信息，可用于办理原料药GMP检查、进口通关等。

②GMP检查：原料药生产企业申请GMP检查程序及要求按照现行法律法规有关规定执行，通过药品GMP检查后应在登记平台更新登记信息。

③技术变更：标识为"A"的原料药发生技术变更的，按照现行药品注册管理有关规定提交变更申请，经批准后实施。原料药的其他变更、药用辅料和药包材的变更应及时在登记平台更新信息，并在每年第一季度提交的上一年年度报告中汇总。

原辅包发生变更时原辅包登记人应主动开展研究，确保变更后的原辅包仍然符合药用要求；并及时通知相关药品制剂生产企业，更新登记资料，在年报中体现。

药品制剂生产企业接到上述通知后应及时就相应变更对药品制剂质量的影响情况进行评估或研究，属于影响药品制剂质量的，应报补充申请。

已上市药品制剂变更原辅包及原辅包供应商的，应按照《已上市化学药品（中药）变更研究技术指导原则（一）》《已上市化学药品生产工艺变更研究技术指导原则》及生物制品上市后变更研究相关指导原则等要求开展研究，按照现行药品注册管理有关规定执行。

（4）原辅包的监督管理

各省级药品监督管理局对登记状态标识为"A"的原料药，按照药品进行上市后管理，开展药品GMP检查。

省级药监部门加强对本行政区域内药品制剂生产企业的监督检查，督促药品制剂生产企业履行原料药、药用辅料和药包材的供应商审计责任。

省级药监部门根据登记信息对药用辅料和药包材供应商加强监督检查和延伸检查。发现药用辅料和药包材生产存在质量问题的，应依法依规及时查处，并要求药品制剂生产企业不得使用相关产品，对已上市产品开展评估和处置。延伸检查应由药品制剂生产企业所在地省级药监部门组织开展。药用辅料和药包材供应商的日常检查由所在地省级药监部门组织开展联合检查。

药用辅料生产现场检查参照《药用辅料生产质量管理规范》开展检查，药包材生产现场检查参照《直接接触药品的包装材料和容器管理办法》中所附《药包材生产现场考核通则》开展检查。省级药监部门可根据监管需要进一步完善相关技术规范和检查标准，促进辅料和药包材质量水平稳步提升。

考点23 非处方药遴选和目录管理 ★★

《药品管理法》第五十四条规定，国家对药品实行处方药与非处方药分类管理制度。

（1）非处方药的遴选　为了配合药品分类管理制度的推行，我国于1999年开始对非处方药进行遴选并公布非处方药目录。

非处方药遴选原则	①应用安全长期临床使用证实安全性大；无潜在毒性，不易引起蓄积中毒，中药中的重金属限量不超过国内或国外公认标准；基本无不良反应；不引起依赖性，无"三致"作用；（麻、精、毒）药品原则上不能作为非处方药，但个别麻醉药品与少数精神药品可作为"限复方制剂活性成分"使用；组方合理，无不良相互作用，比如中成药组方中无"十八反""十九畏"等 ②疗效确切药物作用针对性强，功能主治明确；不需要经常调整剂量；连续使用不引起耐药性 ③质量稳定质量可控、性质稳定 ④使用方便不用经过特殊检查和试验即可使用；以口服和外用的常用剂型为主

（2）国家非处方药目录　西药非处方药分类参照《国家基本药物目录》划分为23类；中成药非处方药分类参考《中医病证诊断疗效标准》，将其中符合非处方药遴选原则的38种病证归属为7个治疗科，即内科、外科、骨伤科、妇科、儿科、皮肤科、五官科。第一批国家非处方药共有325个品种，其中：西药165个，中成药160个，每个品种含有不同剂型，尚未区分甲类、乙类。截至2003年11月，我国共公布了六批4326个非处方药品种。从2004年开始，国家药监局不再主动遴选并公布非处方药目录，调整为由企业申报，开展处方药与非处方药转换评价工作，并对非处方药目录实行动态管理。

考点 24 非处方药注册和转换 ★★

（1）非处方药上市注册和适宜性审查　根据《药品注册管理办法》，下列情形的申请可以直接提出非处方药上市注册：

①国内已有相同活性成分、适应症或功能主治、剂型、规格的非处方药上市的药品。

②经国家药监局确定的非处方药改变剂型或规格，但不改变适应症或功能主治、给药剂量以及给药途径的药品。

③使用国家药监局确定的非处方药的活性成分组成的新的复方制剂。

④其他直接申报非处方药的情形。

药品审评中心完成药品上市许可申请的审评之后，非处方药还应转药品评价中心进行非处方药适宜性审查（30个工作日）。

（2）处方药与非处方药的转换和评价

处方药与非处方药转换评价：原国家局发布了《关于做好处方药转换为非处方药有关事宜的通知》，对非处方药转换评价的工作程序进行了调整。发布《国家食品药品监督管理局办公室关于印发处方药转换为非处方药评价指导原则（试行）等6个技术文件的通知》等技术标准，具体指导处方药与非处方药的转换评价工作。根据《关于印发进一步加强中药科学监管促进中药传承创新发展若干措施的通知》，药监部门将不断完善中药处方药与非处方药分类管理。优化非处方药上市注册与上市后转换相关技术指导原则体系和要求，规范开展中药处方药转换为非处方药技术评价，研究制定中药非处方药审评技术要求，进一步发挥中成药在自我药疗中的作用。

考点 25 不可提出处方药转换评价为非处方药申请的情况 ★★

不可提出处方药转换评价为非处方药申请的情况	①用于急救和其他患者不宜自我治疗疾病的药品 ②个人消费者不便自我使用的药物剂型 ③用药期间需要专业人员进行医学监护和指导的药品 ④需要在特殊条件下保存的药品 ⑤作用于全身的抗菌药、激素（含具有终止妊娠作用的激素类药品，部分避孕药除外） ⑥含毒性中药材，且不能证明其安全性的药品 ⑦原料药、药用辅料、中药材、中药饮片 ⑧国家规定的疫苗、血液制品、药品类易制毒化学品、医疗用毒性药品、麻醉药品、精神药品和放射性药品，以及其他特殊管理的药品 ⑨其他不符合非处方药要求的药品

考点 26 处方药转换为非处方药的评价 ★★

（1）处方药转换为非处方药

转换原则	申请药品应符合"应用安全、疗效确切、质量稳定、使用方便"的基本原则，同时，药品的各种属性均应体现"适于自我药疗"

续表

提出转换的基本要求	①制剂或其成分应已在我国上市，经过长期临床使用，应用比较广泛、有足够的使用人数 ②制剂及其成分的研究应充分，结果应明确，安全性良好 ③制剂及其成分具有法定质量标准，质量可控、稳定 ④用法用量、疗程明确，疗效确切 ⑤药品适应症应符合非处方药适应症范围，适于自我药疗 ⑥涉及小儿、孕妇等特殊人群用药，应有明确的用药指示 ⑦给药途径、剂型、剂量、规格、用药时间、贮存、包装、标签及说明书等特性均适于自我药疗需求

处方药转换为非处方药时，需要进行安全性以及有效性评价。

（2）非处方药的安全性评价

非处方药的安全性评价内容	①作为处方药品时的安全性 ②当药品成为非处方药后广泛使用时出现滥用、误用情况下的安全性 ③当处于消费者进行自我诊断、自我药疗情况下的药品安全性

非处方药有效性是指在足够的使用指示及不安全使用警告的条件下，用于绝大多数目标人群中能够产生合理、有效的预期药理作用，并对其所治疗的类型产生明显的解除作用。除用于日常营养补充的维生素、矿物质等外，非处方药的有效性应具有如下特点。

非处方药的有效性特点	①用药对象明确，适应症或功能主治明确 ②绝大多数适用对象正确使用后能产生预期的作用 ③用法用量明确 ④不需要与其他药物联合使用（辅助治疗药品除外） ⑤疗效确切，用药后的效果明显或明确，患者一般可以自我感知

（3）药品上市许可持有人提出处方药转换为非处方药的申请或建议，相关资料直接报送药品评价中心。药品评价中心依据相关技术原则和要求组织开展技术评价，通过技术评价并拟予转换的品种，将在药品评价中心网站进行为期1个月的公示。国家药监局根据药品评价中心的技术评价意见，审核公布转换为非处方药的药品名单及非处方药说明书范本。药品上市许可持有人应参照国家药监局公布的非处方药说明书范本，规范非处方药说明书和标签，并及时向所在地省级药监部门提出补充申请，经核准后使用。

（4）乙类非处方药的确定 根据《乙类非处方药确定原则》，乙类非处方药是指在一般情况下，消费者不需要医师及药师的指导，可以自我购买和使用的药品，与甲类非处方药相比，其安全性更好，消费者自行使用的风险更低。乙类非处方药应是用于常见轻微疾病和症状，以及日常营养补充等的非处方药药品。

不应作为乙类非处方药的情况	①儿童用药（有儿童用法用量的均包括在内，维生素、矿物质类除外） ②化学药品含抗菌药物、激素等成分的 ③中成药含毒性药材（包括大毒和有毒）和重金属的口服制剂、含大毒药材的外用制剂 ④严重不良反应发生率达万分之一以上 ⑤中成药组方中包括无国家或省级药品标准药材的（药食同源的除外） ⑥中西药复方制剂 ⑦辅助用药

自2019年12月1日修订的《药品管理法》实施以来，国家药监局2020年已完成40个药品由处方药转换为非处方药，2021年已完成25个药品由处方药转换为非处方药，2022年已完成11个药品由处方药转换为非处方药，2023年已完成22个药品由处方药转换为非处方药。2024年3月，经国家药监局论证和审核，清喉咽颗粒、固肾合剂、清热解毒片、阿胶当归胶囊和芪参补气胶囊等药品由处方药转换为非处方药。

考点27 非处方药转换为处方药★

国家药监局应开展对已批准为非处方药品种的监测和评价工作，对存在安全隐患或不适宜按非处方药管理的品种将及时转换为处方药，按处方药管理。省级药监部门要及时收集并汇总对非处方药品种的意见，特别是药品安全性的情况，及时向国家药监局反馈。药品生产、经营、使用、监管单位认为其生产、经营、使用、管理的非处方药存在安全隐患或不适宜按非处方药管理，可填写《非处方药转换为处方药意见表》，或向所在地省级药监部门提出转换的申请或意见。

国家药监局发布公告（2021年第151号），将氢溴酸右美沙芬口服单方制剂由非处方药转换为处方药，按处方药管理，同时要求氢溴酸右美沙芬口服单方制剂相关品种的药品上市许可持有人应于2022年3月24日前向国家药监局药品审评中心提出修订说明书的补充申请，说明书的补充申请获得批准后，相关品种的药品上市许可持有人应在9个月内对已出厂的药品说明书及标签予以更换。

考点28 境外生产药品分包装备案管理

（1）适用范围 境外生产药品分包装是指药品已在境外完成最终制剂生产过程，在境内由大包装规格改为小包装规格，或对已完成内包装的药品进行外包装、放置说明书、粘贴标签等。申请分包装的境外生产药品应已取得药品注册证书。

（2）备案程序

①申请境外生产药品分包装备案前，药品上市许可持有人指定的中国境内的企业法人应先按照《已上市中药/化学药品/生物制品变更事项及申报资料要求》，报国家药监局药品审评中心备案新增大包装的包装规格。

②申请境外生产药品分包装及其变更的，由药品上市许可持有人指定中国境内的企业法人报国家药监局药品审评中心备案。

③境外生产药品的药品注册证书信息发生变更的，在药品注册证书信息变更后，方可进行药品分包装相应信息变更。

（3）备案要求

①同一药品上市许可持有人的同一品种应由一个药品生产企业分包装，分包装的期限不得超过药品注册证书的有效期。

②除片剂、胶囊剂外，境外生产药品分包装的其他剂型应已完成内包装。药品分包装的药品生产企业应持有《药品生产许可证》，且应符合药品生产质量管理规范要求。

③境外生产的裸片、裸胶囊申请在境内分包装的，分包装的药品生产企业还应持有相应剂型的《药品生产许可证》。

④分包装药品使用的直接接触药品包装材料和容器的来源和材质应与已获准上市药品一致。如有变更，药品上市许可持有人应按照《已上市中药药学/化学药品/生物制品变更研究技术指导原则》进行研究，属于重大或中等变更的，完成审批或备案后，方可进行药品分包装申请。

⑤分包装的药品应执行已批准的药品注册标准；说明书和标签应与已批准的说明书和标签一致，同时标注分包装的药品生产企业相关信息。

考点 29 药品上市后研究和再注册 ★

（1）药品上市后研究和变更

◆药品上市后研究要求：药品上市许可持有人应制定药品上市后风险管理计划，主动开展药品上市后研究，对药品的安全性、有效性和质量可控性进行进一步确证，加强对已上市药品的持续管理。药品注册证书及附件要求持有人在药品上市后开展相关研究工作的，持有人应在规定时限内完成并按照要求提出补充申请、备案或报告。药品批准上市后，持有人应持续开展药品安全性和有效性研究，根据有关数据及时备案或提出修订说明书的补充申请，不断更新完善说明书和标签。药监部门依职责可以根据药品不良反应监测和药品上市后评价结果等，要求持有人对说明书和标签进行修订。

◆药品上市后变更管理：药品上市后的变更，按照其对药品安全性、有效性和质量可控性的风险和产生影响的程度，实行分类管理，分为审批类变更、备案类变更和报告类变更。持有人应按照相关规定，参照相关技术指导原则，全面评估、验证变更事项对药品安全性、有效性和质量可控性的影响，进行相应的研究工作。

审批类变更	①药品生产过程中的重大变更 ②药品说明书中涉及有效性内容以及增加安全性风险的其他内容的变更 ③持有人转让药品上市许可 ④国家药监局规定需要审批的其他变更	持有人应以补充申请方式申报，经批准后实施
备案类变更	①药品生产过程中的中等变更 ②药品包装标签内容的变更 ③药品分包装 ④国家药监局规定需要备案的其他变更	持有人应在变更实施前，报所在地省级药监部门备案 境外生产药品发生上述变更的，应在变更实施前报药品审评中心备案
报告类变更	①药品生产过程中的微小变更 ②国家药监局规定需要报告的其他变更	应在年度报告中报告

已上市中药的变更要求：应遵循中药自身特点和规律，符合必要性、科学性、合理性的有关要求。药品上市许可持有人应履行变更研究及其评估、变更管理的主体责任，全面评估、验证变更事项对药品安全性、有效性和质量可控性的影响。根据研究、评估和相关验证结果，确定已上市中药的变更管理类别，变更的实施应按照规定经批准、备案后进行或报告。药品上市许可持有人在上市后变更研究过程中可与相应药监部门及时开展沟通交流。

已上市中药的变更具体要求如下：

①变更药品规格应遵循与处方药味相对应的原则以及与适用人群、用法用量、装量规格相协调的原则。对于已有同品种上市的，所申请的规格一般应与同品种上市规格一致。

②生产工艺及辅料等的变更不应引起药用物质或药物吸收、利用的明显改变。生产设备的选择应符合生产工艺及品质保障的要求。

③变更用法用量或增加适用人群范围但不改变给药途径的，应提供支持该项改变的非临床安全性研究资料，必要时应进行临床试验。

④已上市儿童用药【用法用量】中剂量不明确的，可根据儿童用药特点和人用经验情况，开展必要的临床试验，明确不同年龄段儿童用药的剂量和疗程。

⑤已上市中药申请变更用法用量或增加适用人群范围，功能主治不变且不改变给药途径，人用经验证据支持变更后的新用法用量或新适用人群的用法用量的，可不开展Ⅱ期临床试验，仅开展Ⅲ期临床试验。

⑥替代或减去国家药品标准处方中的毒性药味或处于濒危状态的药味，应基于处方中药味组成及其功效，按照相关技术要求开展与原药品进行药学、非临床有效性和/或非临床安全性的对比研究。替代或减去处方中已明确毒性药味的，可与安慰剂对照开展Ⅲ期临床试验。替代或减去处方中处于濒危状态药味的，至少开展Ⅲ期临床试验的比较研究。必要时，需同时变更药品通用名称。

⑦中药复方制剂处方中所含按照新药批准的提取物由外购变更为自行提取的，申请人应提供相应研究资料，包括但不限于自行研究获得的该提取物及该中药复方制剂的药学研究资料，提取物的非临床有效性和安全性对比研究资料，以及该中药复方制剂Ⅲ期临床试验的对比研究资料。该提取物的质量标准应附设于制剂标准后。

⑧对主治或适用人群范围进行删除的，应说明删除该主治或适用人群范围的合理性，一般不需开展临床试验。

（2）药品再注册 《药品注册管理办法》规定，持有人应在药品注册证书有效期届满前6个月申请再注册。境内生产药品再注册申请由持有人向其所在地省级药监部门提出，境外生产药品再注册申请由持有人向药品审评中心提出。药品再注册申请受理后，省级药监部门或药品审评中心对持有人开展药品上市后评价和不良反应监测情况，按照药品批准证明文件和药监部门要求开展相关工作情况，以及药品批准证明文件载明信息变化情况等进行审查，符合规定的，予以再注册，发给药品再注册批准通知书。不符合规定的，不予再注册，对不予再注册的药品，药品注册证书有效期届满时予以注销。

为加强药品再注册管理，根据《药品管理法》《疫苗管理法》《药品管理法实施条例》《药品注册管理办法》等法律法规规章文件，国家药监局制定了境内生产药品再注册申报程序和申报资料要求，自2025年1月1日起施行。境内生产药品上市许可持有人和化学原料药登记人应在药品批准证明文件（包括药品注册证书、化学原料药批准通知书、药品再注册批准通知书等）有效期届满前12个月至6个月期间，通过国家药监局网上办事大厅（https://zwfw.nmpa.gov.cn）在线提交药品再注册申请，生成药品再注册申请表，并提交符合规定格式要求的药品再注册申报资料。药品再注册申请中不能同时申请药品上市后变更事项。如需要变更的，应按照药品上市后变更管理的要求另行申报补充申请、备案或报告。国家药监局鼓励各省级药监部门结合实际监管工作，优化、细化相关程序和要求，有效控制药品安全风险，提高服务水平。

根据《国家药监局关于实施〈药品注册管理办法〉有关事宜的公告》，药品审评中心组织制定了《境外生产药品再注册申报程序、申报资料要求和形式审查内容》。境外生产药品再注册申请应在药品注册证书有效期届满前6个月由持有人向药品审评中心提出。境外生产药品再注册申请受理后，由药品审评中心进行审查，符合规定的，予以再注册，发给药品再注册批准通知书。不符合规定的，不予再注册，并报请国家局注销药品注册证书。境外生产药品再注册申请中原则上不能同时申请其他补充申请事项。如需要申请的，可单独申请，审评时根据需要关联审评或分别进行审评。境外生产药品再注册批准后，发给药品再注册批准通知书。药品再注册批准通知书有效期为自批准之日起5年。为解决进口境外生产药品再注册期间临床用药急需问题，保证境外生产药品尤其是临床急需品种和危重疾病治疗所需品种的临床用药，境外生产药品再注册期间可以申请临时进口和分包装，其申报的条件、程序、所需资料、时限和管理要求等，按照再注册期间临时进口和分包装相关管理规定执行。境外生产药品分包装用大包装规格可以申请再注册，但必须与原小包装产品的再注册申请同时申报。

国家药监局发布《关于化学原料药再注册管理等有关事项的公告》（2023年第129号），明确对化学原料药实施再注册管理。境内生产化学原料药由属地省级药品监管部门开展再注册，境外生产化学原料药由药品审评中心开展再注册。已取得药品批准文号的化学原料药，基于原批准证明文件进行再注册；未取得药品批准文号、已通过审评审批标识为"A"的化学原料药，基于发放的化学原料药批准通知书进行再注册。化学原料药登记人应在药品批准文号或化学原料药批准通知书有效期届满前6个月向省级药品监管部门申请再注册，审查通过的，发给再注册批准通知书；审查不通过的，发给不予批准通知书。制剂选用未在原辅包登记平台登记、相关研究资料随药品制剂注册申请一并提交的化学原料药，关联审评审批通过后，该化学原料药再注册随关联制剂一起完成。

第二节 药品上市许可持有人制度

考点 1 药品上市许可持有人基本要求 ★★

界定	①指取得药品注册证书的企业或药品研制机构等 ②申请人为境外企业等的，应指定中国境内的企业法人办理相关药品注册事项 ③持有人为境外企业的，应由其指定的在中国境内的企业法人履行持有人义务，与持有人承担连带责任
药品上市许可持有人资质和能力要求	是药品安全的第一责任人 应具备保障药品安全性、有效性和质量可控性的质量管理、风险防控和责任赔偿等能力，能够履行药品上市许可持有人义务

药品上市许可持有人的身份是由申请人转变而来的。申请人能否最终成为上市许可持有人，需要经药监部门及其技术审评单位对其是否符合相应条件和能力进行审核确定。《药品管理法》规定，对申请注册的药品，国家药监局应组织药学、医学和其他技术人员进行审评，对药品的安全性、有效性和质量可控性以及申请人的质量管理、风险防控和责任赔偿等能力进行审查；符合条件的，颁发药品注册证书。

考点 2 药品上市许可持有人的义务和权利 ★★

（1）药品上市许可持有人的义务　为落实药品上市许可持有人的质量主体责任，根据《药品管理法》等法律法规，国家药监局制定了《药品上市许可持有人落实药品质量安全主体责任监督管理规定》，自2023年3月1日起实施。《管理规定》要求，药品上市许可持有人应遵守《药品管理法》等相关法律法规，按照药品非临床研究质量管理规范、药品临床试验管理规范、药品生产质量管理规范、药品经营质量管理规范、药物警戒质量管理规范等要求，建立健全药品质量管理体系，依法对药品研制、生产、经营、使用全过程中药品的安全性、有效性、质量可控性负责。

药品全生命周期管理责任	应对药品的非临床研究、临床试验、生产经营、上市后研究、不良反应监测及报告与处理等药品全生命周期承担管理责任。药品上市许可持有人的法定代表人、主要负责人对药品质量全面负责
药品上市许可持有人建立质量保证体系并定期审核	①建立覆盖药品生产全过程的质量管理体系，按照国家药品标准、经药监部门核准的质量标准和生产工艺进行生产，确保药品生产全过程持续符合药品生产质量管理规范要求 ②应定期审核受托药品生产企业、药品经营企业的质量管理体系，监督其持续具备质量保证和控制能力 ③应对原料、辅料、直接接触药品的包装材料和容器等供应商进行审核，保证购进和使用的原料、辅料、直接接触药品的包装材料和容器等符合法律法规和相关技术要求 ④应设立职责清晰的管理部门，配备与药品生产经营规模相适应的管理人员，明确非临床研究、临床试验、生产销售、上市后研究、不良反应监测及报告等职责 ⑤应独立设置质量管理部门，履行全过程质量管理职责，参与所有与质量有关的活动，负责审核所有与质量管理有关的文件 ⑥应按药品监管有关规定和GMP等要求建立药品上市后变更控制体系，制定实施内部变更分类原则、变更事项清单、工作程序和风险管理要求 ⑦应结合产品特点，经充分研究、评估和必要的验证后确定变更管理类别，经批准、备案后实施或在年度报告中载明 ⑧委托生产的，应联合受托生产企业开展相关研究、评估和必要的验证
建立药品上市放行规程并严格执行	应建立药品上市放行规程，对药品生产企业出厂放行的药品进行审核，经质量受权人签字后方可放行。不符合国家药品标准的，不得放行
建立并实施药品追溯制度	应建立并实施药品追溯制度，按照规定提供追溯信息，保证药品可追溯

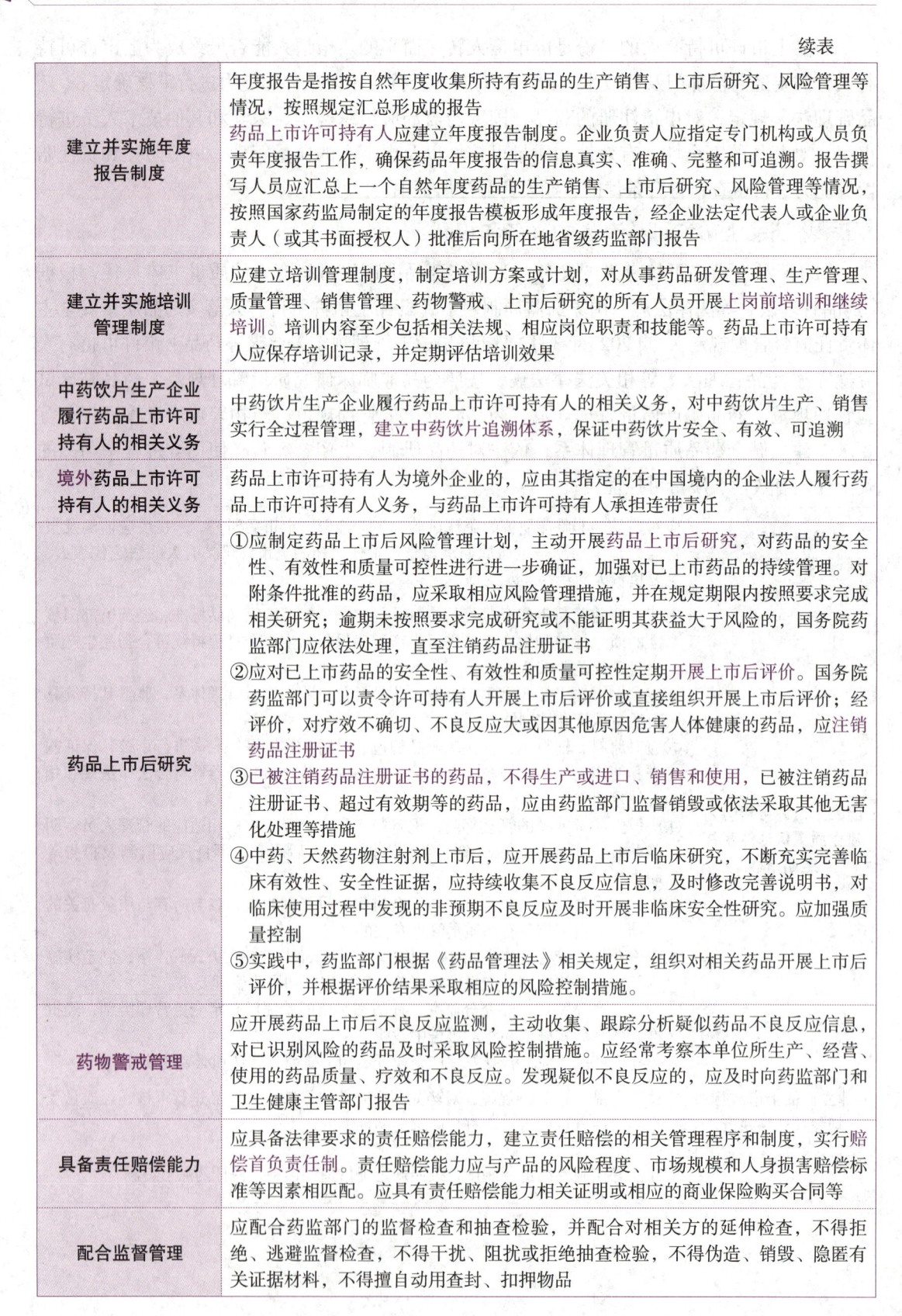

续表

建立并实施年度报告制度	年度报告是指按自然年度收集所有药品的生产销售、上市后研究、风险管理等情况，按照规定汇总形成的报告 药品上市许可持有人应建立年度报告制度。企业负责人应指定专门机构或人员负责年度报告工作，确保药品年度报告的信息真实、准确、完整和可追溯。报告撰写人员应汇总上一个自然年度药品的生产销售、上市后研究、风险管理等情况，按照国家药监局制定的年度报告模板形成年度报告，经企业法定代表人或企业负责人（或其书面授权人）批准后向所在地省级药监部门报告
建立并实施培训管理制度	应建立培训管理制度，制定培训方案或计划，对从事药品研发管理、生产管理、质量管理、销售管理、药物警戒、上市后研究的所有人员开展上岗前培训和继续培训。培训内容至少包括相关法规、相应岗位职责和技能等。药品上市许可持有人应保存培训记录，并定期评估培训效果
中药饮片生产企业履行药品上市许可持有人的相关义务	中药饮片生产企业履行药品上市许可持有人的相关义务，对中药饮片生产、销售实行全过程管理，建立中药饮片追溯体系，保证中药饮片安全、有效、可追溯
境外药品上市许可持有人的相关义务	药品上市许可持有人为境外企业的，应由其指定的在中国境内的企业法人履行药品上市许可持有人义务，与药品上市许可持有人承担连带责任
药品上市后研究	①应制定药品上市后风险管理计划，主动开展药品上市后研究，对药品的安全性、有效性和质量可控性进行进一步确证，加强对已上市药品的持续管理。对附条件批准的药品，应采取相应风险管理措施，并在规定期限内按照要求完成相关研究；逾期未按照要求完成研究或不能证明其获益大于风险的，国务院药监部门应依法处理，直至注销药品注册证书 ②应对已上市药品的安全性、有效性和质量可控性定期开展上市后评价。国务院药监部门可以责令许可持有人开展上市后评价或直接组织开展上市后评价；经评价，对疗效不确切、不良反应大或因其他原因危害人体健康的药品，应注销药品注册证书 ③已被注销药品注册证书的药品，不得生产或进口、销售和使用，已被注销药品注册证书、超过有效期等的药品，应由药监部门监督销毁或依法采取其他无害化处理等措施 ④中药、天然药物注射剂上市后，应开展药品上市后临床研究，不断充实完善临床有效性、安全性证据，应持续收集不良反应信息，及时修改完善说明书，对临床使用过程中发现的非预期不良反应及时开展非临床安全性研究。应加强质量控制 ⑤实践中，药监部门根据《药品管理法》相关规定，组织对相关药品开展上市后评价，并根据评价结果采取相应的风险控制措施。
药物警戒管理	应开展药品上市后不良反应监测，主动收集、跟踪分析疑似药品不良反应信息，对已识别风险的药品及时采取风险控制措施。应经常考察本单位所生产、经营、使用的药品质量、疗效和不良反应。发现疑似不良反应的，应及时向药监部门和卫生健康主管部门报告
具备责任赔偿能力	应具备法律要求的责任赔偿能力，建立责任赔偿的相关管理程序和制度，实行赔偿首负责任制。责任赔偿能力应与产品的风险程度、市场规模和人身损害赔偿标准等因素相匹配。应具有责任赔偿能力相关证明或相应的商业保险购买合同等
配合监督管理	应配合药监部门的监督检查和抽查检验，并配合对相关方的延伸检查，不得拒绝、逃避监督检查，不得干扰、阻扰或拒绝抽查检验，不得伪造、销毁、隐匿有关证据材料，不得擅自动用查封、扣押物品

（2）药品上市许可持有人的权利

依法自行生产或委托生产药品	药品上市许可持有人自行生产药品的，应依照《药品管理法》的规定取得药品生产许可证。委托生产的，应具备《药品生产监督管理办法》规定的条件，并与符合条件的药品生产企业签订委托协议和质量协议，向所在地省级药监部门申请办理药品生产许可证，并严格履行协议约定的义务
依法自行销售或委托销售药品	药品上市许可持有人可以自行销售其取得药品注册证书的药品，也可以委托药品经营企业销售。自行销售药品的，应具备《药品管理法》规定的条件；委托销售的，应委托符合条件的药品经营企业。药品上市许可持有人和受托经营企业应签订委托协议，并严格履行协议约定的义务
依法委托储存、运输药品	药品上市许可持有人委托储存、运输药品的，应对受托方的质量保证能力和风险管理能力进行评估，与其签订委托协议，约定药品质量责任、操作规程等内容，并对受托方进行监督
依法转让药品上市许可	经国家药监局批准，药品上市许可持有人可以转让药品上市许可。受让方应具备保障药品安全性、有效性和质量可控性的质量管理、风险防控和责任赔偿等能力，履行义务

考点 3 境外药品上市许可持有人指定境内责任人的管理 ★★

为贯彻落实《药品管理法》《疫苗管理法》，加强境外药品上市许可持有人管理，国家药监局制定了《境外药品上市许可持有人指定境内责任人管理暂行规定》，自2025年7月1日起实施。为保障《境外药品上市许可持有人指定境内责任人管理暂行规定》的落地实施，国家药监局建设了国家药品业务应用系统相关模块，于2024年11月14日正式启用。

境外持有人和境内责任人的界定	境外持有人，是指取得国家药监局颁发的药品注册证书的境外药品上市许可持有人。境外持有人应依法对其持有药品注册证书的药品上市后生产、经营、使用全过程的安全性、有效性和质量可控性负责
	境内责任人，是指境外持有人指定的在中国境内履行药品上市许可持有人义务，与药品上市许可持有人承担连带责任的境内企业法人
	境外持有人应对其境内责任人的授权和变更管理负责，确保药品上市期间境内责任人持续履行义务
管理部门	国家药监局负责指导省级药监部门开展对境内责任人的监督管理 省级药监部门负责本行政区域内境内责任人的监督管理
境内责任人应具备的条件	①在中国境内设立的企业法人 ②具有履行药品上市许可持有人义务相适应的质量管理体系 ③具有履行持有人义务相适应的机构人员，有专门人员独立负责药品质量管理活动 ④具有相适应的办公场所
报告要求	时间要求	境外持有人应在药品首次进口销售前，通过国家药品业务应用系统向所在地省级药监部门报告其指定的境内责任人，并上传指定境内责任人的授权材料
	资料要求	境外持有人指定境内责任人的授权材料应包括以下内容： ①境外持有人的法定代表人或授权代表姓名、联系电话和邮箱，联络人姓名、联系电话和邮箱 ②境内责任人的法定代表人、企业负责人、联络人的姓名和身份证件信息，企业通讯地址及联络信息、组织架构图等 ③境外持有人或授权代表与境内责任人的法定代表人签署的义务共签承诺书原件 ④经公证的授权责任清单 符合法律规定的可靠电子签名、电子印章与手写签名或盖章的材料具有同等法律效力

续表

报告要求	品种要求	对于在中国境内上市的单一药品品种，境外持有人应为其指定唯一的中国境内责任人，履行药品上市许可持有人义务，同一中国境内责任人可以接受不同境外持有人、不同进口药品品种的指定 境内责任人名称、地址、联系方式应在药品说明书中列出
	变更要求	境外持有人变更境内责任人的，自授权书生效后15个工作日内通过国家药品业务应用系统向变更后所在地省级药监部门报告 境内责任人变更企业地址或联系方式等信息的，应及时通过国家药品业务应用系统向所在地省级药监部门报告 境外持有人应在年度报告中报告上一年境内责任人变更情况
信息共享		国家药监局和省级药监部门通过国家药品监管数据共享平台，实现各省行政区域内境内责任人相关信息共享。国家药监局及时将境内责任人相关信息归集到药品品种档案 国家药监局负责对境内责任人的有关信息予以公开，公众有权查阅
境内责任人与境外持有人共同履行的义务		①负责药品质量安全，建立药品上市后质量保证体系，确保持续具备质量保证和风险控制能力 ②负责建立并实施药品追溯制度，确保相关上市药品可追溯，并按照规定提供追溯信息 ③负责建立并实施药品年度报告制度，按规定报告相关药品在中国境内的生产销售、上市后研究、风险管理等情况 ④负责建立并实施药品上市后变更、药品再注册管理制度，按规定办理变更事宜 ⑤负责建立药物警戒体系，开展对已上市药品不良反应及其他与用药有关的有害反应的监测、识别、评估和控制 ⑥负责药品上市后召回、质量投诉处理等事宜，并按规定向所在地省级药监部门报告 ⑦按规定向中国食品药品检定研究院提交标准物质，主动配合药监部门组织实施的抽检以及批签发等相关工作 ⑧负责与境外持有人联络，配合药监部门开展对境外持有人相关的生产场地检查、调查和违法违规行为查处 ⑨法律法规规定的其他义务
监管要求		进口药品首次办理进口备案时，口岸药品监督管理局应查验进口药品说明书是否载明境内责任人信息 省级药监部门应依照法律、法规对本行政区域内境内责任人履行境外持有人义务从事药品相关的活动开展监督检查。有关单位和个人应予以配合，不得拒绝或隐瞒 省级药监部门应建立境内责任人监管档案，监管档案信息包括监督检查、违法违规行为查处、投诉举报处理等内容 境外持有人所持有的药品注册证书被注销或吊销的，该品种的境内责任人所在地省级药监部门负责在国家药品业务应用系统内进行相关标记 境内责任人不具备前述条件的，省级药监部门应督促限期整改；整改后仍不具备相应条件的，采取暂停销售、进口等措施 境内责任人未履行前述义务，导致进口药品可能存在安全隐患的，省级药监部门根据监督检查情况，应采取告诫、约谈、限期整改以及暂停销售、使用、进口等措施，并及时公布检查处理结果

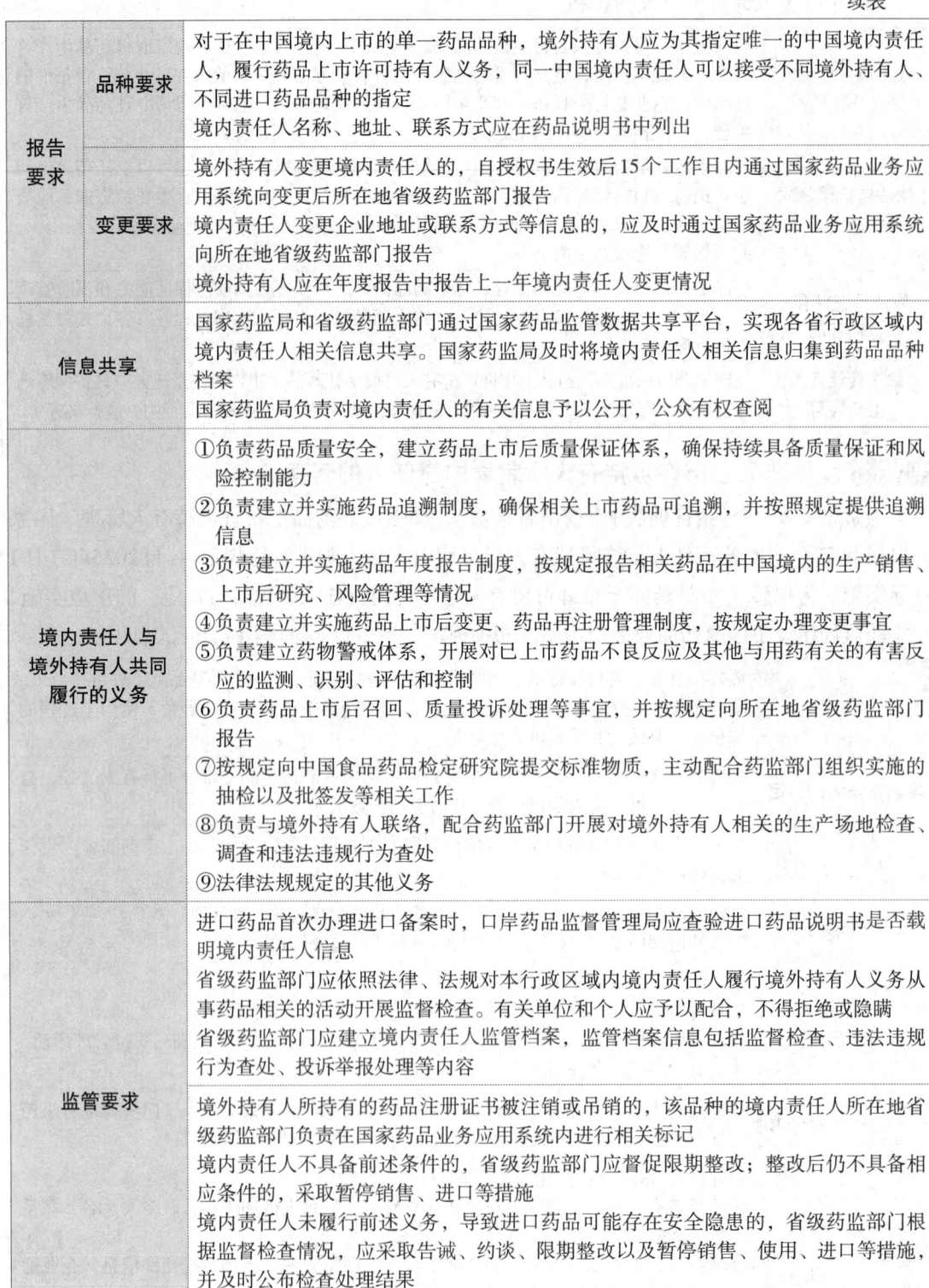

第三节　药品生产管理

考点1　药品生产许可的基本要求 ★★

药品生产是指将药物原料加工制备成能供临床使用的各种剂型药品的过程。

从事药品生产活动，应遵守《药品管理法》《疫苗管理法》《药品管理法实施条例》《药品生产监督管理办法》及相关标准和规范，保证全过程信息真实、准确、完整和可追溯。

从事药品生产活动，应经所在地省级药监部门批准，依法取得药品生产许可证，严格遵守药品生产质量管理规范，确保生产过程持续符合法定要求。

考点2　从事药品生产应具备的条件 ★

从事药品生产应符合的条件	①有依法经过资格认定的药学技术人员、工程技术人员及相应的技术工人，法定代表人、企业负责人、生产管理负责人、质量管理负责人、质量受权人及其他相关人员符合《药品管理法》《疫苗管理法》规定的条件 ②有与药品生产相适应的厂房、设施、设备和卫生环境 ③有能对所生产药品进行质量管理和质量检验的机构、人员 ④有能对所生产药品进行质量管理和质量检验的必要的仪器设备 ⑤有保证药品质量的规章制度，并符合药品生产质量管理规范要求
从事疫苗生产活动应符合的条件	除了符合从事药品生产应当符合的条件之外，还应当具备下列条件： ①具备适度规模和足够的产能储备 ②具有保证生物安全的制度和设施、设备 ③符合疾病预防、控制需要
委托他人生产制剂的药品上市许可持有人应具备的条件	①有依法经过资格认定的药学技术人员、工程技术人员及相应的技术工人，法定代表人、企业负责人、生产管理负责人、质量管理负责人、质量受权人及其他相关人员符合《药品管理法》《疫苗管理法》规定的条件 ②有能对所生产药品进行质量管理和质量检验的机构、人员 ③有保证药品质量的规章制度，并符合药品生产质量管理规范要求

考点3　药品生产许可的申请和审批 ★

要求	从事药品生产活动（包括制剂生产、原料药生产和中药饮片生产），应经所在地省级药监部门批准，依照规定取得《药品生产许可证》 无《药品生产许可证》的，不得生产药品
申请和审批	申请人应向所在地省级药监部门提出申请。应对其申请材料全部内容的真实性负责。省级药监部门应自受理之日起30日内，作出决定。经审查符合规定的，予以批准，并自书面批准决定作出之日起10日内颁发药品生产许可证；不符合规定的，作出不予批准的书面决定，并说明理由 省级药监部门应按照药品生产质量管理规范等有关规定组织开展申报资料技术审查和评定、现场检查

委托他人生产制剂的药品上市许可持有人，应具备《药品生产监督管理办法》规定的相应条件，并与符合条件的药品生产企业签订委托协议和质量协议，将相关协议和实际生产场地申请资料合并提交至药品上市许可持有人所在地省级药监部门，按照《药品生产监督管理办法》规定申请办理药品生产许可证。

考点 4 《药品生产许可证》载明事项和编号格式 ★★

《药品生产许可证》有效期为5年，分为正本和副本。《药品生产许可证》样式由国家药监局统一制定。《药品生产许可证》电子证书与纸质证书具有同等法律效力。《药品生产许可证》应载明许可证编号、分类码、企业名称、统一社会信用代码、住所（经营场所）、法定代表人、企业负责人、生产负责人、质量负责人、质量受权人、生产地址和生产范围、发证机关、发证日期、有效期限等项目。

企业名称、统一社会信用代码、住所（经营场所）、法定代表人等项目应与市场监督管理部门核发的营业执照中载明的相关内容一致。任何单位或个人不得伪造、变造、出租、出借、买卖药品生产许可证。

《药品生产许可证》载明事项分为许可事项和登记事项。许可事项是指生产地址和生产范围等。登记事项是指企业名称、住所、法定代表人、企业负责人、生产负责人、质量负责人、质量受权人等。

编号格式	省份简称+四位年号+四位顺序号
编号变化	①企业变更名称等许可证项目以及重新发证，原药品生产许可证编号不变 ②企业分立，在保留原药品生产许可证编号的同时，增加新的编号 ③企业合并，原药品生产许可证编号保留一个
《药品生产许可证》分类码	是对许可证内生产范围进行统计归类的英文字母串 大写字母用于归类药品上市许可持有人和产品类型： A—自行生产的药品上市许可持有人 B—委托生产的药品上市许可持有人 C—接受委托的药品生产企业 D—原料药生产企业 小写字母用于区分制剂属性： h—化学药　　　　　z—中成药 s—生物制品　　　　d—按药品管理的体外诊断试剂 y—中药饮片　　　　q—医用气体 t—特殊药品　　　　x—其他

考点 5 《药品生产许可证》变更、重发、注销和补发 ★★

变更《药品生产许可证》许可事项	①变更《药品生产许可证》许可事项的：向原发证机关提出《药品生产许可证》变更申请。未经批准，不得擅自变更许可事项 原发证机关应自收到企业变更申请之日起15日内作出是否准予变更的决定。不予变更的，应书面说明理由，并告知申请人享有依法申请行政复议或提起行政诉讼的权利 ②变更生产地址或生产范围：药品生产企业应按照《药品生产监督管理办法》第六条的规定及相关变更技术要求，提交涉及变更内容的有关材料，并报经所在地省级药监部门审查决定 原址或异地新建、改建、扩建车间或生产线的，应符合相关规定和技术要求，提交涉及变更内容的有关材料，并经所在地省级药监部门进行药品生产质量管理规范合性检查，检查结果应通知企业。检查结果符合规定，产品符合放行要求的可以上市销售。有关变更情况，应在《药品生产许可证》副本中载明 上述变更事项涉及药品注册证书及其附件载明内容的，由省级药监部门批准后，报国家药监局药品审评中心更新药品注册证书及其附件相关内容

续表

变更《药品生产许可证》登记事项	应在市场监督管理部门核准变更或企业完成变更后30日内，向原发证机关申请《药品生产许可证》变更登记 原发证机关应自收到企业变更申请之日起10日内办理变更手续
《药品生产许可证》变更后	原发证机关应在《药品生产许可证》副本上记录变更的内容和时间，并按照变更后的内容重新核发《药品生产许可证》正本，收回原《药品生产许可证》正本，变更后的《药品生产许可证》终止期限不变

重新发放：《药品生产许可证》有效期届满，需要继续生产药品的，应在有效期届满前6个月，向原发证机关申请重新发放《药品生产许可证》。

原发证机关结合企业遵守药品管理法律法规、药品生产质量管理规范和质量体系运行情况，根据风险管理原则进行审查，在《药品生产许可证》有效期届满前作出是否准予其重新发证的决定。符合规定准予重新发证的，收回原证，重新发证；不符合规定的，作出不予重新发证的书面决定，并说明理由，同时告知申请人享有依法申请行政复议或提起行政诉讼的权利；逾期未作出决定的，视为同意重新发证，并予补办相应手续。

注销《药品生产许可证》的情形	①主动申请注销《药品生产许可证》的 ②《药品生产许可证》有效期届满未重新发证的 ③营业执照依法被吊销或注销的 ④《药品生产许可证》依法被吊销或撤销的 ⑤法律、法规规定应注销行政许可的其他情形
补发《药品生产许可证》的情形	《药品生产许可证》遗失的，药品上市许可持有人、药品生产企业应向原发证机关申请补发，原发证机关按照原核准事项10日内补发《药品生产许可证》。许可证编号、有效期等信息与原许可证一致

考点6 药品委托生产管理 ★

《药品管理法》规定，可以自行生产药品，也可以委托药品生产企业生产。自行生产药品的，应依法取得药品生产许可证；委托生产的，应委托符合条件的药品生产企业。血液制品、麻醉药品、精神药品、医疗用毒性药品、药品类易制毒化学品不得委托生产；但是，国务院药监部门另有规定的除外。

受托方不得将接受委托生产的药品再次委托第三方生产。经批准或通过关联审评审批的原料药应自行生产，不得再行委托他人生产。

《药品委托生产质量协议指南（2020年版）》相关内容

（1）目的　用于指导、监督药品上市许可持有人和受托生产企业履行药品质量保证义务。

（2）要求　《药品委托生产质量协议模板（2020年版）》与指南一并发布。《指南》要求质量协议双方遵守药品管理的法律法规和技术规范要求，履行《药品生产质量管理规范》规定的相关权利和义务，以及质量协议的各项规定，并各自依法承担相应的法律责任。

（3）质量协议　应详细规定持有人和受托方的各项质量责任，并规定持有人依法对药品生产全过程中药品的安全性、有效性、质量可控性负责。双方应建立有效的沟通机制，在质量协议中确定技术质量直接联系人,及时就质量协议执行过程中遇到的问题进行沟通。当变更控制、偏差、检验结果超标/检验结果超趋势、质量投诉等方面工作出现争议时,双方应及时开展沟通协调,确保在合法依规、风险可控的范围内妥善解决,沟通结果应以书面的形式进行记录,并经双方签字确认后保存。质量协议的起草应由持有人和受托方的质量管理部门及相关部门共同参与,其技术性条款应由具有制药技术、检验专业知识和熟悉《药品生产质量管理规范》的主管人员拟订。质量协议应在双方协商一致的前提下,由双方的法定代表人或企业负责人(企业负责人可以委托质量负责人)签署后生效。

(4)持有人依法对药品研制、生产、经营、使用全过程中药品的安全性、有效性、质量可控性负责,不得通过质量协议将法定只能由持有人履行的义务和责任委托给受托方承担。

质量协议 签订前	持有人应对受托方的生产条件、技术水平和质量管理情况进行考察,确认受托方是否具有受托生产的条件和能力,是否持续符合GMP以及委托生产产品的生产质量管理要求,考察通过后向受托方提供委托生产药品的技术和质量文件
委托生产 期间	持有人应对受托生产的全过程进行指导和监督,督促受托方持续稳定地生产出符合预定用途和注册要求的药品,定期对受托方的质量管理体系进行审核,负责委托生产药品的上市放行

(5)受委托方的责任 受托方应严格执行质量协议,确保委托生产药品遵守GMP,按照国家药品标准和经药监部门核准的注册标准和生产工艺进行生产,负责委托生产药品的出厂放行。受托生产的药品名称、剂型、规格、生产工艺、原辅料来源、直接接触药品的包装材料和容器、包装规格、标签、说明书、批准文号等应与持有人持有的药品批准证明文件载明内容和注册核准内容相同。受托方应积极配合持有人接受审核,并按照所有审核发现的缺陷,采取纠正和预防措施落实整改。检查发现药品上市许可持有人、药品生产企业违反《药品管理法》《药品生产监督管理办法》《药品生产质量管理规范》《药品上市许可持有人落实药品质量安全主体责任监督管理规定》《国家药监局关于加强药品上市许可持有人委托生产监督管理工作的公告》等有关规定的,依法依规调查处理。

考点 7 药品生产质量管理规范的要求 ★

药品上市许可持有人应确保生产全过程持续符合法定要求,履行药品上市放行责任,对其持有的药品质量负责。其他从事药品生产活动的单位和个人依法承担相应责任。药品生产企业的法定代表人、主要负责人对本企业的药品生产活动全面负责。

GMP沿革	我国现行的药品GMP自2011年3月1日起施行。此后,监管部门陆续发布了无菌药品、原料药、生物制品、血液制品、中药制剂、放射性药品、中药饮片、医用氧、取样等附录,作为《药品生产质量管理规范(2010年修订)》配套文件。附录与2010年版药品GMP具有同等效力。取消药品GMP认证并不等于取消药品GMP的执行,而是要求保证药品生产全过程持续符合和遵守药品生产质量管理规范

《药品生产质量管理规范》的主要内容

(1)总体要求 药品GMP作为质量管理体系的一部分,是药品生产管理和质量控制的基本要求，旨在最大限度地降低药品生产过程中污染、交叉污染以及混淆、差错等风险，确保持续稳定地生产出符合预定用途和注册要求的药品。企业应建立药品质量管理体系，该体系应涵盖影响药品质量的所有因素，包括确保药品质量符合预定用途的有组织、有计划的全部活动。

（2）质量管理和质量风险管理要求　企业应建立符合药品质量管理要求的质量目标，将药品注册的有关安全、有效和质量可控的所有要求，系统地贯彻到药品生产、控制及产品放行、贮存、发运的全过程中，确保所生产的药品符合预定用途和注册要求。应根据科学知识及经验对质量风险进行评估，以保证产品质量。

（3）机构和人员要求　企业应建立与药品生产相适应的管理机构，并有组织机构图。企业应配备足够数量并具有适当资质（含学历、培训和实践经验）的管理和操作人员，应明确规定每个部门和每个岗位的职责。

（4）厂房和设备要求　厂房的选址、设计、布局、建造、改造和维护必须符合药品生产要求，应能够最大限度地避免污染、交叉污染、混淆和差错，便于清洁、操作和维护。设备的设计、选型、安装、改造和维护必须符合预定用途，应尽可能降低产生污染、交叉污染、混淆和差错的风险，便于操作、清洁、维护，以及必要时进行的消毒或灭菌。

（5）物料管理要求　药品生产所用的原辅料、与药品直接接触的包装材料应符合相应的质量标准。药品上直接印字所用油墨应符合食用标准要求。应建立物料和产品的操作规程，确保物料和产品的正确接收、贮存、发放、使用和发运，防止污染、交叉污染、混淆和差错。

（6）确认与验证要求　企业应确定需要进行的确认或验证工作，以证明有关操作的关键要素能够得到有效控制。确认或验证的范围和程度应经过风险评估来确定。企业的厂房、设施、设备和检验仪器应经过确认，应采用经过验证的生产工艺、操作规程和检验方法进行生产、操作和检验，并保持持续的验证状态。

（7）文件管理要求　文件是质量保证系统的基本要素。企业必须有内容正确的书面质量标准、生产处方和工艺规程、操作规程以及记录等文件。企业应建立文件管理的操作规程，系统地设计、制定、审核、批准和发放文件。与本规范有关的文件应经质量管理部门的审核。

（8）生产管理要求　所有药品的生产和包装均应按照批准的工艺规程和操作规程进行操作并有相关记录，以确保药品达到规定的质量标准，并符合药品生产许可和注册批准的要求。生产过程中应尽可能采取措施，防止污染和交叉污染。

（9）质量控制与质量保证要求

①质量控制实验室的人员、设施、设备应与产品性质和生产规模相适应。

②应分别建立物料和产品批准放行操作规程，明确批准放行的标准、职责，并有相应的记录。

③应开展持续稳定性考察，目的是在有效期内监控已上市药品的质量，以发现药品与

生产相关的稳定性问题，并确定药品能够在标示的贮存条件下，符合质量标准的各项要求。

④企业应建立变更控制系统，对所有影响产品质量的变更进行评估和管理。

⑤需要经药监部门批准的变更应在得到批准后方可实施。

⑥各部门负责人应确保所有人员正确执行生产工艺、质量标准、检验方法和操作规程，防止偏差的产生。

⑦企业应建立偏差处理的操作规程，规定偏差的报告、记录、调查、处理以及所采取的纠正措施，并有相应的记录。

⑧任何偏差都应评估其对产品质量的潜在影响。

⑨企业应建立纠正措施和预防措施系统，对投诉、召回、偏差、自检或外部检查结果、工艺性能和质量监测趋势等进行调查并采取纠正和预防措施。

⑩调查的深度和形式应与风险的级别相适应。

⑪纠正措施和预防措施系统应能够增进对产品和工艺的理解，改进产品和工艺。

（10）供应商评估要求　企业质量管理部门应对所有生产用物料的供应商进行质量评估，会同有关部门对主要物料供应商（生产商）的质量体系进行现场质量审计，并对质量评估不符合要求的供应商行使否决权。

（11）产品发运与召回要求　企业应建立产品召回系统，必要时可迅速、有效地从市场召回任何一批存在安全隐患的产品。每批产品均应有发运记录。根据发运记录，应能够追查每批产品的销售情况，应制定召回操作规程，确保召回工作的有效性。召回应能够随时启动，并迅速实施。因产品存在安全隐患决定从市场召回的，应立即向当地药监部门报告。

（12）自检要求　质量管理部门应定期组织对企业进行自检，监控规范的实施情况，评估企业是否符合规范要求，并提出必要的纠正和预防措施。自检应有计划，对机构与人员、厂房与设施、设备、物料与产品、确认与验证、文件管理、生产管理、质量控制与质量保证、委托生产与委托检验、产品发运与召回等项目定期进行检查。应由企业指定人员进行独立、系统、全面的自检，也可由外部人员或专家进行独立的质量审计。

考点8 药品生产质量管理规范的符合性检查 ★★

（1）检查形式

①创新药、改良型新药以及生物制品等，应进行药品注册生产现场核查和上市前药品生产质量管理规范检查。

②仿制药等，根据是否已获得相应生产范围药品生产许可证且已有同剂型品种上市等情况，基于风险进行药品注册生产现场核查、上市前药品生产质量管理规范检查。

需要上市前药品生产质量管理规范检查的，由药品核查中心协调相关省级药监部门与药品注册生产现场核查同步实施。申请人应在规定时限内接受核查。

（2）检查要求　对持有药品生产许可证的药品上市许可申请人及其受托生产企业，按要求进行上市前的检查。

①未通过与生产该药品的生产条件相适应的药品生产质量管理规范符合性检查的品种，应进行上市前的药品生产质量管理规范符合性检查	拟生产药品需要进行药品注册现场核查的，国家药监局药品审评中心通知核查中心，告知相关省级药监部门和申请人。核查中心协调相关省级药监部门，同步开展药品注册现场核查和上市前的药品生产质量管理规范符合性检查
	拟生产药品不需要进行药品注册现场核查的，国家药监局药品审评中心告知生产场地所在地省级药监部门和申请人，省级药监部门自行开展上市前的药品生产质量管理规范符合性检查
②已通过与生产该药品的生产条件相适应的药品生产质量管理规范符合性检查的品种	相关省级药监部门根据风险管理原则决定是否开展上市前的药品生产质量管理规范符合性检查
检查后应将检查情况、检查结果等形成书面报告，作为对药品上市监管的重要依据。上市前的药品生产质量管理规范符合性检查涉及药品生产许可证事项变更的，原发证的省级药监部门依变更程序作出决定	
通过相应上市前的药品生产质量管理规范符合性检查的商业规模批次，在取得药品注册证书后，符合产品放行要求的可以上市销售。药品上市许可持有人应重点加强上述批次药品的生产销售、风险管理等措施	

考点 9 药品包装管理 ★

（1）药品包装的界定　药品包装有两层含义，一是指在流通过程中保护药品，方便储运和促进销售，按一定的技术标准制作的容器、材料和辅助物等物品，用于盛放药品，起到防护作用；二是指运用适当的材料或容器，利用包装技术对药品的半成品或成品进行分（灌）、封、装、贴签等操作。通常特指前者。

《药品管理法》规定，药品包装应适合药品质量的要求，方便储存、运输和医疗使用。

（2）药品包装的分类　药品的包装分内包装、外包装和最小销售单元包装。

①内包装系指直接与药品接触的包装（如安瓿、注射剂瓶、铝箔等，也称"药包材"）。药包材应能保证药品在生产、运输、贮藏及使用过程中的质量，并便于医疗使用。《药品管理法》规定，直接接触药品的包装材料和容器，应符合药用要求，符合保障人体健康、安全的标准。对不合格的直接接触药品的包装材料和容器，由药监部门责令停止使用。国家对直接接触药品的包装有严格的规定和标准，如《药品包装材料与药物相容性试验指导原则》（YBB00142002）等相关技术指导原则的要求。《药品管理法》规定，国务院药监部门在审批药品时，对化学原料药一并审评审批，对相关辅料、直接接触药品的包装材料和容器一并审评，对药品的质量标准、生产工艺、标签和说明书一并核准。禁止使用未按照规定审评、审批的原料药、包装材料和容器生产药品。

②外包装系指内包装以外的包装，按由里向外分为中包装和大包装。外包装应根据药品的特性选用不易破损的包装，以保证药品在运输、贮藏、使用过程中的质量。

③最小销售单元包装实际上也是属于外包装，药品的每个最小销售单元的包装必须按照规定印有或贴有标签并附有说明书。

（3）药品包装的要求　《药品管理法》规定，药品包装应按照规定印有或贴有标签并附有说明书。同时还规定，发运中药材应有包装。在每件包装上，应注明品名、产地、日期、供货单位，并附有质量合格的标志。

药品包装应结合所盛装药品的理化性质和剂型特点，分别采取不同措施。如遇光易变质，暴露空气中易氧化的药品，应采用遮光密闭的容器；瓶装的液体药品应采取防震、防压措施。一些具体要求，如药品包装必须加封口、封签、封条或使用防盗盖、瓶盖套等；标签必须贴牢、贴正，不得与药品一起放入容器内；凡封签、标签、包装容器等有破损的，不得出厂和销售。

（4）药品包装的作用　符合标准化要求的包装有利于保证药品质量；便于药品运输、装卸及储存；便于识别与计量，有利于现代化和机械化装卸；有利于包装、运输、储存费用的减少。需冷冻、冷藏的药品包装上应附有传感器和记录仪，全过程记录药品储存温度。

药品在流通领域中可受到运输装卸条件、储存时间、气候变化等情况的影响，所以药品的包装应与这些条件相适应。如怕冷冻药品发往寒冷地区时，要加防寒包装；药品包装措施应按相对湿度最大的地区考虑等。同样，在对出口药品进行包装时应充分考虑出口国的具体情况，将因包装而影响药品质量的可能性降低到最低限度。

考点10　药品生产监督管理基本要求

从事药品生产活动，应遵守法律、法规、规章、标准和规范，保证全过程信息真实、准确、完整和可追溯。应经所在地省级药监部门批准，依法取得药品生产许可证，严格遵守药品生产质量管理规范，确保生产过程持续符合法定要求。

药品上市许可持有人应建立药品质量保证体系，履行药品上市放行责任，对其取得药品注册证书的药品质量负责。

中药饮片生产企业应履行持有人的相关义务，确保中药饮片生产过程持续符合法定要求。

原料药生产企业应按照核准的生产工艺组织生产，严格遵守药品生产质量管理规范，确保生产过程持续符合法定要求。

经关联审评的辅料、直接接触药品的包装材料和容器的生产企业以及其他从事与药品相关生产活动的单位和个人依法承担相应责任。

考点11　药品生产监督管理机构和事权划分

（1）国家药监局事权　国家药监局主管全国药品生产监督管理工作，对省级药监部门的药品生产监督管理工作进行监督和指导。

国家药监局食品药品审核查验中心组织制定药品检查技术规范和文件，承担境外检查以及组织疫苗巡查等，分析评估检查发现风险、作出检查结论并提出处置建议，负责各省级药品检查机构质量管理体系的指导和评估。

国家药监局信息中心负责药品追溯协同服务平台、药品安全信用档案建设和管理，对药品生产场地进行统一编码。

（2）省级药监部门事权　省级药监部门负责本行政区域内的药品生产监督管理，承担药品生产环节的许可、检查和处罚等工作。

（3）专业技术机构事权　药监部门依法设置或指定的药品审评、检验、核查、监测与评价等专业技术机构，依职责承担相关技术工作并出具技术结论，为药品生产监督管理提供技术支撑。

考点12 药品生产管理企业相关人员职责 ★

药品上市许可持有人的法定代表人、主要负责人职责	①配备专门质量负责人独立负责药品质量管理 ②配备专门质量受权人独立履行药品上市放行责任 ③监督质量管理体系正常运行 ④对药品生产企业、供应商等相关方与药品生产相关的活动定期开展质量体系审核，保证持续合规 ⑤按照变更技术要求，履行变更管理责任 ⑥对委托经营企业进行质量评估，与使用单位等进行信息沟通 ⑦配合药监部门对药品上市许可持有人及相关方的延伸检查 ⑧发生与药品质量有关的重大安全事件，应及时报告并按持有人制定的风险管理计划开展风险处置，确保风险得到及时控制 ⑨其他法律法规规定的责任
药品生产企业的法定代表人、主要负责人职责	①配备专门质量负责人独立负责药品质量管理，监督质量管理规范执行，确保适当的生产过程控制和质量控制，保证药品符合国家药品标准和药品注册标准 ②配备专门质量受权人履行药品出厂放行责任 ③监督质量管理体系正常运行，保证药品生产过程控制、质量控制及记录和数据真实性 ④发生与药品质量有关的重大安全事件，应及时报告并按企业制定的风险管理计划开展风险处置，确保风险得到及时控制 ⑤其他法律法规规定的责任

考点13 药品生产管理 ★

从事药品生产活动，应遵守药品生产质量管理规范，建立健全涵盖影响药品质量所有因素的药品生产质量管理体系，按照国家药品标准、经核准的药品注册标准和生产工艺进行生产，按照规定提交并持续更新场地管理文件，对质量体系运行过程进行风险评估和持续改进，保证药品生产全过程持续符合法定要求。生产、检验等记录应完整准确，不得编造和篡改。

疫苗上市许可持有人应具备疫苗生产、检验必需的厂房设施设备，配备具有资质的管理人员，建立完善质量管理体系，具备生产出符合注册要求疫苗的能力，超出疫苗生产能力确需委托生产的，应经国家药监局批准。

药品上市许可持有人应建立药品质量保证体系，配备专门人员独立负责药品质量管理，对受托企业的质量管理体系进行定期审核，监督其持续具备质量保证和控制能力。

人员健康管理	药品上市许可持有人、药品生产企业应每年对直接接触药品的工作人员进行健康检查并建立健康档案，避免患有传染病或可能污染药品疾病人员从事直接接触药品的生产活动
风险控制管理	在药品生产中，应开展风险评估、控制、验证、沟通、审核等质量管理活动，对已识别的风险及时采取有效的风险控制措施，以保证产品质量

续表

原辅包管理	①从事药品生产活动，应对使用的原料药、辅料、直接接触药品的包装材料和容器等相关物料供应商或生产企业进行审核，保证购进、使用符合法规要求 ②生产药品所需的原料、辅料，应符合药用要求及相应的生产质量管理规范的有关要求。直接接触药品的包装材料和容器，应符合保障人体健康、安全的标准 ③经批准或通过关联审评审批的原料药、辅料、直接接触药品的包装材料和容器的生产企业，应遵守质量管理规范及关联审评审批有关要求，确保质量保证体系持续合规，接受持有人质量审核，接受药监部门监督检查或延伸检查
确认与验证管理	①药品生产企业应确定需进行的确认与验证，按照确认与验证计划实施。定期对设施、设备、生产工艺及清洁方法进行评估，确认其持续保持验证状态 ②应采取防止污染、交叉污染、混淆和差错的控制措施，定期检查评估控制措施的适用性和有效性，以确保药品达到规定的国家药品标准和药品注册标准，并符合药品生产质量管理规范要求 ③药品上市许可持有人也不得在药品生产厂房生产对药品质量有不利影响的其他产品
包装操作要求	①药品包装操作应采取降低混淆和差错风险的措施 ②药品包装应确保有效期内的药品储存运输过程中不受污染
药品出厂放行和上市放行管理	①药品上市许可持有人应建立药品质量保证体系，履行药品上市放行责任，对其取得药品注册证书的药品质量负责 ②中药饮片生产企业、原料药生产企业应严格遵守药品生产质量管理规范，确保生产过程持续符合法定要求。关联审评的辅料、直接接触药品的包装材料和容器的生产企业及与药品相关生产活动的单位和个人依法承担相应责任 ③应建立药品出厂放行规程，明确出厂放行的标准、条件，并对药品质量检验结果、关键生产记录和偏差控制情况审核，符合标准条件的，经质量受权人签字后方可出厂放行 ④药品上市许可持有人应建立药品上市放行规程，对药品生产企业出厂放行的药品检验结果和放行文件进行审核，经质量受权人签字后方可上市放行 ⑤中药饮片符合国家药品标准或省级药监部门制定的炮制规范的，方可出厂、销售
自检	应每年进行自检，监控药品生产质量管理规范的实施情况，评估企业是否符合相关法规要求，并提出必要的纠正和预防措施
年度报告管理	药品上市许可持有人应建立年度报告制度，按照国家药监局规定每年向省级药监部门报告药品生产销售、上市后研究、风险管理等情况 疫苗上市许可持有人应按照规定向国家药监局进行年度报告
上市后研究要求	应持续开展药品风险获益评估和控制，制定上市后药品风险管理计划，主动开展上市后研究，对药品的安全性、有效性和质量可控性进一步确证，加强对已上市药品的持续管理
药物警戒管理	①应建立药物警戒体系，按照国家药监局制定的药物警戒质量管理规范开展药物警戒工作 ②应经常考察本单位的药品质量、疗效和不良反应。发现疑似不良反应的，应及时报告
变更管理	①应按照药品生产质量管理规范的要求对生产工艺变更进行管理和控制，并根据核准的生产工艺制定工艺规程。生产工艺变更应开展研究，并依法取得批准、备案或进行报告，接受药监部门的监督检查 ②质量管理体系相关的组织机构、企业负责人、生产负责人、质量负责人、质量受权人发生变更的，应自发生变更之日起30日内，完成登记手续 ③疫苗上市许可持有人应自发生变更之日起15日内，向所在地省级药监部门报告生产负责人、质量负责人、质量受权人等关键岗位人员的变更情况

续表

质量回顾管理	应每年对所生产的药品按照品种进行产品质量回顾分析、记录，以确认工艺稳定可靠，以及原料、辅料、成品现行质量标准的适用性
境外生产场地管理	生产场地在境外的，应按照《药品管理法》与《药品生产监督管理办法》规定组织生产，配合境外检查工作

考点14 短缺药品报告制度 ★

国家卫生健康委会同国家短缺药品供应保障工作会商联动机制各成员单位，制定了《国家短缺药品清单》和《国家临床必需易短缺药品重点监测清单》。

列入国家实施停产报告的短缺药品清单的药品，持有人停止生产的，应在计划停产实施6个月前向所在地省级药监部门报告；发生非预期停产的，在3日内报告所在地省级药监部门；必要时，向国家药监局报告。药监部门接到报告后，应及时通报同级短缺药品供应保障工作会商联动机制牵头单位。

国家药监局在药品信息采集平台中开发建设并启用了短缺药品生产供应及停产报告信息采集模块。

填报规则	①凡是列入《国家短缺药品清单》的品种，其持有人负责填报短缺药品生产供应及停产报告信息，并在线提交至持有人所在地省级药监部门 ②凡是列入《国家临床必需易短缺药品重点监测清单》的品种，其持有人负责填报易短缺药品生产供应信息，并在线提交至持有人所在地省级药监部门 ③持有人为境外企业的，由其依法指定的在中国境内的企业法人代为填报，并在线提交至该企业法人所在地省级药监部门 ④填报单位应对所填报信息的准确性、全面性、完整性负责 ⑤相关药品生产供应及停产报告信息可供药品监管等部门查询使用

考点15 药品生产监督检查

（1）日常监督管理　省级药监部门负责对本行政区域内药品上市许可持有人，制剂、化学原料药、中药饮片生产企业的监督管理。应对原料、辅料、直接接触药品的包装材料和容器等供应商、生产企业开展日常监督检查，必要时开展延伸检查。

药品上市许可持有人和受托生产企业不在同一省级的，由药品上市许可持有人所在地省级药监部门负责对持有人开展监督管理，受托生产企业所在地省级药监部门负责对受托生产企业开展日常管理。具体而言，持有人所在地省级药品监管部门负责对持有人的日常监管和委托生产品种的监督检查、抽检，受托生产企业所在地省级药品监管部门负责受托生产企业的日常监管，并配合持有人所在地省级药品监管部门对受托生产企业和受托生产品种开展检查和抽检。省级药监部门应加强监督检查信息互相通报，及时将监督检查信息更新到药品安全信用档案中，根据通报情况和药品安全信用档案中监管信息更新情况开展调查，对持有人或受托生产企业依法作出行政处理，必要时可以开展联合检查。

(2) 药品生产监督检查的内容和频次

监督检查类型	包括许可检查、常规检查、有因检查和其他检查
药品生产监督检查的主要内容	①药品上市许可持有人、药品生产企业执行有关法律、法规及实施药品生产质量管理规范、药物警戒质量管理规范以及有关技术规范等情况 ②药品生产活动是否与药品品种档案载明的相关内容一致 ③疫苗储存、运输管理规范执行情况 ④药品委托生产质量协议及委托协议 ⑤风险管理计划实施情况 ⑥变更管理情况
省级要求	省级药监部门应坚持风险管理、全程管控原则，根据风险研判情况，制定年度检查计划并开展监督检查。年度检查计划至少包括检查范围、内容、方式、重点、要求、时限、承担检查的机构等
确定检查频次	①对麻醉药品、第一类精神药品、药品类易制毒化学品生产企业每季度检查不少于一次 ②对疫苗、血液制品、放射性药品、医疗用毒性药品、无菌药品等高风险药品生产企业，每年不少于一次药品生产质量管理规范符合性检查 ③对上述产品之外的药品生产企业，每年抽取一定比例开展监督检查，但应在三年内对本行政区域内企业全部进行检查 ④对原料、辅料、直接接触药品的包装材料和容器等供应商、生产企业每年抽取一定比例开展监督检查，五年内对本行政区域内企业全部进行检查。省级药监部门可以结合本行政区域内药品生产监管工作实际情况，调整检查频次

（3）监督检查应提供的材料　接受监督检查时，应根据检查需要说明情况、提供有关材料：①药品生产场地管理文件以及变更材料；②药品生产企业接受监督检查及整改落实情况；③药品质量不合格的处理情况；④药物警戒机构、人员、制度制定情况以及疑似药品不良反应监测、识别、评估、控制情况；⑤实施附条件批准的品种，开展上市后研究的材料；⑥需要审查的其他必要材料。

（4）风险控制措施　国家药监局和省级药监部门通过监督检查发现药品生产管理或疫苗储存、运输管理存在缺陷，有证据证明可能存在安全隐患的，应依法采取相应措施。

现场检查时发现缺陷有一定质量风险，经整改后综合评定结论为符合要求的，药监部门必要时依据风险采取告诫、约谈等风险控制措施。

综合评定结论为不符合要求的，药监部门应依法采取暂停生产、销售、使用、进口等风险控制措施，消除安全隐患。除首次申请相关许可证的情形外，药监部门应按照《药品管理法》中药品上市许可持有人、药品生产企业未遵守药品生产质量管理规范等相关规定进行处理。

开展药品生产监督检查过程中，发现存在药品质量安全风险的，应及时向派出单位报告。药监部门经研判属于重大药品质量安全风险的，应及时向上一级药监部门和同级地方人民政府报告。

开展药品生产监督检查过程中，发现存在涉嫌违反药品法律、法规、规章的行为，应及时采取现场控制措施，按照规定做好证据收集工作。药监部门应按照职责和权限依法查处，涉嫌犯罪的移送公安机关处理。

发生与药品质量有关的重大安全事件，药品上市许可持有人应立即对有关药品及其原料、辅料以及直接接触药品的包装材料和容器、相关生产线等采取封存等控制措施，并立即报告所在地省级药监部门和有关部门，省级药监部门应在24小时内报告省级人民政府，同时报告国家药监局。

（5）监管信息管理和使用　省级药监部门应依法将本行政区域内药品上市许可持有人和药品生产企业的监管信息归入到药品安全信用档案管理，并保持相关数据的动态更新。监管信息包括药品生产许可、日常监督检查结果、违法行为查处、药品质量抽查检验、不良行为记录和投诉举报等内容。

省级药监部门对有不良信用记录的药品上市许可持有人、药品生产企业，应增加监督检查频次，并可以按照国家规定实施联合惩戒。

（6）药品安全责任约谈　省级药监部门未及时发现生产环节药品安全系统性风险，未及时消除监督管理区域内药品安全隐患的，或省级人民政府未履行药品安全职责，未及时消除区域性重大药品安全隐患的，国家药监局应对其主要负责人进行约谈。被约谈的省级药监部门和地方人民政府应立即采取措施，对药品监督管理工作进行整改。约谈情况和整改情况应纳入省级药监部门和地方人民政府药品监督管理工作评议、考核记录。

第四节　药品召回管理

考点1 药品召回制度 ★

药品召回制度	是药品上市后安全监管的一项风险管理措施，是针对存在质量问题或其他安全隐患药品的一种风险管理措施，通过将市场上可能存在危及人体健康风险的药品进行收回或采取矫正措施，将药品可能对公众造成的潜在不良影响最小化，避免质量问题或安全隐患扩散而产生更大的危害
作用	可以有效降低缺陷药品导致的风险，最大限度保障公众用药安全；还可以降低行政执法成本，减轻企业可能发生的赔偿损失。除企业实施召回外，为确保药品召回的效果，需要监管部门的指导和监督，也需要公众的参与

《药品管理法》规定，药品存在质量问题或其他安全隐患的，药品上市许可持有人应立即停止销售，告知相关药品经营企业和医疗机构停止销售和使用，召回已销售的药品，及时公开召回信息，必要时应立即停止生产，并将药品召回和处理情况向省级药监部门和卫生健康主管部门报告。药品生产企业、药品经营企业和医疗机构应配合。药品上市许可持有人依法应召回药品而未召回的，省级药监部门应责令其召回。

考点2 药品召回和药品质量问题或其他安全隐患的界定 ★

为进一步加强药品质量监管，强化药品风险管理，保障公众用药安全，国家药监局组织修订了《药品召回管理办法》，自2022年11月1日起施行。明确了药品上市许可持有人承担药品召回的主体责任，细化了药品召回范围，规定了召回药品的处理要求；强化了药品召回与药品追溯、信息公开等相关工作的衔接；对境外实施药品召回也作出相应规定。

药品召回	是指药品上市许可持有人按照规定的程序收回已上市的，存在质量问题或其他安全隐患药品，并采取相应措施，及时控制风险、消除隐患的活动
药品质量问题或其他安全隐患	由于研制、生产、储运、标识等原因导致药品不符合法定要求，或其他可能使药品具有的危及人体健康和生命安全的不合理危险；包括药品研制、生产、储运、标识等原因，不符合《药品生产质量管理规范》《药品经营质量管理规范》等现行药品质量管理规范要求，以及标签说明书不完善等导致的质量问题或其他安全隐患。对于有证据证明可能危害人体健康，被药监部门根据《药品管理法》的规定依法查封、扣押的药品，不属于《药品召回管理办法》的召回范围

考点 3 药品召回分类、分级与监管职责分工 ★★★

（1）药品召回分类

①主动召回：药品上市许可持有人主动收集、记录药品的质量问题、药品不良反应/事件、其他安全风险信息，对可能存在的质量问题或其他安全隐患进行调查和评估，确定药品存在质量问题或其他安全隐患的，由该持有人决定并实施的召回。

②责令召回：药监部门经过调查评估，认为持有人应召回药品而未召回的，或药监部门经对持有人主动召回结果审查，认为持有人召回药品不彻底的，责令持有人召回药品。

（2）药品召回分级

根据药品质量问题或其他安全隐患的严重程度，药品召回分为三级：

①一级召回：使用该药品可能或已经引起严重健康危害的。

②二级召回：使用该药品可能或已经引起暂时或可逆的健康危害的。

③三级召回：使用该药品一般不会引起健康危害，但由于其他原因需要收回的。

（3）监管职责分工

①省级药监部门负责本行政区域内药品召回的监督管理工作。

②市县级药监部门负责配合、协助做好药品召回的有关工作，负责行政区域内药品经营企业、药品使用单位协助召回情况的监督管理工作。

③国家药监局负责指导全国药品召回的管理工作。

国家药监局和省级药监部门应按照药品信息公开有关制度，采取有效途径向社会公布存在质量问题或其他安全隐患的药品信息和召回信息，必要时向同级卫生健康主管部门通报相关信息。

考点 4 药品召回主体的义务 ★★

（1）持有人的义务　药品上市许可持有人是控制风险和消除隐患的责任主体，应建立并完善药品召回制度，收集药品质量和安全的相关信息，对可能存在的质量问题或其他安全隐患进行调查、评估，及时召回存在质量问题或其他安全隐患的药品。同时，应制定药品召回信息公开制度，依法主动公布药品召回信息。

境外生产药品涉及在境内实施召回的，应由境外药品上市许可持有人指定的在中国境内履行持有人义务的企业法人组织实施。

境内持有人发现出口药品存在质量问题或其他安全隐患的，应及时通报进口国（地区）药品监管机构和采购方，需要在境外实施召回的，应按照进口国（地区）有关法律法规及采购合同的规定组织实施召回。

（2）生产、销售与使用单位的义务　药品生产企业、药品经营企业、药品使用单位应积极协助对可能存在质量问题或其他安全隐患的药品进行调查、评估，主动配合履行召回义务，按照召回计划及时传达、反馈药品召回信息，控制和收回存在质量问题或其他安全隐患的药品。

发现其生产、销售或使用的药品可能存在质量问题或其他安全隐患的，应及时通知药品上市许可持有人，必要时应暂停生产、放行、销售、使用，并向所在地省级药监部门报告，通知和报告的信息应真实。

均应按规定建立并实施药品追溯制度，保存完整的购销记录，保证上市药品的可溯源。

考点 5　调查评估、主动召回和责令召回的实施要求 ★

对可能存在质量问题或其他安全隐患的药品进行调查	①已发生药品不良反应/事件的种类、范围及原因 ②药品处方、生产工艺等是否符合相应药品标准、核准的生产工艺要求 ③药品生产过程是否符合药品生产质量管理规范 ④生产过程中的变更是否符合药品注册管理和相关变更技术指导原则等规定 ⑤药品储存、运输等是否符合药品经营质量管理规范 ⑥药品使用是否符合药品临床应用指导原则、临床诊疗指南和药品说明书、标签规定等 ⑦药品主要使用人群的构成及比例 ⑧可能存在质量问题或其他安全隐患的药品批次、数量及流通区域和范围 ⑨其他可能影响药品质量和安全的因素
对存在质量问题或其他安全隐患药品的评估内容	①该药品引发危害的可能性，以及是否已经对人体健康造成了危害 ②对主要使用人群的危害影响 ③对特殊人群，尤其是高危人群的危害影响，如老年人、儿童、孕妇、肝肾功能不全者、外科手术病人等 ④危害的严重与紧急程度 ⑤危害导致的后果
调查评估报告的内容	①召回药品的具体情况，包括名称、规格、批次等基本信息 ②实施召回的原因 ③调查评估结果 ④召回等级
召回计划的内容	①药品生产销售情况及拟召回的数量 ②召回措施包括实施的组织、范围和时限等 ③召回信息的公布途径和范围 ④召回的预期效果 ⑤药品召回后的处理措施 ⑥联系人的姓名及联系方式

考点 6 药品主动召回 ★★★

生产企业 药品召回 的时间规定	①经调查评估后，确定药品存在质量问题或其他安全隐患的，应立即决定并实施召回 ②持有人作出药品召回决定的，一级召回在1日内，二级召回在3日内，三级召回在7日内，应发出召回通知，通知到药品生产企业、药品经营企业、药品使用单位等，同时向所在地省级药监部门备案调查评估报告、召回计划和召回通知 ③药品上市许可持有人在实施召回过程中，一级召回每日，二级召回每3日，三级召回每7日，向所在地省级药监部门报告药品召回进展情况；应及时评估召回效果，发现召回不彻底的，应扩大召回范围或重新召回。变更召回计划的，应及时向所在地省级药监部门备案
召回通知 内容	①召回药品包括名称、规格、批次等基本信息 ②召回的原因 ③召回等级 ④召回要求，如立即暂停生产、放行、销售、使用；转发召回通知等 ⑤召回处理措施，如召回药品外包装标识、隔离存放措施、储运条件、监督销毁等
境内外 召回	境内代理人在境内实施药品召回的，应按照《药品召回管理办法》规定组织实施召回，并向其所在地省级药监部门和卫生健康主管部门报告药品召回和处理情况 境外持有人在境外实施药品召回，经综合评估认为属于下列情形的，其境内代理人应于境外召回启动后10个工作日内，向所在地省级药监部门报告召回药品的信息 ①与境内上市药品为同一品种，但不涉及境内药品规格、批次或剂型的 ②与境内上市药品共用生产线的 ③其他需要向药监部门报告的 境外持有人应综合研判境外实施召回情况，如需要在中国境内召回的，应由境内代理人按照《药品召回管理办法》规定组织实施召回
其他 要求	①实施一级、二级召回的，持有人还应申请在所在地省级药监部门网站依法发布召回信息 ②省级药监部门网站发布的药品召回信息应与国家药监局网站链接 ③持有人应明确召回药品的标识及存放要求，召回药品的外包装标识、隔离存放措施等，应与正常药品明显区别，防止差错、混淆。对需要特殊储存条件的，在其储存和转运过程中，应保证储存条件符合规定 ④召回药品需要销毁的，应在持有人、药品生产企业或储存召回药品所在地县级以上药监部门或公证机构监督下销毁 ⑤对通过更换标签、修改并完善说明书、重新外包装等方式能够消除隐患的，或对不符合药品标准但尚不影响安全性、有效性的中药饮片，且能够通过返工等方式解决该问题的，可以适当处理后再上市。相关处理操作应符合相应药品质量管理规范等要求，不得延长药品有效期或保质期 ⑥对召回药品的处理应有详细的记录，记录应保存5年且不得少于药品有效期后1年。持有人应按照《药品管理法》，在召回完成后10个工作日内，将药品召回和处理情况向所在地省级药监部门和卫生健康主管部门报告。应在药品年度报告中说明报告期内药品召回情况

考点 7 责令召回和处理措施 ★★

责令召回 通知书	省级药监部门作出责令召回决定，并送达药品上市许可持有人 ①召回药品包括名称、规格、批次等基本信息 ②实施召回的原因 ③审查评价和/或调查评估结果 ④召回等级 ⑤召回要求，包括范围和时限等 ⑥向社会公布责令召回药品信息，要求持有人、药品生产企业、药品经营企业和药品使用单位停止生产、放行、销售、使用

续表

召回处理措施	①在收到责令召回通知书后，应按照责令召回通知书要求实施召回，通知药品生产企业、药品经营企业和药品使用单位，制定、备案召回计划，并组织实施，且按时向所在地省级药监部门报告药品召回进展情况 ②应按照规定和责令召回通知书要求做好后续处理和记录，并在完成后10个工作日内向所在地省级药监部门和卫生健康主管部门提交药品召回的总结报告 ③省级药监部门应自收到总结报告之日起10个工作日内进行审查，并对召回效果进行评价，必要时组织专家进行审查和评价。认为召回尚未有效控制风险或消除隐患的，应书面要求持有人重新召回

药品上市许可持有人违反《药品召回管理办法》规定，在其所在地省级药监部门责令其召回后而拒不召回的，药品生产企业、药品经营企业、药品使用单位不配合召回的，相应省级药监部门应按照《药品管理法》规定进行查处。

第四章　药品经营管理

第一节　药品经营许可与经营管理

考点 1　药品经营方式、经营类别与经营范围 ★★

《药品管理法》对药品经营实施许可制度，在中华人民共和国境内除药品上市许可持有人自行批发药品外，经营药品必须依法持有《药品经营许可证》。

（1）药品经营方式　分为药品批发和药品零售，划分依据是药品销售对象，与药品具体销售数量多少无关。

①药品批发：是指将药品销售给符合购进药品资质的药品上市许可持有人、药品生产企业、药品经营企业和药品使用单位的药品经营方式。

②药品零售：是指将药品直接销售给个人消费者的药品经营方式。

（2）药品经营类别　具体分为处方药、甲类非处方药、乙类非处方药。从事药品零售审批时，药品监督管理部门（简称药监部门）应先核定经营类别，并在经营范围中予以明确。药品零售连锁门店的经营类别不得超过药品零售连锁总部的经营类别。

（3）药品经营范围

①药品批发经营范围包括：中药饮片、中成药、化学药、生物制品、体外诊断试剂（药品）、麻醉药品、第一类精神药品、第二类精神药品、药品类易制毒化学品、医疗用毒性药品、蛋白同化制剂、肽类激素等。其中麻醉药品、第一类精神药品、第二类精神药品、药品类易制毒化学品、医疗用毒性药品、蛋白同化制剂、肽类激素等经营范围的核定，按照国家有关规定执行；经营冷藏、冷冻等有特殊管理要求的药品的，应在《药品经营许可证》经营范围中予以分别标注，如"生物制品（含冷藏、冷冻药品）""化学药（含冷藏药品）"。

②药品零售（含药品零售连锁总部）经营范围包括：中药饮片、中成药、化学药、第二类精神药品、血液制品、细胞治疗类生物制品及其他生物制品等。其中第二类精神药品、血液制品、细胞治疗类生物制品经营范围的核定，按照国家有关规定执行；经营冷藏、冷冻药品的，应在《药品经营许可证》经营范围中予以分别标注，如"其他生物制品（含冷藏药品）""化学药（含冷藏药品）"。药品零售企业经营罂粟壳中药饮片、毒性中药饮片等，应在"中药饮片"经营范围中予以单独标注。药品零售连锁门店的经营范围不得超过药品零售连锁总部的经营范围。

考点2 从事药品经营活动应具备的条件 ★★

从事药品批发企业活动应具备的条件	从事药品零售连锁总部应具备的条件
①有与其经营范围相适应的质量管理机构和人员；企业法定代表人、主要负责人、质量负责人、质量管理部门负责人等符合规定的条件	
②有依法经过资格认定的药师或其他药学技术人员	
③有与其经营品种和规模相适应的自营仓库、营业场所和设施设备，仓库具备实现药品入库、传送、分拣、上架、出库等操作的现代物流设施设备	③有与所经营药品相适应的质量管理机构或者人员，企业法定代表人、主要负责人、质量负责人等符合规定的条件
④有保证药品质量的质量管理制度以及覆盖药品经营、质量控制和追溯全过程的信息管理系统，并符合药品经营质量管理规范要求	
新开办药品批发企业的自营仓库，应本企业人员自行运营管理，符合省级以上药监部门规定现代物流要求。国家鼓励新开办企业整合现有资源，提升行业集中度和管理现代化水平	—

从事药品零售活动应具备的条件	①经营处方药、甲类非处方药的，应按规定配备与经营范围和品种相适应的依法经过资格认定的药师或其他药学技术人员；只经营乙类非处方药的，可以配备经设区的市级药监部门组织考核合格的药品销售业务人员 ②有与所经营药品相适应的营业场所、设备、陈列、仓储设施以及卫生环境；同时经营其他商品（非药品）的，陈列、仓储设施应与药品分开设置；在商超等其他场所从事药品零售活动的，应具有独立的经营区域 ③有与所经营药品相适应的质量管理机构或人员，企业法定代表人、主要负责人、质量负责人等符合规定的条件 ④有保证药品质量的质量管理制度、符合质量管理与追溯要求的信息管理系统，符合药品经营质量管理规范要求 特别：申请经营血液制品、细胞治疗类生物制品的药品零售企业，应具备与经营品种相适应的质量保证能力和产品信息化追溯能力。经营细胞治疗类生物制品的药品零售企业还应具备与指定医疗机构电子处方信息互联互通的条件，配备的执业药师应具有临床医学、预防医学、免疫学、微生物学等专业本科以上学历，并经过相关产品上市许可持有人培训考核合格

考点3 药品经营许可证管理 ★★

（1）许可证事项　药品经营许可证分为正本和副本，有效期为5年。

药品经营许可证样式由国家药监局统一制定，电子证书与纸质证书具有同等法律效力。禁止伪造、变造、出租、出借、买卖。

药品经营许可证应载明许可证编号、企业名称、统一社会信用代码、经营地址、法定代表人、主要负责人、质量负责人、经营范围、经营方式、仓库地址、发证机关、发证日期、有效期等项目。其中，企业名称、统一社会信用代码、法定代表人等项目应与市场监督管理部门核发的营业执照中载明的相关内容一致。

药品经营许可证载明事项分为许可事项和登记事项。许可事项是指经营地址、经营范围、经营方式、仓库地址。登记事项是指企业名称、统一社会信用代码、法定代表人、主要负责人、质量负责人等。

药品零售连锁总部的药品经营许可证，应在经营方式下注明"零售（连锁总部）"。

药品经营许可证编号格式为"省份简称+两位分类代码+四位地区代码+五位顺序号"。其中两位分类代码为大写英文字母，第一位A表示批发企业，B表示药品零售连锁总部，C表示零售连锁门店，D表示单体药品零售企业；第二位A表示法人企业，B表示非法人企业。四位地区代码为阿拉伯数字，对应企业所在地区（市、州）代码，按照国内电话区号编写，区号为四位的去掉第一个0，区号为三位的全部保留，第四位为调整码。调整码的使用原则：药品经营许可证编号地区代码前三位能确定为单个设区的市的，第四位调整码编制为0（代表本区号无多个设区的市共用情形）；如出现区号有多个设区的市共用情形，第四位调整码编制用于区分不同的设区的市。许可证编号顺序号应在确定省份简称、分类代码、地区代码后，分别从00001开始编制。

（2）药品经营许可证申请与核发

①申请材料：开办药品经营企业，应取得营业执照后，依管理权限向企业所在地县级以上药监部门提交申请材料。包括：药品经营许可证申请表；质量管理机构情况以及主要负责人、质量负责人、质量管理部门负责人学历、工作经历相关材料；药师或其他药学技术人员资格证书以及任职文件；经营药品的方式和范围相关材料；药品质量管理规章制度以及陈列、仓储等关键设施设备清单；营业场所、设备、仓储设施及周边卫生环境等情况，营业场所、仓库平面布置图及房屋产权或使用权相关材料；法律、法规规定的其他材料。申请人应对其申请材料全部内容的真实性负责。

申请人应按照国家有关规定对申请材料中的商业秘密、未披露信息或保密商务信息进行标注，并注明依据。

②许可受理：药监部门收到开办药品经营企业申请后，申请材料齐全、符合形式审查要求，或申请人按照要求提交全部补正材料的，应受理药品经营许可证申请。药监部门受理或不予受理药品经营许可证申请的，应出具加盖本部门专用印章和注明日期的受理通知书或不予受理通知书。

③审核批准：药监部门应自受理申请之日起20个工作日内，按照《药品经营和使用质量监督管理办法》和药品经营质量管理规范，对申报资料组织开展技术审查，并依据《药品检查管理办法（试行）》、药品经营质量管理规范现场检查指导原则、检查细则等有关规定，组织开展现场检查。经技术审查和现场检查，符合条件的，作出准予许可决定，并自许可决定作出之日起5个工作日内颁发药品经营许可证；不符合条件的，作出不予许可的书面决定，并说明理由。

仅从事乙类非处方药零售活动的实施告知承诺制审批。申请人向所在地市县级药监部门提交申请材料和承诺书后，形式审查符合条件的，药监部门应准予许可，当日向其颁发药品经营许可证。药监部门应自许可决定作出之日起3个月内对其组织开展技术审查和现场检查，发现承诺不实，责令其限期整改，整改后符合条件的，可继续持有药品经营许可证；整改后仍不符合条件的，撤销其药品经营许可证；发现实际与承诺偏差巨大，足以严重影响药品经营质量安全的，按照《药品管理法》第一百二十三条的规定给予处罚。

④信息公开：药监部门应在网站和办公场所公示申请药品经营许可证的条件、程序、

期限、需要提交的全部材料目录和申请表格式文本等信息,以及药品经营许可证申请的许可结果,并提供条件便利申请人查询审批进程。

⑤陈述申辩与听证:药监部门认为药品经营许可涉及公共利益的,应向社会公告,并举行听证。药品经营许可直接涉及申请人与他人之间重大利益关系的,药监部门作出行政许可决定前,应告知申请人、利害关系人享有要求听证的权利。

(3)药品经营许可证变更

许可证变更分类	许可事项变更	经营地址、经营方式、经营范围、仓库地址(包括原址增减仓库、异地设库和委托储存等)
	登记事项变更	企业名称、统一社会信用代码、法定代表人、主要负责人、质量负责人等事项(一名一码三人)

许可事项变更:药品经营企业变更药品经营许可证载明许可事项的,应向发证机关提出药品经营许可证变更申请。原发证机关应自受理变更申请之日起15个工作日内(技术审查、现场检查、企业整改等所需时间不计入期限),作出准予变更或不予变更的决定。药品零售企业被其他药品零售连锁企业总部收购,如实际经营地址、经营范围未发生变化的,按照变更药品经营许可证程序办理。

登记事项变更:药品经营许可证载明的登记事项发生变化的,应在发生变化起30个工作日内,向发证机关申请办理药品经营许可证变更登记。对涉及其中的企业名称、统一社会信用代码变更,发证机关应核对市场监督管理部门颁发的有效营业执照信息,在10个工作日内完成变更登记;对涉及其中的法定代表人、主要负责人、质量负责人的变更,发证机关应在10个工作日内(技术审查、现场检查、企业整改等所需时间不计入期限),作出准予变更或不予变更的决定,完成变更登记。

变更的记录:药品经营许可证载明事项发生变更的,由发证机关在副本上记录变更的内容和时间,并按照变更后的内容重新核发药品经营许可证正本。

(4)药品经营许可证延续、遗失补办和注销

药品经营许可证延续	根据《药品经营和使用质量监督管理办法》,药品经营许可证有效期届满需要继续经营药品的,应在有效期届满前6个月至2个月期间,向发证机关提出重新审查发证申请。发证机关应在有效期届满前作出是否许可的决定: ①经审查符合规定条件的,准予许可,为其重新制发药品经营许可证,且证书编号不变 ②不符合规定条件的,责令限期整改,整改后符合要求的,准予许可,为其重新制发药品经营许可证,且证书编号不变 ③整改后仍不符合规定条件的,不予许可,并向申请人书面说明理由 发证机关逾期未作出决定的,视为准予许可
	药品经营企业在药品经营许可证有效期届满前2个月内提出重新审查发证申请的,导致在法定的工作时限内药品经营许可证有效期已届满,但发证机关还未作出决定的药品经营企业应自觉停止药品经营活动,待发证机关准予许可后,方可恢复药品经营
药品经营许可证遗失补办	药品经营企业遗失药品经营许可证的,应向原发证机关申请补发。原发证机关应及时补发药品经营许可证,编号和有效期限与原许可证一致,发证日期为补发日期

续表

药品经营许可证注销	药品经营企业有下列情形之一的，由发证机关依法办理药品经营许可证注销手续，并予以公告： ①企业主动申请注销药品经营许可证的 ②药品经营许可证有效期届满未申请重新审查发证的 ③依法被撤销、撤回或药品经营许可证依法被吊销的 ④企业依法终止的 ⑤法律、法规规定的应注销行政许可的其他情形 药品经营企业申请注销药品经营许可证，存在立案未结案或行政处罚决定未履行完毕情形的，药监部门不予注销
许可证审批部门	①药品批发企业、药品零售连锁企业总部的相关许可由省级药监部门负责审批 ②药品零售企业（含门店）的相关许可由市县级药监部门负责审批 ③药品经营许可证核发、重新审查发证（延续）、变更、吊销、撤销、注销等信息药监部门应及时更新，完成后10个工作日内予以公开，并完成上报至国家药监局信息系统

考点 4 药品上市许可持有人的经营管理 ★★★

药品上市许可持有人可以自行销售其取得药品注册证书的药品，也可以委托药品经营企业销售。

自行销售	药品上市许可持有人自行批发药品时，无需申领取得药品经营许可证，但需具备药品GSP规定开办药品批发企业的条件（储存、运输药品设施设备除外），严格执行药品GSP
委托销售	①应委托符合条件的药品经营企业。应与受托方签订委托协议，约定药品质量责任等内容，并对受托方销售行为进行监督 ②接受委托销售的药品经营企业，其经营范围应涵盖所受托经营的药品品种（根据现行药品管理的有关规定，疫苗和中药配方颗粒不得委托销售） ③受托药品经营企业不得再次委托销售 ④药品上市许可持有人开展委托销售、储存、运输活动的，应向其所在地省级药监部门报告；跨省委托销售、储存、运输的，还应同时报告受托企业所在地省级药监部门 ⑤自行销售其取得药品注册证书的放射性药品，无需另行取得《放射性药品经营许可证》，委托销售的，受托方应取得《放射性药品经营许可证》 ⑥各省级药监部门应强化放射性药品生产经营企业的监督管理。药品上市许可持有人如需委托生产放射性药品的，应委托符合条件的放射性药品生产企业
持有人经营	药品上市许可持有人应严格审核药品购进单位资质，按照其药品生产范围、经营范围或诊疗范围向其销售药品。 应按照《药品经营和使用质量监督管理办法》、药品GSP（首营、非首营情形按照经营实际，结合药品GSP的要求）向购进单位提供以下资料：（两证两书两文件11凭证） ①药品生产许可证复印件 ②所销售药品批准证明文件和检验报告书复印件 ③企业派出销售人员授权书原件和身份证复印件 ④标明供货单位名称、药品通用名称、药品上市许可持有人（中药饮片标明生产企业、产地）、批准文号、产品批号、剂型、规格、有效期、销售数量、销售价格、销售日期等内容的凭证 ⑤销售进口药品的，按照国家有关规定提供相关证明文件 ⑥法律、法规要求的其他材料 上述资料应加盖企业印章。符合法律规定的可靠电子签名、电子印章与手写签名或盖章具有同等法律效力。药品上市许可持有人销售药品活动中的有关资质材料和销售凭证、记录保存不得少于5年，且不少于药品有效期满后1年 药品上市许可持有人应建立质量管理体系，对药品经营过程中药品的安全性、有效性和质量可控性负责。药品存在质量问题或其他安全隐患的，药品上市许可持有人应立即停止销售，告知药品经营企业和医疗机构停止销售和使用，及时依法采取召回等风险控制措施

考点 5 药品批发的经营管理 ★★★

药品批发企业是指依法持有药品经营许可证，从事将从药品上市许可持有人、中药饮片生产企业、药品批发企业处购进的药品，销售给药品上市许可持有人、药品生产企业、药品零售连锁总部、药品零售企业或药品使用单位等药品批发活动的专营或兼营企业。

企业购进活动要求	进货检查验收制度	建立并执行进货检查验收制度，确保药品合法性
	资质审核	索取、查验、留存供货企业及其销售人员的证件资料、销售凭证
	保存期限	销售凭证需保存至超过药品有效期1年，且不得少于5年
	合法性证明	验明药品合格证明和其他标识等材料，不符合规定的不得购进和销售
企业销售活动要求	审核购货单位资质	严格审核购货单位的资质，按照其生产、经营或诊疗范围销售药品
	销售资料提供	两证两书两文件11凭证 ①药品经营许可证复印件 ②所销售药品批准证明文件和检验报告书复印件 ③企业派出销售人员授权书原件和身份证复印件 ④标明供货单位名称、药品通用名称、药品上市许可持有人（中药饮片标明生产企业、产地）、批准文号、产品批号、剂型、规格、有效期、销售数量、销售价格、销售日期等内容的凭证 ⑤销售进口药品的，按照国家有关规定提供相关证明文件 ⑥法律、法规要求的其他材料 上述资料应加盖企业印章。符合法律规定的可靠电子签名、电子印章与手写签名或盖章具有同等法律效力。药品批发企业购进销售药品活动中的有关资质材料和购进销售凭证、记录保存不得少于5年，且不少于药品有效期满后1年
企业经营活动要求	委托储存和运输	①委托储存：开展委托储存需按变更仓库地址向所在地省级药品监督管理部门申请；跨省委托储存需经受托企业所在地省级药品监督管理部门同意 ②委托运输：开展委托运输需向所在地省级药品监督管理部门报告；跨省委托运输需同时报告受托企业所在地省级药品监督管理部门
	跨省设置仓库	①审批流程：所在地省级药品监督管理部门需商仓库所在地省级药品监督管理部门，符合要求后按变更仓库地址办理 ②仓库要求：跨省设置的仓库需符合两地省级药品监督管理部门的仓库设置基本条件，并纳入企业统一的计算机系统管理 ③监督管理：所在地省级药品监督管理部门负责监督管理，仓库所在地省级市药品监督管理部门协助日常监管

考点 6 药品零售连锁企业总部的经营管理 ★★★

药品零售连锁企业总部应对所属零售门店建立统一的质量管理体系，在企业标识、规章制度、计算机系统、人员培训、采购配送、票据管理、药学服务标准规范等方面统一管理。

统一企业标识	总部负责建立统一品牌标识管理，监督所属门店经营场所使用统一企业标识
统一规章制度质量管理	①总部负责设立与经营实际相适应的组织机构或岗位，明确规定其职责、权限及相互关系 ②制定质量管理体系文件，指导、监督文件的执行，开展质量策划、质量控制、质量保证、质量改进和质量风险管理等活动 ③对门店工作人员开展统一的质量管理培训，并对门店的经营行为和质量管理负责

续表

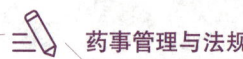

统一计算机系统	总部建立的计算机系统应能够对其总部和门店实施统一管理 计算机系统除符合药品GSP及其附录的要求外，还应符合以下要求： ①实现总部与门店间的信息传输、数据共享等功能，数据应做到双向、实时、自动传输 ②不得支持门店自行采购药品的操作 ③不得支持门店自行解除由总部做出的质量控制和药品锁定指令 ④不支持门店间信息显示和业务往来 ⑤总部质量管理部门负责计算机系统操作权限的审核、控制及质量管理基础数据库的建立、维护及更新 ⑥门店使用的质量管理基础数据库应由总部统一进行维护
统一采购配送	①总部负责对购进药品、供货单位及其销售人员的合法资质进行审核，并统一采购药品 ②采购药品时总部应向供货方索取首营资料，资质材料和购进凭证、记录保存不得少于5年，且不少于药品有效期满后1年 ③门店应通过计算机系统向总部提出要货计划，由总部统一进行配送；配送过程应符合药品GSP有关要求 ④总部委托储存、配送的，由总部对受托企业进行审核把关和统一管理
统一票据管理	总部应统一门店销售凭证式样，门店销售药品时，应通过计算机系统自动生成注明各门店名称的销售票据
统一药学服务标准规范	总部应制定并督促执行统一的药学服务标准规范，并负责对药学技术人员统一培训和进行药学服务管理，各门店应按照总部制定的统一标准开展药学服务

考点7 药品零售的经营管理 ★★★

（1）药品零售企业的界定　是指依法持有药品经营许可证，从事将从药品上市许可持有人、药品批发企业处购进的药品，直接销售给个人消费者的专营或兼营企业。药品零售企业开展药品经营活动应持续符合药品GSP的要求。

（2）药品购销要求　药品零售企业应从合法渠道购进药品，购进药品时应索取供货单位销售发票，做到票、账、货、款一致方可购进。

采购药品时，药品零售企业应按照《药品经营和使用质量监督管理办法》、药品GSP（首营、非首营情形按照经营实际，结合药品GSP的要求）向供货方索取资料。

向供货方索取的资料	①药品生产许可证、药品经营许可证复印件 ②所销售药品批准证明文件和检验报告书复印件 ③企业派出销售人员授权书原件和身份证复印件 ④标明供货单位名称、药品通用名称、药品上市许可持有人（中药饮片标明生产企业、产地）、批准文号、产品批号、剂型、规格、有效期、销售数量、销售价格、销售日期等内容的凭证 ⑤销售进口药品的，按照国家有关规定提供相关证明文件 ⑥法律、法规要求的其他材料
	上述资料应加盖企业印章。符合法律规定的可靠电子签名、电子印章与手写签名或盖章具有同等法律效力
	药品零售企业购进药品活动中的有关资质材料和购进凭证、记录保存不得少于5年，且不少于药品有效期满后1年

药品零售企业销售药品时，应开具标明药品通用名称、药品上市许可持有人（中药饮片

标明生产企业、产地）、产品批号、剂型、规格、销售数量、销售价格、销售日期、销售企业名称等内容的凭证。药品零售企业零售药品应准确无误，正确说明用法、用量和注意事项，并遵守国家处方药与非处方药分类管理制度。

（3）药学技术人员配备要求

①经营处方药、甲类非处方药的药品零售企业应按照规定配备执业药师或其他依法经过资格认定的药学技术人员，负责药品管理、处方审核和调配、指导合理用药以及不良反应信息收集与报告等工作。

②经营细胞治疗类生物制品的药品零售企业配备执业药师应具有微生物学、免疫学、预防医学、临床医学等专业本科以上学历。

③药品零售企业营业时间内，执业药师或其他依法经过资格认定的药学技术人员应在职在岗。

④未经执业药师审核处方，不得销售处方药。

（4）药学服务要求 根据《药品零售企业执业药师药学服务指南》，药品零售企业应按照药品GSP的要求，以促进人体健康为中心，开展药学服务活动，实现服务的规范化、科学化、人性化，以满足个人消费者合理用药需求。

（5）其他要求

①经营血液制品、细胞治疗类生物制品的药品零售企业，应具备与经营品种相适应的产品追溯能力和质量保障能力。

②药品零售企业可按照药品储存要求设置自助售药机销售乙类非处方药，提供24小时便民服务，自助售药机放置地址在许可证"经营地址"项下注明。

③自助售药机禁止销售处方药和甲类非处方药。企业计算机管理系统应对自助售药机药品销售、更换、定期检查及药品有效期等进行管理。

考点 8 禁止类行为情形 ★★★

药品上市许可持有人	药品批发企业	药品零售连锁企业总部	药品零售企业
①从事药品经营活动应遵循"诚实守信、依法经营"的原则			
②不得为他人违法经营药品提供场所、资质证明文件、票据等条件			
③禁止以任何弄虚作假手段骗取药品经营资格许可，禁止聘用"挂证"执业药师骗取药品经营许可证			
④药品上市许可持有人不得购进假劣原料药品（含假劣中药材、中药饮片）用于药品生产；不得购进销售假劣药品，不得将非药品冒充药品进行宣传和销售（含以销售为目的的储存陈列、运输、宣传展示等）			
⑤中药饮片生产企业不得以中药材及初加工产品冒充中药饮片销售，非法加工中药饮片。不得以中药材及初加工产品冒充中药饮片销售，非法加工中药饮片			
⑥不得进行现金交易，不得将麻醉药品、精神药品和含特殊药品复方制剂流入非法渠道（连锁总部不得将第二类精神药品流入非法渠道）。药品零售企业不得（麻、放、精一）药品、终止妊娠药品（包括含有"米非司酮"成分的所有药品制剂）、蛋白同化制剂、肽类激素（胰岛素除外）、药品类易制毒化学品、体内诊断试剂、体外诊断试剂（药品）以及其他禁止零售的药品，非定点药品零售企业不得销售第二类精神药品。不得违反规定销售含特殊药品复方制剂（超经营方式、超数量、超频次等），不得销售处方中未注明"生用"的毒性中药品种；不得单味零售罂粟壳			
⑦不得虚构药品销售流向，篡改计算机系统、温湿度监测系统数据，隐瞒真实药品购销存记录、票据、凭证、数据等，致使购销存记录不完整、不真实，经营行为无法追溯			
⑧不得在证、票、账、货、款不能相互对应一致时购销药品			
⑨不得违反规定对药品储存、运输及进行温湿度监测			

续表

药品上市许可持有人	药品批发企业	药品零售连锁企业总部	药品零售企业
①不得向无合法购药资质的单位或个人销售药品，尤其是知道或应知道他人从事无证经营仍为其提供药品 ②不得委托非药品经营企业销售药品或不符合GSP企业储存运输药品 ③不得有药品未入库，设立账外账，药品未纳入企业质量体系管理，使用银行个人账户进行业务往来等情形 ④不得在核准地址以外场所，委托不符合药品GSP条件企业储存药品 ⑤不得以展销会、博览会、交易会、订货会、产品宣传会等方式现货销售药品或赠送药品 ⑥不得直接向个人销售药品			◇不得出租、出借柜台等为他人非法经营提供便利 ◇不得向除个人消费者以外的其他单位销售药品 ◇不得违反药品的贮藏要求储存、陈列药品 ◇不得以买药品赠药品等方式销售处方药或甲类非处方药 ◇不得违反处方药与非处方药分类管理规定
◇不得超出诊疗范围向医疗机构销售药品 ◇不得不经药品零售连锁总部，直接向连锁门店销售药品	①不得从非药品上市许可持有人、药品批发企业等单位或个人处购进药品 ②连锁企业门店不得从本药品零售连锁企业总部外的其他任何渠道获取药品 ③不得违法回收或参与非法回收药品，销售回收药品 ④不得购进销售医疗机构制剂 ⑤不得擅自改变药品经营许可证许可事项、登记事项		
不得销售药品不开具发票		不得以"远程审方"等方式替代国家对执业药师的配备要求	
◇不得向药品零售企业销售禁止零售的药品 ◇不得向非连锁药品零售企业销售第二类精神药品 ◇可授权派出医药代表从事学术推广、技术咨询等活动，但不得要求其承担药品销售任务（包括价格谈判） ◇不得向除疾病预防控制机构外的其他任何单位或个人销售疫苗	不得接受药品上市许可持有人委托销售后，再次委托销售	◇总部应确保连锁门店各岗位人员有效执行总部下发的质量管理体系文件，所属门店不得从非本药品零售连锁企业总部外的其他任何渠道获取药品 ◇未经总部批准，门店之间不得擅自调剂药品 ◇总部、配送中心不得向本企业门店外的单位提供药品	◇不得违反处方药与非处方药分类管理规定 ◇非本企业在职人员不得在营业场所内从事药学服务活动 ◇不得采取任何手段，诱导消费者超出治疗需求购买药品 ◇不得擅自发布未经批准、与批准内容不一致或以非药品冒充药品的违法广告，不得发布虚假广告和虚假宣传 ◇出现突发公共卫生事件或其他严重威胁公众健康的紧急事件时，药品零售企业应严格遵守各级人民政府的应急处置规定，按要求采取下架商品、暂停销售等措施

考点 9 涉药储运行为的管理 ★

药品流通过程中，凡涉及药品储存、运输的行为应符合药品GSP的有关要求。

（1）涉药储存、运输的资质条件要求

委托方	①药品上市许可持有人、药品生产企业、药品经营企业委托储存运输药品的，应委托符合药品GSP的企业实施药品储存运输活动，并对受托方的质量保证能力和风险控制能力进行评估，将受托方的储存运输行为纳入己方的质量管理体系，与其签订委托协议，约定双方药品质量责任、委托储存运输操作规程等内容，并对受托方进行监督，确保受托储存运输药品持续符合药品GSP的相关要求 ②委托储存和运输冷藏冷冻药品的，委托方还应对受托方的仓储条件、运输工具、运输方式、过程温度控制和数据记录管理等定期进行审核

续表

受托方	接受委托储存、运输药品的企业应符合药品GSP中药品批发企业储存运输有关条款要求，并具备以下条件： ①有符合资质的人员，相应的药品质量管理体系文件，包括收货、验收、入库、储存、养护、出库、运输等操作规程 ②有与委托单位实现数据对接的计算机系统，对药品入库、出库、储存、运输和药品质量信息进行记录并可追溯，为委托方药品召回或追回等提供支持 ③有符合省级以上药品监督管理部门规定的现代物流要求的药品储存场所和设施设备 ④接受委托储存、运输药品的企业应熟悉药品流通监管法律法规、技术规范，并自觉接受药品监督管理部门的监督管理

（2）涉药储存、运输的义务　接受委托储存、运输药品的单位应按照药品GSP的要求开展药品储存、运输活动，履行委托协议约定的义务，并承担相应的法律责任。受托方不得再次委托储存。受托方再次委托运输的，应征得委托方同意，并签订质量保证协议，确保药品运输过程符合药品GSP的要求。疫苗、麻醉药品、精神药品、医疗用毒性药品、放射性药品、药品类易制毒化学品等特殊管理的药品以及中药配方颗粒不得再次委托运输。

受托方发现药品存在重大质量问题的，应立即向委托方所在地和受托方所在地药监部门报告，并主动采取风险控制措施。受托方发现委托方存在违法违规行为的，应立即向所在地省级药监部门报告，并主动采取风险控制措施。

（3）涉及疫苗储存、运输的特别规定

①根据《疫苗储存和运输管理规范（2017年版）》，疫苗生产企业（疫苗上市许可持有人）、疫苗配送企业、疫苗仓储企业的疫苗储存、运输管理应遵守药品GSP的要求。

②根据《疫苗生产流通管理规定》（公告2022年第55号），疫苗上市许可持有人自行配送疫苗的，需符合药品GSP的要求；疾病预防控制机构自行配送疫苗的，需符合疫苗储存和运输管理规范的有关要求。疫苗上市许可持有人委托配送疫苗的，需严格控制受托方数量，在同一省级行政区域内选取受托方原则上不得超过2家，并确认受托方符合药品GSP冷藏、冷冻药品的储存、运输条件后方可委托；疾病预防控制机构委托分发疫苗的，受托方如系疫苗配送企业需符合疫苗储存和运输管理规范的有关要求。

③接受疫苗委托储存、运输的单位不得再次委托储存、运输疫苗；疫苗与非药品不得混库储存或混车、混箱运输；疫苗与其他药品混库储存或混车、混箱运输时，应采取有效措施，防止交叉污染与发生混淆。

（4）其他涉药物流的特别规定　2023年2月3日，国家药监局、公安部、国家邮政局联合发布《关于进一步加强复方地芬诺酯片等药品管理的通知》，明确规定：

①邮政管理部门要加强寄递渠道查验，督促寄递企业严格遵守国家法律法规规定，严格落实"实名收寄、收寄验视、过机安检"制度。

②对个人交寄的要认真查验药品处方，对单位交寄的要查验药品生产许可证、药品经营许可证、医疗机构执业许可证等证明文件，严防非正当用途的复方地芬诺酯片、复方曲马多片、氨酚曲马多片、右美沙芬口服单方制剂、依托咪酯注射剂等药品通过寄递渠道流弊。

③督促寄递企业加强从业人员的培训和教育，增强责任意识和安全意识。

考点10 药品网络经营的类型 ★

药品网络经营的类型	①企业对企业模式（B-to-B）：药品上市许可持有人、药品批发企业通过自建网站，通过网络采购药品，或将药品销售给其他药品上市许可持有人、药品生产企业、药品经营企业和药品使用单位，以及药品零售企业、医疗机构通过网络向药品上市许可持有人、药品批发企业采购药品的经营模式 ②企业对个人消费者模式（B-to-C）：药品零售企业通过自建网站，向个人消费者销售药品及提供相关药学服务，并按照药品GSP要求配送至个人消费者的经营模式 ③药品网络交易第三方平台模式：药品网络交易第三方平台提供者，不直接从事药品网络销售活动，通过网络系统为在药品网络交易活动中的购销双方提供网络药品交易服务的经营模式 ④线上与线下联动模式（O-to-O）："网订店取"：个人消费者通过网络下单购买药品，赴就近的药品零售企业经营场所获取药品和相关药学服务；"网订店送"：个人消费者通过网络下单购买药品，由药品零售企业的执业药师或其他药学技术人员按照药品GSP配送药品的要求，将购买的药品送递至个人消费者，并当面向其提供相关药学服务

考点11 药品网络销售与平台服务管理要求 ★

（1）《药品网络销售监督管理办法》 为规范药品网络销售和药品网络交易平台服务活动，保障公众用药安全，国家市场监督管理总局发布《药品网络销售监督管理办法》，它适用于在我国境内从事药品网络销售、提供药品网络交易平台服务及其监督管理。主要做出以下要求：①突出药品网络销售资质和主体责任；②既明确"线上与线下一致"总体要求，又突出药品网络销售管理特色；③严格处方药的网络零售；④压实网络药品交易三方平台的责任；⑤强化药品网络销售监管力度；⑥对药品网络销售的违规行为实施最严厉的处罚。

（2）药品网络销售资质

药品网络销售资质要求	药品网络销售的主体，应是具备保证网络销售药品安全能力（包括交易全程信息真实、准确、完整、可追溯以及对消费者个人信息保护等）的药品上市许可持有人（含中药饮片生产企业）或药品经营企业
药品网络销售报告管理	①应填写"药品网络销售企业报告信息表"，向药监部门报告企业名称、药品生产许可证或药品经营许可证、网站名称、应用程序名称、IP地址、域名等信息 ②通过多个自建网站、网络客户端应用程序（含小程序）等开展经营活动的；入驻同个或多个药品网络交易第三方平台开展经营活动的，应将第三方平台名称、店铺名称、店铺首页链接，均需在报告内容中逐个列明 ③信息发生变化的，应在10个工作日内报告。其中，药品上市许可持有人、药品批发企业向所在地省级药监部门报告；药品零售企业向所在地市县级药监部门报告
药品网络销售平台备案管理	①第三方平台应如实填写"药品网络交易第三方平台备案表"，提交药品网络交易第三方平台备案材料清单，将企业名称、法定代表人、统一社会信用代码、网站名称以及域名等信息向平台所在地省级药监部门备案，省级药监部门在备案7个工作日内向社会公示，公示信息内容包括企业名称、法定代表人、网站名称、应用程序名称、网站域名、网站IP地址、电信业务经营许可证和非经营性互联网信息服务备案编号、药品网络交易第三方平台备案编号等

续表

药品网络销售平台备案管理	②公示备案信息发生变化的,应在变化之日起10个工作日内向省级药监部门办理变更备案;其他备案信息发生变化的,应及时进行更新 ③第三方平台不再开展相关业务的,应提前20个工作日在平台首页显著位置持续公示有关信息,主动向所在地省级药监部门办理取消备案 ④第三方平台的实际情况与备案信息不符且无法取得联系的,经省级药监部门公示10个工作日后,仍无法取得联系或无法开展现场检查的,予以取消备案 ⑤办理备案、变更备案和取消备案信息需同步推送至国家药品监管数据共享平台 ⑥省级药监部门应做好信息的归集整理,及时掌握本行政区域内第三方平台情况
资质信息展示	①应在网站首页或经营活动的主页显著位置,持续公示其药品生产或经营许可证信息 ②应展示依法配备的药师或其他药学技术人员的资格认定等信息,零售类别涵盖处方药或甲类非处方药的至少需展示其配备的执业药师注册证书等信息 ③上述信息发生变化的,应在10个工作日内予以更新 ④第三方平台应在其网站首页或从事药品经营活动的主页显著位置,持续公示营业执照、相关行政许可和备案、联系方式、投诉举报方式等信息或上述信息的链接标识

(3)药品网络销售主体责任

①药品网络销售企业对存在质量问题(如假药、劣药等)或安全隐患的药品,应依法采取相应的风险控制措施,并及时在网站首页或经营活动主页面公开相应信息。

②药品网络销售企业应对配送药品的质量与安全负责,保障药品储存运输过程持续符合药品GSP的相关要求。

③委托药品批发企业配送或委托第三方物流企业递送的,应对受托方药品质量保障和风险控制能力进行考核评估,与受托企业签订合同,明确保障药品质量安全的责任,落实药品GSP具体规定,约定现场审核方法,并接受药监部门监督检查。

④药品网络零售企业配送药品还应符合药品GSP附录6的药品零售配送质量管理规定。

考点12 药品网络销售的总体要求和禁止销售清单管理 ★

(1)药品经营"线上与线下一致"的要求

①网络销售药品,应依据依法批准的经营方式和经营范围开展,与线下药品经营要求一致,不得擅自超经营方式、超经营范围销售。

②药品上市许可持有人仅能销售其取得药品注册证书的药品,通过网络自行批发药品无需取得药品经营许可证,通过网络零售药品时,须依法取得药品经营许可证(零售)。

③药品售出时,均需向消费者开具销售凭证,线上销售的销售凭证可采用电子形式出具。

④购销等相关记录保存时限原则上均为至少5年,且不少于药品有效期后1年。

⑤药品与非药品、处方药与非处方药需分区陈列(区分网络展示)。

⑥药品零售时,不得采取买药品赠药品、买商品赠药品等任何形式向消费者赠送或超出治疗需求诱导消费者购买处方药、甲类非处方药。

(2)药品网络销售的禁止清单 鉴于药品这一商品的特殊性,药品网络销售管理也有其不同于线下销售的管理要求。国家药品监督管理局发布《药品网络销售禁止清单(第一版)》,清单内的药品均不得通过网络销售或零售,但其中部分药品可以在线下依法销售。

禁止网络销售的药品	①《药品管理法》第六十一条明确禁止非法网络销售的：麻醉药品、精神药品、医疗用毒性药品、放射性药品、药品类易制毒化学品、血液制品、疫苗 ②其他药品管理法规文件明确药品经营企业禁止经营的：医疗机构制剂、中药配方颗粒
禁止网络零售的药品	①注射剂（降糖类药物除外） ②含麻黄碱类复方制剂（不包括含麻黄的中成药） ③含麻醉药品口服复方制剂、含曲马多口服复方制剂、右美沙芬口服单方制剂 ④《兴奋剂目录》所列的蛋白同化制剂和肽类激素（胰岛素除外）
其他禁止网络零售的药品	地高辛、丙吡胺、奎尼丁、哌唑嗪、普鲁卡因胺、普罗帕酮、胺碘酮、奎宁、氨茶碱、胆茶碱、异丙肾上腺素；苯妥英钠、卡马西平、拉莫三嗪、水合氯醛、达比加群酯、华法林、替格瑞洛、西洛他唑、扑米酮、碳酸锂、异氟烷、七氟烷、恩氟烷、地氟烷、秋水仙碱；米非司酮、复方米非司酮、环丙孕酮、卡前列甲酯、雌二醇、米索前列醇、地诺前列酮；法罗培南、夫西地酸、伏立康唑、利奈唑胺、奈诺沙星、泊沙康唑、头孢地尼、伊曲康唑、左奥硝唑、头孢泊肟酯 本部分所列品种为药品通用名（包括其盐和酯），除复方米非司酮外其他限于单方制剂，其中抗菌药不含外用剂型
动态调整	国家药监局将定期或根据监管实际对禁止网络销售的药品实施动态调整： ①2023年2月3日，《关于进一步加强复方地芬诺酯片等药品管理的通知》规定复方地芬诺酯片、复方曲马多片、氨酚曲马多片、右美沙芬口服单方制剂、依托咪酯注射剂禁止网络销售 ②2023年7月6日，国家药监局综合司发布《关于<药品网络销售禁止清单（第一版）>有关问题的复函》，明确"含麻醉药品口服复方制剂"，具体参照《食品药品监管总局办公厅关于进一步加强含麻醉药品和曲马多口服复方制剂购销管理的通知》中所列产品名单执行。所列药品的单方制剂，应按照禁售清单要求执行

考点13 严格处方药的网络零售 ★

（1）严格处方药信息展示

①通过网络销售的药品，应依法取得药品注册证书（未实施审批管理的中药饮片除外）。药品网络销售企业、第三方平台展示的药品相关信息应真实、准确、合法，药品注册证书被依法撤销、注销的，不得展示相关药品的信息。

②药品网络零售企业、第三方平台应将处方药与非处方药区分展示，并在相关网页上显著标示处方药、非处方药区分标识，并在每个处方药展示页面下突出显示"处方药须凭处方在药师指导下购买和使用"等风险警示信息。

③药品网络零售企业首页面、处方药销售主页上不得直接公开展示处方药包装、标签等信息，第三方平台首页面、药品零售板块主页、入驻平台的药品网络零售企业首页面及其处方药销售主页上也不得直接公开展示处方药包装、标签等信息。

④国家药监局综合司发布《关于规范处方药网络销售信息展示的通知》，进一步明确药品网络销售平台/网站（含应用程序）首页、医药健康行业板块首页、平台商家店铺主页，不得展示处方药包装、标签等信息。通过处方审核前，不得展示或提供药品说明书，页面中不得含有功能主治、适应症、用法用量等信息。

（2）规范处方药销售流程

①药品网络零售企业销售处方药前，应向消费者充分告知相关风险警示信息，并经消

费者确认知情。

②零售处方药时，应遵循"先方后药"原则，在未通过处方审核前，不得展示处方药药品说明书等信息，也不得提供与处方药购买有关的服务。

③网络零售处方药的处方审核应由药品零售企业配备的执业药师真实开展，并留存审方原始痕迹，禁止无处方、不审方、先"看图选药销售"再"事后补方"、虚假审方以及采用智能程序（AI）替代执业药师审方等处方药违规销售行为。

（3）处方药销售实名制　药品网络零售企业销售处方药时，应首先确保处方来源真实、可靠，并采取有效措施做到处方药的实名制销售（包括患者实名和消费者实名），对真实性存疑、来源不可靠以及无法确认实名的处方应拒绝销售，避免药物滥用和流入非法渠道。

（4）严格处方一次性使用

①药品网络零售企业接收电子处方的，应与电子处方提供单位（包括医疗机构以及专门从事电子处方流转的平台）签订协议，并严格按照有关规定进行处方审核调配，对已经使用的电子处方进行标记，避免处方重复使用。

②接收的处方为纸质处方影印版本（包括处方电子扫描件、处方照片电子版等）的，应采取限期收回购药处方原件等有效措施，避免处方重复使用。

③第三方平台承接电子处方的，应对电子处方提供单位的情况进行核实，并签订协议。

考点 14 网络药品交易三方平台的义务 ★

平台条件	①机构：应建立药品质量安全管理机构 ②人员：应配备药学技术人员承担药品质量安全管理工作；需配备执业药师承担监督第三方平台内药品网络零售企业处方审核等管理制度的实施工作 ③制度：应建立并实施药品质量安全、药品信息展示、处方审核、处方药实名购买、药品配送、交易记录保存、不良反应报告、投诉举报处理等管理制度
入驻审核义务	①应对申请入驻本平台的药品网络销售企业（药品上市许可持有人、中药饮片生产企业、药品经营企业）资质、质量安全保证能力等进行审核 ②对审核通过同意入驻的药品网络销售企业建立登记档案，档案至少每半年核验更新一次，确保入驻的药品网络销售企业持续符合法定要求 ③应与入驻药品网络销售企业签订协议，明确入驻后双方药品质量安全责任
记录保存	应保存本平台内的药品展示、交易记录与投诉举报等记录信息，相关记录信息保存期限至少5年，且不少于药品有效期满后1年，并确保有关资料、信息和数据的真实、完整。还应为入驻药品网络销售企业自行保存数据提供便利
监控处置	①应对本平台内发生的药品网络销售活动建立检查监控制度，对入驻药品网络销售企业有效实施实时监控，发现入驻药品网络销售企业有违法行为的应及时制止 ②发现有严重违法行为的，应立即停止为其提供网络交易平台服务，停止展示药品相关信息。严重违法行为包括无资质销售药品的、违反规定销售禁止网络销售药品的、超出经营范围销售药品的、因违法行为被药监部门责令停止销售的、所售药品被吊销药品批准证明文件的、销售者被吊销药品经营许可证的，以及销售假药劣药和未经批准的药品、超出经营方式销售药品、药品经营许可证过期仍继续销售药品等其他严重违法行为的
报告	发现入驻药品网络销售企业有违法行为的，应立即向所在地县级以上药监部门报告

续表

配合监管	应积极配合药监部门开展的监督检查、案件查办和事件处置等工作，及时提供药监部门依法要求提供的有关平台内药品网络销售企业、销售记录、药学服务以及追溯等信息。药监部门发现入驻药品网络销售企业存在违法行为，依法要求第三方平台采取措施制止的，应及时履行相关义务。鼓励第三方平台向药监部门自动化信息报送机制
配合召回和追回	药品上市许可持有人发起药品召回、药品批发企业发起药品追回的，第三方平台应积极予以配合，并督促入驻的药品网络销售企业予以配合
应急管理	出现突发公共卫生事件或其他严重威胁公众健康的紧急事件时，第三方平台、药品网络销售企业应遵守国家有关应急处置规定，依法采取相应的控制和处置措施。第三方平台还应监督平台内药品网络销售企业将上述控制和处置措施落实到位

考点15 强化药品网络销售监管 ★

（1）以网管网　药监部门通过药品网络销售监测平台的监测对药品网络销售行为<u>实时监管</u>，对实时监测发现的违法行为，应依法按照职责进行调查处置。网络销售违法行为的技术监测记录资料，可依法作为药监部门实施行政处罚或采取行政措施的电子数据证据。<u>省级</u>药监部门建立的药品网络销售监测平台，应实现与国家平台的数据对接。

（2）网上网下同步检查　药监部门应依法对药品网络销售企业、第三方平台开展实地检查。省级药监部门应在第三方平台完成备案后 3 个月内，组织对其开展现场检查，并确保之后每年<u>不少于 1 次检查</u>。<u>县级</u>以上药监部门对药品网络销售企业的药品销售活动纳入<u>日常监督检查</u>，督促企业持续合法合规开展经营活动。

药品监督管理部门对第三方平台和药品网络销售企业进行实时检查时，可依法采取下列措施：

采取措施	①进入药品网络销售和第三方平台有关场所实施<u>现场检查</u> ②对网络销售的药品进行<u>抽样检验</u> ③<u>现场询问</u>有关人员，了解药品网络销售活动相关情况。依法查阅、复制交易数据、合同、票据、账簿以及其他相关资料 ④对有证据证明可能危害人体健康的药品及其有关材料，依法采取<u>查封</u>、<u>扣押</u>措施 ⑤对有证据证明可能存在安全隐患的，采取<u>告诫</u>、<u>约谈</u>、<u>限期整改</u>以及暂停生产、销售、使用、进口等法律法规规定可以采取的措施，并及时公布检查处理结果 ⑥必要时开展<u>延伸检查</u>（对象：药品研制、生产、经营、使用提供产品或服务的单位和个人） ⑦应对提供的个人信息和商业秘密严格保密，不得泄露、出售或非法向他人提供

2024 年 1 月 5 日，为指导药监部门开展药品网络交易第三方平台检查工作，督促企业履行法定义务，落实平台主体责任，国家药监局发布《药品网络交易第三方平台检查指南（试行）》，含检查项目 16 项，检查要点 40 个，用于指导药监部门对提供第三方平台服务的企业开展监督检查工作。有关检查组织实施、检查机构和人员、检查程序、常规检查、有因检查、检查与稽查的衔接、跨区域检查协作、检查结果的处理等工作，按照《药品检查管理办法（试行）》等有关要求执行。检查指南明确：

常规检查	重点考虑因素为<u>首次开展</u>第三方平台业务的；开展第三方平台业务<u>无药品流通专业背景</u>的；第三方平台<u>经营规模大</u>、<u>覆盖范围广</u>、<u>业务量较大</u>的

续表

有因检查	重点考虑因素为网络监测、群众信访、投诉举报、舆情信息、网络抽检等提示可能存在风险的；未能及时识别、发现、制止、报告相关风险的；未严格审核管理平台内药品信息、链接和药品销售活动的；既往多次检查不符合要求的；管理体系与关键岗位负责人发生重大调整的；未及时整改监督检查发现缺陷项的；药品监管部门认为需要开展检查的其他情况
检查方式	包括现场检查和非现场检查。现场检查指检查人员到企业开展第三方平台业务的经营场所进行检查。非现场检查指采用网络巡查、网络监测、视频电话等方式开展检查 检查组可根据工作需要采取现场检查和/或非现场检查方式。鼓励各地探索"线上线下相结合""交叉互查"等检查方式，运用"以网管网"的技术工具丰富检查手段
检查地点	主要为企业开展第三方平台业务的注册地址及其经营场所，必要时对相关场所进行延伸检查

（3）监管权限与分工

国家药品监督管理局	主管全国药品网络销售的监督管理工作
省级药品监督管理部门	负责本行政区域内药品网络销售的监督管理工作，负责监管第三方平台以及药品网络销售企业为药品上市许可持有人、药品批发企业的销售活动，对第三方平台、药品上市许可持有人、药品批发企业药品网络销售违法行为进行查处
设区的市级、县级药品监督管理部门	负责本行政区域内药品网络销售的监督管理工作，负责监督管理药品网络零售企业的销售活动，对药品网络零售企业违法行为进行查处
药品网络销售违法行为原则上由违法行为发生地的药监部门负责查处。因药品网络销售活动引发药品安全事件或有证据证明可能危害人体健康的，也可以由违法行为结果地的药监部门负责	

药品的网络销售跨越多个部门的监管领域，药监部门需进一步加强与市场监督管理部门、卫生健康主管部门、互联网信息管理部门、工业和信息化部门、邮政主管部门、交通运输主管部门、医疗保障主管部门、商务部门、人力资源和社会保障部门、公安部门等的配合协作，共同做好药品网络销售的监督管理工作，同时充分发挥行业协会，积极引导行业自律，规范相关销售行为，保障公众消费权益和身体健康。

第二节 药品经营质量管理规范

考点1 药品经营质量管理规范总体要求

药品GSP是为保证药品在流通全过程中始终符合质量标准，依据《药品管理法》等法律法规制定的针对药品采购、收货验收、储存养护、运输配送、销售发货及售后服务等环节的质量管理规范，其核心是要求企业通过严格的质量管理制度来约束自身经营相关行为，对药品流通全过程进行质量控制。

药品上市许可持有人、药品经营企业应严格执行药品GSP，依法从事药品经营活动，拒绝任何虚假欺骗行为，在药品采购、储存、销售、运输等环节采取有效的质量控制措施，确保药品质量，并按照国家有关要求，建立药品追溯体系，实现药品可追溯。同时，药品流通过程中其他涉及储存与运输药品的参与方，也应符合药品GSP的相关要求。

考点 2 药品批发企业质量管理体系 ★

质量管理体系	①应建立质量管理体系，确定质量方针，制定质量管理体系文件，开展质量的策划、控制、保证、改进和风险管理等活动 ②企业建立的质量管理体系应与其经营范围和规模相适应
质量方针	企业制定的质量方针文件应明确企业总的质量目标和要求，并贯彻到经营活动全过程
内审	应定期及在质量管理体系关键要素发生重大变化时开展内审，并对内审情况分析，依据分析结论改进质量管理体系，提高质量控制水平，以期质量管理体系可持续有效运行
质量风险管理	应采用前瞻或回顾方式，对质量风险进行评估、控制、沟通和审核
外审	应评价确认上游供货单位、下游购货单位的质量管理能力和信誉，必要时进行实地考察
全员质量管理	企业应全员参与质量管理

考点 3 药品批发企业组织机构与质量管理职责 ★

（1）负责人　企业负责人是药品质量的主要责任人，全面负责企业日常管理，并提供必要的条件以保证质量管理部门及人员有效履行职责，确保企业经营活动持续符合药品GSP的要求。质量负责人应由高层管理人员担任，全面负责药品质量管理工作，独立履行职责，在企业内部对药品质量管理具有裁决权。企业不得擅自矮化质量负责人在企业经营管理层级的地位。

（2）质量管理部门　企业应独立设置质量管理部门，有效开展质量管理工作。质量管理部门的职责不得由其他部门及人员代为履行。质量管理部门应履行的职责如下：

质量管理部门的职责	①督促药品经营活动中的相关部门和岗位人员执行药品管理的法律法规及药品GSP ②组织制订质量管理体系文件，并指导、监督文件的执行 ③负责对上下游单位及其授权人员合法性、经营药品合法性进行审核，对审核情况实施动态管理 ④负责质量信息的收集和管理，并建立药品质量档案 ⑤负责药品的验收，指导并监督药品经营环节质量管理工作 ⑥负责不合格药品的确认，对不合格药品的处理过程实施监督 ⑦负责药品质量投诉和质量事故的调查、处理及报告；负责假劣药品的报告 ⑧负责指导设定计算机系统质量控制功能，审核计算机系统操作权限以及建立质量管理基础数据并动态更新 ⑨负责药品质量查询 ⑩组织验证、校准相关设施设备 ⑪负责药品追回及配合药品召回的管理 ⑫负责药品不良反应的报告 ⑬组织质量管理体系的内审和风险评估 ⑭组织考察和评价上下游单位质量管理能力和服务质量 ⑮组织审查受托运输企业的运输条件和质量保障能力 ⑯协助开展质量管理教育和培训以及其他应由质量管理部门履行的职责

（3）药品批发企业部门　包括质量管理、采购、储存、销售、运输、财务和信息管理等部门。

考点 4 药品批发企业人员资质要求 ★★★

企业负责人		专科以上学历或中级以上专业技术职称，经过基本的药学专业知识培训，熟悉有关药品管理的法律法规及药品GSP
企业质量负责人		具有大学本科以上学历、执业药师资格和3年以上药品经营质量管理工作经历，在质量管理工作中具备正确判断和保障实施的能力
企业质量管理部门负责人		具备执业药师资格和3年以上药品经营质量管理工作经历，能独立解决经营过程中的质量问题
质量管理工作人员		具备药学中专或医学、生物、化学等相关专业大学专科以上学历或具有药学初级以上专业技术职称
验收、养护工作人员		具有药学或医学、生物、化学等相关专业中专以上学历或具有药学初级以上专业技术职称
中药材、中药饮片批发企业	验收工作人员	具有中药学专业中专以上学历或具有中药学中级以上专业技术职称
	养护工作人员	具有中药学专业中专以上学历或具有中药学初级以上专业技术职称
	直接收购地产中药材验收人员	具有中药学中级以上专业技术职称
负责疫苗质量管理和验收工作的专业技术人员		从事疫苗配送的企业应配备至少2名专业技术人员专门负责疫苗质量管理和验收工作，专业技术人员应具有预防医学、药学、微生物学或医学等专业本科以上学历及中级以上专业技术职称，并有3年以上从事疫苗管理或技术工作经历
药品采购工作人员		具有药学或医学、生物、化学等相关专业中专以上学历，从事药品销售、储存等工作的人员应具有高中以上文化程度

考点 5 药品批发企业人员培训、卫生健康管理与劳动保障 ★

人员培训	①企业应按照年度培训计划开展培训，使相关岗位人员能正确理解并履行职责，且做好记录、建立档案 ②培训分为岗前培训和继续培训，培训内容应与职责和工作相关，包括相关法律法规、药品专业知识及技能、质量管理制度、职责及岗位操作规程等 ③从事特殊管理的药品和冷藏、冷冻药品的储存、运输等工作的人员，应接受相关法律法规和专业知识培训，且必须经考核合格后方可上岗参与相关工作
卫生健康管理与劳动保障	①直接接触药品岗位的人员应进行岗前及年度健康检查，并建立健康档案 ②患有传染病或其他可能污染药品的疾病的，不得从事直接接触药品的工作 ③身体条件不符合相应岗位特定要求的，不得从事相关工作 ④储存、运输等岗位人员的着装应符合劳动保护和产品防护的要求

考点 6 药品批发企业质量管理体系文件

文件管理	①企业制定的质量管理体系文件应包括质量管理制度、部门及岗位职责、操作规程、档案、报告、记录和凭证等 ②企业应定期审核、修订文件，确保使用的文件为现行有效版本，同时保证各岗位可获得并严格按照文件相关规定开展工作

续表

质量管理制度	①质量管理体系内审的规定 ②质量否决权的规定 ③质量管理文件的管理 ④质量信息的管理 ⑤上、下游单位及其授权人员等资格审核的规定 ⑥药品采购、收货、验收、储存、养护、销售、出库、运输的管理 ⑦特殊管理的药品的规定 ⑧药品有效期的管理 ⑨不合格药品、药品销毁的管理 ⑩药品退货的管理 ⑪药品追回与配合召回的管理 ⑫质量查询的管理 ⑬质量事故、质量投诉的管理 ⑭药品不良反应报告的规定 ⑮环境卫生、人员健康的规定 ⑯人员培训及考核的规定 ⑰设施设备保管和维护的管理 ⑱设施设备验证和校准的管理 ⑲记录和凭证的管理 ⑳计算机系统的管理 ㉑执行药品追溯体系的规定等
部门及岗位职责	①质量管理、采购、储存、销售、运输、财务和信息管理等部门职责 ②企业负责人、质量负责人及上述部门负责人与上述部门岗位人员职责,以及与药品经营相关的其他岗位职责

考点7 药品批发企业操作规程和相关记录的建立与保存 ★

操作规程和相关记录的建立与保存	企业应制定覆盖其药品经营全环节及计算机系统的操作规程,并建立相关记录,做到真实、完整、准确、有效和可追溯
书面记录及凭证	①应及时填写,做到字迹清晰,不得随意涂改和撕毁 ②确需更改记录的,应注明理由、日期并签名,保持原有信息清晰可辨 ③记录及凭证应至少保存5年 ④疫苗、特殊管理的药品的记录及凭证按相关规定保存,但不得低于药品GSP的保存时限要求
计算机系统记录数据	①应按照操作规程,通过授权及密码登录后方可进行数据的录入或复核 ②数据的更改应经质量管理部门审核并在其监督下进行,更改过程应留有记录

考点8 药品批发企业设施与设备 ★

企业的经营场所和库房设置应与其药品经营范围和规模相适应。

仓库条件	选址与设计要求	①库房的选址、设计、布局、建造、改造和维护应符合药品储存要求,防止药品污染、交叉污染、混淆和差错 ②药品储存作业区、辅助作业区应与办公区和生活区有效隔离
	规模与环境要求	①库房规模及条件应满足药品储存的相应要求,便于开展储存作业 ②库房内外环境整洁,无污染源,库区地面硬化或绿化 ③库房内墙、顶光洁,地面平整,门窗结构严密

续表

仓库条件	安全防护措施	①库房有可靠的安全防护措施，能够对无关人员进入实行可控管理，防止药品被盗、替换或混入假药 ②采取有效措施防止室外装卸、搬运、接收、发运等作业受异常天气影响
	中药材、中药饮片库房特殊要求	①经营中药材、中药饮片的，应有专用库房和养护工作场所 ②直接收购地产中药材的，应设置中药样品室（柜）
仓库设施设备		企业的库房应配备以下设施设备： ①药品与地面之间有效隔离的设备 ②避光、通风、防潮、防虫、防鼠等设备 ③温湿度调控和换气设备 ④温湿度自动监测系统所需设备 ⑤符合储存作业要求的照明设备 ⑥用于零货拣选、拼箱发货操作及复核作业区域和设备 ⑦包装物料的存放场所 ⑧验收、发货、退货的专用场所 ⑨不合格药品专用存放场所 ⑩经营特殊管理的药品有符合国家规定的储存设施
冷藏、冷冻药品储存运输的设施设备		储存运输冷藏、冷冻药品的企业，应配备以下设施设备： ①与其经营规模和品种相适应的冷库 ②温湿度自动监测、调控、报警的设备 ③冷库制冷设备的备用发电机组或双回路供电系统 ④对有特殊低温要求的药品，应配备符合其储存要求的设施设备 ⑤冷藏车及车载冷藏箱或保温箱等设备 ⑥储存疫苗的企业应配备两个以上独立冷库，并做到不可合并储存的每个储存温区疫苗冷库至少一用一备，且所有备用冷库处于可随时启用状态，确保某个冷库出现故障时可及时将库存疫苗转移至其他同温区冷库，杜绝疫苗脱离冷链。鼓励疫苗储存企业同时配备自动切换双回路供电系统和自动启动（停机）备用发电机组，具备全程无需人工干预，失压自动启动（切换线路）以及复压自动停机的功能，确保疫苗储存质量安全
运输与冷链运输要求		①运输药品应使用封闭式货物运输工具 ②运输冷藏、冷冻药品的冷藏车及车载冷藏箱、保温箱应具备保证药品持续符合贮藏温度要求的能力 ③冷藏车具有自动调控温度、显示温度、存储和读取温度监测数据的功能，冷藏箱及保温箱具有外部显示和采集箱体内温度数据的功能 ④储存、运输设施设备的定期检查、清洁和维护应由专人负责，并建立记录和档案

考点 9 药品批发企业校准与验证

（1）设施设备的校准验证　企业应按照国家有关规定，对计量器具、温湿度监测设备等定期进行校准或检定。对冷库、储运温湿度监测系统以及冷藏运输等设施设备进行使用前验证、定期验证及停用时间超过规定时限的验证。

（2）验证控制文件与验证报告　企业应按照验证管理制度要求，形成验证控制文件（包括验证方案、报告、评价、偏差处理和预防措施等）。验证工作应按照验证方案实施，验证报告应经过审核和批准，验证文件应存档。企业应根据验证确定的参数及条件，正确、合理使用相关设施设备。

考点 10 药品批发企业计算机系统

系统建立	企业建立的计算机系统须符合全过程经营管理及质量控制的实际要求，实现药品可追溯
系统要求	①有支持系统正常运行的服务器和终端机 ②有安全、稳定的网络环境，有固定接入互联网的方式和安全可靠的信息平台 ③有实现部门之间、岗位之间信息传输和数据共享的局域网 ④有药品经营业务票据生成、打印和管理功能 ⑤有符合药品GSP要求及企业管理实际需要的应用软件和相关数据库
系统运行	各类数据的录入、修改、保存等操作应符合授权范围、操作规程和管理制度的要求，保证数据原始、真实、准确、安全和可追溯

计算机系统运行中涉及企业经营和管理的数据应采用安全、可靠的方式储存并按日备份，备份数据应存放在安全场所，记录类数据的保存时限应符合药品GSP有关记录保存时限的管理要求

考点 11 药品批发企业采购 ★★

采购要求		企业采购活动应确定供货单位、购入药品及供货单位销售人员的合法性，并与供货单位签订质量保证协议
首营企业与首营品种的审核流程	申请与审核	企业采购部门应填写首营企业与品种相关申请表格，并经过质量管理部门和企业质量负责人的审核批准。必要时，应实地考察，对供货单位质量管理体系进行评价
	审核首营企业所需材料	审核首营企业时，应查验加盖其公章原印章的以下材料： ①《药品生产许可证》或《药品经营许可证》复印件 ②营业执照、税务登记、组织机构代码的证件复印件，以及上一年度企业年度报告公示情况 ③相关印章、随货同行单（票）样式 ④开户户名、开户银行及账号
	审核的要求	采购首营品种应审核药品的合法性，索取并审核加盖供货单位公章原印章的药品生产或进口批准证明文件复印件，确认无误后方可采购
	资料管理	①鼓励药品经营企业开展首营资料电子化交换与管理。加盖电子签名或电子印章的首营企业、首营品种、购货单位、检验报告等资质资料，与纸质资料具有同等效力 ②以上资料应归入药品质量档案
对销售人员的审核		企业应核实、留存供货单位销售人员以下资料： ①加盖供货单位公章原印章的销售人员身份证复印件 ②加盖供货单位公章原印章和法定代表人印章或签名的授权书，授权书应载明被授权人姓名、身份证号码，以及授权销售的品种、地域、期限 ③供货单位及供货品种相关资料
质量保证协议		企业与供货单位签订的质量保证协议至少包括以下内容： ①明确双方质量责任 ②供货单位应提供符合规定的资料且对其真实性、有效性负责 ③供货单位应按照国家规定开具销售发票 ④药品质量符合药品标准等有关要求 ⑤药品包装、标签、说明书符合有关规定 ⑥药品运输的质量保证及责任 ⑦质量保证协议的有效期限

续表

票据管理	①企业索取的采购发票应列明药品的通用名称、规格、单位、数量、单价、金额等 ②不能全部列明的，应附《销售货物或提供应税劳务清单》，并加盖供货单位发票专用章原印章、注明税票号码 ③发票上的购、销单位名称及金额、品名应与付款流向及金额、品名一致，并与财务账目内容相对应 ④发票按有关规定保存
采购记录	企业建立的采购记录应有药品的通用名称、剂型、规格、生产厂商、供货单位、数量、价格、购货日期等内容，采购中药材、中药饮片的还应标明产地
药品直调	①在无特殊情况的日常经营中，企业一律不得采用直调方式（即将本企业已采购的药品不入本企业仓库，而是从供货单位直接发送到购货单位的行为）购销药品 ②可采用直调方式购销药品的特殊情况如发生灾情、疫情、突发事件或临床紧急救治等 ③符合开展药品直调的，企业应建立专门的采购记录，保证有效的质量跟踪和追溯 ④药品GSP中涉及药品直调"其他符合国家有关规定的情形"，是指由国家药监部门另行制定的有关药品直调的管理规定，目前暂未制定出台
药品采购综合评审	企业应定期对药品采购的整体情况进行综合质量评审，建立药品质量评审和供货单位质量档案，并进行动态跟踪管理
特殊管理药品的采购	采购特殊管理的药品应严格按照国家有关规定进行

考点12 药品批发企业收货与验收 ★★★

（1）收货程序　企业应按照规定的程序和要求对到货药品逐批进行收货、验收，防止不合格药品入库。药品到货时，收货人员应首先核实运输方式是否符合要求，对不符合运输方式的应拒收。

到货药品的随货同行单（票）应包括供货单位、生产厂商、药品的通用名称、剂型、规格、批号、数量、收货单位、收货地址、发货日期等内容，并加盖供货单位药品出库专用章原印章。收货人员的收货操作须做到购进药品所涉票、账、货相符，符合要求的药品，应按品种特性要求放于相应待验区域，或设置状态标志，通知验收。

冷藏、冷冻药品到货时，应对其运输方式及运输过程的温度记录、运输时间等质量控制状况进行重点检查并记录，不符合温度要求的应拒收。冷藏、冷冻药品应在冷库内待验。

（2）检验报告书　验收药品应按照药品批号查验同批号的检验报告书。

供货单位为批发企业的，检验报告书应加盖其质量管理专用章原印章。检验报告书在确保其合法、有效的前提下可采用电子数据形式传递和保存。

（3）验收抽样　应对每次到货的药品进行逐批抽样验收，抽取的样品应具有代表性。

至少检查一个最小包装	同一批号的药品
可不打开最小包装	生产企业有特殊质量控制要求或打开最小包装可能影响药品质量的
应开箱检查至最小包装	破损、污染、渗液、封条损坏等包装异常以及零货、拼箱的
可不开箱检查	外包装及封签完整的原料药、实施批签发管理的生物制品

验收人员应对抽样药品的外观、包装、标签、说明书以及相关的证明文件等逐一进行

检查、核对；验收结束后，应将抽取的完好样品放回原包装箱，加封并标示。

特殊管理的药品应按照相关规定在专库或专区内验收。

（4）验收记录　药品验收记录包括药品的通用名称、剂型、规格、批准文号、批号、生产日期、有效期、生产厂商、供货单位、到货数量、到货日期、验收合格数量、验收结果等内容。验收人员应在验收记录上签署姓名和验收日期。

中药材、中药饮片的验收记录还应注明产地，实施批准文号管理的中药饮片应记载批准文号。

验收不合格的还应注明不合格事项及处置措施。

（5）库存记录　企业应建立库存记录，验收合格的药品应及时入库登记；验收不合格的，不得入库，并由质量管理部门处理。

（6）直调验收　企业在特殊情况下直调药品时，可委托购货单位进行药品验收，购货单位应建立专门的直调药品验收记录，验收记录相关信息应于验收当日传递给直调企业。

考点13 药品批发企业储存与养护 ★★★

药品储存要求	应根据药品的质量特性对药品进行储存，并符合以下要求： ①按包装标示的温度要求储存药品，没有标示的，按《中国药典》规定要求进行储存 ②储存药品相对湿度（RH）为35%～75% ③人工作业实行色标管理（合格药品为绿色，不合格药品为红色，待确定药品为黄色） ④应按照要求采取避光、遮光、通风、防潮、防虫、防鼠等措施 ⑤搬运和堆码药品应严格按外包装标示要求规范操作，堆码高度符合包装图示要求 ⑥药品按批号堆码，不同批号的药品不得混垛，垛间距≥5厘米，与库房内墙、顶、温度调控设备及管道等设施间距≥30厘米，与地面间距≥10厘米 ⑦药品与非药品、外用药与其他药品分开存放，中药材和中药饮片分库储存 ⑧特殊管理的药品应按照国家有关规定储存 ⑨零货药品应集中存放 ⑩货架、托盘等设施设备应保持清洁，无破损和杂物堆放 ⑪未经批准的人员不得进入储存作业区，作业区内的人员不得有影响药品质量和安全行为 ⑫药品储存作业区内不得存放与药品储存管理无关的物品
药品养护要求	应根据库房条件、外部环境、药品质量特性等对药品进行养护： ①指导和督促储存人员对药品进行合理储存与作业 ②检查并改善储存条件、防护措施、卫生环境 ③对库房温湿度进行有效监测、调控 ④按照养护计划对库存药品的外观、包装等质量状况进行检查，并建立养护记录 ⑤对储存条件有特殊要求的或有效期较短的品种应进行重点养护 ⑥发现有问题的药品应及时在计算机系统中锁定和记录，并通知质量管理部门处理 ⑦对中药材和中药饮片应按其特性采取有效方法进行养护并记录，所采取的养护方法不得对药品造成污染 ⑧定期汇总、分析养护信息
有效期管理	企业对库存药品有效期的跟踪和控制措施（包括近效期预警及超有效期自动锁定等）应通过计算机系统自动实施，防止过期药品销售
破损药品处理	药品因破损而导致液体、气体、粉末泄漏时，应迅速采取安全处理措施，防止对储存环境和其他药品造成污染

续表

质量可疑药品处理	对质量可疑的药品应立即采取停售措施，并在计算机系统中锁定，同时报告质量管理部门确认。应采取以下措施： ①存放于标志明显的专用场所，并有效隔离，不得销售 ②怀疑为假药的，及时报告药监部门 ③属于特殊管理的药品，按照国家有关规定处理 ④不合格药品的处理过程应有完整的手续和记录 ⑤对不合格药品应查明并分析原因，及时采取预防措施
定期盘点	企业应对库存药品定期盘点，做到账、货相符

考点14 药品批发企业销售 ★

（1）确认购货单位合法资质　企业应对购货单位、采购人员及提货人员的合法性进行核实，确认购货单位的生产范围、经营范围或诊疗范围符合药品销售要求，保证药品销售流向合法、真实。

（2）销售票据　销售药品应如实开具发票，做到票、账、货、款一致。

（3）销售记录

①销售记录包括药品的通用名称、规格、剂型、批号、有效期、生产厂商、购货单位、销售数量、单价、金额、销售日期等内容。

②按照药品GSP规定进行药品直调的，应建立专门的销售记录。中药材、中药饮片的销售记录还应注明产地。

（4）特殊管理药品的销售　销售特殊管理的药品以及国家有专门管理要求的药品，应严格按照国家有关规定执行。

考点15 药品批发企业出库

不得出库情形	出库时应对照销售记录进行复核。发现以下情况不得出库，并报告质量管理部门处理： ①药品包装出现破损、污染、封口不牢、衬垫不实、封条损坏等问题 ②包装内有异常响动或液体渗漏 ③标签脱落、字迹模糊不清或标识内容与实物不符 ④药品已超过有效期（包括药品在有效期内无法配送至收货单位） ⑤其他异常情况的药品
出库记录	药品出库复核应建立记录，包括购货单位、药品的通用名称、剂型、规格、数量、批号、有效期、生产厂商、出库日期、质量状况和复核人员等内容。药品出库时，应附加盖企业药品出库专用章原印章的随货同行单（票）
药品和直调药品的出库要求	①药品出库时，应附加盖企业药品出库专用章原印章的随货同行单（票） ②直调药品出库时，由供货单位开具两份随货同行单（票），分别发往直调企业和购货单位。随货同行单（票）的内容应标明直调企业名称
冷藏、冷冻药品发运	企业应安排专人负责冷藏、冷冻药品的装箱、装车等项作业，并符合以下要求： ①车载冷藏箱或保温箱在使用前应预冷（热）至相应的温度要求 ②冷藏、冷冻药品的装箱、封箱工作应在相应的温度要求下完成 ③装车前应检查冷藏车辆的启动、运行状态，达到规定温度后方可装车 ④启运时应做好运输记录，内容包括运输工具和启运时间等

考点 16 药品批发企业运输与配送

运输工具	①应根据药品的包装、质量特性并针对车况、道路、天气等因素，选用适宜的运输工具，采取相应措施防止出现破损、污染等问题 ②发运药品时，应检查运输工具，发现运输条件不符合规定的，不得发运。运输药品过程中，运载工具应保持密闭 ③搬运、装卸药品时，应严格按照药品外包装标示的要求进行
运输温度控制	①应根据药品的温度控制要求，在运输过程中采取必要的保温或冷藏、冷冻措施。运输过程中，药品不得直接接触蓄冷剂 ②运输冷藏、冷冻药品应实时监测并记录冷藏车、冷藏箱或保温箱内的温度数据，并制定冷藏、冷冻药品运输应急预案，采取有效措施应对运输途中可能发生的设备故障、异常天气影响、交通拥堵等突发事件
委托运输	①企业委托其他单位运输药品的，应对承运方运输药品的质量保障能力进行审计，索取运输车辆的相关资料，符合相关运输设施设备条件和要求的方可委托 ②应与承运方签订运输协议，明确药品质量责任、遵守运输操作规程和在途时限等内容
运输记录	①应有记录，实现运输过程的质量追溯，运输记录保存时限应符合药品GSP有关记录保存时限的管理要求 ②委托运输记录至少包括发货时间、发货地址、收货单位、收货地址、货单号、药品件数、运输方式、委托经办人、承运单位，采用车辆运输的还应载明车牌号，并留存驾驶人员的驾驶证复印件
运输时限	①已装车的药品应及时发运并尽快送达，防止因在途时间过长影响药品质量 ②委托运输的，企业应要求并监督承运方严格履行委托运输协议
其他要求	①企业应采取安全管理措施，防止在运输过程中发生药品盗抢、遗失、调换等事故 ②特殊管理的药品的运输应符合国家有关规定

考点 17 药品批发企业售后管理

退货管理	企业应采取有效措施保证退货环节药品的质量和安全，防止混入假冒药品
投诉管理	①应按照质量管理制度的要求，制定投诉管理操作规程，内容包括投诉渠道及方式、档案记录、调查与评估、处理措施、反馈和事后跟踪等 ②应配备专职或兼职人员负责售后投诉管理，对投诉的质量问题查明原因，采取有效措施及时处理和反馈，并做好记录，必要时应通知供货单位及药品上市许可持有人 ③应及时将投诉及处理结果等信息记入档案，以便查询和跟踪
药品追回与配合召回管理	企业发现已售出药品有严重质量问题，应立即通知购货单位停售、追回并做好记录，同时向药监部门报告。企业应协助药品上市许可持有人履行召回义务，根据《药品召回管理办法》的要求，按照召回计划及时传达、反馈药品召回信息，控制和收回存在安全隐患的药品，并建立药品召回记录
药品不良反应监测与报告	企业质量管理部门应配备专职或兼职人员，按照国家有关规定承担药品不良反应监测和报告工作

考点 18 药品零售企业质量管理与职责 ★

（1）经营条件　从事药品零售活动的条件包括组织机构、人员、设施设备、质量管理文件，并按照规定设置计算机系统，并与其经营范围和规模相适应。

（2）质量管理文件　企业制定的质量管理文件应符合有关法律法规及药品GSP的要求。

（3）**企业负责人** 是药品质量的主要责任人，负责企业日常管理，为保证质量管理部门和质量管理人员有效履行职责提供必要的条件，确保企业按照要求经营药品。

（4）**质量管理部门或人员** 应设置质量管理部门或配备质量管理人员，履行以下职责：

法律执行	督促相关部门和岗位人员执行药品管理的法律法规及药品GSP
文件制订	组织制订质量管理文件，并指导、监督文件的执行
资格审核	负责对供货单位及其销售人员资格证明的审核
合法审核	负责对所采购药品合法性的审核
经营环节	负责药品的验收，指导并监督药品采购、储存、陈列、销售等环节的质量管理工作
信息查询	负责药品质量查询及质量信息管理
投诉处理	负责药品质量投诉和质量事故的调查、处理及报告
药品处理及报告	负责对不合格药品的确认及处理 负责假劣药品的报告 负责药品不良反应的报告
教育培训	开展药品质量管理教育和培训
电脑系统	负责计算机系统操作权限的审核、控制及质量管理基础数据的维护
计量器具	负责组织计量器具的校准及检定工作
药学服务	指导并监督药学服务工作等

考点 19 药品零售企业人员资质要求 ★★★

企业法定代表人、企业负责人	具备执业药师资格
处方审核人员	执业药师
质量管理、验收、采购人员	具有药学或医学、生物、化学等相关专业学历或具有药学专业技术职称
中药饮片质量管理、验收、采购人员	具有中药学中专以上学历或具有中药学专业初级以上专业技术职称
营业员	具有高中以上文化程度或符合省级药监督部门规定的条件
中药饮片调剂人员	具有中药学中专以上学历或具备中药调剂员资格

考点 20 药品零售企业人员管理及健康管理 ★★★

人员培训	①企业应按照年度培训计划对各岗位人员开展相关法规及药品专业知识、技能的岗前培训和继续培训，使相关人员能正确理解并履行职责。应做好培训记录并建立档案 ②企业应为销售特殊管理的药品、国家有专门管理要求的药品、冷藏药品的人员接受相应培训提供条件，使其掌握相关法律法规和专业知识
卫生及着装	在营业场所内，企业工作人员应穿着整洁、卫生的工作服
健康管理	企业应对直接接触药品岗位的人员进行岗前及年度健康检查，并建立健康档案。患有传染病或其他可能污染药品的疾病的，不得从事直接接触药品的工作
工作人员行为管理	在药品储存、陈列等区域不得存放与经营活动无关的物品及私人用品，在工作区域内不得有影响药品质量和安全的行为

考点 21 药品零售企业文件管理 ★★

（1）**文件管理** 企业应制定符合企业实际的质量管理文件（包括质量管理制度、岗位职责、操作规程、档案、记录和凭证等），并定期审核、及时修订。

企业应通过培训、实施奖惩制度等措施，确保各岗位人员正确理解质量管理文件的内容，保证质量管理文件有效执行。

（2）**质量管理制度** 应包括：药品采购、验收、陈列、销售等环节的管理，设置库房的还应包括储存、养护的管理；供货单位和采购品种的审核；处方药销售的管理；药品拆零的管理；特殊管理的药品和国家有专门管理要求的药品的管理；记录和凭证的管理；收集和查询质量信息的管理；质量事故、质量投诉的管理；中药饮片处方审核、调配、核对的管理；药品有效期的管理；不合格药品、药品销毁的管理；环境卫生、人员健康的规定；提供用药咨询、指导合理用药等药学服务的管理；人员培训及考核的规定；药品不良反应报告的规定；计算机系统的管理；药品追溯的规定等。

（3）**岗位职责** 企业应明确企业负责人、质量管理、采购、验收、营业员以及处方审核、调配等岗位的职责，设置库房的还应包括储存、养护等岗位职责。

质量管理岗位、处方审核岗位的职责不得由其他岗位人员代为履行。

（4）**操作规程和相关记录的建立与保存** 药品零售操作规程应包括：药品采购、验收、销售；处方审核、调配、核对；中药饮片处方审核、调配、核对；药品拆零销售；特殊管理的药品和国家有专门管理要求的药品的销售；营业场所药品陈列及检查；营业场所冷藏药品的存放；计算机系统的操作和管理；设置库房的还应包括储存和养护的操作规程。

企业应建立药品采购、验收、销售、陈列检查、温湿度监测、不合格药品处理等相关记录，做到真实、完整、准确、有效和可追溯。记录及相关凭证应符合药品GSP有关记录保存时限的管理要求。特殊管理的药品的记录及凭证按相关规定保存，但不得低于药品GSP的保存时限要求。

通过计算机系统记录数据时，相关岗位人员应按照操作规程，通过授权及密码登录计算机系统，进行数据的录入，保证数据原始、真实、准确、安全和可追溯。电子记录数据应以安全、可靠方式定期备份。

考点 22 药品零售企业设施与设备

企业的营业场所应与其药品经营范围、经营规模相适应，并与药品储存、办公、生活辅助及其他区域分开。

经营场所设施设备	①营业场所应具有相应设施或采取其他有效措施，避免药品受室外环境的影响，并做到宽敞、明亮、整洁、卫生 ②营业场所应配备以下设备：货架和柜台；监测、调控温度的设备；经营中药饮片的，有存放饮片和处方调配的设备；经营冷藏药品的，有专用冷藏设备；经营第二类精神药品、毒性中药品种和罂粟壳的，有符合安全规定的专用存放设备；药品拆零销售所需的调配工具、包装用品

续表

仓库设施设备	①设置仓库的企业，应做到库房内墙、顶光洁，地面平整，门窗结构严密；有可靠的安全防护、防盗等措施 ②储存中药饮片应设立专用库房 ③经营特殊管理的药品应有符合国家规定的储存设施 ④仓库应有以下设施设备：药品与地面之间有效隔离的设备；避光、通风、防潮、防虫、防鼠等设备；有效监测和调控温湿度的设备；符合储存作业要求的照明设备；验收专用场所；不合格药品专用存放场所；经营冷藏药品的，有与其经营品种及经营规模相适应的专用设备 ⑤企业应按照国家有关规定，对计量器具、温湿度监测设备等定期进行校准或检定
计算机系统	企业应建立能够符合经营和质量管理要求的计算机系统，并满足药品追溯的实施条件

考点23 药品零售企业采购与验收

药品采购	企业（不含药品零售连锁企业门店）应从药品上市许可持有人（含中药饮片生产企业）、药品批发企业处购进药品，并参照药品批发企业采购药品的相关规定予以执行。药品零售连锁企业门店销售的药品应通过连锁总部统一采购
收货与验收	①药品到货时，收货人员的收货操作须做到购进药品所涉票、账、货相符 ②企业应按规定的程序和要求对到货药品逐批进行验收，查验药品检验报告书并做好验收记录。验收抽样应具有代表性
冷藏药品验收	药品零售企业的冷藏药品验收参照批发企业的有关规定进行
验收结果处理	验收合格的药品应及时入库或上架，验收不合格的，不得入库或上架，并报告质量管理人员处理

考点24 药品零售企业陈列与储存 ★★★

（1）温湿度与卫生控制

①企业应对营业场所温度进行监测和调控，以使营业场所的温度符合常温要求。

②企业应定期进行卫生检查，保持环境整洁。

③存放、陈列药品的设备应保持清洁卫生，不得放置与销售活动无关的物品，并采取防虫、防鼠等措施，防止污染药品。

（2）药品陈列要求

①按剂型、用途以及储存要求分类陈列，设置醒目标志，类别标签字迹清晰、放置准确。

②药品放置于货架（柜），摆放整齐有序，避免阳光直射。

③处方药、非处方药分区陈列，并有处方药、非处方药专用标识。

④处方药（包括小包装的直接口服中药饮片）不得采用开架自选的方式陈列和销售。

⑤外用药与其他药品分开摆放。

⑥拆零销售的药品集中存放于拆零专柜或专区。

⑦第二类精神药品、毒性中药饮片和罂粟壳中药饮片不得陈列。

⑧冷藏药品放置在冷藏设备中，按规定对温度进行监测和记录，并保证存放温度符合要求。

⑨中药饮片柜斗谱的书写应正名正字；装斗前应复核，防止错斗、串斗；应定期清斗，防止饮片生虫、发霉、变质；不同批号的饮片装斗前应清斗并记录。

⑩经营非药品应设置专区，与药品区域明显隔离，并有醒目标志。

（3）药品定期检查

①企业应定期对陈列、存放的药品进行检查，重点检查拆零药品和易变质、近效期、摆放时间较长的药品以及中药饮片。

②发现有质量疑问的药品应及时下架，停止销售，由质量管理人员确认和处理，并保留相关记录。

（4）有效期管理　企业应对药品的有效期进行跟踪管理，防止过期药品陈列、售出或近效期药品售出后可能发生的过期使用。

考点25 药品零售企业销售管理 ★★★

企业及其人员的资质公示	①企业应在营业场所的显著位置悬挂药品经营许可证、营业执照、执业药师注册证等 ②营业人员应佩戴有照片、姓名、岗位等内容的工作牌，执业药师和药学技术人员的工作牌还应标明执业资格或药学专业技术职称，在岗执业的执业药师应挂牌明示
药品销售管理	①处方经执业药师审核后方可调配 ②对处方所列药品不得擅自更改或代用，对有配伍禁忌或超剂量的处方，应拒绝调配，但经处方医师更正或重新签字确认的，可以调配 ③调配处方后经过核对方可销售 ④处方审核、调配、核对人员应在处方上签字或盖章，并按规定保存处方或其复印件 ⑤销售近效期药品应向个人消费者告知有效期 ⑥销售中药饮片做到计量准确，并告知煎服方法及注意事项 ⑦提供中药饮片代煎服务，应符合国家有关规定 ⑧企业销售药品应开具销售凭证，内容包括药品名称、生产厂商、数量、价格、批号、规格等，并做好销售记录 ⑨药品售出时，应执行追溯体系的规定
药品拆零销售管理	①负责拆零销售的人员经过专门培训 ②拆零的工作台及工具保持清洁、卫生，防止交叉污染 ③做好拆零销售记录，内容包括拆零起始日期、药品的通用名称、规格、批号、生产厂商、有效期、销售数量、销售日期、分拆及复核人员等 ④拆零销售应使用洁净、卫生的包装，包装上注明药品名称、规格、数量、用法、用量、批号、有效期以及药店名称等内容 ⑤提供药品说明书原件或复印件 ⑥拆零销售期间，保留原包装和说明书
药品宣传	药品广告宣传应严格执行国家有关广告管理的规定
其他销售管理	销售特殊管理的药品和国家有专门管理要求的药品，应严格执行国家有关规定；非本企业在职人员不得在营业场所内从事药品销售相关活动

考点26 药品零售企业售后管理

（1）药品退换　药品是特殊的商品，非质量问题，一经售出，不得退换。

（2）投诉管理　企业应在营业场所公布药监部门的监督电话，设置个人消费者意见簿，及时处理个人消费者对药品质量的投诉。

（3）药品追回与配合召回管理　企业发现已售出药品有严重质量问题，应及时采取措施追回药品并做好记录，同时向药监部门报告。

企业应按照《药品召回管理办法》的要求，协助药品上市许可持有人履行召回义务，控制和收回存在安全隐患的药品，并建立药品召回记录。

（4）药品不良反应监测与报告　企业应按照国家有关药品不良反应报告制度的规定，收集、报告药品不良反应信息。

考点27 药品GSP附录1 冷藏、冷冻药品的储存与运输管理

（1）经营冷藏、冷冻药品的企业，应按照药品GSP的要求，在药品物流操作环节，按照药品包装标示的贮藏要求，采用经过验证确认的设施设备、技术方法和操作规程，对冷藏、冷冻药品储存过程中的温湿度状况、运输过程中的温度状况，进行实时自动监测和控制，保证药品的储运环境温湿度控制在规定范围内。

（2）企业需配备并按要求使用冷藏、冷冻储运设施设备及温湿度自动监测系统，并定期对冷库、冷藏车以及冷藏箱、保温箱进行检查、维护并记录。

（3）企业需对冷库、冷藏车、冷藏箱、保温箱以及温湿度自动监测系统进行验证，并依据验证确定的参数和条件，制定冷藏、冷冻药品储运及监测设施设备的操作、使用规程。

（4）冷藏、冷冻药品到货时，企业应按照药品GSP的要求进行收货检查，并做好记录。不符合规定的，应拒收。拒收的药品应隔离存放于符合该药品贮藏温度要求的环境中，报送质量管理部门处置。

（5）冷藏、冷冻药品在库储存和运输期间码放除符合药品GSP要求外，储存药品的冷库制冷风机出风口距离100厘米内、高于出风口的位置不得摆放药品，药品与冷藏车厢内前板距离不小于10厘米，与后板、侧板、底板间距不小于5厘米，药品码放高度不得超过制冷机组出风口下沿，确保气流正常循环和温度均匀分布。

（6）企业安排专人负责对在库储存的冷藏、冷冻药品进行重点养护检查。药品储存环境温湿度超出规定范围时，应及时采取有效措施进行调控，防止温湿度超标持续时间过长、幅度过大导致药品质量受损。

（7）运输冷藏、冷冻药品，应根据药品数量、运输距离、运输时间、温度要求、外部环境温度等情况，选择适宜的运输工具和温控方式，确保运输过程中温度控制符合要求。出现温度超标时，应及时查明原因，及时采取有效措施进行调控。

（8）使用冷藏箱、保温箱运送冷藏药品的，应按照经过验证的标准操作规程，进行药品包装和装箱的操作；使用冷藏车运送冷藏、冷冻药品的，启运前应按照经过验证的标准操作规程进行操作。

（9）企业应制定冷藏、冷冻药品运输过程中温度控制的应急预案，并不断加以完善优化，做到出现状况能够及时采取措施有效应对，防止因异常情况造成的温度失控。

（10）从事冷藏、冷冻药品收货、验收、储存、养护、出库、运输等岗位工作的人员，应接受相关法律法规、专业知识、相关制度和标准操作规程的培训，经考核合格后，方可上岗。

（11）企业委托其他单位运输冷藏、冷冻药品时，应保证委托运输过程符合药品GSP及

有关附录文件的规定。

考点28 药品GSP附录2 药品经营企业计算机系统

（1）企业应建立与经营范围和经营规模相适应的计算机系统，能够**实时控制并记录**药品经营各环节和质量管理全过程，符合药品追溯的实施条件，并根据有关法律法规、药品GSP以及质量管理体系内审要求，及时对系统进行升级，完善系统功能。

（2）企业应按照药品GSP相关规定，在系统中设置各经营流程的质量控制功能，与采购、销售、收货、验收、储存、养护、出库复核、运输等系统功能形成内嵌式结构，确保药品经营活动中各项质量控制功能的实时和有效，并对经营过程中发现的质量有疑问药品进行控制。

（3）药品批发企业应具有可支持系统运行的服务器，药品经营活动各涉及岗位配备专用的终端设备，有稳定、安全的网络环境，有固定接入互联网的方式和可靠的信息安全平台，可实现部门之间、岗位之间信息传输和数据共享的局域网，并配备符合药品GSP及企业实际的应用软件和数据库。

（4）药品批发企业负责信息管理的部门负责系统硬件和软件的安装、测试及网络维护，数据库管理和数据备份，培训、指导相关岗位人员使用系统，系统程序的运行及维护管理和网络及数据的安全管理，保证系统日志的完整性，以及建立**硬件和软件管理档案**。

（5）药品批发企业质量管理部门负责指导设定系统质量控制功能，系统操作权限的审核、定期跟踪检查，监督各岗位人员严格按规定流程及要求操作系统，基础数据的审核、确认生效及锁定，审核业务数据修改申请，符合规定要求的方可按程序修改，并处理系统中涉及药品质量的有关问题。

（6）药品批发企业系统数据的录入、修改和保存必须严格按照管理制度和操作规程进行，做到各类记录的原始、真实、准确、安全和可追溯。药品批发企业应根据计算机管理制度对系统各类记录和数据进行安全管理。做到采取安全可靠的方式按日备份，记录备份数据介质存放于安全场所，保存时限符合药品GSP第42条的规定。

（7）药品批发企业应将审核合格的供货单位、购货单位及经营品种等信息录入系统，建立基础数据库并有效运用。

（8）药品采购订单中的基础数据应依据数据库生成，采购订单确认后，系统自动生成采购记录。系统对各供货单位的合法资质，能够自动识别与审核，有效防止超方式、超范围采购。

（9）药品到货时，系统应支持收货人员查询采购记录，对照随货同行单（票）及实物确认相关信息后，方可收货。验收人员按规定进行药品质量验收，对照药品实物在系统采购记录的基础上录入药品的其他有关信息，确认后系统自动生成验收记录。

（10）药品批发企业系统应按照药品的管理类别及储存特性，自动提示相应的储存库区；依据基础数据和养护制度，对库存药品按期自动生成养护工作计划，提示养护人员对库存药品进行养护；应对库存药品的有效期进行自动跟踪和控制，具备近效期预警提示、超有效期自动锁定及停销等功能。

（11）药品批发企业系统应依据基础数据及库存记录生成销售订单，系统拒绝无基础数据或无有效库存数据支持的任何销售订单的生成，对各购货单位的法定资质能够自动识别并审核，有效防止超方式、超范围销售。销售订单确认后，系统自动生成销售记录。

（12）药品批发企业系统应将确认后的销售数据传输至仓储部门提示出库及复核，完成出库复核操作后，自动生成出库复核记录。

（13）药品批发企业系统处理销后退回药品时，能够调出原对应的销售、出库复核记录，记录与实物一致的可退货验收，生成销后退回验收记录，反之系统则自动拒绝销后退回，且系统不支持对原始销售数据修改。

（14）药品批发企业系统应对药品运输的在途时间进行跟踪管理，对有运输时限要求的，应提示或警示相关部门及岗位人员。系统生成的药品运输记录符合药品GSP的有关规定。

（15）药品零售企业系统应建立包括供货单位、经营品种等相关内容的基础数据，自动识别处方药、特殊管理的药品以及其他国家有专门管理要求的药品，可自动拒绝国家有专门管理要求的药品超数量销售；系统与结算系统、开票系统对接，对每笔销售自动打印销售票据，并自动生成销售记录；系统对拆零药品实施安全、合理的销售控制，单独建立拆零药品销售记录；系统能定期自动生成陈列药品检查计划，对药品有效期进行跟踪，实现近效期预警、超有效期自动锁定及停销功能，各类数据的录入与保存符合药品GSP相关要求。

考点29 药品GSP附录3 温湿度自动监测

（1）企业应按照药品GSP要求，在储存药品的仓库中和运输冷藏、冷冻药品的设备中配备温湿度自动监测系统（以下简称系统），系统具备实时自动监测和记录功能，有效防范可能发生的影响药品质量安全的风险。

（2）系统由测点终端（监测探头）、管理主机、不间断电源（UPS）以及相关软件等组成。测点终端能够对周边环境温湿度进行数据的实时采集、传送和报警；管理主机能够对监测的数据进行收集、处理和记录，并具备异常情况下报警管理功能。

（3）系统温湿度数据的测定值应符合储存、运输药品的贮藏温湿度要求，且具备自动生成温湿度监测记录的功能。

（4）系统温湿度测量设备的最大允许误差应符合要求。测量范围在0℃~40℃之间，温度的最大允许误差为±0.5℃；测量范围在-25℃~0℃之间，温度的最大允许误差为±1.0℃；相对湿度的最大允许误差为±5%RH。

（5）系统应自动对药品储存运输过程中的温湿度进行不间断监测和记录，测点温湿度数据每分钟至少更新采集1次。监测数据记录频次为：储存状态下每30分钟至少记录1次温湿度数据；运输状态下每5分钟至少记录1次温度数据；发生超温超湿状况时，系统变频至每2分钟至少记录1次监测数据。

（6）当发生供电中断等突发情况时，系统应采用短信通讯的方式，向至少3名指定人员发出报警信息，其中，当监测的温湿度值达到或超出设定的临界值，系统还应能够实现就地和在指定地点进行声光报警。

（7）系统测点终端采集的监测数据应真实、完整、准确、有效。监测数据应采用安全、可靠的方式按日备份，并存放在安全场所，数据保存时限符合药品GSP第四十二条的要求。

（8）系统应与企业计算机终端进行数据对接，自动在计算机终端中存储数据，通过计算机终端可进行实时和历史数据查询。

（9）系统应独立地不间断运行，防止因供电中断、计算机关闭或故障等因素，影响系统正常运行或造成数据丢失，且不得与温湿度调控设施设备联动。

（10）企业应对储存、运输设施设备的测点终端布点方案进行测试和确认，保证药品仓库、运输设备中配备的测点终端数量（仓库、冷藏车内不得少于2个，冷藏箱、保温箱内不得少于1个）及位置，能够准确反映环境温湿度的实际状况。测点终端应牢固安装在经过确认的合理位置，避免储运作业及人员活动对监测设备造成影响或损坏，一经安装不得随意变动测点终端位置。

（11）系统应满足相关部门实施在线远程监管的条件。企业应对测点终端每年至少进行一次校准，对系统设备应进行定期检查、维修、保养，并建立档案。

考点30 药品GSP附录4 药品收货与验收

（1）企业应按照国家有关法律法规及药品GSP的要求，制定药品收货与验收标准。对收货、验收过程中出现的不符合质量标准或疑似假劣药情形，由企业质量管理部门按照有关规定进行处理，必要时上报药监部门。

（2）药品到货时，收货人员应根据到货药品特性对运输工具和运输状况进行检查，不符合药品GSP要求的应拒收。

（3）查验随货同行单（票）、药品采购记录及药品实物时，无随货同行单（票）或无采购记录的应拒收；随货同行单（票）记载的内容，与采购记录、药品实物以及本企业实际情况不符的，应拒收，并通知采购部门处理。

（4）收货过程中，对于随货同行单（票）或到货药品与采购记录有关内容不符的，由采购部门负责与供货单位核实和处理。

（5）收货人员应拆除药品的运输防护包装，检查药品外包装是否完好，对出现破损、污染、标识不清等情况的药品，应拒收；核对无误的药品应放置于相应的待验区域，随货同行单（票）上收货人员签字后，移交验收人员。

（6）药品待验区有明显标识，并与其他区域有效隔离；该区域也需符合待验药品的储存温度要求；待验区保持验收设施设备清洁，不得污染药品；特殊管理的药品需设置专用待验区，并符合安全控制要求。

（7）企业应根据不同类别和特性的药品，明确各待验药品的验收时限，验收合格的药品及时入库，验收发现问题应尽快处理，防止对药品质量造成影响。

（8）到货药品应按批号逐批抽样验收，抽样应具有代表性。验收时对抽样药品的外观、包装、标签、说明书等逐一进行检查、核对，对于相关证明文件不全或内容与到货药品不符的以及不符合验收标准的，不得入库，并交质量管理部门处理。

（9）在保证质量的前提下，如果药品上市许可持有人、药品生产企业有特殊质量控制要求或打开最小包装可能影响药品质量的，可不打开最小包装；外包装及封签完整的原料药、实施批签发管理的生物制品，可不开箱检查。

（10）验收地产中药材时，如到货中药材存在质量疑问，应将实物与企业中药样品室（柜）中收集的相应样品进行比对，确认后方可收货；验收人员应负责对中药材样品的更新和养护，防止样品出现质量变异导致比对结果误判；新收集样品放入中药样品室（柜）前，应由质量管理人员进行确认。

（11）企业应采取抽样比例加倍、检查至最小包装单位等方式加强对退货药品的收货、验收管理，保证退货环节药品的质量和安全，防止混入假冒药品。

（12）检查验收结束后，应将检查后的完好样品放回原包装，并在抽样的整件包装上标明抽验标志，对已经检查验收的药品，及时调整药品质量状态标识或移入相应区域；对验收合格的药品，应由验收人员与仓储部门办理入库手续，由仓储部门建立库存记录；验收药品应做好验收记录。

（13）符合药品GSP的要求进行药品直调的，企业可委托购货单位进行药品验收；购货单位应建立专门的直调药品验收记录，并在验收当日将记录相关信息传递给直调企业。

考点31 药品GSP附录5 验证管理

（1）药品GSP中涉及的验证范围与内容，包括对冷库、冷藏车、冷藏箱、保温箱以及温湿度自动监测系统（以下简称系统）等进行的验证，确认相关设施、设备及监测系统能够符合规定的设计标准和要求，并能安全、有效地正常运行和使用，确保药品储存及冷藏、冷冻药品在运输过程中的质量安全。验证的结果，应作为企业制定或修订质量管理体系文件相关内容的依据。

（2）企业质量负责人负责验证工作的监督、指导、协调与审批，质量管理部门负责组织企业有关部门共同实施验证工作。

（3）企业应按照质量管理体系文件规定，按年度制定验证计划，根据计划确定的范围、日程、项目。在验证实施过程中，建立并形成验证控制文件，内容包括验证方案与标准、报告与评价、偏差处理和预防措施等，验证控制文件应归入药品质量管理档案，并按规定保存。

（4）企业应按照方案实施验证。相关设施设备及监测系统需定期验证（间隔不超过1年），以确认其符合要求。相关设施设备和监测系统超过最大停用时限的，在重新启用前，要评估风险并重新进行验证。

（5）企业应根据验证的内容及目的，对不同的验证对象确定相应验证项目，合理设置验证测点实施验证，验证数据采集的间隔时间不得大于5分钟，并确保所有验证数据的真实、完整、有效、可追溯，并按规定保存。

（6）冷库的验证项目包括：库内温度分布特性（稳定性验证持续时长不得小于48小时），温控设备运行状况，测点终端参数与安装位置确认，开门作业对库内温度影响，冷库断电保护功能确认，极端温度保温性能，新库（含改造后重启）空载、满载验证，年度满载验证。

（7）冷藏车的验证项目包括：车厢内温度分布特性（稳定性验证持续时长不得小于5小时），温控设备运行状况，测点终端参数与安装位置确认，开门作业对车厢内温度影响，车厢断电保护功能确认，极端温度保温性能，新车空载、满载验证，年度满载验证。

（8）冷藏箱（保温箱）验证项目包括：箱内温度分布特性，蓄冷剂配备使用（蓄冷剂与保温箱采取摆列组合式捆绑验证），测点终端位置，开箱作业对箱内温度影响，极端温度保温性能，运输最长时限验证。

（9）系统验证项目包括：采集、传送、记录数据及报警功能确认，监测范围和精度确认，测点终端安装数量及位置确认，系统独立安全运行性能确认（不得与温湿度调控联动），系统在断电、计算机关机状态下的应急性能确认，防止用户修改、删除、反向导入数据等功能确认。

（10）验证使用的温度传感器应适用被验证设备的测量范围，其最大允许误差为±0.5℃，并经法定计量机构校准，校准证书复印件为验证报告的必要附件。

（11）企业应根据验证确定的参数及条件，正确、合理使用相关设施设备及监测系统，未经验证不得用于药品储存或冷藏、冷冻药品运输。

考点 32 药品GSP附录6 药品零售配送质量管理 ★★

药品零售配送是指根据消费者购药需求，对药品进行拣选、复核、包装、封签、发货、运输等作业，将药品送达消费者指定地点并签收的物流活动。药品零售相对于药品批发而言，由于是直接面向消费者，其配送环节的药品质量安全也更容易被公众关注。附录6的出台和实施，适时地填补了此前在药品零售环节没有药品售出后的配送质量规范这一空白，为规范药品零售配送行为，引导行业健康发展，完善药品供应链全程质量安全、可控、可追溯提供了制度保障。

药品GSP附录6适用于药品零售过程（含网络零售）所涉及的药品配送行为质量管理。

（1）要求药品零售企业制定配送质量管理制度和评审制度（每年至少开展一次零售配送的内审，委托配送的开展外审），配备专职或兼职人员负责配送质量管理工作，不断完善提高配送质量管理水平，并采取有效控制措施确保配送全程质量可控、可追溯。

（2）明确包装物、寄递配送单、包装封签等技术指标。包装物及填充材料应选取无毒、无污染的材料，有温湿度、避光等要求的药品其包装物还应选取隔温、防潮、避光的包装材料；寄递配送单和配送包装封签的材料，应不易损坏（人为因素造成的损坏除外），封签上应有与其他商品相区别的明显标示"药"的字样，使用的油墨不易被擦拭或造成字迹模糊不清；包装封签应做到一经拆启，无法恢复至原状。

（3）提出开展配送活动的主体在包装等具体配送操作的流程要求

①药品需独立包装，不得与除医疗器械、保健食品外的其他产品合并包装。

②根据药品体积、重量、储存条件等选取适宜的包装物及填充材料，保证配送过程中的药品质量安全。

③药品及销售单据装入包装物行外形固定后，使用封签在封口处或其他适当位置进行封口操作。

④在包装件外部加贴寄递配送单，寄递配送单至少需载明药品零售企业名称及联系方式、配送企业名称及联系方式、药品储存要求（如常温、阴凉、冷藏、冷冻等）等信息，寄递配送单可做封签使用。

⑤包装件存放于药品零售企业专门设置的待配送区，待配送区符合所配送药品贮藏条件。

（4）明确药品零售配送不得发货情形，如包装破损、发生污染、封条破坏、内部异常响动、包装渗液、标签脱落或字迹模糊、包装与内容物不符、药品过期或无法在有效期内送达等。

（5）要求药品零售企业根据不同需求配备和选择适宜的配送工具、配送设备和包装来完成药品配送活动，并对配送车辆、配送箱和配送过程提出具体技术要求。

①配送药品的车辆应为封闭式运输工具，车厢内设置有带物理隔离的药品专门存放区域。

②配送药品的配送箱箱体应选用透气性低、防水性高、导热性低的材质，箱体内有药品专门存放区，并有物理隔离与之混箱配送的除医疗器械、保健食品外的其他产品。

③冷冻产品、高温熟食快餐等与药品储存要求有明显温度差异的商品同药品混箱、混车配送的，应采取隔温封装等有效措施，且必须按照药品GSP附录5的有关要求予以验证，验证数据可确保配送过程中零售药品持续符合储存要求的方可混箱、混车配送，无隔温封装、无验证数据支持或验证结果无法确保在途时限内配送药品不受其他商品温度等影响的，不得混车或混箱配送。

④配送车辆和配送箱均需具有防替换、防丢失措施；配送过程中确需中转暂存的，储存场所应符合药品贮藏要求。

（6）明确配送冷藏、冷冻药品的人员配备要求（接受相关法律法规和专业知识培训并经考核合格后方可上岗）、设施设备（冷藏车、保温箱、冷藏箱、温湿度自动监测系统等，专门配送冷藏、冷冻药品的车辆应符合药品GSP对药品批发企业冷藏车的要求，配送冷藏、冷冻药品的配送箱应符合药品GSP对药品批发企业保温箱或冷藏箱的要求）与配送过程应符合GSP的相关规定（包括附录1、附录3和附录5的有关规定），且冷藏、冷冻药品在配送途中严禁中转暂存。

（7）要求药品零售企业履行配送药品签收告知义务，明确售出药品送达后消费者是否可退回药品的情形及后续处置措施应符合药品GSP的零售售后管理有关规定。

①退回的药品包装件完好且包装封签未拆启，经药品零售企业质量管理人员确认符合要求的，可继续销售。

②退回的药品包装件破损或包装封签被拆启，药品零售企业质量管理人员应认定不符合要求，不得继续销售。

③退回的药品存在质量问题（包括但不限于冷藏、冷冻药品配送温度记录超出规定的温度或温度记录出现缺失等），不得继续销售。

（8）对药品零售企业委托其他单位配送的情形提出要求，明确通过质量协议将受托方配送行为纳入药品零售企业质量管理，委托配送冷藏、冷冻药品的还需对相关设备开展验证。

（9）要求第三方平台按照药品信息化追溯要求，根据需要为接入的零售配送相关单位提供配送过程中有关信息数据共享的条件，同时落实第三方平台对入驻药品零售配送相关单位的管控责任，每年定期对配送企业开展评审，评审不合格的终止合作。

此外，本附录还明确了一些药品零售配送活动中的术语含义：

包装物	是指在配送过程中为保护药品、方便配送，按一定技术方法而采用的容器、包装材料及辅助物等的总称
包装件	是指已将药品、销售单据等需配送的物品放置于包装物内，并经外形固定、封口封签、加贴寄递配送单后，可以进行配送的物件
包装封签	是指在将药品等放入包装物后，为防止药品在配送过程中污染、丢失或被替换，在包装物上一次性使用的封口件
寄递配送单	是指加贴在包装物外部的、记载着药品配送信息的标签

考点33 药品经营质量管理规范现场检查指导原则的主要内容 ★★

各省级药监部门应依据《药品经营质量管理规范现场检查指导原则》，制定本行政区域检查细则，作为药品经营企业许可检查和日常监督检查的实施标准。药监部门按照药品经营质量管理规范现场检查指导原则，对不同风险等级的企业依职责实施药品GSP情况的检查。检查频次如下：

◆对麻醉药品和第一类精神药品、药品类易制毒化学品经营企业检查，每半年不少于1次。

◆对冷藏冷冻药品、血液制品、细胞治疗类生物制品、第二类精神药品、医疗用毒性药品、放射性药品经营企业、疫苗仓储配送企业检查，每年不少于1次。

◆对经营上述药品之外的其他药品经营企业检查，每3年不少于1次。

指导原则分为说明、第一部分药品批发企业、第二部分药品零售企业、第三部分体外诊断试剂（药品）经营企业。

GSP现场检查指导原则检查项目	严重缺陷项目	备注为**，又称为"一票否决项"，即绝对禁止违反的项目，出现时通常引发严重的药品经营质量安全风险。企业违反后没有整改的余地，一经发现将直接视为企业严重违反药品GSP，判定为《药品检查管理办法（试行）》的"不符合要求"，对应法律责任在《药品管理法》中通常有明确的处罚情形，或属于违反药品GSP情节严重情形
	主要缺陷项目	备注为*，为相对重要的检查项目，通常会引发一定的药品经营质量安全风险，但独立出现暂不会影响质量管理体系的完整性。此类缺陷项目企业违反后必须整改到位，并按《药品检查管理办法（试行）》的规定，向药监部门提交整改措施与结果报告，整改不到位将导致企业不通过药品GSP检查 检查中首次发现此类缺陷项目未超过一定数量，判定为《药品检查管理办法（试行）》的"待整改后评定"；检查首次发现的此类缺陷项目超过一定数量，或经整改后再次发现相同的此类缺陷项目，也可能判定企业严重违反药品GSP
	一般缺陷项目	无备注符号，为相对一般的检查项目，引发质量安全轻微，单独出现不会影响质量管理体系的完整性，此类缺陷企业可自行整改

（1）药品批发企业的严重缺陷项目 药品批发的质量管理有关检查项目共256项，含严重缺陷项目（**）10项，主要缺陷项目（*）103项，一般缺陷项目143项。

其中，严重缺陷项目涉及**00201药品追溯管理与实施、**00401依法经营、**00402

诚实守信、**03101质量管理体系文件"七要素"具备并符合企业实际、**04902储存疫苗配备2个以上独立冷库、**05805计算机系统软件与数据库、**06101购进合法性审核、**06601购进药品索取发票、**06701发票内容与付款流向等一致、**09101销售药品开具发票，并做到票、账、货、款一致。如药品批发企业经营范围包含体外诊断试剂（药品）的，严重缺陷项目还包括**02101质量管理部门配备主管检验师。

（2）药品零售企业的严重缺陷项目　药品零售的质量管理有关检查项目共176项，含严重缺陷项目（**）8项，主要缺陷项目（*）53项，一般缺陷项目115项。

其中，严重缺陷项目涉及**00201药品追溯管理与实施、**00401依法经营、**00402诚实守信、**12101经营条件与经营范围规模相适应、**14504经营场所配备冷藏药品专用陈列设备、**14807仓库配备冷藏药品专用储存设备、**15209购进药品索取发票、**15211发票内容与付款流向等一致。

第三节　处方药与非处方药的经营管理

考点1 药品上市许可持有人、批发企业销售处方药与非处方药的基本要求

药品上市许可持有人、药品批发企业销售药品时，应严格审核购药药品零售企业或药品零售连锁企业的经营类别，不得超经营类别向药品零售企业或药品零售连锁企业销售药品。药品上市许可持有人、药品批发企业的计算机系统应具备自动拦截向购进单位超经营类别的销售行为的功能。药品零售连锁企业总部计算机系统应具备自动拦截向所属门店超经营类别的要货及配送行为的功能。

未依法获取药品经营许可证（零售）的药品上市许可持有人、药品批发企业不得直接向病患者推荐、销售处方药、非处方药。

考点2 药品零售企业实施处方药与非处方药分类管理的规定 ★★★

（1）药品零售企业销售处方药的基本要求

①药品零售企业销售处方药应按照国家处方药与非处方药分类管理有关规定，凭处方销售处方药，处方保留不少于5年。

②处方应经执业药师审核，调配处方应经过核对，对处方所列药品不得擅自更改或代用。对有配伍禁忌或超剂量的处方，应拒绝调配。

③必要时，经处方医师更正或确认重新签字后，方可调配销售。调配处方后，药学服务人员应对照处方，核对药品名称、规格、剂型、数量、标签以及个人消费者姓名、性别、年龄等信息，正确无误后方可销售。

④对于部分滥用或超剂量使用会带来较大的安全性风险的药品，药品零售企业必须做到严格凭处方销售。此类药品包括所有注射剂、医疗用毒性药品、第二类精神药品、禁止零售的药品以外其他按兴奋剂管理的药品、精神障碍治疗药（抗精神病、抗焦虑、抗躁狂、抗抑郁药）、抗病毒药（逆转录酶抑制剂和蛋白酶抑制剂）、肿瘤治疗药、含麻醉药品的复方

口服溶液和曲马多制剂、未列入非处方药目录的抗菌药物和激素，以及国家药监局公布的其他必须凭处方销售的药品。（记忆口诀：注射二毒、兴奋精障、病毒肿瘤、麻曲菌素）

⑤对需要长期使用固定药物控制和治疗的慢性疾病用药，以及急症、急救用药，各地药监部门在保证群众用药安全的前提下，可以采取一定措施方便群众用药，促进药品分类管理工作的开展。

⑥药品零售企业对疑似假冒或不合法处方，除拒绝调配外，还应向所在地药监部门报告。

（2）药品零售企业销售非处方药的基本要求

①药品零售企业可不凭医师处方销售非处方药，但执业药师或其他药学技术人员应向个人消费者提供必要的药学服务，指导其合理用药或提出寻求医师治疗的建议。

②销售甲类非处方药时，执业药师应主动向个人消费者提供用药指导。

③销售乙类非处方药时，执业药师或其他药学技术人员应根据个人消费者咨询需求，提供科学合理的用药指导。

④不得采用开架自选的方式销售处方药，也不得采用"捆绑搭售""买商品赠药品""药品满N元减×元""满N元包邮（免配送费）"等方式直接或变相赠送销售处方药、甲类非处方药（包括通过网络销售的渠道）。

⑤非人工自助售药设备禁止销售除乙类非处方药外的其他任何药品。

（3）在特殊管理的药品销售方面，药品零售企业应严格遵守国家相关规定

①对于第二类精神药品，必须做到严格凭处方销售。

②对于曲马多口服复方制剂以及单位剂量麻黄碱类药物含量大于30mg（不含30mg）的含麻黄碱类复方制剂，一律列入必须凭处方销售的药品范围，无医师处方严禁销售。

③销售上述药品应查验购买者的身份证原件，并对其姓名和身份证号码予以登记。

④消费者持医师处方购买含麻黄碱类复方制剂时，执业药师应认真审核处方，确认处方剂量在合理的治疗需求范围内，方可凭处方剂量销售。

⑤对于消费者无处方购买含麻黄碱类复方制剂（非处方药）时，一次销售不得超过2个最小包装。

⑥不得开架销售上述药品，应设置专柜由专人管理、专册登记，登记内容包括药品名称、规格、销售数量、药品上市许可持有人、生产企业、生产批号、购买人姓名、身份证号码等。

⑦发现明显超过正常医疗需求，一次大量、反复多次短期内在多家药品零售企业购买上述药品的，应立即向当地药监部门和公安机关报告。

第四节　药品进出口管理

考点1　药品进出口目录 ★

我国进出口药品管理实行分类和目录管理，即分为进出口麻醉药品、进出口精神药品

以及进口一般药品。国家药监局会同国务院对外贸易主管部门对上述药品依法制定并调整管理目录，以签发许可证件的形式对其进出口加以管制。

我国公布的药品进出口管理目录有：《进口药品目录》《精神药品管制品种目录》《麻醉药品管制品种目录》和《生物制品目录》。

考点 2 药品进出口许可证管理系统 ★★

（1）国家药监局与海关总署国家口岸管理办公室共同在国际贸易"单一窗口"公共平台上建设了药品进出口准许证管理系统。系统自2019年12月25日起正式启用，用于在网上全程办理蛋白同化制剂和肽类激素进出口的申请、受理、审批和联网核查等业务。

（2）国家药监局海关总署联合发布《关于麻醉药品和精神药品进出口管理有关事宜的公告》，规定如下：

①国家对麻醉药品和精神药品实行进出口准许证管理，进、出口麻醉药品和精神药品的，应取得国家药监局颁发的进口准许证、出口准许证，进口无需办理进口药品通关单。

②申请人在国家药监局网上办事大厅注册并实名认证后，按照《国家药监局关于启用药品业务应用系统的公告》网上申请进出口准许证，或可通过中国国际贸易"单一窗口"网上申请进出口准许证。

③国家药监局同步发放进出口电子准许证和纸质证件，申请人可进入国家药监局网上办事大厅"我的证照"栏目或登录"中国药监App"，查看下载进出口电子准许证。

④海关通过联网核查验核准许证电子证件，不再进行纸面签注，海关总署及时将进出口准许证使用情况、药品名称、包装规格和进出口数量、进出口日期等核销数据反馈国家药监局。

⑤进口准许证有效期1年（可以跨自然年使用），出口准许证有效期不超过3个月（有效期时限不跨自然年）。

⑥进出口准许证实行"一证一关"（仅能在证面载明的口岸办理通关验放手续），且只能在有效期内一次性使用。

⑦医务人员为医疗需要携带少量（麻、精）药品出入境的，应持所在地省级药品监管部门发放的携带（麻、精）药品证明，海关凭携带（麻、精）药品证明放行。

考点 3 药品进口监督管理 ★★

（1）根据《药品管理法》的有关规定，药品应从允许药品进口的口岸进口，并由进口药品企业向口岸所在地药监部门备案；未按照规定报备的，责令改正给予警告，逾期不改正的，吊销药品注册证书。

（2）海关凭药监部门出具的进口药品通关单办理通关手续。无进口药品通关单的，海关将不予放行进口。

（3）口岸所在地药监部门应通知药品检验机构按照国家药监局的规定对进口药品进行抽查检验。允许药品进口的口岸由国家药监局会同海关总署提出，报国务院批准。

（4）《药品管理法》规定，禁止进口疗效不确切、不良反应大或因其他原因危害人体健康的药品。

（5）国家药监局对首次在中国境内销售的药品、国务院药监部门规定的生物制品以及国务院规定的其他药品在销售前或进口时，应指定药品检验机构进行检验；未经检验或检验不合格的，不得销售或进口。

考点4 特殊情形药品进口管理 ★★

临床急需少量药品的批准进口要求	①医疗机构因临床急需进口少量药品的，经国家药监局或国务院授权的省级人民政府批准，可以进口 ②应在指定的医疗机构内用于特定医疗目的，不得擅自扩大使用单位或使用目的 ③为进一步完善药品供应保障政策，满足人民群众对于氯巴占等国外已上市、国内无供应的少量特定临床急需药品需求，并以此为契机形成一套较为完整的临床急需药品临时进口方案，国家卫生健康委、国家药监局依据《药品管理法》有关规定，于2022年6月23日联合制定印发《临床急需药品临时进口工作方案》和《氯巴占临时进口工作方案》	
《临床急需药品临时进口工作方案》	适用药品范围	国内无注册上市、无企业生产或短时期内无法恢复生产的境外已上市临床急需少量药品。应满足以下条件之一： ①用于治疗罕见病的 ②用于防治严重危及生命疾病且尚无有效治疗或预防手段的 ③用于防治严重危及生命疾病且具明显临床优势的药品
	申请工作流程	①医疗机构应向国家药监局或国务院授权的省级人民政府提出临时进口申请，并按要求提供材料（资质证明材料、申请报告及承诺书、拟进口药品清单等） ②收到申请后，国家药监局与国家卫生健康委协商决定是否同意进口，国家卫生健康委可视情况征求医疗机构所在地省级卫生健康主管部门意见 ③同意进口的由国家药监局综合司函复申请单位 ④复函抄送国家卫生健康委、各省级药监部门及口岸药监部门，国家卫生健康委抄送各省级卫生健康主管部门 ⑤收到复函后，医疗机构凭复函向口岸药监部门申请办理《进口药品通关单》（此类进口药品，无需进行口岸检验） ⑥进口药品若属于麻醉药品和国家规定范围内的精神药品，还需要向国家药监局申请进口准许证，符合规定的，国家药监局在3个工作日内出具进口准许证 ⑦进口麻醉药品、国家规定范围内的精神药品的，凭进口准许证办理报关验放手续 ⑧进口药品属于治疗罕见病的，原则上由全国罕见病诊疗协作网的一家医疗机构作为牵头进口机构来提出进口申请并做好管理
	相关权责方	医疗机构、经营企业依法对临时进口药品承担风险责任。医疗机构应与药品经营企业签订协议，药品经营企业应与境外药品生产企业签订协议，明确双方责任，保证药品质量。在用药前，医生应向患者明确说明病情、用药风险和其他需要告知的事项，并取得书面知情同意；不能或不宜向患者说明的，应向患者的近亲属说明，并取得其书面知情同意

续表

《氯巴占临时进口工作方案》	申请工作流程	①国家卫生健康委组织提出氯巴占临床需求量，确定使用医疗机构名单，选定牵头进口的医疗机构，组织拟订药品使用规范和处方资质要求，明确患者知情同意和医生免责要求 ②牵头进口的医疗机构应向国家药监局提出临时进口申请，并按要求提供材料（资质证明材料、申请报告及承诺书、拟进口药品清单等） ③国家药监局收到医疗机构相关申请后，对符合要求的，在3个工作日内以国家药监局综合司函形式作出同意进口的复函，同时出具进口准许证 ④进口单位持进口准许证直接向海关办理通关手续（此类进口药品，无需进行口岸检验）
	相关权责方	牵头的医疗机构、经营企业依法对临时进口药品承担风险责任。医疗机构应与经营企业签订协议，经营企业应与境外生产企业签订协议，明确双方责任，保证药品质量
个人自用少量药品的进出境管理		①进出境人员随身携带的个人自用少量药品，应以自用、合理数量为限，并接受海关监管 ②进出境人员随身携带第一类中的药品类易制毒化学品单方制剂和高锰酸钾，应以自用且数量合理为限，并接受海关监管 ③进出境人员不得随身携带前款规定以外的易制毒化学品 ④在个人药品进出境过程中，应尽量携带好正规医疗机构出具的医疗诊断书，以证明其确因身体需要携带，方便海关凭医师有效处方原件确定携带药品的合理数量 ⑤除医师专门注明理由外，处方一般不得超过7日用量 ⑥麻醉药品与第一类精神药品注射剂处方为1次用量，其他剂型一般不超过3日用量 ⑦超过自用合理数量范围的药品应通过货物渠道进行报关处置 ⑧未经批准进口少量境外已合法上市的药品，且情节较轻的，可以依法减轻或免予处罚

第五章 医疗机构药事管理

第一节 医疗机构药事管理机构和职责

考点 1 医疗机构药事管理内容 ★

医疗机构药事管理，是指医疗机构以患者为中心，以临床药学为基础，对临床用药全过程进行有效的组织实施与管理，促进临床科学、合理用药的药学技术服务和相关的药品管理工作。医疗机构药事管理是药品全生命周期中药品使用环节的管理，包括药事管理、药品管理、处方管理、制剂管理、药物临床应用管理等一系列活动。

加强医疗机构用药管理，是建立健全现代医院管理制度的重要内容，是加强医疗卫生服务综合监管的重要举措，对保证药品质量与合理用药具有重要影响。

国家卫生健康委员会办公厅发布《关于成立国家卫生健康委药事管理与药物治疗学委员会的通知》（国卫办医函〔2022〕59号），对委员会的职责及名单进行了公布，加强医疗机构药事管理，促进合理用药，发挥专家技术支持作用。

考点 2 医疗机构药事管理机构职能的转变 ★

传统的医疗机构药事管理主要职责是对药品采购、储存、配制、调剂、分发的管理以及药品的经济管理。主要包括四大方面：

（1）组织机构管理。针对医疗机构药事管理组织和药学部门的组织体制、人员配备、职责范围等方面的管理。

（2）药物临床应用管理。是对医疗机构临床诊断、预防和治疗疾病用药全过程实施的监督管理，包括临床药师的临床药学服务工作，药物使用的安全性、有效性、经济学评价与管理等。

（3）药剂管理。包括药品供应管理（采购、储存与保管）、静脉用药集中调配、制剂管理以及处方调剂、处方管理等内容。

（4）药学专业技术人员配置与管理。主要指医疗机构药学专业技术人员的配备、资质、职责、培训等方面的管理。

2017年7月，《关于加强药事管理转变药学服务模式的通知》发布，要求各地进一步加强药事管理，促进药学服务模式转变。

	传统医疗机构药事管理	现代医疗机构药事管理
理念	以药品为中心	以患者为中心
职能	以保障药品供应为中心	在保障药品供应基础上，以重点加强药学专业技术服务、参与临床用药为中心
性质	"盈利部门"	"成本部门"（公立医院实行"零差率"政策）

考点 3 医疗机构药事管理的组织机构 ★★

（1）机构设置与组织架构 《医疗机构药事管理规定》要求，药事管理与药物治疗学委员会(组)应当建立健全相应工作制度，日常工作由药学部门负责。药事管理组织是促进临床合理用药、科学管理医疗机构药事工作、具有学术研究性质的内部咨询机构。

地市级以上卫生健康主管部门组建药师专家库，确定采购目录和采购工作时，从药师专家库中随机抽取一定数量的药学专家参加。成立国家级、省级、地市级药事管理与药物治疗学委员会，分别为全国和本地区药事管理和药学服务提供技术支持。鼓励有条件的地区试点建立总药师制度，并将总药师纳入药师专家库管理。

药事管理组织 (不是行政管理部门， 也不属于常设机构)	主管部门：药学部	
	分类	药事管理与药物治疗学委员会：二级以上医院
		药事管理与药物治疗学组：其他医疗机构
	学术职务	人员组成的多样化 ①设主任委员1名，由医疗机构负责人担任，承担用药管理的责任 ②设副主任委员若干，由药学和医务部门负责人担任 ③指定专人，负责与医疗机构药物治疗相关的行政事务管理工作

（2）药事管理组织职责

①贯彻执行医疗卫生及药事管理等有关法律、法规、规章。审核制定本医疗机构药事管理和药学工作规章制度，并监督实施。

②制定本医疗机构药品处方集和基本用药供应目录。

③推动药物治疗相关临床诊疗指南和药物临床应用指导原则的制定与实施，监测、评估本医疗机构药物使用情况，提出干预和改进措施，指导临床合理用药。

④分析、评估用药风险和药品不良反应、药品损害事件，并提供咨询与指导。

⑤建立药品遴选制度，审核本临床科室申请的新购入药品、调整药品品种或者供应企业和申报医院制剂等事宜。

⑥监督、指导(麻、精、毒、放)药品的临床使用与规范化管理。

⑦对医务人员进行有关药事管理法律法规、规章制度和合理用药知识教育培训。

⑧向公众宣传安全用药知识等。

考点 4 医疗机构药学部门设置与人员要求 ★★★

医疗机构应当根据本医疗机构功能、任务、规模设置相应的药学部门，配备和提供与药学部门工作任务相适应的专业技术人员、设备和设施。

药学专业 技术人员 配备比例	二级综合医院 药剂科	①临床药学或药学专业本科毕业以上学历，应不低于药学专业技术人员总数的20%(≥20%) ②副高级以上药学专业技术职务任职资格的应当不低于6%(≥6%)
	三级综合医院 药学部	①临床药学或药学专业本科毕业以上学历，应不低于药学专业技术人员的30%(≥30%) ②副高级以上药学专业技术职务任职资格，应不低于13%(≥13%)，教学医院应当不低于15%(≥15%)
	其他药房	药学专业技术人员不少于本医疗机构卫生专业技术人员的8%(≥8%)

药学部门负责人的要求	二级以上医院药学部门负责人应当具有药学或临床药学专业本科以上学历，及本专业高级技术职务任职资格
	除诊所、卫生所、医务室、卫生保健所、卫生站外医疗机构药学部门负责人应当具有药学专业专科以上或中等学校药学专业毕业学历，及药师以上专业技术职务

考点 5 医疗机构药学部门药师职责 ★

（1）负责药品采购供应、处方或者用药医嘱审核、药品调剂、静脉用药集中调配和医院制剂配制，指导病房（区）护士请领、使用与管理药品。

（2）参与临床药物治疗，进行个体化药物治疗方案的设计与实施，开展药学查房，为患者提供药学专业技术服务。

（3）参加查房、会诊、病例讨论和疑难、危重患者的医疗救治，协同医师做好药物使用遴选，对临床药物治疗提出意见或调整建议，与医师共同对药物治疗负责。

（4）开展抗菌药物临床应用监测，实施处方点评与超常预警，促进药物合理使用。

（5）开展药品质量监测，药品严重不良反应和药品损害的收集、整理、报告等工作。

（6）掌握与临床用药相关的药物信息，提供用药信息与药学咨询服务，向公众宣传合理用药知识；结合临床药物治疗实践，进行药学临床应用研究。

（7）开展药物利用评价和药物临床应用研究。

（8）参与新药临床试验和新药上市后安全性与有效性监测等。

考点 6 医疗机构药学部门职责 ★

药学部门具体负责药品管理、药学专业技术服务和药事管理工作，开展以患者为中心、以合理用药为核心的临床药学工作，组织药师参与临床药物治疗，提供药学专业技术服务。医疗机构药学部门的名称有"药房""药局""药械科""药剂科""药学部"等，二级以上医院多称为药学部或药剂科。

医疗机构的药学部门关注的重点是药品质量、用药合理性和药品供应保障。专业技术性是药学部门最重要的性质，主要体现在要求医院药师能解释和调配处方、评价处方和处方中的药物，掌握配制制剂的技术，承担药物治疗监护工作，回答患者、医师、护士有关处方中药品的各方面问题等。

第二节 医疗机构药品供应管理

考点 1 医疗机构药品采购管理部门和目录 ★★★

医疗机构药品采购管理，是指对医疗机构的医疗服务所需药品的供应渠道、采购方式及程序、采购计划及采购合同的综合管理。

采购管理	采购部门	药学部门，坚持以临床需求为导向，执行通用名处方规定
	采购标准	用药目录（采购药品的品种、规格以医疗机构制定的为依据） 目录以外的药品一律不得采购
	采购平台	依托省级药品集中采购平台，合理促进在医疗联合体内共享使用
机构用药	负责	药事管理与药物治疗学委员会
	用药原则	安全、有效、经济用药原则
	优化用药目录	优先选择国家基本药物、国家医疗保险用药目录中的药品，以及国家药品集中采购中选药品

根据《关于改革完善基层药品联动管理机制 扩大基层药品种类的意见》（国卫药政发〔2024〕38号），为规范和优化基层用药种类，要求紧密型医联体牵头医院根据遴选和调整规则，统筹确定紧密型医联体（包括紧密型县域医共体和紧密型城市医疗集团）用药目录，注重上下转诊用药需求，做好县、乡镇、村用药种类衔接，规范扩展基层联动药品种类，切实增强慢性病、常见病患者用药可及性。紧密型医联体用药目录应当根据临床用药需求变化、国家基本药物目录和国家医保药品目录调整等情况实行动态调整，调整周期不超过1年。

考点2 医疗机构药品采购管理 ★

（1）药品采购品种限制

①同一通用名称药品的品种，注射剂型和口服剂型各不得超过2种。

②处方组成类同的复方制剂1~2种。

③除特殊情况外，医疗机构受"一品两规"限制，选择优质优价的药品。

（2）药品采购管理

急（抢）救药品采购供应	①按照急（抢）救必需、安全有效、中西药并重、个人和医保可承受等原则 ②组织专家合理确定本省各级医疗机构的急（抢）救药品遴选标准和范围，相关药品具体到通用名称、剂型、规格，并实行动态管理 ③采购包括直接挂网采购、议价采购、集中议价采购
医疗机构儿童用药配备使用	①遴选儿童用药时，可不受"一品两规"和药品总品种数限制，各医疗机构要放宽对儿童适宜品种、剂型、规格的配备限制，满足不同年龄患儿需求 ②对妇儿专科非专利药品等暂不列入招标采购的药品，合理确定本地区药品的范围和具体剂型、规格，直接挂网采购，以满足妇儿专科临床需求
医疗机构短缺药品管理	省级卫生健康主管部门： ①发挥省短缺药品供应保障工作会商联动机制作用，通报短缺信息 ②委托辖区内医疗机构开展短缺药品信息评估和替代使用
	地方卫生健康主管部门：加强对医疗机构药品库存管理指导
	医疗机构： ①制订短缺药品管理规范，科学评估、合理选择替代药品 ②合理设置临床必需急（抢）救药品库存警戒线，库存应不少于3个月的用量

考点3 医疗机构药品集中带量采购管理 ★★

（1）合理确定采购范围和采购量 遵循临床常用必需、剂型规格适宜、包装使用方便的原则，医院要按照不低于上年度药品实际使用量的80%制定采购计划，具体到通用名称、剂型和规格，每种药品采购的剂型原则上**不超过3种**，每种剂型对应的规格原则上**不超过2种**。药品采购预算一般不高于医院业务支出的25%～30%。

（2）实行药品分类采购

种类	采购方式	药品特点
招标采购药品	由省级药品采购机构采取**双信封制公开招标采购**，医院按**中标价格**采购药品	临床用量大、采购金额高、多家企业生产的基本药物和非专利药品
谈判采购药品	建立**公开透明、多方参与**的价格谈判机制。谈判结果在国家相关信息平台上公布	部分专利药品、独家生产药品
直接挂网采购药品	实行**集中挂网**，由**医院直接采购**	妇儿专科非专利药品、急（抢）救药品、基础输液、临床用量小的药品和常用低价药品以及暂不列入招标采购的药品
国家定点生产的药品	由**国家招标定点生产、议价采购**	临床必需、用量小、市场供应短缺的药品
仍按现行规定采购的药品	（麻和精一）药品实行最高出厂价格和最高零售价格管理。医院的所有药品（不含中药饮片）通过省级药品集中采购平台采购。**采购周期原则上一年一次**	（麻、精一）药品、防治传染病和寄生虫病的免费用药、国家免疫规划疫苗、中药饮片

（3）改进药款结算方式　医院签订药品采购合同时，应当明确采购品种、剂型、规格、价格、数量、配送批量和时限、结算方式和结算时间等内容。合同约定的采购数量应是采购计划申报的一个采购周期的全部采购量。医院应将药品收支纳入预算管理，严格按照合同约定的时间支付货款，从交货验收合格到付款**不得超过30天**。

（4）完善药品配送管理　药品可由中标产品的药品上市许可持有人**直接配送或委托**有配送能力的药品经营企业配送到指定医院。药品上市许可持有人委托的药品经营企业应在省级药品集中采购平台上备案，**备案情况向社会公开**。

（5）加强药品购销合同履约管理

省（区、市）药品采购机构	对违反合同约定，配送不及时影响临床用药或拒绝提供偏远地区配送服务的企业	应督促其限期整改；逾期不改正的，**取消中标资格**，记入药品采购不良记录并向社会公布，公立医院**2年内不得采购其药品**
卫生健康主管部门	对违反合同约定，无正当理由不按期回款或变相延长货款支付周期的医疗机构	要及时纠正并予以**通报批评**，记入企事业单位信用记录。将药品按时回款情况作为公立医院年度考核和院长年终考评的重要内容

（6）完善药品集中带量采购协议期满后的接续工作　对于集中带量采购协议期满的药品，应坚持分类接续带量采购，由医疗机构结合**上年度实际使用量、临床使用状况**和**医疗技术进步**等因素报送拟采购药品的需求量。医保部门汇总医疗机构报送的需求总量，结合**带量**比例确定约定采购量，**原则上不少于上一年度约定采购量**。对于报送需求量明显低于上年度采购量的医疗机构，应要求其作出说明，并加大对其采购行为的监管。

考点4　药品购进质量管理和进货检查验收制度　★★★

（1）医疗机构购进药品　应当从**药品上市许可持有人**或者**具有药品生产、经营资格**的企业购进药品。但是，购进未实施审批管理的中药饮片除外。

（2）采购药品进货检查验收制度

①建立并执行进货检查验收制度，验明药品合格证明和其他标识。购进药品应当逐批验收，并建立真实、完整的药品验收记录；药品验收记录应当包括药品通用名称、生产厂商、规格、剂型、批号、生产日期、有效期、批准文号、供货单位、数量、价格、购进日期、验收日期、验收结论等内容；验收记录必须按规定保存至超过药品有效期1年，但不得少于3年。妥善保存首次购进药品加盖供货单位原印章的前述证明文件的复印件，保存期不得少于5年。

中药材和中药饮片	应有包装并附有质量合格的标志
特殊管理药品和外用药品	包装的标签或说明书上应有规定的标识和警示说明
处方药和非处方药	标签、说明书上应有相应的警示语或忠告语，非处方药的包装要有国家规定的专有标识
进口药品	有中文包装和说明书等

②真实、完整的药品购进记录。药品购进记录必须注明药品的通用名称、剂型、规格、批号、有效期、生产厂商、供货单位、购货数量、购进价格、购货日期以及国务院药品监督管理部门规定的其他内容。从药品生产企业、药品批发企业采购药品时，供货企业开具的票据应标明供货单位名称、药品名称、生产厂商、批号、数量、价格等内容的销售凭证。留存的资料、销售凭证、购进（验收）记录等，应当按规定保存至超过药品有效期1年，但不得少于3年。

③个人设置的门诊部、诊所等医疗机构不得配备常用药品和急救药品以外的其他药品。

④医疗机构应当制订本医疗机构药品采购工作流程，建立健全药品成本核算和账务管理制度。

⑤医疗机构临床使用的药品应当由药学部门统一采购供应。

考点5 药品保管养护制度 ★

医疗机构设置的药房，应当具有与所使用药品相适应的场所、设备、仓储设施和卫生环境，配备相应的药学技术人员，并设立药品质量管理机构或者配备质量管理人员，建立药品保管制度。

定期对库存药品进行养护与质量检查，并采取必要的冷藏、防冻、控温、防潮、避光、通风、防火、防虫、防鼠、防污染等措施，保证药品质量。应当配备药品养护人员，定期对储存药品进行检查和养护，监测和记录储存区域的温湿度，维护储存设施设备，并建立相应的养护档案。

医疗机构应当建立药品效期管理制度，药品发放应当遵循"近效期先出"的原则。

考点6 药品储存管理 ★★

药品有不同的理化性质，在储存过程中，受内在因素和外在因素的影响，可能会产生质量变化。要做好药品储存和保管工作，就应根据药品本身的性质，提供适宜的储存条件，采取有效措施以确保药品质量、降低药品损耗，最大限度地实现药品的使用价值。

一般药品分类储存	①药品与非药品分开存放 ②化学药品、生物制品、中药饮片、中成药应当分别储存，分类定位存放 ③过期、变质、被污染等药品应当放置在不合格库（区） ④易燃、易爆、强腐蚀性等危险性药品应当另设仓库单独储存，并设置必要的安全设施，制订相关的工作制度和应急预案
特殊药品专库或专柜储存	麻醉药品、精神药品、医疗用毒性药品、放射性药品等特殊管理的药品，应当专库或专柜存放，并具有相应的安全保障措施

针对不合格药品，医疗机构发现使用的药品存在质量问题或者其他安全隐患的，应当立即停止使用，向供货单位反馈并及时向所在地市县级药品监督管理部门报告。市县级药品监督管理部门应当按照有关规定进行监督检查，必要时开展抽样检验。医疗机构应当积极协助药品上市许可持有人、中药饮片生产企业、药品批发企业履行药品召回、追回义务。

第三节 处方管理

考点1 处方的一般规定 ★

（1）处方的界定 处方是指由注册的执业医师和执业助理医师（简称医师）在诊疗活动中为患者开具的、由取得药学专业技术职务任职资格的药学专业技术人员（简称药师）审核、调配、核对，并作为患者用药凭证的医疗文书。处方包括医疗机构病区用药医嘱单。

处方内容	①前记：包括医疗机构名称、患者姓名、性别、年龄、门诊或住院病历号，科别或病区和床位号、临床诊断、开具日期等，（麻、精一）药品处方还应当包括患者身份证明编号，代办人姓名、身份证明编号 ②正文：以R、Rp或Rx（拉丁文Recipe"请取"的缩写）标示，分列药品名称、剂型、规格、数量、用法用量 ③后记：医师签名或者加盖专用签章，药品金额以及审核、调配，核对、发药药师签名或者加盖专用签章
处方颜色	①普通处方：白色 ②急诊处方：淡黄色，右上角标注"急诊" ③儿科处方：淡绿色，右上角标注"儿科" ④麻醉药品和第一类精神药品处方：淡红色，右上角标注"麻、精一" ⑤第二类精神药品处方：白色，右上角标注"精二"

（2）处方书写规则

①患者一般情况、临床诊断填写清晰、完整，并与病历记载相一致。

②每张处方限于一名患者的用药。

③处方应当字迹清楚，不得涂改；如需修改，应当在修改处签名并注明修改日期。

④药品名称应当使用规范的中文名称书写；没有中文名称的可以使用规范的英文名称书写；医疗机构或者医师、药师不得自行编制药品缩写名称或者使用代号。

⑤书写药品名称、剂量、规格、用法、用量要准确规范，药品用法可用规范的中文、

英文、拉丁文或者缩写体书写，但不得使用"遵医嘱""自用"等含糊不清字句。

⑥药品用法用量应当按照药品说明书规定的常规用法用量使用。特殊情况需要超剂量使用时，应当注明原因并再次签名。

⑦处方医师的签名式样和专用签章应当与院内药学部门留样备查的式样相一致，不得任意改动，否则应当重新登记留样备案。

（3）处方保存　处方由调剂处方药品的医疗机构妥善保存。

普通处方、急诊处方、儿科处方保存期限为1年；医疗用毒性药品处方保存期限为2年；麻醉药品、精神药品等特殊药品处方保存期限按照特别规定。

处方保存期满后，经医疗机构主要负责人批准、登记备案，方可销毁。一般来说，处方销毁申请由处方保管人向药剂科主任提出，药剂科主任填写医院《处方销毁申请表》，报医务处、业务主管院长审批，由药剂科与医务处执行销毁。处方在销毁时，必须由两位药学专业技术人员核对销毁，并建立销毁记录，销毁后要及时做好销毁登记，监销人进行双签字。

考点2 处方权和处方开具要求 ★★

（1）处方权的获得

经注册的执业医师	在执业地点取得相应的处方权 在注册的医疗机构签名留样或者专用签章备案后，方可开具处方 应当经过麻醉药品和精神药品使用知识和规范化管理的培训，并考核合格后取得麻醉药品和第一类精神药品的处方权，医师取得麻醉药品和第一类精神药品处方权后，方可在本医疗机构开具麻醉药品和第一类精神药品处方，但不得为自己开具该类药品处方
经注册的执业助理医师	在乡、镇、村的医疗机构独立从事执业活动，可以在注册的执业地点取得相应处方权 处方应经执业地点执业医师签名或加盖专用签章后方有效
试用期人员	试用期人员开具处方，应当经所在医疗机构有处方权的执业医师审核并签名或加盖专用签章后方有效

（2）处方开具　医师开具处方应当使用经药品监督管理部门批准并公布的药品通用名称、新活性化合物的专利药品名称和复方制剂药品名称；医师开具院内制剂处方时应当使用经省级卫生健康主管部门审核、药品监督管理部门批准的名称；医师可以使用由卫生健康主管部门公布的药品习惯名称开具处方。

处方限量	一般处方不得超过7日用量；急诊处方不得超过3日用量；慢性病、老年病或特殊情况，医师应当注明处方用量延长理由；麻醉药品，盐酸二氢埃托啡处方为一次常用量（二级以上医院内使用）；盐酸哌替啶处方为一次常用量（医疗机构内使用）	
门（急）诊一般患者	麻醉药品	麻醉药品注射剂每张处方为一次常用量 控缓释制剂每张处方不得超过7日常用量 其他剂型每张处方不得超过3日常用量
	第一类精神药品	处方限量同麻醉药品；哌醋甲酯用于治疗儿童多动症时，每张处方不得超过15日常用量
	第二类精神药品	每张处方不得超过7日常用量

续表

门（急）诊癌症疼痛患者	①麻醉药品和第一类精神药品注射剂，每张处方不得超过3日常用量 ②控缓释制剂，每张处方不得超过15日常用量 ③其他剂型，每张处方不得超过7日常用量
住院患者	开具的麻醉药品和第一类精神药品处方应当逐日开具，每张处方为1日常用量
网上处方	严格遵守《处方管理办法》等规定，处方应由接诊医师本人开具，严禁使用人工智能等自动生成处方。应当凭医师处方销售、调剂和使用。严禁在处方开具前，向患者提供药品。严禁以商业目的进行统方
慢性病长期处方	患者诊疗需要的长期处方一般在4周内；慢性病最长处方不超过12周。超过4周的长期处方应在病历中记录，患者通过签字等方式确认
电子处方	医师利用计算机开具、传递、调剂处方，经签名或者加盖签章后有效。药师核发药品时，应将纸质处方与计算机传递处方同时收存备查
处方有效期	处方开具当日有效。特殊情况下需延长有效期的，最长不得超过3天

考点3 处方审核要求

（1）处方审核的界定　处方调剂俗称配药、配方、发药，又称调配处方，是指从接受处方至给患者（或护士）发药，并交代和答复询问的全过程，也是药师、医师、护士、患者等协同的活动。

①药师对处方进行合法性、规范性、适宜性审核。

②若经审核判定为合理处方，药师在纸质处方上手写签名（或加盖专用印章），或电子签名后进入收费和调配环节。

③若判定为不合理处方，请处方医师确认或重新开具处方，并再次进入处方审核流程。

（2）处方审核的基本要求　药师是处方审核工作的第一责任人。依法经过资格认定的药师或者其他药学技术人员调配处方，应当进行核对，对处方所列药品不得擅自更改或者代用。对有配伍禁忌或者超剂量的处方，应当拒绝调配；必要时，经处方医师更正或者重新签字，方可调配。

医疗机构应当强化药师对处方的审核，规范和引导医师用药行为，并在药师薪酬中体现其技术劳务价值。

医疗保障主管部门应将药师审核处方情况纳入医保定点医疗机构绩效考核体系。

考点4 处方审核内容★★

合法性审核	①处方开具人是否根据《执业医师法》取得医师资格，并执业注册 ②处方开具时，处方医师是否根据《处方管理办法》在执业地点取得处方权 ③麻醉药品、第一类精神药品、医疗用毒性药品、放射性药品和抗菌药物处方，是否由具有相应处方权的医师开具
规范性审核	①处方是否符合规定的标准和格式，处方医师签名或加盖的专用签章有无备案，电子处方是否有处方医师的电子签名 ②处方是否符合《处方管理办法》规定，文字是否正确、清晰、完整

续表

规范性审核	③条目是否规范 a.年龄应为**实足年龄**，新生儿和婴幼儿应**写日、月龄**，必要时注明体重 b.中药饮片、中药注射剂要单独开具处方；开具处方时每一种药品应当另起一行，每张处方**不得超过**5种药品 c.药品名称应当使用药品通用名称、新活性化合物的专利药品名称和复方制剂药品名称、药品习惯名称 d.医院制剂应当使用正式批准的名称 e.**药品剂量、规格、用法、用量准确清楚**，不得使用"遵医嘱""自用"等含糊不清字句 f.普通药品处方量及处方效期符合《处方管理办法》的规定，抗菌药物、麻醉药品、精神药品、医疗用毒性药品、放射性药品、易制毒化学品等的使用符合相关管理规定 g.中药饮片、中成药的处方书写应当符合《中药处方格式及书写规范》
适宜性审核	①西药及中成药处方 a.**处方用药与诊断是否相符**；规定必须做皮试的药品，是否注明过敏试验及结果判定 b.**处方剂量、用法是否正确**，单次处方总量是否符合规定；选用剂型与给药途径是否适宜 c.是否有重复给药和相互作用情况 d.是否存在配伍禁忌；是否有用药禁忌 e.儿童、老年人、孕妇及哺乳期妇女、脏器功能不全患者用药是否有禁忌使用的药物，患者用药是否有食物及药物过敏史禁忌证、诊断禁忌证、疾病史禁忌证与性别禁忌证 f.溶媒的选择、用法用量是否适宜，静脉输注的药品给药速度是否适宜；是否存在其他用药不适宜情况 ②中药饮片处方 a.中药饮片处方用药与中医诊断（病名和证型）是否相符 b.饮片的名称、炮制品选用是否正确，煎法、用法、脚注等是否完整、准确；毒麻贵细饮片是否按规定开方 c.特殊人群如儿童、老年人、孕妇及哺乳期妇女、脏器功能不全患者用药是否有禁忌使用的药物 d.是否存在其他用药不适宜情况

考点 5 处方调剂 ★★★

医疗机构审核和调配处方的药剂人员必须是**依法经资格认定的药师**或者**其他药学技术人员**，非药学技术人员不得直接从事药剂技术工作。

对于麻醉药品和第一类精神药品的调剂，医疗机构应当对本医疗机构药师进行麻醉药品和精神药品使用知识和规范化管理的培训，药师经考核合格后取得麻醉药品和第一类精神药品调剂资格。

考点 6 处方调剂要求 ★★

药师应当凭医师处方调剂处方药品，非经医师处方不得调剂。药师在完成处方调剂后，应当在处方上签名或者加盖专用签章。除药品质量原因外，药品一经发出，不得退换。

"四查十对"原则	①查处方：对科别、姓名、年龄 ②查药品：对药名、剂型、规格、数量 ③查配伍禁忌：对药品性状、用法用量 ④查用药合理性：对临床诊断

续表

药品调剂	①门急诊调剂室：实行大窗口或者柜台式发药 ②住院调剂室：注射剂按日剂量配发，口服制剂实行单剂量调剂配发
静脉用药 集中调配	肠外营养液、危害药品和其他静脉用药应当实行集中调配供应。临床需要建立静脉用药调配中心（室），报省级卫生健康主管部门备案 注：危害药品（肿瘤化疗药物和细胞毒药物）是指能产生职业暴露危险或者危害的药品，即具有遗传毒性、致癌性、致畸性，或者对生育有损害作用以及在低剂量下可产生严重的器官或其他方面毒性的药品

考点 7　处方外流规定 ★

除麻醉药品、精神药品、医疗用毒性药品和儿科处方外，医疗机构不得限制门诊就诊人员持处方到药品零售企业购药。

①已上线医保电子处方中心的统筹地区，提供处方外配服务。

②暂未上线医保电子处方中心的统筹地区，定点医疗机构开具的纸质处方须经本院医保医师签名并加盖外配处方专用章后有效。

③定点医疗机构所有外配处方需留存备查，保存期限不少于2年。纸质处方应在前记部分进行连续编号，保证处方编号的唯一性、可识别性。

④定点医疗机构要定期汇总外配处方情况，发现医务人员处方行为不规范的予以提醒、批评和教育；发现参保人冒名开药、重复开药、超量开药或利用医保报销待遇转卖药品的，及时向当地医保部门举报。

考点 8　处方点评制度 ★★

（1）处方点评的界定　处方点评是根据相关法规、技术规范，对处方书写的规范性及药物临床使用的适宜性（用药适应症、药物选择、给药途径、用法用量、药物相互作用、配伍禁忌等）进行评价，发现存在或潜在的问题，制定并实施干预和改进措施，促进临床药物合理应用的过程。

（2）处方点评的基本要求　医院处方点评工作在医院药事管理与药物治疗学委员会（组）和医疗质量管理委员会领导下，由医院医疗管理部门和药学部门共同组织实施。医院应当根据本医院的性质、功能、任务、科室设置等情况，在药事管理与药物治疗学委员会（组）下建立由医院药学、临床医学、临床微生物学、医疗管理等多学科专家组成的处方点评专家组，为处方点评工作提供专业技术咨询。

处方点评工作小组成员应当具备条件：

①具有较丰富的临床用药经验和合理用药知识。

②具备相应的专业技术任职资格：二级及以上医院处方点评工作小组成员应当具有中级以上药学专业技术职务任职资格，其他医院处方点评工作小组成员应当具有药师以上药学专业技术职务任职资格。

（3）处方点评的实施　处方点评工作应坚持科学、公正、务实的原则，有完整、准确的书面记录，并通报临床科室和当事人。

医院药学部门应当会同医疗管理部门，根据医院诊疗科目、科室设置、技术水平、诊疗量等实际情况，确定具体抽样方法和抽样率，其中门急诊处方的抽样率不应少于总处方量的1‰，且每月点评处方绝对数不应少于100张；病房（区）医嘱单的抽样率（按出院病历数计）不应少于1%，且每月点评出院病历绝对数不应少于30份。

医院处方点评小组应当按照确定的处方抽样方法随机抽取处方，并按照《处方点评工作表》对门急诊处方进行点评；病房（区）用药医嘱的点评应当以患者住院病历为依据，实施综合点评，点评表格由医院根据本院实际情况自行制定。处方点评小组在处方点评工作过程中发现不合理处方，应当及时通知医疗管理部门和药学部门。

三级以上医院应当逐步建立健全专项处方点评制度。专项处方点评是医院根据药事管理和药物临床应用管理的现状和存在的问题，确定点评的范围和内容，对特定的药物或特定疾病的药物（如国家基本药物、血液制品、中药注射剂、肠外营养制剂、抗菌药物、辅助治疗药物、激素等临床使用及超说明书用药、肿瘤患者和围手术期用药等）使用情况进行的处方点评。

考点 9　处方点评的结果 ★★

处方点评结果分为合理处方和不合理处方。不合理处方包括不规范处方、用药不适宜处方及超常处方。

不规范处方	①处方的前记、正文、后记内容缺项，书写不规范或者字迹难以辨认的 ②医师签名、签章不规范或者与签名、签章的留样不一致的 ③药师未对处方进行适宜性审核的（处方后记的审核、调配、核对、发药栏目无审核调配药师及核对发药药师签名，单人值班调剂未执行双签名规定） ④新生儿、婴幼儿处方未写明日、月龄的 ⑤西药、中成药与中药饮片未分别开具处方的 ⑥未使用药品规范名称开具处方的 ⑦药品的剂量、规格、数量、单位等书写不规范或不清楚的 ⑧用法、用量使用"遵医嘱""自用"等含糊不清字句的 ⑨处方修改未签名并注明修改日期，或超剂量使用未注明原因和再次签名的 ⑩开具处方未写临床诊断或临床诊断书写不全的 ⑪单张门急诊处方超过5种药品的 ⑫门诊处方超过7日用量，急诊处方超过3日用量，延长处方用量未注明理由的 ⑬开具麻醉药品、精神药品、医疗用毒性药品、放射性药品等特殊管理药品处方未执行国家有关规定的 ⑭医师未按照抗菌药物临床应用管理规定开具抗菌药物处方的 ⑮中药饮片处方未按照"君、臣、佐、使"的顺序排列，或未按要求标注药物调剂、煎煮等特殊要求的
用药不适宜处方	①适应症不适宜的 ②遴选的药品不适宜的 ③药品剂型或给药途径不适宜的 ④无正当理由不首选国家基本药物的 ⑤用法、用量不适宜的 ⑥联合用药不适宜的 ⑦重复给药的 ⑧有配伍禁忌或者不良相互作用的 ⑨其他用药不适宜情况的

超常处方	①无适应症用药 ②无正当理由开具高价药的 ③无正当理由超说明书用药的 ④无正当理由为同一患者同时开具2种以上药理作用相同药物的

考点10 处方结果的应用

医院药学部门应当会同医疗管理部门对处方点评小组提交的点评结果进行审核，定期公布处方点评结果，通报不合理处方；根据处方点评结果，对医院在药事管理、处方管理和临床用药方面存在的问题，进行汇总和综合分析评价，提出质量改进建议，并向医院药事管理与药物治疗学委员会（组）和医疗质量管理委员会报告；发现可能造成患者损害的，应当及时采取措施，防止损害发生。

医院药事管理与药物治疗学委员会（组）和医疗质量管理委员会应当根据药学部门会同医疗管理部门提交的质量改进建议，研究制定有针对性的临床用药质量管理和药事管理改进措施，并责成相关部门和科室落实质量改进措施，提高合理用药水平，保证患者用药安全。

各级卫生行政部门和医师定期考核机构，应当将处方点评结果作为重要指标纳入医院评审评价和医师定期考核指标体系。

第四节 医疗机构制剂管理

医疗机构制剂，是指医疗机构根据本单位临床需要经批准而配制、自用的固定处方制剂，是本单位临床需要而市场上没有供应的品种，并应当经所在地省级药品监督管理部门批准。

考点1 医疗机构制剂室的设立条件

（1）有能够保证制剂质量的设施、管理制度、检验仪器和卫生环境。

（2）应当按照经核准的工艺进行，所需的原料、辅料和包装材料等应当符合药用要求。

（3）应当向所在地省级药品监督管理部门申请，取得医疗机构制剂许可证。

申请时应明确拟配制剂型、配制能力、品种、规格，配制剂型的工艺流程图、质量标准（或草案），主要配制设备、检测仪器目录，制剂配制管理、质量管理文件目录。

（4）制剂室负责人、药检室负责人、制剂质量管理组织负责人应当为本单位在职药学专业人员，且制剂室负责人和药检室负责人不得互相兼任。

（5）医疗机构不得与其他单位共用配制场所、配制设备及检验设施等。

考点2 《医疗机构制剂许可证》的管理 ★★

《医疗机构制剂许可证》有效期为5年，分正本和副本，具有同等法律效力。

制剂许可证的核发	省级药品监督管理部门应当自收到申请之后，按照《医疗机构制剂许可证验收标准》组织验收。验收合格的，予以批准，向申请人核发《医疗机构制剂许可证》，并将有关情况报国家药品监督管理局备案
制剂许可证的变更	①许可事项变更：指制剂室负责人、配制地址、配制范围的变更。变更前30日，向原批准机关申请变更登记。自收到变更申请日起15个工作日内作决定 ②登记事项变更：是指医疗机构名称、医疗机构类别、法定代表人、注册地址等事项的变更。有关部门核准变更后30日内，向原发证机关申请《医疗机构制剂许可证》变更登记，在收到变更申请日起15个工作日内办理变更手续
制剂许可证的换发	医疗机构应当在许可证有效期届满前6个月，向所在地省级药品监督管理部门提出换证申请
制剂许可证的缴销	医疗机构终止配制制剂或者关闭的，由原发证机关缴销《医疗机构制剂许可证》，同时报国家药品监督管理部门备案

考点3 医疗机构制剂注册制度 ★★

获得《医疗机构制剂许可证》的医疗机构，若需要进行某种制剂的配制，应向所在地省级药品监督管理部门申请，并报送有关资料和样品，经批准发给制剂批准文号后，方可配制。配制制剂时，应按照经核准的工艺进行，所需的原料、辅料和包装材料等应当符合药用要求，不得擅自变更工艺、处方、配制地点和委托配制单位。需要变更的，申请人应提出补充申请，报送相关资料，经批准后方可执行。

医疗机构制剂	①医疗机构制剂批准文号的有效期为3年。有效期届满需要继续配制的，有效期届满前3个月按照原申请配制程序提出再注册申请，报送有关资料 ②批准文号格式：X药制字H（Z）+4位年号+4位流水号 （X—省、自治区、直辖市简称，H—化学制剂，Z—中药制剂）

考点4 医疗机构制剂品种范围 ★★

（1）医疗机构配制的制剂，应当是本单位临床需要而市场上没有供应的品种。包括：
①国内尚未批准上市及虽批准上市但某些性质不稳定或有效期短的制剂。
②市场上不能满足的不同规格、剂量的制剂。
③临床常用而疗效确切的协定处方制剂。
④其他临床需要的以及科研用的制剂等。
⑤对临床需要而市场无供应的麻醉药品和精神药品，持有医疗机构制剂许可证和印鉴卡的医疗机构需要配制制剂的，应当经所在地省级药品监督管理部门批准。

（2）不得作为医疗机构制剂申报的情形
①市场上已有供应的品种。
②含有未经国家药品监督管理部门批准的活性成分的品种。
③除变态反应原外的生物制品。
④中药注射剂。

⑤中药、化学药组成的复方制剂。
⑥医疗用毒性药品、放射性药品。
⑦其他不符合国家有关规定的制剂。

考点 5 医疗机构制剂的质量管理 ★★

人员管理	①制剂室和药检室的负责人应具有大专以上药学或相关专业学历，具有相应管理的实践经验，有对工作中出现的问题作出正确判断和处理的能力 ②制剂室和药检室的负责人不得互相兼任 ③从事制剂配制操作及药检人员，应经专业技术培训，具有基础理论知识和实际操作技能 ④凡有特殊要求的制剂配制操作和药检人员还应经相应的专业技术培训
质量检验	合格医疗机构制剂需按规定进行质量检验，质量检验一般由医疗机构的药检室负责，检验合格后，凭医师处方使用
使用管理	①制剂配发完整的记录或凭据包括领用部门、制剂名称、批号、规格、数量等 ②质量问题制剂收回记录包括制剂名称、批号、规格、数量、收回部门、收回原因、处理意见及日期等 ③制剂使用过程中发现的不良反应应按规定予以记录，填表上报 ④保留病历和有关检验、检查报告单等原始记录至少1年备查

考点 6 医疗机构制剂的调剂使用

医疗机构制剂一般只能是本医院自用，不得调剂使用。特殊情况下，经国家或者省级药品监督管理部门批准，医疗机构配制的制剂可以在规定的期限内、在指定的医疗机构之间调剂使用，其中的"特殊情况"是指：发生灾情、疫情、突发事件或者临床急需而市场没有供应时。在省内进行调剂是由省级药品监督管理部门批准；在各省之间进行调剂或者国家药品监督管理局规定的特殊制剂的调剂必须经国家药品监督管理局批准。医疗机构制剂的调剂使用，不得超出规定的期限、数量和范围。

取得制剂批准文号的医疗机构应当对调剂使用的医疗机构制剂的质量负责。接受调剂的医疗机构应当严格按照制剂的说明书使用，并对超范围使用或者使用不当造成的不良后果承担责任。

考点 7 医疗机构中药制剂配制和使用要求 ★★

医疗机构中药制剂是医疗机构根据本单位临床需要经批准而配制、自用的固定的中药处方制剂。医疗机构配制的中药制剂品种，应当依法取得制剂批准文号。但是，仅应用传统工艺配制的中药制剂品种，向医疗机构所在地省级药品监督管理部门备案后即可配制，不需要取得制剂批准文号。

传统中药制剂备案号格式为：×药制备字Z+4位年号+4位顺序号+3位变更顺序号（首次备案3位变更顺序号为000）。×为省、自治区、直辖市简称。

备案管理的 传统中药制剂	①由中药饮片经粉碎或仅经水或油提取制成的固体和液体传统剂型 ②由中药饮片制成的颗粒剂以及由中药饮片经粉碎后制成的胶囊剂 ③由中药饮片用传统方法提取制成的酒剂、酊剂

续表

不得备案的情形	①《医疗机构制剂注册管理办法》中不得作为医疗机构制剂申报的情形 ②与市场上已有供应品种相同处方的不同剂型品种 ③中药配方颗粒 ④其他不符合国家有关规定的制剂
不纳入医疗机构中药制剂管理范围的情形	①中药加工成细粉，临用时加水等中药传统基质调配、外用，由医务人员调配使用 ②鲜药榨汁 ③受患者委托，按医师处方（一人一方）应用中药传统工艺加工而成的制品

传统中药制剂不得在市场上销售或者变相销售，不得发布医疗机构制剂广告。传统中药制剂限于取得该制剂品种备案号的医疗机构使用，一般不得调剂使用，需要调剂使用的，按照国家相关规定执行。

考点8 "医院"类别医疗机构中药制剂委托配制 ★

委托配制中药制剂，应当向委托方所在地省级药品监督管理部门备案。医疗机构对其配制的中药制剂的质量负责；委托配制中药制剂的，委托方和受托方对所配制的中药制剂的质量分别承担相应责任。

（1）委托配制的主体与条件

委托方：具有《医疗机构制剂许可证》且取得制剂批准文号的"医院"类别的医疗机构。

受托方：本省内取得《医疗机构制剂许可证》的医疗机构或药品生产企业。

剂型要求：委托配制的制剂剂型需与受托方许可证范围一致。

（2）未取得《医疗机构制剂许可证》的"医院"类别的医疗机构申请中药制剂批准文号时，可申请委托配制。

（3）备案要求　根据《中医药法》规定，办理备案的主体应当是委托方，即委托配制中药制剂的医疗机构。对委托配制中药制剂应当备案而未备案的处罚，其处罚对象应是委托方。

（4）申请材料

①《医疗机构中药制剂委托配制申请表》。

②委托方的《医疗机构制剂许可证》及制剂批准证明文件复印件。

③受托方的《药品生产许可证》或《医疗机构制剂许可证》复印件。

④委托配制的制剂质量标准、配制工艺。

⑤原最小包装、标签和使用说明书实样。

⑥拟采用的包装、标签和说明书式样及色标。

⑦委托配制合同。

⑧受托方所在地药品监督管理机构的考核意见（包括技术人员、生产条件、质量保证体系等）。

第五节　药物临床应用管理

考点 1　合理用药的基本要求 ★★

（1）合理用药的界定　指安全、有效、经济地使用药物。

（2）合理用药的基本要求　医疗机构应当遵循有关药物临床应用指导原则、临床路径、临床诊疗指南和药品说明书等合理使用药物；对医师处方、用药医嘱的适宜性进行审核。

（3）合理用药考核的重点

①麻醉药品和精神药品、医疗用毒性药品、放射性药品、药品类易制毒化学品、含兴奋剂药品等特殊管理药品的使用和管理情况。

②抗菌药物、抗肿瘤药物、重点监控药物的使用和管理情况。

③公立医疗机构国家基本药物配备使用情况。

④公立医疗机构国家组织药品集中采购中选品种配备使用情况。

⑤医保定点医疗机构国家医保谈判准入药品配备使用情况。

（4）考核方式

①医疗机构自查自评：医疗机构依据考核内容和指标，对本机构合理用药情况进行自查自评，并将结果报送省级卫生健康主管部门。

②卫生健康主管部门数据信息考核：省级卫生健康主管部门通过信息化平台在线采集医疗机构考核指标关键数据，组织或委托第三方进行核查分析。

（5）考核结果公开

①公开主体：省级卫生健康主管部门。

②公开范围：在行业内部公开。

③公开时间：考核结束后20个工作日内。

2022年7月27日，国家卫生健康委发布《关于进一步加强用药安全管理提升合理用药水平的通知》，在降低用药错误风险，提高用药安全水平；加强监测报告和分析，积极应对药品不良反应；加强用药安全监管，促进合理用药水平提高等三方面提出了工作要求以进一步加强用药安全管理，提升合理用药水平，保障医疗质量安全和人民健康权益。

考点 2　药物临床应用管理规定 ★

（1）药物临床应用管理　是对医疗机构临床诊断、预防和治疗疾病用药全过程实施监督管理。

（2）具体规定

①加强医疗机构药品安全管理。医疗机构应当建立覆盖药品采购、贮存、发放、调配、使用等全过程的监测系统，加强药品使用情况动态监测分析，对药品使用数量进行科学预估，并实现药品来源、去向可追溯。

②提高医师临床合理用药水平。医师要遵循合理用药原则，能口服不肌注，能肌注不

输液，依据相关疾病诊疗规范、用药指南和临床路径合理开具处方，优先选用国家基本药物、国家组织集中采购和使用药品及国家医保目录药品。

③强化药师或其他药学技术人员对处方的审核。建立处方点评和医师约谈制度，重点跟踪监控辅助用药、医院超常使用的药品。明确医师处方权限，处方涉及贵重药品时，应主动与患者沟通，规范用量，努力减轻急性、长期用药患者药品费用负担。

④加强合理用药管理和绩效考核。卫生健康主管部门要将医疗机构药物合理使用等相关指标纳入医疗机构及医务人员绩效考核体系，并细化实化基本药物采购和使用等相关考核指标及内容。

⑤开展药品使用监测和临床综合评价。建立覆盖各级公立医疗卫生机构的国家、省、地市、县药品使用监测信息网络，推广应用统一的药品编码。建立健全药品使用监测与临床综合评价工作机制和标准规范，突出药品临床价值，提升药品供应保障能力。

⑥规范药品推广和公立医疗机构药房管理。医疗机构要加强对参加涉及药品耗材推广的学术活动的管理，由企业举办或赞助的学术会议、培训项目等邀请由医疗机构统筹安排，并公示、备案备查。坚持公立医疗机构药房的公益性，公立医疗机构不得承包、出租药房，不得向营利性企业托管药房，不得以任何形式开设营利性药店。公立医疗机构与企业合作开展物流延伸服务的，应当按企业所提供的服务向企业支付相关费用，企业不得以任何形式参与医疗机构的药事管理工作。

⑦医疗机构应当建立药品不良反应、用药错误和药品损害事件监测报告制度。医疗机构临床科室发现药品不良反应、用药错误和药品损害事件后，应当积极救治患者，立即向药学部门报告，并做好观察与记录。医疗机构应当按照国家有关规定向相关部门报告药品不良反应，用药错误和药品损害事件应当立即向所在地县级卫生健康主管部门报告。

考点3 抗菌药物临床应用管理 ★★

2022年10月28日，国家卫生健康委发布了《关于印发遏制微生物耐药国家行动计划（2022—2025年）的通知》在总体要求方面，确立了预防为主、防治结合、综合施策的原则，聚焦微生物耐药存在的突出问题，创新体制机制和工作模式。主要任务如下：

①坚持预防为主，降低感染发生率。
②加强公众健康教育，提高耐药认识水平。
③加强培养培训，提高专业人员防控能力。
④强化行业监管，合理应用抗微生物药物。
⑤完善监测评价体系，为科学决策提供依据。
⑥加强相关药物器械的供应保障。
⑦加强微生物耐药防控的科技研发。
⑧广泛开展国际交流与合作。

考点 4 抗菌药物管理组织机构和职责 ★★

（1）本医疗机构抗菌药物临床应用管理第一责任人 医疗机构主要负责人。
（2）医疗机构应当设立抗菌药物管理工作机构或者配备专（兼）职人员负责本医疗机构的抗菌药物管理工作。

二级以上医院、妇幼保健院及专科疾病防治机构	①在药事管理与药物治疗学委员会下设立抗菌药物管理工作组 ②组成人员：医务、药学、感染性疾病、临床微生物、护理、医院感染管理等部门负责人及具有相关专业高级技术职务任职资格的人员 ③职责分工：医务、药学等部门共同负责日常管理工作
其他医疗机构	①设立抗菌药物管理工作小组或指定专（兼）职人员 ②职责：负责具体管理工作
抗菌药物管理工作机构或者专（兼）职人员的主要职责	①贯彻执行抗菌药物管理相关的法律、法规、规章，制定本医疗机构抗菌药物管理制度并组织实施 ②审议本医疗机构抗菌药物供应目录，制定相关技术性文件，组织实施 ③对抗菌药物临床应用与细菌耐药情况进行监测，定期分析、评估、上报监测数据并发布相关信息，提出干预和改进措施 ④对医务人员进行抗菌药物管理相关法律、法规、规章制度和技术规范培训；组织对患者合理使用抗菌药物的宣传教育

考点 5 抗菌药物分级管理 ★★

抗菌药物是指治疗细菌、支原体、衣原体、立克次体、螺旋体、真菌等病原微生物所致感染性疾病病原的药物，不包括治疗结核病、寄生虫病和各种病毒所致感染性疾病的药物以及具有抗菌作用的中药制剂。

抗菌药物分级和分级标准		根据安全性、疗效、细菌耐药性、价格等因素，将抗菌药物分为三级
	非限制使用级	经长期临床应用证明安全、有效，对细菌耐药性影响较小，价格相对较低的抗菌药物
	限制使用级	经长期临床应用证明安全、有效，对细菌耐药性影响较大，或者价格相对较高的抗菌药物
	特殊使用级	主要分类： a.具有明显或者严重不良反应，不宜随意使用的抗菌药物 b.需要严格控制使用，避免细菌过快产生耐药的抗菌药物 c.疗效、安全性方面的临床资料较少的抗菌药物 d.价格昂贵的抗菌药物

考点 6 抗菌药物的分级管理目录和采购 ★★

抗菌药物分级管理目录制定	应按照省级卫生健康主管部门制定的抗菌药物分级管理目录，制定本医疗机构抗菌药物供应目录，并向卫生健康主管部门备案。目录包括采购抗菌药物的品种、品规。未经备案的抗菌药物品种、品规，医疗机构不得采购
品种数量控制	①同一通用名称抗菌药物品种，注射剂型和口服剂型各不得超过2种 ②具有相似或者相同药理学特征的抗菌药物不得重复列入供应目录 （其中碳青霉烯类抗菌药物注射剂型严格控制在3个品规内）

续表

目录调整周期	调整周期原则上为2年，最短不少于1年，并在目录调整后15日内报核发其《医疗机构许可证》的卫生健康主管部门备案
抗菌药物采购原则	医疗机构应按批准并公布的药品通用名称购进抗菌药物，优先选用《国家基本药物目录》《国家处方集》和《国家基本医疗保险、工伤保险和生育保险药品目录》收录的抗菌药物品种。基层医疗卫生机构只能选用基本药物中的抗菌药物品种
抗菌药物临时采购程序	①启动条件：因特殊治疗需要，需使用本单位供应目录以外抗菌药物 ②申请流程：应由临床科室提出申请，说明购入抗菌药物名称、剂型、规格、数量、使用对象和使用理由，经审核同意后，由药学部门一次性购入使用 ③控制要求：应严格控制临时采购抗菌药物的品种和数量，同一通用名启动临时采购程序每年不得超过5例次。若超过，应讨论列入目录，但总品种数不得增加

考点7 抗菌药物遴选和评估 ★

（1）抗菌药物遴选和引进　医疗机构遴选和新引进抗菌药物品种，由临床科室提交申请报告，经药学部门提出意见后，由抗菌药物管理工作组审议。抗菌药物管理工作组2/3以上成员审议同意，并经药事管理与药物治疗学委员会2/3以上委员审核同意后方可列入采购供应目录。

（2）抗菌药物清退或更换　抗菌药物品种或者品规存在安全隐患、疗效不确定、耐药率高、性价比差或者违规使用等情况的，临床科室、药学部门、抗菌药物管理工作组可以提出清退或者更换意见。清退意见经抗菌药物管理工作组1/2以上成员同意后执行，并报药事管理与药物治疗学委员会备案，更换意见经药事管理与药物治疗学委员会讨论通过后执行。

清退或者更换的抗菌药物品种或者品规原则上12个月内不得重新进入本医疗机构抗菌药物供应目录。

考点8 抗菌药物处方权、调剂资格的授予 ★

（1）二级以上医院应当定期对医师和药师进行抗菌药物临床应用知识和规范化管理的培训。医师经本医疗机构培训并考核合格后，方可获得相应的处方权。其他医疗机构依法享有处方权的医师、乡村医生和从事处方调剂工作的药师，由县级以上地方卫生健康主管部门组织相关培训、考核。经考核合格的，授予相应的抗菌药物处方权或者抗菌药物调剂资格。

（2）调剂资格授予

①具有高级专业技术职务任职资格的医师，可授予特殊使用级抗菌药物处方权。

②具有中级以上专业技术职务任职资格的医师，可授予限制使用级抗菌药物处方权；

③具有初级专业技术职务任职资格的医师，在乡、民族乡、镇、村的医疗机构独立从事一般执业活动的执业助理医师以及乡村医生，可授予非限制使用级抗菌药物处方权。

考点9 抗菌药物应用监测和细菌耐药监测 ★★★

重点科室管理：对基层医疗机构以及二级以上医疗机构中，抗菌药物临床使用量大、使用级别高、容易产生问题的重症监护病房（ICU）、新生儿室、血液科病房、呼吸科病房、神经科病房、烧伤病房等科室，要重点加强抗菌药物管理。

抗菌药物的 应用监测	使用抗菌药物预防感染的指征： ①非限制使用级抗菌药物：预防感染、治疗轻度或者局部感染应当首选 ②限制使用级抗菌药物：严重感染、免疫功能低下合并感染或者病原菌只对限制使用级抗菌药物敏感时，方可选用 ③特殊使用级抗菌药物：不得在门诊使用，应严格掌握用药指征，经抗菌药物管理工作组指定的专业技术人员会诊同意后，由具有处方权医师开具处方
特殊使用级 抗菌药物的管理	①紧急情况使用：未经会诊同意或确需越处方权限使用，处方量不得超过1日用量，并做好相关病历记录 ②微生物送检要求：接受特殊使用级抗菌药物治疗的住院患者抗菌药物使用前微生物送检率不低于80% ③专档管理：对碳青霉烯类抗菌药物及替加环素等特殊使用级抗菌药物先行实施专档管理。各临床科室要按照要求及时填报，指定专人定期收集信息表
紧急情况下 越级使用抗菌药物	条件：抢救生命垂危的患者等紧急情况 要求：应详细记录用药指征，并应于24小时内补办越级使用手续
细菌耐药预警	应开展细菌耐药监测工作，建立细菌耐药预警机制，并采取相应措施： ①主要目标细菌耐药率超过30%的抗菌药物，应及时通报医务人员 ②主要目标细菌耐药率超过40%的抗菌药物，应慎重经验用药 ③主要目标细菌耐药率超过50%的抗菌药物，应参照药敏试验结果选用 ④主要目标细菌耐药率超过75%的抗菌药物，应暂停针对此目标细菌的临床应用，根据追踪细菌耐药监测结果决定是否恢复临床应用 （口诀：3通4重5敏7停）

考点10 抗菌药物临床应用异常情况及处理 ★

（1）抗菌药物应用的公示与报告

①医疗机构应当建立本医疗机构抗菌药物临床应用情况排名、内部公示和报告制度。应当对临床科室和医务人员抗菌药物使用量、使用率和使用强度等情况进行排名并予以内部公示；对排名后位或者发现严重问题的医师进行批评教育，情况严重的予以通报。

②医疗机构应当按照要求对临床科室和医务人员抗菌药物临床应用情况进行汇总，并向核发其《医疗机构执业许可证》的卫生健康主管部门报告。非限制使用级抗菌药物临床应用情况，每年报告一次；限制使用级和特殊使用级抗菌药物临床应用情况，每半年报告一次。

（2）抗菌药物应用异常情况调查

①使用量异常增长的抗菌药物。
②半年内使用量始终居于前列的抗菌药物。
③经常超适应症、超剂量使用的抗菌药物。
④企业违规销售的抗菌药物。
⑤频繁发生严重不良事件的抗菌药物。

考点11 抗菌药物临床应用异常情况监督管理 ★★

（1）卫生健康主管部门的职责

①加强对本行政区域内医疗机构抗菌药物临床应用情况的监督检查，建立医疗机构抗

菌药物临床应用管理评估制度，建立抗菌药物临床应用情况排名、公布和诫勉谈话制度。

②对本行政区域内医疗机构抗菌药物使用量、使用率和使用强度等情况进行排名，将排名情况向本行政区域内医疗机构公布，并报上级卫生健康主管部门备案。

③对发生重大、特大医疗质量安全事件或者存在严重医疗质量安全隐患的各级各类医疗机构的负责人进行诫勉谈话，情况严重的予以通报。

（2）监测网络建设

①国家层面：卫生健康主管部门建立全国抗菌药物临床应用监测网和全国细菌耐药监测网，对全国抗菌药物临床应用和细菌耐药情况进行监测；根据监测情况定期公布抗菌药物临床应用控制指标，开展抗菌药物临床应用质量管理与控制工作。

②省级层面：省级卫生健康主管部门应当建立本行政区域的抗菌药物临床应用监测网和细菌耐药监测网，对医疗机构抗菌药物临床应用和细菌耐药情况进行监测，开展抗菌药物临床应用质量管理与控制工作。

医疗机构考核与管理	卫生健康主管部门应将医疗机构抗菌药物临床应用情况纳入医疗机构考核指标体系；作为医疗机构定级、评审、评价重要指标，考核不合格的，对医疗机构作出降级、降等、评价不合格处理
医师管理	①警告与限制：应对出现抗菌药物超常处方3次以上且无正当理由的医师提出警告，限制其特殊使用级和限制使用级抗菌药物处方权 ②取消处方权：医师出现下列情形之一的，医疗机构应当取消其处方权 a.抗菌药物考核不合格的 b.限制处方权后，仍出现超常处方且无正当理由的 c.未按照规定开具抗菌药物处方，造成严重后果的 d.未按照规定使用抗菌药物，造成严重后果的 e.开具抗菌药物处方牟取不正当利益的
药师管理	药师未按照规定审核抗菌药物处方与用药医嘱，造成严重后果的，或者发现处方不适宜、超常处方等情况未进行干预且无正当理由的，二级以上医院药师由医疗机构取消其药物调剂资格，基层医疗卫生机构药师由县级卫生部门取消其药物调剂资格。医师处方权和药师药物调剂资格取消后，在6个月内不得恢复其处方权和药物调剂资格

考点 12 抗肿瘤药物管理组织机构和职责 ★★

《抗肿瘤药物临床应用管理办法（试行）》对医疗机构内抗肿瘤药物的遴选、采购、储存、处方、调配、临床应用和药物评价等，进行全过程管理。

抗肿瘤药物，是指通过细胞杀伤、免疫调控、内分泌调节等途径，在细胞、分子水平进行作用，达到抑制肿瘤生长或消除肿瘤的药物，一般包括化学治疗药物、分子靶向治疗药物、免疫治疗药物、内分泌治疗药物等。

（1）本机构抗肿瘤药物临床应用管理的第一责任人　医疗机构主要负责人。

（2）抗肿瘤药物管理组织设置

①二级以上医疗机构：药事管理与药物治疗学委员会下设立抗肿瘤药物管理工作组。抗肿瘤药物管理工作组由医务、药学、临床科室、医学影像、病理、护理、检验、信息管

理、质控等部门负责人或具有相关专业高级技术职务任职资格的人员组成,共同管理抗肿瘤药物临床应用,医务、药学等部门共同负责日常管理工作。

②其他医疗机构:如不具备设立抗肿瘤药物管理工作组条件,可由专(兼)职人员负责具体管理工作。

(3)医疗机构抗肿瘤药物管理组织的主要职责

①贯彻执行抗肿瘤药物管理相关的法律、法规、规章,制订本机构抗肿瘤药物管理制度并组织实施。

②审议本机构抗肿瘤药物分级管理目录,制订抗肿瘤药物临床应用相关技术性文件,并组织实施。

③对本机构抗肿瘤药物临床应用情况进行监测,定期分析、评估、上报监测数据并发布相关信息,提出干预和改进措施。

④对医务人员进行抗肿瘤药物管理相关法律、法规、规章制度和技术规范培训,组织对患者合理使用抗肿瘤药物的宣传教育。

(4)肿瘤多学科诊疗与抗肿瘤药物管理 医疗机构开展肿瘤多学科诊疗的,应当将肿瘤科、药学、病理、影像、检验等相关专业人员纳入多学科诊疗团队,落实抗肿瘤药物管理要求,保障合理用药,提高肿瘤综合管理水平。

(5)药学人员配备与专业人才培养 医疗机构应当加强药学人员配备,培养临床药师,参与患者抗肿瘤药物治疗方案的制订与调整,开展抗肿瘤药物处方和用药医嘱的审核与干预,提供药学监护与用药教育等。

各级卫生健康行政部门和医疗机构加强涉及抗肿瘤药物临床应用管理的相关学科建设,建立专业人才培养和考核制度,充分发挥相关专业技术人员在抗肿瘤药物临床应用管理工作中的作用。

考点13 抗肿瘤药物的分级管理与遴选原则 ★★★

分级管理	限制使用级抗肿瘤药物	①药物毒副作用大,纳入毒性药品管理,适应症严格,禁忌证多,须由具有丰富临床经验的医务人员使用,使用不当可能对人体造成严重损害的抗肿瘤药物 ②上市时间短、用药经验少的新型抗肿瘤药物 ③价格昂贵、经济负担沉重的抗肿瘤药物
	普通使用级抗肿瘤药物	除限制使用级抗肿瘤药物外的其他抗肿瘤药物
分级管理目录		由医疗机构制订,结合药品上市后评价工作,进行动态调整 地方卫生健康行政部门对目录的制订和调整工作进行指导
品种遴选原则		医疗机构根据需求制订供应目录,并定期调整。以临床需求为目标,鼓励优先选用国家基本药物目录、国家基本医疗保险药品目录中收录、国家集中谈判或招标采购,以及国家卫生健康委公布的诊疗规范、临床诊疗指南、临床路径涉及的药品
遴选与引进流程		由临床科室提交申请报告,由抗肿瘤药物管理工作组出具初步意见,经药事管理与药物治疗学委员会讨论通过后执行

遴选特殊情况处理	①创新药物的简化引进：临床优势明显、安全性高或临床急需、无可替代的创新药物，应在充分评估的基础上，简化引进流程，及时纳入抗肿瘤药物供应目录 ②清退和更换药物：存在重大安全隐患、疗效不确定、成本-效果比差或者严重违规使用等情况，临床科室、药学部门、抗肿瘤药物管理工作组应提出清退或者更换意见，经药事管理与药物治疗学委员会讨论通过后执行。清退或更换的品种或品规原则上12个月内不得重新进入抗肿瘤药物供应目录

考点 14 抗肿瘤药物的采购和人员管理 ★★

（1）抗肿瘤药物的采购和供应管理

①医疗机构抗肿瘤药物应当由药学部门统一采购供应，其他科室或部门不得从事抗肿瘤药物的采购、调剂活动。

②因特殊治疗需要，医疗机构确需使用本机构抗肿瘤药物供应目录以外抗肿瘤药物的，可以启动临时采购程序，由临床科室提出申请，经本机构抗肿瘤药物管理工作组审核同意后，由药学部门临时一次性购入使用。

③医联体内开展肿瘤诊疗的医疗机构之间应当加强抗肿瘤药物供应目录衔接，建立联动管理机制，做好抗肿瘤药物供应保障，逐步实现区域内药品资源共享，保障双向转诊用药需求。

（2）抗肿瘤药物相关人员培训和考核　二级以上医疗机构应当定期对本机构抗肿瘤药物相关的医师、药师、护士进行抗肿瘤药物临床应用知识培训并进行考核。其他医疗机构的医师、药师、护士，由县级以上地方卫生健康行政部门或其指定的医疗机构组织相关培训并考核。

抗肿瘤药物临床应用知识培训内容包括：

①《处方管理办法》《抗肿瘤药物临床应用管理办法（试行）》《医疗机构处方审核规范》《医院处方点评管理规范（试行）》等。

②诊疗规范、临床诊疗指南、临床路径和药品说明书等。

③有关临床用药指南、新型抗肿瘤药物临床应用指导原则。

④肿瘤综合治疗的理念和知识。

⑤抗肿瘤药物临床应用管理制度。

⑥抗肿瘤药物的药理学特点与注意事项。

⑦抗肿瘤药物不良反应及其处理相关知识。

⑧肿瘤耐药发生机制及其对策等。

考点 15 抗肿瘤药物的处方和调配 ★

（1）医疗机构应当加强对本机构医师处方权的授予、考核等管理，明确可以开具限制使用级和普通使用级抗肿瘤药物处方的医师应当满足的条件，包括医师的专业、职称、培训及考核情况、技术水平和医疗质量等。医师按照被授予的处方权开具相应级别的抗肿瘤药物。

（2）抗肿瘤药物处方应当由经过抗肿瘤药物临床应用知识培训并考核合格的药师审核和调配。抗肿瘤药物的调配应当设置专门区域，实行相对集中调配，并做好医务人员职业防护。

（3）设有静脉用药调配中心的医疗机构，应当按照《静脉用药集中调配质量管理规范》进行集中调配；静脉用药调配人员应当经过相应培训并考核合格。

考点16 抗肿瘤药物的循证使用管理 ★★

（1）抗肿瘤药物使用的病理学依据

①基本要求：医师应根据组织或细胞学病理诊断结果，或特殊分子病理诊断结果，合理选用抗肿瘤药物。原则上，在病理确诊结果出具前，医师不得开具抗肿瘤药物进行治疗。

②靶向药物的使用：国家卫生健康委发布的诊疗规范、临床诊疗指南、临床路径或药品说明书规定需进行基因靶点检测的靶向药物，使用前需经靶点基因检测。确认患者适用后方可开具靶向药物。

（2）抗肿瘤药物的合理使用

①遵循依据：医疗机构应当遵循诊疗规范、临床诊疗指南、临床路径和药品说明书等，合理使用抗肿瘤药物。

②特殊情况管理：在尚无更好治疗手段等特殊情况下，应当制订相应管理制度、技术规范。对药品说明书中未明确但具有循证医学证据的药品用法进行严格管理。

③循证医学证据的采纳顺序：特殊情况下抗肿瘤药物使用采纳的循证医学证据，依次是其他国家或地区药品说明书中已注明的用法，国际权威学协会或组织发布的诊疗规范、临床诊疗指南，国家级学协会发布的诊疗规范、临床诊疗指南和临床路径等。

（3）首次抗肿瘤药物治疗方案的制订与实施

①制订机构：首次抗肿瘤药物治疗方案应当由肿瘤诊疗能力强的医疗机构制订并实施。省级卫生健康行政部门按照相应标准和程序遴选的其他医疗机构也可制订并实施首次治疗方案。鼓励由三级医疗机构制订并实施首次抗肿瘤药物治疗方案。

②执行机构：对于诊断明确、病情相对稳定的肿瘤患者，其他医疗机构可以执行上述医疗机构制订的治疗方案，进行肿瘤患者的常规治疗和长期管理。

③遴选标准和程序：由省级卫生健康行政部门制订并公布。

考点17 抗肿瘤药物临床应用监测 ★★

（1）监测工作要求 医疗机构应当开展抗肿瘤药物临床应用监测工作，分析本机构和各临床科室抗肿瘤药物使用情况，评估抗肿瘤药物使用适宜性；对抗肿瘤药物使用趋势进行分析，对抗肿瘤药物不合理使用情况应当及时采取有效干预措施。

（2）信息化管理与数据上报 医疗机构应当充分利用信息化手段，加强抗肿瘤药物临床应用的全过程管理，促进合理应用；积极参加卫生健康行政部门组织的抗肿瘤药物临床应用监测，明确负责监测工作的具体部门和负责人，为监测工作创造条件，做好相关数据上报工作并保证数据规范、真实、可靠。

（3）日常管理措施　医疗机构应当通过治疗效果评估、处方点评等方式加强抗肿瘤药物临床应用的日常管理，并每半年至少开展一次专项处方点评，评价抗肿瘤药物处方的适宜性、合理性。

（4）不良反应与事件监测　医疗机构应当加强抗肿瘤药物不良反应、不良事件监测工作，并按照国家有关规定向相关部门报告；制订抗肿瘤药物使用应急预案，对出现外漏或严重不良反应的，要及时启动应急预案；加强行风建设，规范抗肿瘤药物采购，对存在不正当销售行为或违规销售的企业，依法依规及时采取暂停进药、清退等措施。

（5）医疗废物管理　抗肿瘤治疗相关的医疗废物管理应当遵守相关法律法规，做好分类收集、运送、暂存及机构内处置工作，并做好相关工作人员的职业卫生安全防护。

（6）管理指标设定与评估　医疗机构应当根据各临床科室专业特点，科学设定抗肿瘤药物临床合理应用管理指标，定期评估抗肿瘤药物合理应用管理情况。

考点18 抗肿瘤药物应用监督管理 ★★

（1）国家卫生健康委的职责　建立全国抗肿瘤药物临床应用监测网，对全国抗肿瘤药物临床应用情况进行监测，定期发布全国抗肿瘤药物临床应用监测报告。

（2）地方卫生健康行政部门的职责　县级以上地方卫生健康行政部门应当加强对本行政区域内医疗机构抗肿瘤药物临床应用情况的监督检查。被检查医疗机构应当予以配合，提供必要的资料，不得拒绝、阻碍和隐瞒。

临床合理应用管理指标	①限制使用级和普通使用级抗肿瘤药物的使用率 ②抗肿瘤药物使用金额占比 ③抗肿瘤药物处方合理率 ④抗肿瘤药物不良反应报告数量及报告率 ⑤使用抗肿瘤药物患者的病理诊断和检测率 ⑥住院患者抗肿瘤药物拓展性临床使用比例
医疗机构的考核与评价	①应将医疗机构抗肿瘤药物临床应用情况纳入医疗机构考核指标体系 ②将抗肿瘤药物临床应用情况纳入医疗机构评审、评价 ③将处方点评和用药医嘱审核结果纳入医师定期考核、临床科室和医务人员考核
医师处方权管理	对出现超常处方3次以上且无正当理由的医师提出警告，限制其处方权；限制处方权后，仍连续2次以上出现超常处方且无正当理由的，取消其处方权 医师出现下列情形之一的，取消处方权： ①被责令暂停执业 ②考核不合格离岗培训期间 ③被注销、吊销执业证书 ④未按照规定开具抗肿瘤药物处方，造成严重后果的 ⑤未按照规定使用抗肿瘤药物，造成严重后果的 ⑥开具抗肿瘤药物处方牟取不正当利益的
医疗机构违规处理	医疗机构有下列情形之一的，由县级以上卫生健康行政部门依法依规作出处理： ①未建立抗肿瘤药物管理组织或者无专（兼）职技术人员负责具体管理工作的 ②未建立抗肿瘤药物管理规章制度的 ③抗肿瘤药物临床应用管理混乱的 ④不配合卫生健康行政部门组织的抗肿瘤药物临床应用监测工作，未按照抗肿瘤药物临床应用监测要求上报相关信息的

人员违规处理	医疗机构的负责人、药品采购人员、医师等有关人员索取、收受药品生产企业、药品经营企业或者其代理人给予的财物或者通过开具抗肿瘤药物牟取不正当利益的,依据国家有关法律法规进行处理
	县级以上地方卫生健康行政部门未按照本办法规定履行监管职责,造成严重后果的,对直接负责的主管人员和其他直接责任人员依法依规作出处理

考点19 重点监控药品临床应用管理 ★

第一批目录发布:2019年7月1日,国家卫生健康委发布《关于印发第一批国家重点监控合理用药药品目录(化药及生物制品)的通知》,要求各省级卫生健康主管部门会同中医药主管部门在国家目录基础上形成省级目录并公布。

第二批目录发布:2023年1月13日,国家卫生健康委办公厅发布《关于印发第二批国家重点监控合理用药药品目录的通知》,供各地加强合理用药管理、开展公立医院绩效考核等工作中使用。

目录建立与调整	调整原则与周期 ①纳入目录管理的药品应是临床使用不合理问题较多、使用金额异常偏高、对用药合理性影响较大的化学药品和生物制品 ②目录更新调整的时间不短于3年,纳入目录管理的药品品种一般为30个 ③目录的调整包括启动调整、地方遴选推荐、专家汇总、公布结果4个阶段
	持续监控要求 ①对调整出原目录的药品,地方卫生健康行政部门应继续监控至少满1年 ②未纳入第二批目录的药品,应当持续监控至少满1年后可不再监控
管理要求	①建立管理制度:应建立重点监控管理制度,加强目录内药品全程管理 ②规范处方行为:对纳入目录的药品制订用药指南或技术规范,规定条件和原则 ③加强处方管理:加强对目录外药品的处方管理 ④监测与预警:各级卫生、中医药部门和医院要建立使用监测和超常预警制度
合理用药管理目标	①工作目标:以规范临床用药行为、促进合理用药为工作目标 ②临床应用指南:对纳入目录的药品制定完善临床应用指南,明确条件和原则 ③合理用药监管:确保临床用药的安全性、有效性、经济性和适宜性
违规行为处理	①医疗机构违规:对未建立管理组织、未建立规章制度、管理混乱、不配合监测工作的医疗机构,由县级以上卫生健康行政部门依法依规作出处理 ②个人违规:医疗机构的负责人、药品采购人员、医师等有关人员索取、收受药品生产企业或其代理人财物,或通过开具抗肿瘤药物牟取不正当利益的,依据国家有关法律法规进行处理

第六章　中药管理

中医药，是包括汉族和少数民族医药在内的我国各民族医药的统称，是反映中华民族对生命、健康和疾病的认识，具有悠久历史传统和独特理论及技术方法的医药学体系。

党和政府一直高度重视中医药工作，通过中医药立法和制定一系列方针、政策，保护和促进了中医药事业的发展。特别是改革开放以来，有关中医药的各项政策和法规得到进一步落实，中药现代化、创新体系等一系列新措施陆续出台，为中药治病救人、康复保健奠定了坚实的基础。

第一节　中药与中药传承创新发展

考点1 中药与中药分类 ★★

（1）中药的概念及作用　中药是指在我国中医药理论指导下使用的药用物质及其制剂。作用：①中药具有独特的理论体系和形式，充分反映了我国历史、文化、自然资源等方面的特点，在人们防病治病中具有不可替代的作用。②中药的资源优势、疗效优势、预防保健优势及市场前景越来越被国际社会认可，对促进世界医药科学的发展和生命健康的维护发挥重要作用。③中药宝贵资源的开发与有效利用，已有悠久的历史，也是中国医药学发展的物质基础。几千年来，中药作为防治疾病的主要武器，对保障人民健康和民族繁衍起着不可忽视的作用。

（2）中药分类　中药包括中药材、中药饮片和中成药等。

中药材	是指来源于药用植物、药用动物等资源，经规范化的种植（含生态种植、野生抚育和仿野生栽培）、养殖、采收和产地加工后，用于生产中药饮片、中药制剂的药用原料
	①通常，中药材根据产地，可分为道地中药材和一般药材 ②除毒性中药材和罂粟壳之外，通常情况下的中药材是农副产品，不能直接用于药品生产或入药配伍使用。只有当其经过适当加工处理，符合中药饮片生产的投料要求后，才能列为进入药用渠道的中药材，即药品概念下的中药 ③国家制定中药材种植养殖、采集、贮存和初加工的技术规范、标准，加强对中药材生产流通全过程的质量监督管理，保障中药材质量安全
中药饮片	是指在中医药理论指导下，根据辨证施治和调剂、制剂的需要，对产地初加工的中药材进行特殊加工炮制后形成的制成品
	①中药饮片的炮制是药品生产行为，生产者必须取得药品生产许可证，且必须按照法定的药品GMP标准组织生产。只有中药饮片才可直接用于临床配方或制剂生产，中医处方调配和中成药生产投料均应为中药饮片，中药材不可直接入药 ②中药配方颗粒是由单味中药饮片经水提、分离、浓缩、干燥、制粒而成的颗粒，按照中医临床处方调配后，供患者冲服使用。中药配方颗粒的质量监管纳入中药饮片管理范畴 ③国家保护中药饮片传统炮制技术和工艺，支持应用传统工艺炮制，鼓励运用现代科学技术

续表

中成药	①是指根据疗效确切、应用范围广泛的处方、验方或秘方，具备一定质量规格，批量生产供应的药物。"中成药"包括丸、散、膏、丹、露、酒、锭、片剂、冲剂、糖浆等多种剂型 ②现代中成药是指以中药饮片为原料，在中医药理论指导下，按规定的处方和方法，加工制成一定的剂型，标明药物作用、规格、功能主治、剂量、服法、注意事项等，以供医师、患者直接选用 ③中成药的原料是中药饮片，并非中药材 ④中成药应由依法取得药品生产许可证的企业生产，质量符合国家药品标准，包装、标签、说明书符合《药品管理法》规定

考点2 国家关于中药传承创新发展的相关政策 ★

（1）《关于促进中医药传承创新发展的意见》 从健全中医药服务体系、发挥中医药在维护和促进人民健康中的独特作用、大力推动中药质量提升和产业高质量发展、加强中医药人才队伍建设、促进中医药传承与开放创新发展、改革完善中医药管理体制机制等六个方面提出了20条意见。在大力推动中药质量提升和产业高质量发展方面，要求如下：

加强中药材质量控制	强化中药材道地产区环境保护，修订中药材生产质量管理规范，推行中药材生态种植、野生抚育和仿生栽培
促进中药饮片和中成药质量提升	加快修订《中国药典》中药标准（一部），由国务院药监部门会同中医药主管部门组织专家承担有关工作，建立最严谨标准。健全中药饮片标准体系，制定实施全国中药饮片炮制规范
改革完善中药注册管理	建立健全符合中医药特点的中药安全、疗效评价方法和技术标准。及时完善中药注册分类，制定中药审评审批管理规定，实施基于临床价值的优先审评审批制度
加强中药质量安全监管	以中药饮片监管为抓手，向上下游延伸，落实中药生产企业主体责任，建立多部门协同监管机制，探索建立中药材、中药饮片、中成药生产流通使用全过程追溯体系，用5年左右时间，逐步实现中药重点品种来源可查、去向可追、责任可究

（2）《关于促进中药传承创新发展的实施意见》 从促进中药守正创新、健全符合中药特点的审评审批体系、强化中药质量安全监管、注重多方协调联动、推进中药监管体系和监管能力现代化等方面提出了20条具体措施，涵盖了中药审评审批、研制创新、安全性研究、质量源头管理、生产全过程质量控制、上市后监管、品种保护等以及中药的法规标准体系、技术支撑体系、人才队伍、监管科学、国际合作等内容。该意见在推进实施调整中药注册分类、开辟具有中医药特色的注册申报路径、构建"三结合"的审评证据体系等创新举措基础上，进一步加大鼓励开展以临床价值为导向的中药创新研制力度。

《关于促进中药传承创新发展的实施意见》要求	①遵循中药研制规律，鼓励医疗机构制剂向中药新药创制转化，支持以病证结合、专病专药或证候类中药等多种方式研制中药复方制剂 ②推动开展中药多区域临床试验规范性研究能力与体系建设，鼓励开展以患者为中心的疗效评价，探索引入真实世界证据用于支持中药新药注册上市 ③支持以提升临床应用优势和特点为目的，运用符合产品特点的新技术、新工艺研制中药新剂型、改进已上市中药剂型 ④鼓励挖掘已上市中药的临床治疗潜力，促进已上市中药同品种质量竞争，推动质量提升 ⑤建立以中医临床为导向的中药安全性分类分级评价策略，研究制定具有人用经验中药新药的安全性评价技术标准 ⑥结合中药临床应用特殊情形，明确实施优先审评审批、附条件批准和特别审批的具体情形，鼓励有明显临床价值中药新药的研制，并加快其上市进程

（3）《关于加快中医药特色发展的若干政策措施》明确提高中药产业发展活力，提出以下要求。

优化中药审评审批管理	①加快推进中药审评审批机制改革，加强技术支撑能力建设，提升中药注册申请技术指导水平和注册服务能力，强化部门横向联动，建立科技、医疗、中医药等部门推荐符合条件的中药新药进入快速审评审批通道的有效机制 ②以中医临床需求为导向，加快推进国家重大科技项目成果转化，统筹内外部技术评估力量，探索授予第三方中医药研究平台专业资质、承担国家级中医药技术评估工作 ③增加第三方中药新药注册检验机构数量
完善中药分类注册管理	①尊重中药研发规律，完善中药注册分类和申报要求。优化具有人用经验的中药新药审评审批，对符合条件的中药创新药、中药改良型新药、古代经典名方、同名同方药等，研究依法依规实施豁免非临床安全性研究及部分临床试验的管理机制 ②充分利用数据科学等现代技术手段，建立中医药理论、人用经验、临床试验"三结合"的中药注册审评证据体系，积极探索建立中药真实世界研究证据体系 ③优化古代经典名方中药复方制剂注册审批 ④完善中药新药全过程质量控制的技术研究指导原则体系

（4）《"十四五"中医药发展规划》提出推动中药产业高质量发展要求。

加强中药资源保护与利用	①支持珍稀濒危中药材人工繁育 ②公布实施中药材种子管理办法 ③制定中药材采收、产地加工、野生抚育及仿野生栽培技术规范和标准 ④完成第四次全国中药资源普查，建立全国中药资源共享数据集和实物库，并利用实物样本建立中药材质量数据库，编纂中国中药资源大典
加强道地药材生产管理	①制定发布全国道地药材目录，构建中药材良种繁育体系 ②加强道地药材良种繁育基地和生产基地建设，鼓励利用山地、林地推行中药材生态种植，优化生产区域布局和产品结构，开展道地药材产地和品质快速检测技术研发，集成创新、示范推广一批以稳定提升中药材质量为目标的绿色生产技术和种植模式，制定技术规范，形成全国道地药材生产技术服务网络 ③加强对道地药材的地理标志保护，培育一批道地药材知名品牌
提升中药产业发展水平	①健全中药材种植养殖、仓储、物流、初加工规范标准体系 ②鼓励中药材产业化、商品化和适度规模化发展，推进中药材规范化种植、养殖 ③鼓励创建以中药材为主的优势特色产业集群和以中药材为主导的农业产业强镇 ④制定实施全国中药饮片炮制规范，继续推进中药炮制技术传承基地建设，探索将具有独特炮制方法的中药饮片纳入中药品种保护范围 ⑤加强中药材第三方质量检测平台建设 ⑥研究推进中药材、中药饮片信息化追溯体系建设，强化多部门协同监管 ⑦加快中药制造业数字化、网络化、智能化建设，加强技术集成和工艺创新，提升中药装备制造水平，加速中药生产工艺、流程的标准化和现代化
加强中药质量安全监管	①提升药品检验机构的中药质量评价能力，建立健全中药质量全链条安全监管机制，建设中药外源性有害残留物监测体系 ②加强中药饮片源头监管，严厉打击生产销售劣中药饮片、中成药等违法违规行为建立中成药监测、预警、应急、召回、撤市、淘汰的风险管理长效机制 ③加强中药说明书和标签管理，提升说明书临床使用指导效果

（5）《关于进一步加强中药科学监管促进中药传承创新发展的若干措施》要求：加强中药材质量管理，强化中药饮片、中药配方颗粒监管，优化医疗机构中药制剂管理，完善

中药审评审批机制，重视中药上市后管理，提升中药标准管理水平，加大中药安全监管力度等。

（6）《中医药振兴发展重大工程实施方案》提出"中药质量提升及产业促进工程"，要求：围绕中药种植、生产、使用全过程，充分发挥科技支撑引领作用，加快促进中药材种业发展，大力推进中药材规范种植，提升中药饮片和中成药质量，推动中药产业高质量发展。

（7）《中医药标准化行动计划（2024—2026年）》提出完善中药质量提升和产业高质量发展标准：①健全中药全产业链标准体系建设，推进中药材种子种苗、种植养殖、仓储、物流、初加工规范以及中药饮片炮制规范的制定。②综合考虑中药材道地性、生长年份、炮制工艺等方面因素，研究制定中药材等级标准，推动优质优价。③建立中医理论指导下，以患者为中心，以临床价值为导向，涵盖安全性评价、临床疗效评价、生产标准规范性评价等多维度的中成药综合评价体系和标准。

考点3 中医药立法 ★

中医药立法规定		
现行《药品管理法》第四条	2016年《中医药法》	2019年《基本医疗卫生与健康促进法》
①国家发展现代药和传统药，充分发挥其在预防、医疗和保健中的作用 ②国家保护野生药材资源和中药品种，鼓励培育道地中药材 ③国家鼓励运用现代科学技术和传统中药研究方法开展中药科学技术研究和药物开发，建立和完善符合中药特点的技术评价体系，促进中药传承创新	①以继承和弘扬中医药，保障和促进中医药事业发展，保护人民健康为宗旨，遵循中医药发展规律 ②坚持继承和创新相结合，保持和发挥中医药特色和优势，运用现代科学技术，促进中医药理论和实践的发展 ③从法律层面明确了中医药的重要地位、发展方针和扶持措施，为中医药事业发展提供了法律保障	①国家大力发展中医药事业，坚持中西医并重、传承与创新相结合，发挥中医药在医疗卫生与健康事业中的独特作用 ②国家加强中药的保护与发展，充分体现中药的特色和优势，发挥其在预防、保健、医疗、康复中的作用

第二节 中药材管理

根据《中医药法》，国务院药监部门应当组织并加强对中药材质量的监测，定期向社会公布监测结果，有关部门做好协助中药材质量监测有关工作。

国家制定中药材种植养殖、采集、贮存和初加工的技术规范、标准，加强对中药材生产流通全过程的质量监督管理，建立追溯体系，保障中药材质量安全。

中药材经营者应当建立进货查验和购销记录制度，并标明中药材产地。国家鼓励发展中药材现代流通体系，提高中药材包装、仓储等技术水平，建立中药材流通追溯体系。药品生产企业购进中药材应当建立进货查验记录制度。

考点1 中药材生产质量管理 ★★★

《中药材生产质量管理规范》（GAP）是中药材规范化生产和质量管理的基本要求，适用于中药材生产企业采用种植（含生态种植、野生抚育和仿野生栽培）、养殖方式规范生产中药材的全过程管理，野生中药材的采收加工可参考该规范。

2022年3月17日，国家药监局、国家农业农村部、国家林业和草原局、国家中医药局联合发布《中药材生产质量管理规范》，并对中药材的种植技术规程、种植管理、养殖技术规程、养殖管理等作了明确规定。

（1）质量管理　企业应当根据中药材生产特点，明确影响中药材质量的关键环节，开展质量风险评估，制定有效的生产管理与质量控制、预防措施。企业应当按照GAP规范要求，结合生产实践和科学研究情况，制定如下主要环节的生产技术规程：①生产基地选址；②种子种苗或其他繁殖材料要求；③种植（含生态种植、野生抚育和仿野生栽培）、养殖；④采收与产地加工；⑤养殖包装、放行与储运。

（2）机构与人员

中药材企业对机构人员管理的要求：①企业负责人对中药材质量负责②企业应当配备足够数量并具有和岗位职责相对应资质的生产和质量管理人员③企业应当对管理和生产人员的健康进行管理，患有可能污染药材疾病的人员不得直接从事养殖、产地加工、包装等工作	中药材企业对生产、质量管理负责人的要求：①生产、质量管理负责人应当有中药学、药学或者农学等相关专业大专及以上学历并有中药材生产、质量管理三年以上实践经验，或者有中药材生产、质量管理五年以上的实践经验，且均须经过本规范的培训②生产管理负责人负责种子种苗或其他繁殖材料繁育、田间管理或者药用动物饲养、农业投入品使用、采收与加工、包装与贮存等生产活动③质量管理负责人负责质量标准与技术规程制定及监督执行、检验和产品放行
无关人员不得进入中药材养殖控制区域，如确需进入，应当确认个人健康状况无污染风险	

（3）设施、设备与工具　企业应当建设必要的设施，包括种植或者养殖设施、产地加工设施、中药材贮存仓库、包装设施等。生产设备、工具的选用与配置应当符合预定用途，便于操作、清洁、维护，并符合以下要求：①肥料、农药施用的设备、工具使用前应仔细检查，使用后及时清洁；②采收和清洁、干燥及特殊加工等设备不得对中药材质量产生不利影响；③大型生产设备应当有明显的状态标识，应当建立维护保养制度。

（4）基地选址　中药材生产基地一般应当选址于道地产区，在非道地产区选址，应当提供充分文献或者科学数据证明其适宜性。基地选址范围内，企业至少完成一个生产周期中药材种植或者养殖，并有两个收获期中药材质量检测数据且符合企业内控质量标准。

生产基地选址和建设应当符合国家和地方生态环境保护要求。生产基地周围应当无污染源；生产基地环境应当持续符合国家标准：①空气符合国家《环境空气质量标准》二类区要求；②土壤符合国家《土壤环境质量农用地污染风险管控标准（试行）》的要求；③灌溉水符合国家《农田灌溉水质标准》，产地加工用水和药用动物饮用水符合国家《生活饮用水卫生标准》。

（5）种子种苗或其他繁殖材料　①企业应当明确使用种子种苗或其他繁殖材料的基原及种质，包括种、亚种、变种或者变型、农家品种或者选育品种；②使用的种植或者养殖物种的基原和列入《国家重点保护野生植物名录》的药用野生植物资源的，应当符合相关法律法规规定；③企业在一个中药材生产基地应当只使用一种经鉴定符合要求的物种，防止与其他种质混杂；④鼓励企业提纯复壮种质，优先采用经国家有关部门鉴定，性状整齐、稳定、优良的选育新品种。

（6）中药材种植与养殖

种植技术规程	①企业应当根据药用植物生长发育习性和对环境条件的要求等制定种植技术规程 ②企业应当根据种植中药材营养需求特性和土壤肥力，科学制定肥料使用技术规程 ③企业应当根据种植的中药材实际情况，结合基地的管理模式，优先选用符合国家有关规定的高效、低毒生物农药
种植管理	企业应当按照制定的技术规程有序开展中药材种植，根据气候变化、药用植物生长、病虫草害等情况，及时采取措施。企业应当按技术规程管理野生抚育和仿野生栽培中药材，坚持"保护优先、遵循自然"原则，有计划地做好投入品管控、过程管控和产地环境管控，避免对周边野生植物造成不利影响
养殖技术规程	①企业应当根据药用动物生长发育习性和对环境条件的要求等制定养殖技术规程 ②按国务院农业农村行政主管部门有关规定使用饲料和饲料添加剂 ③禁止使用国务院农业农村行政主管部门公布禁用的物质以及对人体具有直接或潜在危害的其他物质 ④不得使用未经登记的进口饲料和饲料添加
养殖管理	企业应当按照制定的技术规程，根据药用动物生长、疾病发生等情况，及时实施养殖措施

（7）采收与产地加工

技术规程制定	①应当制定种植、养殖、野生抚育或仿野生栽培中药材的采收与产地加工技术规程，明确采收的部位、采收过程中需除去的部分、采收规格等质量要求 ②坚持"质量优先、兼顾产量"原则，明确采收年限范围，确定基于物候期的适宜采收时间 ③应采用适宜方法保存鲜用药材，如冷藏、砂藏、罐贮、生物保鲜等，明确保存时限 ④原则上不使用保鲜剂和防腐剂，如须使用应禁止有毒、有害物质用于防霉、防腐、防蛀 ⑤禁止染色增重、漂白、掺杂使假等
采收管理	①应单独采收、处置受病虫草害等或者气象灾害等影响严重、生长发育不正常的中药材 ②采收过程应当除去非药用部位和异物，及时剔除破损、腐烂变质部分 ③不清洗直接干燥使用的中药材，采收过程中应当保证清洁，不受外源物质的污染或者破坏
产地加工管理	①应当保证加工过程方法的一致性，避免品质下降或外源污染 ②避免造成生态环境污染 ③应当及时进行中药材晾晒，防止雨水、动物等对中药材的污染，控制环境尘土等污染 ④应当阴干药材不得暴晒 ⑤产地加工过程中品质受到严重影响的，原则上不得作为中药材销售

（8）包装、放行与储运

①技术规程制定：企业应当制定包装、放行和储运技术规程；包装材料应当符合国家相关标准和药材特点，能够保持中药材质量；禁止采用肥料、农药等包装袋包装药材；毒性、易制毒、按麻醉药品管理中药材应当使用有专门标记的特殊包装；鼓励使用绿色循环可追溯周转筐。明确贮存的避光、遮光、通风、防潮、防虫、防鼠等养护管理措施；使用的熏蒸剂不能带来质量和安全风险，不得使用国家禁用的高毒性熏蒸剂；禁止贮存过程使

用硫黄熏蒸。

②包装管理：包装袋应当有清晰标签，不易脱落或者损坏；标示内容包括品名、基原、批号、规格、产地、数量或重量、采收日期、包装日期、保质期、追溯标志、企业名称等信息。

③放行与储运管理：企业应当执行中药材放行制度，对每批药材进行质量评价，审核生产、检验等相关记录；由质量管理负责人签名批准放行，确保每批中药材生产、检验符合标准和技术规程要求；不合格药材应当单独处理，并有记录；应当分区存放中药材，不同品种、不同批中药材不得混乱交叉存放；保证贮存所需要的条件，如洁净度、温度、湿度、光照和通风等。

（9）质量检验　企业应当建立质量控制系统，包括相应的组织机构、文件系统以及取样、检验。企业应当制定质量检验规程，对自己繁育并在生产基地使用的种子种苗或其他繁殖材料、生产的中药材实行按批检验。购买的种子种苗、农药、商品肥料、兽药或生物制品、饲料和饲料添加剂等，企业可不检测，但应当向供应商索取合格证或质量检验报告。

用于检验用的中药材、种子种苗或其他繁殖材料，应按批取样和留样：①保证取样和留样的代表性；②中药材留样包装和存放环境应当与中药材贮存条件一致，并保存至该批中药材保质期届满后3年；③中药材种子留样环境应当能够保持其活力，保存至生产基地中药材收获后3年；种苗或药用动物繁殖材料依实际情况确定留样时间；④检验记录应当保留至该批中药材保质期届满后3年。

（10）文件、内审和投诉、退货与召回

文件	企业应当建立文件管理系统，全过程关键环节记录完整。文件包括管理制度、标准、技术规程、记录、标准操作规程等。记录保存至该批中药材销售后至少3年以上
内审	企业应当定期组织对本规范实施情况的内审，对影响中药材质量的关键数据定期进行趋势分析和风险评估，确认是否符合本规范要求，采取必要改进措施
投诉、退货与召回	企业应当建立投诉处理、退货处理和召回制度。召回应当有召回记录，并有最终报告；报告应对产品发运数量、已召回数量以及数量平衡情况予以说明

考点2 产地趁鲜切制中药材管理 ★★★

《关于中药饮片生产企业采购产地加工中药材有关问题的复函》对产地趁鲜切制中药材作了规定，提出如下要求：

（1）产地加工属于中药材来源范畴，趁鲜切制是产地加工的方式之一，是按照传统加工方法将采收的新鲜中药材切制成片、块、段、瓣等，虽改变了中药材形态，但未改变中药材性质，且减少了中药材经干燥、浸润、切制、再干燥的加工环节，一定程度上有利于保障中药材质量。中药饮片生产企业可以采购具备健全质量管理体系的产地加工企业生产的产地趁鲜切制中药材用于中药饮片生产。

（2）采购鲜切药材的中药饮片生产企业，应当将质量管理体系延伸到该药材的种植、采收、加工等环节，应当与产地加工企业签订购买合同和质量协议并妥善保存，应当严格审核产地加工企业的质量管理体系。

（3）中药饮片生产企业对采购的鲜切药材承担质量管理责任，对鲜切药材应当入库验收，按照中药饮片GMP要求和国家药品标准或者省级中药饮片炮制规范进行净制、炮炙等生产加工，并经检验合格后，方可销售。中药饮片生产企业应当在产地加工企业质量追溯基础上进一步完善信息化追溯体系，保证采购的鲜切药材在种植、采收、加工、干燥、包装、仓储及生产的中药饮片炮制、销售等全过程可追溯。

（4）中药饮片生产企业不得从各类中药材市场或个人等处购进鲜切药材用于中药饮片生产；也不得从质量管理体系不健全或者不具备质量管理体系的产地加工企业购进鲜切药材用于中药饮片生产；不得将采购的鲜切药材直接包装后作为中药饮片销售。

考点3 自种、自采、自用中药材管理规定 ★★★

自种、自采、自用中药材管理规定		自种、自采、自用中草药是指乡村中医药技术人员自己种植、采收、使用，不需特殊加工炮制的植物中草药，《关于进一步加强农村卫生工作的决定》在规范农村中医药管理和服务的基础上，允许乡村中医药技术人员自种、自采、自用中草药的要求
	《中医药法》	在村医疗机构执业的中医医师、具备中药材知识和识别能力的乡村医生，按照国家有关规定可以自种、自采地产中药材并在其执业活动中使用
	《关于加强乡村中医药技术人员自种自采自用中草药管理的通知》	（1）自种自采自用中草药的人员应同时具备以下条件 ①熟悉中草药知识和栽培技术、具有中草药辨识能力 ②熟练掌握中医基本理论、技能和自种自采中草药的性味功用、临床疗效、用法用量、配伍禁忌、毒副反应、注意事项等 （2）乡村医药技术人员自种自采自用草药的管理 ①不得自种自采自用国家规定需特殊管理的医疗用毒性中草药、麻醉药品原植物、濒稀野生植物药材 ②根据当地实际工作需要，乡村中医药技术人员自种自采自用的中草药，只限于其所在的村医疗机构内使用，不得上市流通，不得加工成中药制剂 ③保证药材质量，不得使用变质、被污染等影响人体安全、药效的药材 ④对有毒副反应的中草药，乡村中医药技术人员应严格掌握其用法用量，并熟悉其中毒的预防和救治。发现可能与用药有关的毒副反应，应按规定及时向当地主管部门报告 ⑤乡村民族医药技术人员自种自采自用民族草药的管理参照上述要求执行

考点4 野生药材分级管理和名录 ★★★

1987年国务院发布了《野生药材资源保护管理条例》，实行保护、采猎相结合的原则，并加强中药材野生资源的采集和抚育管理，创造条件开展人工种养。

境内采集使用国家保护品种的任何单位或个人，需严格按规审批，严禁非法贩卖和采挖。

此外，《中医药法》特别规定保护药用野生动植物资源，实行动态监测和定期普查，建立种质基因库，鼓励发展人工种植养殖，同时支持依法开展珍贵、濒危药用野生动植物的保护、繁育及其相关研究，扶持濒危动植物中药材人工代用品的研究和开发。

（1）国家重点保护野生药材物种的分级管理　国家重点保护的野生药材物种分为三级管理。

①一级保护野生药材物种系指濒临灭绝状态的稀有珍贵野生药材物种。

②二级保护野生药材物种系指分布区域缩小，资源处于衰竭状态的重要野生药材物种。

③三级保护野生药材物种系指资源严重减少的主要常用野生药材物种。

（2）国家重点保护的野生药材名录　国家重点保护的野生药材物种名录共收载了野生药材物种76种，中药材42种。其中一级保护的野生药材物种有4种，中药材4种；二级保护的野生药材物种27种，中药材17种；三级保护的野生药材物种45种，中药材21种。

一级保护药材名称	虎骨、豹骨、羚羊角、鹿茸（梅花鹿）
二级保护药材名称	鹿茸（马鹿）、麝香（3个品种）、熊胆（2个品种）、穿山甲、蟾酥（2个品种）、哈蟆油、金钱白花蛇、乌梢蛇、蕲蛇、蛤蚧、甘草（3个品种），黄连（3个品种）、人参、杜仲、厚朴（2个品种）、黄柏（2个品种）、血竭
三级保护药材名称	川贝母（4个品种）、伊贝母（2个品种）、刺五加、黄芩、天冬、猪苓、龙胆（4个品种）、防风、远志（2个品种）、胡黄连、肉苁蓉、秦艽（4个品种）、细辛（3个品种）、紫草、五味子（2个品种）、蔓荆子（2个品种）、诃子（2个品种）、山茱萸、石斛（5个品种）、阿魏（2个品种）、连翘（2个品种）、羌活（2个品种）

[口诀] 一级：一级虎豹羚羊梅花鹿；

二级：一马牧草射蟾酥，二黄双蛤穿厚杜，三蛇狂饮人熊血；

三级：紫薇丰荑赠猪肉；川味黄连送石斛；荆轲刺秦赴远东；胆大心细也难活。

1993年，国务院禁止犀牛角和虎骨贸易及药用；2006年，原国家食品药品监督管理局通知非内服中成药中禁用豹骨，对内服中成药视情况替代或减去豹骨。

考点5 国家重点保护野生药材物种的管理 ★★★

（1）国家药品监督管理部门

①会同野生动物、植物管理部门负责制定国家重点保护的野生药材物种名录的工作。

②县级以上药监部门会同同级野生动物、植物管理部门制定采猎、收购二、三级保护野生药材物种的计划，报上一级药监部门批准。并确定禁止采猎区、采猎期和禁用工具。

③国家药监局负责确定采药证的格式，县级以上药监部门会同同级野生动物、植物管理部门负责采药证的核发。国家药监局会同国务院有关部门负责确定实行限量出口和出口许可证制度的品种，确定野生药材的规格、等级标准。

（2）国家重点保护野生药材管理

采猎管理	①禁止采猎一级保护野生药材物种 ②采猎、收购二、三级保护野生药材物种必须按照批准的计划执行 ③采猎者必须持有采药证，需要进行采伐或狩猎的，必须申请采伐证或狩猎证 ④不得在禁止采猎期、采猎区采猎二、三级保护野生药材物种，不得使用禁用工具采猎 ⑤二、三级保护野生药材物种属于国家计划管理的品种，由中国药材公司统一经营管理，其余品种由产地县药材公司或其他单位按照计划收购
出口管理	①一级保护野生药材物种属于自然淘汰的，其药用部分由各级药材公司负责经营管理，但不得出口。二、三级保护野生药材物种的药用部分，除国家另有规定外，实行限量出口 ②违反保护野生药材物种出口管理的，由工商行政管理部门或者有关部门没收其野生药材和全部违法所得，并处以罚款

	续表
国家支持珍稀濒危中药材替代品研制	2024年《关于支持珍稀濒危中药材替代品研制有关事项的公告》提出，根据临床用药需求，结合中药资源和具体品种情况，现阶段重点支持穿山甲、羚羊角、牛黄、熊胆粉、冬虫夏草等珍稀濒危中药材用于中药生产的替代品的研制。珍稀濒危中药材替代品上市许可申请，除已有国家药品标准的珍稀濒危中药材替代品研制，按照中药注册分类中"其他情形"进行申报外，新研制的珍稀濒危中药材替代品，按照"1.3新药材及其制剂"注册类别进行申报

（3）国家对穿山甲野外种群及其栖息地实施高强度保护　2020年，国务院批准将穿山甲调整为国家一级保护野生动物。2024年11月14日，国家林业和草原局、国家中医药局和国家药监局发布《关于切实加强穿山甲保护管理的通知》，按照职责分工，林草部门负责穿山甲资源保护管理，中医药主管部门负责中医医院临床使用穿山甲甲片管理，药品监管部门负责使用穿山甲甲片的药品生产销售监管。

《关于切实加强穿山甲保护管理的通知》要求	①进一步加大穿山甲及其栖息地保护管护力度，强化穿山甲栖息地保护修复，科学开展穿山甲救护，及时放归野外救护穿山甲个体，全力保持穿山甲野外种群稳中有升良好势头 ②建立穿山甲人工繁育基地和种质资源库，联合开展穿山甲人工繁育关键技术科研攻关，着力推动穿山甲人工繁育种群取得实质性进展 ③鼓励支持科研院所、医院、制药企业联合开展穿山甲甲片替代品研究攻关 ④加大监管力度，严格穿山甲甲片入药。本着"节约资源、从严从紧"原则，严格穿山甲甲片入药管理，合理压缩消耗用量

考点6　道地中药材管理 ★

（1）道地药材的概念与特点

概念	道地药材，是指经过中医临床长期应用优选出来的，产在特定地域，与其他地区所产同种中药材相比，品质和疗效更好，且质量稳定，具有较高知名度的中药材
特点	品种优良	优良品种是指在一定区域范围内表现出品质好、有效成分含量高等优良特性的品种
	有适宜的生长环境与采收时间	①受地形、土壤、气候等条件影响，不同地区形成不同的道地药材，如内蒙古黄芪、甘肃当归、青海大黄、四川黄连等 ②生长年限和采收时间也是道地药材的一个重要指标，与药材外观性状、有效成分的积累有密切的关系，道地药材都有严格的生长年限和采收时间，没有达到一定年限的药材不可药用
	在中医理论指导下具有良好疗效	中药治病是在中医理论的指导下进行的，古代医药学家通过尝百草，通过临床辨证施治，知晓了哪些药材疗效好，哪些药材疗效差，久而久之就形成了药材的道地性，并获得了公众的认可

受土壤、空气、水、环境等因素的影响，同样的中药材在不同地方种植的成分及疗效不同。因此道地药材的药名前多冠以地名以示道地性。本草中对药材的产地有详细记载，如川芎、云木香、广藿香、浙贝母、秦皮等说明了道地药材的重要性。

（2）道地药材管理

①2018年12月18日，农业农村部联合国家药监局、国家中医药局印发《全国道地药材生产基地建设规划（2018—2025年）》，提出以下发展目标和要求。

2025年 发展目标	①健全道地药材资源保护与监测体系 ②构建完善的道地药材生产和流通体系 ③建设涵盖主要道地药材品种的标准化生产基地 ④全面加强道地药材质量管理，良种覆盖率达到50%以上，绿色防控实现全覆盖，全国建成道地药材生产基地总面积达到2500万亩以上
规划要求	①在全国中药材资源普查的基础上结合本地中药材资源分布、自然环境条件、传统种植养殖历史和道地药材特性，加强中药材种植养殖的科学管理，按品种逐一制定并严格实施种植养殖和采集技术规范，统一建立种子种苗繁育基地，合理使用农药和化肥，按年限、季节和药用部位采收中药材，提高中药材种植养殖的科学化、规范化水平 ②建设濒危稀缺道地药材生产基地，开展野生资源保护和抚育，加强野生抚育与人工种植驯化技术研究

②地理标志，是指标示某商品来源于某地区，该商品的特定质量、信誉或者其他特征，主要由该地区的自然因素或者人文因素所决定的标志。地理标志产品是优良品质的代表。道地药材与地理标志均强调产品原产于某一区域，且其主要品质、特征与该地理原产地密切相关，这使得道地药材具有地理标志的特性，目前被批准为地理标志的中药材主要为道地药材。采取地理标志产品保护有助于保护中药材的产品质量和传统生产工艺。

考点7 地区性民间习用药材 ★

《地区性民间习用药材管理办法》（2024年第61号）规定，加强地区性民间习用药材管理，满足临床的地区性用药特色需求，保障公众用药安全。

（1）地区性民间习用药材的概念　地区性民间习用药材是指被本草、医籍、方志等记载，且国家药品标准未收载、不具有药品注册标准，而在局部地区有多年药用习惯的中药材。地区性民间习用药材兼顾"地区性民间习用"和"药用"的特点。从标准角度，基于地区性民间习用药材的概念，包括具有省级中药材标准的和尚不具有法定标准的品种。

（2）地区性民间习用药材管理

标准 管理	①省级药监部门制定修订地区性民间习用药材的省级中药材标准，标准中记载的道地产区、生产方式、生长年限、采收时间、产地加工方法以及质量评价等应当尊重传统经验，符合地区性民间习用药材生产加工实际 ②省级中药材标准新增加品种，应当对其历史应用、基原、药用部位、采收加工、性味归经、功能主治、用法用量以及安全性等进行考证或研究。对具有安全性风险品种的收载应当慎重 ③省级中药材标准收载的药材应当参照现行版国家药品标准工作技术规范中的中药材命名原则命名。原地区习用名称可以在标准中收载。对与国家药品标准或者药品注册标准中的基原及药用部位相同的药材，省级中药材标准不得通过另起他名（包括原地区习用名称）而收载；对与国家药品标准或者药品注册标准中的基原或者药用部位不相同的药材，省级中药材标准不得采用国家药品标准或者药品注册标准中已有的名称予以收载

	续表
生产使用管理	①地区性民间习用药材应当按照合理确定的生长年限、最佳采收期和产地加工方式采收加工，确保药材质量 ②城乡集市贸易市场可以出售地区性民间习用药材，《医疗用毒性药品管理办法》中收载的毒性中药品种以及省级中药材标准中明确记载具有剧毒、大毒的中药材除外 ③地区性民间习用药材原则上在产地所在地省级药监管理行政区域内使用，确有临床使用需求的，可以跨省使用。跨省使用的，应当落实追溯制度 ④使用地所在地省级药监部门已制定省级中药材标准的，地区性民间习用药材应当符合使用地所在地的省级中药材标准。未制定相应标准的，地区性民间习用药材应当符合生产地所在地的省级中药材标准
监督管理	①地方各级管理部门应当加强本行政区域内进入药品流通、生产领域的地区性民间习用药材的监管，必要时对本行政区域内药品上市许可持有人、药品生产企业、医疗机构所购进使用的地区性民间习用药材进行延伸检查，保障药品质量和用药安全 ②省级药监部门应当加强辖区内地区性民间习用药材相关的中药饮片、制剂等的不良反应监测，对发现的风险信号及时组织处置

考点 8 进口药材管理部门与管理要求 ★★

（1）进口药材管理部门

①药材应当从国务院批准的允许药品进口的口岸或者允许药材进口的边境口岸进口。

②国家药监局主管全国进口药材监督管理工作，委托省级药监部门实施首次进口药材审批，并对委托实施首次进口药材审批的行为进行监督指导。

③省级药监部门依法对进口药材进行监督管理，并在委托范围内以国家药监局的名义实施首次进口药材审批。

（2）进口药材管理要求

进口药材管理要求	药材进口单位是指办理首次进口药材审批的申请人或者办理进口药材备案的单位，应当是中国境内的中成药上市许可持有人、中药生产企业，以及具有中药材或者中药饮片经营范围的药品经营企业 首次进口药材，是指非同一国家（地区）、非同一申请人、非同一药材基原的进口药材
	①允许药品进口的口岸或者允许药材进口的边境口岸所在地的口岸药监部门负责进口药材的备案，组织口岸检验并进行监督管理 ②首次进口药材，应按照规定取得进口药材批件后，向口岸药监部门办理备案 ③非首次进口药材，应按照规定直接向口岸药监部门办理备案。非首次进口药材实行目录管理，具体目录由国家药监局制定并调整。尚未列入目录，但申请人、药材基原以及国家（地区）均未发生变更的，按照非首次进口药材管理 ④应符合国家药品标准。中国药典现行版未收载的品种，应执行进口药材标准；中国药典现行版、进口药材标准均未收载的品种，应当执行其他的国家药品标准。少数民族地区进口当地习用的少数民族药材，尚无国家药品标准的，应符合相应的省级药材标准

考点 9 首次进口药材申请与审批 ★★★

申请	①申请人应当通过国家药监局的信息系统填写进口药材申请表，并向所在地省级药监部门报送规定的资料，省级药监部门收到首次进口药材申报资料后，出具受理通知书 ②申请人收到首次进口药材受理通知书后，应及时将检验样品报送省级药品检验机构。样品检验后，向申请人出具进口药材检验报告书，报省级部门 ③省级药监部门对符合要求的，发给一次性进口药材批件

批件编号格式	（省、自治区、直辖市简称）药材进字+4位年号+4位顺序号
审批	变更进口药材批件批准事项的，申请人应当通过信息系统填写进口药材补充申请表，向原发出批件的省级药监部门提出补充申请。补充申请的申请人应当是原进口药材批件的持有者，并报送规定的资料，省级药监部门决定予以批准的，向申请人送达进口药材批件或者进口药材补充申请批件

考点10 进口药材的备案 ★★

首次进口药材申请人	在取得进口药材批件后1年内，从进口药材批件注明的到货口岸组织药材进口
进口单位	①药材进口时，进口单位向口岸药监部门备案，通过信息系统填报进口药材报验单，并报送规定的资料 ②办理首次进口药材备案的，还应当报送进口药材批件的复印件 ③办理非首次进口药材备案的，还应报送进口单位的药品生产许可证或药品经营许可证复印件、出口商主体登记证明文件复印件、购货合同及其公证文书复印件
口岸药品监督管理部门	对备案资料的完整性、规范性进行形式审查，符合要求的，发给进口药品通关单，同时向口岸药品检验机构发出进口药材口岸检验通知书，并附备案资料一份

考点11 口岸检验 ★★

口岸药品检验机构收到进口药材口岸检验通知书后，按时到规定的存货地点进行现场抽样。现场抽样时，进口单位应出示产地证明原件。口岸药品检验机构应当对产地证明原件和药材实际到货情况与口岸药监部门提供的备案资料的一致性进行核查。符合要求的，予以抽样，填写进口药材抽样记录单，在进口单位持有的进口药品通关单原件上注明"已抽样"字样，并加盖抽样单位公章。

口岸药品检验机构完成检验工作，出具进口药材检验报告书。口岸药品检验机构应当将进口药材检验报告书报送口岸药监部门，并告知进口单位。

经口岸检验合格的进口药材方可销售使用。已列入《非首次进口药材品种目录》的中药材进口品种主要有：西洋参、乳香、没药及血竭、西红花、高丽红参、甘草、石斛、豆蔻、沉香、砂仁、胖大海等。

考点12 中药材专业市场管理 ★★

（1）我国现有的17个中药材专业市场，是1996年经国家中医药局、原医药管理局、原卫生部、原国家工商行政管理局审核批准设立，从设立之初就要求由地方政府直接领导的市场管理委员会进行管理。

（2）《药品管理法》及其实施条例规定，城乡集市贸易市场可以出售中药材，国务院另有规定的除外。2013年10月9日，原国家食品药品监督管理总局等部门印发的《关于进一步加强中药材管理的通知》要求如下。

《关于进一步加强中药材管理的通知》内容	①除现有17个中药材专业市场外，各地一律不得开办新的中药材专业市场 ②所在地人民政府要按照"谁开办，谁管理"的原则，承担管理责任，明确市场开办主体及其责任 ③要建立健全交易管理部门和质量管理机构，完善市场交易和质量管理的规章制度，逐步建立起公司化的中药材经营模式 ④构建中药材电子交易平台和市场信息平台，建设中药材流通追溯系统，配备使用具有药品现代物流水平的仓储设施设备，提高中药材仓储、养护技术水平，切实保障中药材质量 ⑤严禁销售假劣中药材，严禁未经批准以任何名义或方式经营中药饮片、中成药和其他药品，严禁销售国家规定的27种毒性药材，严禁非法销售国家规定的42种濒危物种的药材

（3）中药材市场经营者应完善购进记录、验收、储存、运输、调剂、临方炮制等过程的管理制度和措施。严禁从事饮片分包装、改换标签等活动。严禁从中药材市场或其他不具备饮片生产经营资质的单位或个人采购中药饮片，确保中药饮片安全。市场监督管理部门要指导市场开办单位建立各项市场管理制度，规范经营行为，严禁国家规定禁止进入市场的中成药及有关药品进入中药材市场，查处制售假冒伪劣药品的行为，维护市场经营秩序。

（4）中药材专业市场所在地的药监部门要制定该市场的质量检查制度，对该市场经营品种组织抽验。

①严厉打击经销假劣药材的行为；查清并阻断假劣中药材流向，严防假劣中药材进入正规生产流通领域。

②坚决查处中药材专业市场销售中药饮片、毒性药材、药品制剂等经营行为，规范中药材专业市场经营秩序。发现中药材质量有问题的，依据《药品管理法》进行处罚。

③对中药材专业市场存在超范围经营的问题，要按照《药品管理法》及有关规定，严格加强监督管理，加大惩处力度，限期整顿，整顿不合格的，坚决予以关闭。

（5）17个中药材专业市场所在地是：河北省保定市，黑龙江省哈尔滨市，安徽省亳州市，江西省宜春市，山东省菏泽市，河南省许昌市，湖北省黄冈市，湖南省长沙市、邵阳市，广东省广州市、揭阳市，广西壮族自治区玉林市，重庆市渝中区，四川省成都市，云南省昆明市，陕西省西安市，甘肃省兰州市。

考点13 食药物质的管理 ★

食药物质是指传统作为食品，且列入《中国药典》的物质。《食品安全法》规定，生产经营的食品中不得添加药品，但可以添加由国务院卫生健康和食品药监部门制定、公布的食药物质目录中的物质。

纳入食药物质目录要求	《按照传统既是食品又是中药材的物质目录管理规定》明确规定。纳入食药物质目录的物质应当符合下列要求： ①有传统上作为食品食用的习惯 ②已经列入《中国药典》 ③安全性评估未发现食品安全问题 ④符合中药材资源保护、野生动植物保护、生态保护等相关法律法规规定

纳入食药物质目录的物质	2002年2月，《关于进一步规范保健食品原料管理的通知》发布，明确《既是食品又是药品的物品名单》《可用于保健食品的物品名单》《保健食品禁用物品名单》，并分批发布了列入目录管理的品种： 丁香、八角茴香、山药、山楂、乌梅、木瓜、龙眼肉（桂圆）、决明子、百合、阿胶、枣（大枣、酸枣、黑枣）、罗汉果、郁李仁、金银花、姜（生姜、干姜）、藿香、党参、铁皮石斛、西洋参、黄芪、灵芝、山茱萸、天麻、杜仲叶、当归
	2019年11月，发布《当归等6种新增按照传统既是食品又是中药材的物质目录》： 当归、山柰、西红花、草果、姜黄、荜茇 （只能作香辛料和调味品使用。作为食品生产经营时，其标签、说明书、广告、宣传信息等不得含有虚假宣传内容，不得涉及疾病预防、治疗功能）
	2023年11月，发布《党参等9种新增按照传统既是食品又是中药材的物质目录》： 党参、肉苁蓉（荒漠）、铁皮石斛、西洋参、黄芪、灵芝、山茱萸、天麻、杜仲叶
	2024年8月，发布《关于地黄等4种按照传统既是食品又是中药材的物质的公告》： 地黄、麦冬、天冬、化橘红

第三节 中药饮片管理

《关于加强中药饮片监督管理的通知》要求，中药饮片生产经营必须依法取得许可证照，严禁无证生产和非法加工。加强对药品生产经营企业的管理，严厉打击药品生产经营企业出租出借许可证照、将中药饮片生产转包给非法窝点或药农、购买非法中药饮片改换包装出售等违法行为。鼓励和引导中药饮片、中成药生产企业逐步使用可追溯的中药材为原料，在传统主产区建立中药材种植养殖和生产加工基地，保证中药材质量稳定。

考点 1 中药饮片生产管理 ★★★

（1）中药饮片既可根据中药处方直接调配煎汤（剂）服用，又可作为中成药生产的原料供制药厂使用，其质量好坏，直接影响中医临床疗效，直接关系到公众用药安全和中药现代化的进程。

（2）《药品管理法》规定，中药饮片应当按照国家药品标准炮制；国家药品标准没有规定的，应当按照省级药监部门制定的炮制规范炮制。在中国境内上市的药品，应当经国务院药监部门批准，取得药品注册证书；但是，未实施审批管理的中药材和中药饮片除外。实施审批管理的中药材、中药饮片品种目录由国务院药监部门会同国务院中医药主管部门制定。

中药饮片生产企业履行药品上市许可持有人的相关义务，对中药饮片生产、销售实行全过程管理，建立中药饮片追溯体系，保证中药饮片安全、有效、可追溯。

中药饮片生产管理	①《药品管理法实施条例》规定，生产中药饮片，应当选用与药品性质相适应的包装材料和容器；包装不符合规定的中药饮片，不得销售 ②中药饮片包装必须印有或贴有标签。中药饮片的标签必须注明品名、规格、产地、生产企业、产品批号、生产日期、实施批准文号管理的中药饮片还必须注明批准文号 ③《关于加强中药饮片包装监督管理的通知》指出，严禁选用与药品性质不相适应和对药品质量可能产生影响的包装材料 ④中药饮片在发运过程中必须要有包装。每件包装上必须注明品名、产地、日期、调出单位等，并附有质量合格标志。对不符合上述要求的中药饮片，一律不准销售 ⑤生产中药饮片必须持有《药品生产许可证》，应当遵守《药品生产质量管理规范》；必须以中药材为起始原料，使用符合药用标准的中药材（购进未实施审批管理的中药材除外），并应尽量固定药材产地；必须严格执行国家药品标准和地方中药饮片炮制规范、工艺规程；必须在符合药品GMP条件下组织生产，出厂的中药饮片应检验合格，并随货附纸质或电子版的检验报告书 ⑥中药饮片应当按照国家药品标准炮制；国家药品标准没有规定的，应当按照省级制定的炮制规范炮制。省级制定的炮制规范应当报国务院药监部门备案。不符合国家药品标准或者不按照省级炮制规范炮制的，不得出厂、销售

考点 2 中药饮片经营管理 ★★

批发零售中药饮片必须持有《药品经营许可证》，遵守药品经营质量管理规范，建立健全药品经营质量管理体系，保证药品经营全过程持续符合法定要求。

应当从药品上市许可持有人或者具有药品生产、经营资格的企业购进药品；但是，购进未实施审批管理的中药材除外。批发企业销售给医疗机构、药品零售企业和使用单位的中药饮片，应随货附加盖单位公章的生产、经营企业资质证书及检验报告书（复印件）。为保证中药饮片质量，《药品经营质量管理规范》对药品经营企业中影响中药饮片质量的关键环节及人员资质提出要求。

药品批发企业	①质量负责人应当具有大学本科以上学历、执业药师资格和3年以上药品经营质量管理工作经历，在质量管理工作中具备正确判断和保障实施的能力 ②企业质量管理部门负责人应当具有执业药师资格和3年以上药品经营质量管理工作经历，能独立解决经营过程中的质量问题 ③从事中药材、中药饮片验收工作的，应当具有中药学专业中专以上学历或者具有中药学中级以上专业技术职称 ④从事中药材、中药饮片养护工作的，应当具有中药学专业中专以上学历或者具有中药学初级以上专业技术职称；直接收购地产中药材的，验收人员应当具有中药学中级以上专业技术职称 ⑤经营中药材、中药饮片的，应当有专用的库房和养护工作场所，直接收购地产中药材的应当设置中药材样品室（柜），采购中药材、中药饮片的还应当标明产地 ⑥中药材的验收记录应当包括品名、产地、供货单位、到货数量、验收合格数量等内容，中药饮片验收记录应当包括品名、规格、批号、产地、生产日期、生产厂商、供货单位、到货数量、验收合格数量等内容 ⑦实施批准文号管理的中药饮片还应当记录批准文号

药品零售企业	①法定代表人或者企业负责人应当具备执业药师资格。企业应当按照国家有关规定配备执业药师，负责处方审核，指导合理用药 ②从事中药饮片质量管理、验收、采购人员应当具有中药学中专以上学历或者具有中药学初级以上专业技术职称。中药饮片调剂人员应当具有中药学中专以上学历或者具备中药调剂员资格 ③储存中药饮片应当设立专用库房。中药饮片柜斗谱的书写应当正名正字；装斗前应当复核，防止错斗、串斗；应当定期清斗，防止饮片生虫、发霉、变质；不同批号的饮片装斗前应当清斗并记录 ④企业应当定期对陈列、存放的药品进行检查，重点检查拆零药品和易变质、近效期、摆放时间较长的药品以及中药饮片。发现有质量疑问的药品应当及时撤柜，停止销售，由质量管理人员确认和处理，并保留相关记录。毒性中药品种和罂粟壳不得陈列 ⑤销售中药饮片做到计量准确，并告知煎服方法及注意事项；提供中药饮片代煎服务

考点 3 毒性中药饮片定点生产和经营管理 ★★★

定点管理	国家药监部门对毒性中药材的饮片，实行统一规划，合理布局，定点生产，毒性中药材的饮片定点生产原则如下： ①对于市场需求最大，毒性药材生产较多的地区定点要合理布局，相对集中，按省区确定2~3个定点企业 ②对于一些产地集中的毒性中药材品种，如朱砂、雄黄、附子等，要全国集中统一定点生产，供全国使用，逐步实现以毒性中药材主产区为中心择优定点 ③毒性中药材的饮片定点生产企业，要符合《医疗用毒性药品管理办法》等规范要求
生产管理	①建立健全毒性中药材的饮片的各项生产管理制度，包括生产管理、质量管理、仓储管理、营销管理等，强化和规范毒性中药材的饮片生产工艺技术管理，制定切实可行的工艺操作规程，建立批生产记录，保证生产过程的严肃性、规范性 ②加强毒性中药材的饮片包装管理，毒性中药材的饮片严格执行《中药饮片包装管理办法》，包装要有突出、鲜明的毒药标志。建立毒性中药材的饮片生产、技术经济指标统计报告制度 ③应销往具有经营毒性中药饮片资格的经营单位或直销到医疗单位
经营管理	①采购毒性中药饮片，必须从持有毒性中药材的饮片定点生产证的中药饮片生产企业和具有经营毒性中药资格的批发企业购进，严禁从非法渠道购进毒性中药饮片 ②实行专人、专库（柜）、专账、专用衡器，双人双锁保管。做到账、货、卡相符

考点 4 中药配方颗粒的监管 ★★★

（1）中药配方颗粒界定、要求和问题　中药配方颗粒是由单味中药饮片经水提、分离、浓缩、干燥、制粒而成的颗粒，在中医药理论指导下，按照中医临床处方调配后，供患者冲服使用。国内以前称单味中药浓缩颗粒剂，商品名及民间称呼还有免煎中药饮片、新饮片、精制饮片、饮料型饮片、科学中药等。

中药配方颗粒实行单味定量包装，供药剂人员遵临床医嘱随证处方，按规定剂量调配给患者直接服用。应该说这是中药汤剂改革的一种尝试，免去了中药煎煮、浓缩、醇沉等工序，缩短了制备时间，不受煎煮时间的限制，且提取工艺科学、先进，其推广应用不但可以节省中药材资源，而且能够推动中药饮片现代化以及有关标准的完善。

中药配方颗粒在疗效、价格及包装规格方面还存在争议。有业内人士认为配方颗粒未经pH、温度、不同性质成分共处等特定物理化学环境影响，不会有"群药共煎"的所有有效成分，或者说按此工艺制备的配方颗粒不会完全包含中医用药要求的有效成分。单味中药浓缩颗粒的简单混合使用与饮片合煎可能存在差别而影响疗效，价格亦高于饮片，包装规格较单一，因要迁就包装规格而影响临床使用。

（2）中药配方颗粒的监管　2013年6月26日，原国家食品药品监督管理总局办公厅发布《关于严格中药饮片炮制规范及中药配方颗粒试点研究管理等有关事宜的通知》。

2021年1月26日，国家药监局发布《中药配方颗粒质量控制与标准制定技术要求》。2月1日，发布《关于结束中药配方颗粒试点工作的公告》，决定结束中药配方颗粒试点工作。10月29日，国家药监局综合司发布《关于中药配方颗粒备案工作有关事项的通知》。11月16日，国家卫生健康委办公厅国家中医药局办公室发布《关于规范医疗机构中药配方颗粒临床使用的通知》。

备案管理	中药配方颗粒品种实施备案管理，不实施批准文号管理，在上市前由生产企业报所在地省级药监部门备案
生产管理	①中药配方颗粒的中药生产企业生产管理要求 a.应取得《药品生产许可证》，并同时具有中药饮片和颗粒剂生产范围 b.具备中药炮制、提取、分离、浓缩、干燥、制粒等完整的生产能力，具备与其生产、销售的品种数量相应的生产规模。应自行炮制用于中药配方颗粒生产的中药饮片 c.履行药品全生命周期的主体责任和相关义务，实施生产全过程管理，建立追溯体系，逐步实现来源可查、去向可追，加强风险管理 ②中药配方颗粒生产管理要求 a.中药饮片炮制、水提、分离、浓缩、干燥、制粒等中药配方颗粒的生产过程应当符合药品GMP相关要求 b.生产中药配方颗粒所需中药材，能人工种植养殖的，应当优先使用来源于符合中药材生产质量管理规范要求的中药材种植养殖基地的中药材。提倡使用道地药材 c.中药配方颗粒应当按照备案的生产工艺进行生产，并符合国家药品标准。国家药品标准没有规定的，应当符合省级药监部门制定的标准。省级药监部门应当在其制定的标准发布后30日内将标准批准证明文件、标准文本及编制说明报国家药典委员会备案。不具有国家药品标准或省级标准的中药配方颗粒不得上市销售
销售要求	①跨省销售使用中药配方颗粒的，生产企业应当报使用地省级药监部门备案。无国家药品标准的中药配方颗粒跨省使用的，应当符合使用地省级制定的标准 ②中药配方颗粒不得在医疗机构以外销售。医疗机构使用的中药配方颗粒应当通过省级药品集中采购平台阳光采购、网上交易。由生产企业直接配送，或者由生产企业委托具备储存、运输条件的药品经营企业配送。接受配送中药配方颗粒的企业不得委托配送。医疗机构应当与生产企业签订质量保证协议
医保支付	中药饮片品种已纳入医保支付范围的，各省级医保部门可综合考虑临床需要、基金支付能力和价格等因素，经专家评审后将与中药饮片对应的中药配方颗粒纳入支付范围，并参照乙类管理
调剂要求	中药配方颗粒调剂设备应当符合中医临床用药习惯，应当有效防止差错、污染及交叉污染，直接接触中药配方颗粒的材料应当符合药用要求。使用的调剂软件应对调剂过程实现可追溯
标签要求	直接接触中药配方颗粒包装的标签至少应当标注备案号、名称、中药饮片执行标准、中药配方颗粒执行标准、规格、生产日期、产品批号、保质期、贮藏、生产企业、生产地址、联系方式等内容

考点 5 《中医药法》对医疗机构中药饮片管理的规定 ★★

对市场上没有供应的中药饮片，医疗机构可以根据本医疗机构医师处方的需要，在本医疗机构内炮制、使用。医疗机构应当遵守中药饮片炮制的有关规定，对其炮制的中药饮片的质量负责，保证药品安全。医疗机构炮制中药饮片，应当向所在地设区的市级药监部门备案。根据临床用药需要，可以凭本医疗机构医师的处方对中药饮片进行再加工。

考点 6 医院中药饮片管理规范 ★★★

《医院中药饮片管理规范》对各级各类医院中药饮片的人员配备要求、采购、验收、保管、调剂、临方炮制、煎煮等管理进行了明确规定。

（1）人员要求　医院应配备与医院级别相适应的中药学技术人员。直接从事中药饮片技术工作的，应当是中药学专业技术人员。

从事中药饮片工作的人员配备要求	直接从事中药饮片技术工作	①三级医院应至少配备一名副主任中药师以上专业技术人员 ②二级医院应至少配备一名主管中药师以上专业技术人员 ③一级医院应至少配备一名中药师或相当于中药师以上专业技术水平人员
	验收工作	①二级以上医院应具有中级以上专业技术职称和饮片鉴别经验的人员 ②一级医院应具有初级以上专业技术职称和饮片鉴别经验的人员
	临方炮制工作	具有3年以上炮制经验的中药学专业技术人员
	煎煮工作	由中药学专业技术人员负责，具体操作人员应经过专业技术培训

（2）中药饮片的采购

①医院应当建立健全中药饮片采购制度。医院采购中药饮片，由仓库管理人员依据本单位临床用药情况提出计划及本单位主管中药饮片工作的负责人审批签字后，依照药监部门有关规定从合法的供应单位购进中药饮片。应当验证生产经营企业的《药品生产许可证》或《药品经营许可证》《企业法人营业执照》和销售人员的授权委托书、资格证明、身份证，并将复印件存档备查。

②购进国家实行批准文号管理的中药饮片，还应当验证注册证书并将复印件存档备查。医院与中药饮片供应单位应当签订"质量保证协议书"。医院应当定期对供应单位供应的中药饮片质量进行评估，并根据评估结果及时调整供应单位和供应方案。严禁擅自提高饮片等级、以次充好，为个人或单位谋取不正当利益。

（3）中药饮片的验收　医院对所购的中药饮片应按有关规定验收。医院对所购的中药饮片，应当按照国家药品标准和省级药监部门制定的标准和规范进行验收，验收不合格的不得入库。对购入的中药饮片质量有疑义需要鉴定的，应当委托国家认定的药检部门进行鉴定。有条件的医院，可以设置中药饮片检验室、标本室，并能掌握《中国药典》收载的中药饮片常规检验方法。购进中药饮片时，验收人员应当对品名、产地、生产企业、产品批号、生产日期、合格标识、质量检验报告书、数量、验收结果及验收日期逐一登记并签字。购进国家实行批准文号管理的中药饮片，还应当检查核对批准文号。发现假冒、劣质中药饮片，应当及时封存并报告当地药监部门。

（4）保管、调剂与临方炮制、煎煮

保管	①医院对中药饮片的保管应符合要求。中药饮片仓库应当有与使用量相适应的面积，具备通风、调温、调湿、防虫、防鼠等条件及设施。中药饮片出入库应当有完整记录 ②中药饮片出库前，应当严格进行检查核对，不合格的不得出库使用。应当定期进行中药饮片养护检查并记录检查结果。发现质量问题，应当及时上报本单位领导处理并采取相应措施
调剂与临方炮制	①医院对中药饮片调剂和临方炮制要符合国家有关规定。中药饮片调剂室应当有与调剂量相适应的面积，配备通风、调温、调湿、防潮、防虫、防鼠、除尘设施，工作场地、操作台面应当保持清洁卫生。中药饮片调剂室的药斗等储存中药饮片的容器应当排列合理，有品名标签。药品名称应当符合《中国药典》或省级制定的规范名称。标签和药品要相符 ②中药饮片装斗时要清斗，认真核对，装量适当，不得错斗、串斗。医院调剂用计量器具应当按照质量技术监督部门的规定定期校验，不合格的不得使用 ③中药饮片调剂人员在调配处方时，应当按照《处方管理办法》和中药饮片调剂规程的有关规定进行审方和调剂。对存在"十八反""十九畏"、妊娠禁忌、超过常用剂量等可能引起用药安全问题的处方，应当由处方医师确认（"双签字"）或重新开具处方后方可调配 ④中药饮片调配后，必须经复核后方可发出。二级以上医院应当由主管中药师以上专业技术人员负责调剂复核工作，复核率应当达到100%。医院应当定期对中药饮片调剂质量进行抽查并记录检查结果。中药饮片调配每剂重量误差应当在±5%以内 ⑤罂粟壳不得单方发药，必须凭有麻醉药处方权的执业医师签名的淡红色处方方可调配，每张处方不得超过3日用量，连续使用不得超过七日，成人一次的常用量为每天3～6克。处方保存3年备查 ⑥临方炮制，应当具备与之相适应的条件和设施，严格遵照国家药品标准和省级制定的炮制规范炮制，并填写《饮片炮制加工及验收记录》，经医院质量检验合格后方可投入临床使用
煎煮	①医院开展中药饮片煎煮服务，应有相适应的场地及设备，卫生状况良好，具有通风、调温、冷藏等设施。应当建立健全中药饮片煎煮的工作制度、操作规程和质量控制措施并严格执行。中药饮片煎煮液的包装材料和容器应无毒、卫生、不易破损，并符合有关规定 ②加强对医疗机构中药饮片采购行为监管，严禁医疗机构从中药材市场或其他没有资质的单位和个人，违法采购中药饮片调剂使用。如加工少量自用特殊规格饮片，应将品种、数量、加工理由和特殊性等情况向所在地市级以上药监部门备案

第四节　中成药管理

考点1 中成药通用名称命名基本原则 ★★★

"科学简明，避免重名"原则	①通用名称应科学、明确、简短、不易产生歧义和误导，避免使用生涩用语 ②一般字数不超过8个字（民族药除外，可采用约定俗成的汉译名） ③名称中应明确剂型，且剂型应放在名称最后 ④除剂型外，不应与已有中成药通用名重复，避免同名异方、同方异名
"规范命名，避免夸大疗效"原则	①中成药通用名称一般不应采用人名、地名、企业名称或濒危受保护动、植物名称命名。不应采用代号、固有特定含义名词的谐音命名 ②不应采用现代医学药理学、解剖学、生理学、病理学或治疗学的用语命名 ③不应采用夸大、自诩、不切实际的用语
"体现传统文化特色"原则	将传统文化特色赋予中药方剂命名是中医药的文化特色之一，中成药命名可借鉴古方命名充分结合美学观念的优点，使中成药的名称既科学规范，又体现一定的中华传统文化底蕴。名称中所采用的具有文化特色的用语应当有明确的文献依据或公认的文化渊源，并避免夸大疗效

考点 2 已上市中成药通用名称命名的规范 ★★

对于已上市中成药，如存在以下三种情形，必须更名：①明显夸大疗效，误导医师和患者的；②名称不正确、不科学，有低俗用语和迷信色彩的；③处方相同而药品名称不同，药品名称相同或相似而处方不同的。对于药品名称有地名、人名、姓氏，药品名称中有"宝""精""灵"等，但品种有一定的使用历史，已经形成品牌，公众普遍接受的，可不更名。来源于古代经典名方的各种中成药制剂也不予更名。

中成药通用名称更名工作由国家药典委员会负责。国家药典委员会将组织专家提出需更名的已上市中成药名单。新的通用名称批准后，给予2年过渡期，过渡期内采取新名称后括注老名称的方式，让患者和医师逐步适应。

考点 3 中成药生产经营管理 ★★

中成药生产经营管理	①国家鼓励和支持中药新药的研制和生产，国家保护传统中药加工技术和工艺，支持传统剂型中成药的生产，鼓励运用现代科学技术研究开发传统中成药。药品生产企业必须获得相应的生产许可，实施《药品生产质量管理规范》，药品经营企业必须获得相应的经营许可，实施《药品经营质量管理规范》。对具体的中成药品种，还应当注册成功，获得相应的药品批准文号 ②根据中医药特点，《中医药法》适当放宽限制，进一步丰富中药制剂组方来源，简化程序。生产符合国家规定条件的来源于古代经典名方的中药复方制剂，在申请药品批准文号时，可以仅提供非临床安全性研究资料 ③实施中药品种保护，加强中药注射剂生产和临床使用管理。对应用传统工艺配制中药变审批制为备案制，弥补中药制剂新品种审批慢、供给不足的短板 ④对符合条件的中医诊疗项目、中药饮片、中成药和医疗机构中药制剂纳入基本医疗保险基金支付范围等，促进中药制剂的快速发展，充分体现中医药特色

考点 4 古代经典名方中药复方制剂的管理 ★

（1）《中医药法》规定，生产符合国家规定条件的来源于古代经典名方的中药复方制剂，在申请药品批准文号时，可以仅提供非临床安全性研究资料。所称古代经典名方，是指至今仍广泛应用、疗效确切、具有明显特色与优势的古代中医典籍所记载的方剂。具体目录由国务院中医药主管部门会同药监部门制定。

（2）2018年，国家中医药局会同国家药监局制定并发布了《古代经典名方目录（第一批）》。第一批古代经典名方目录中包含了桃核承气汤等100个名方，涉及汤剂、散剂、煮散和膏剂四种剂型。

（3）2022年，国家中医药局会同药监局制定《古代经典名方目录(第二批儿科部分)》，包括泻黄散、白术散等七个方子。

（4）2023年，国家中医药管理局会同国家药监局制定《古代经典名方目录（第二批）》，包括93个汉族医药名方、34个藏医药名方、34个蒙医药名方、38个维医药名方和18个傣医药名方。

《关于发布古代经典名方中药复方制剂简化注册审批管理规定的公告》明确，来源于国家公布目录中的古代经典名方且无上市品种（已按规定简化注册审批上市的品种除外）的中药复方制剂申请上市，符合以下条件实施简化注册审批。

实施简化注册 审批的条件	①处方中不含配伍禁忌或药品标准中标识有"剧毒""大毒"及经现代毒理学证明有毒性的药味 ②处方中药味及所涉及的药材均有国家药品标准 ③制备方法与古代医籍记载基本一致 ④除汤剂可制成颗粒剂外，剂型应当与古代医籍记载一致 ⑤给药途径与古代医籍记载一致，日用饮片量与古代医籍记载相当 ⑥功能主治应当采用中医术语表述，与古代医籍记载基本一致 ⑦适用范围不包括传染病，不涉及孕妇、婴幼儿等特殊用药人群

（5）符合上述条件要求的经典名方制剂申请上市，可仅提供药学及非临床安全性研究资料，免报药效学研究及临床试验资料。申请人应当确保申报资料的数据真实、完整、可追溯。申请人应当按照古代经典名方目录公布的处方、制法研制"经典名方物质基准"，并根据"经典名方物质基准"开展经典名方制剂的研究，证明经典名方制剂的关键质量属性与"经典名方物质基准"确定的关键质量属性一致。

（6）经典名方制剂的药品名称原则上应当与古代医籍中的方剂名称相同。经典名方制剂的药品说明书中须说明处方及功能主治的具体来源；注明处方药味日用剂量；明确本品仅作为处方药供中医临床使用。经典名方制剂上市后，生产企业应当按照国家药品不良反应监测相关法律法规开展药品不良反应监测，并向药监部门报告药品使用过程中发生的药品不良反应，提出风险控制措施，及时修订说明书。

考点5 中药品种保护的目的和意义 ★★

中药品种保护 的目的	根据《中药品种保护条例》，实施中药品种保护的目的是提高中药品种的质量，保护中药生产企业的合法权益、促进中药事业的发展
中药品种保护 的意义	①中药品种保护制度的实施，促进了中药质量和信誉的提升，起到了保护先进、促进老药再提高的作用 ②保护了中药生产企业的合法权益，使一批传统名贵中成药和创新中药免除了被低水平仿制，调动了企业研究开发中药新药的积极性 ③维护了正常的生产秩序，促进了中药产业的集约化、规模化和规范化生产，促进了中药名牌产品的形成和科技进步

考点6 《中药品种保护条例》的适用范围和中药保护品种的范围 ★★

《中药品种保护条例》 的适用范围	①适用于中国境内生产制造的中药品种，包括中成药、天然药物的提取物及其制剂和中药人工制品 ②申请专利的中药品种，依照专利法的规定办理，不适用《中药品种保护条例》 ③国家药监部门负责全国中药品种保护的监督管理工作
中药保护品种的范围	依照《中药品种保护条例》，受保护的中药品种，必须是列入国家药品标准的品种

考点7 中药保护品种的等级划分 ★★★

对受保护的中药品种分为一级和二级进行管理。中药一级保护品种的保护期限分别为

30年、20年、10年，中药二级保护品种的保护期限为7年。

符合下列条件之一，可申请一级保护：	符合下列条件之一，可申请二级保护：
①对特定疾病有特殊疗效的（指对某一疾病在治疗效果上取得重大突破性进展） ②相当于国家一级保护野生药材物种的人工制成品（指列为国家一级保护物种药材的人工制成品；或目前虽属于二级保护物种，但其野生资源已处于濒危状态物种药材的人工制成品） ③用于预防和治疗特殊疾病的（指严重危害百姓身体健康和正常社会生活、经济秩序的重大疑难疾病、危急重症、烈性传染病和罕见病。用于预防和治疗特殊疾病的中药品种，其疗效应明显优于现有治疗方法）	①符合一级保护的品种或者已经解除一级保护的品种 ②对特定疾病有显著疗效的（指能突出中医辨证施治、对症下药的理法特色，具有显著临床应用优势，或对主治的疾病、证候或症状的疗效优于同类品种） ③从天然药物中提取的有效物质及特殊制剂（指从中药、天然药物中提取的有效成分、有效部位制成的制剂，且具有临床应用优势）

考点 8 中药保护品种的保护措施 ★★★

中药一级保护品种	①该品种的处方组成、工艺制法在保护期内由获得《中药保护品种证书》的生产企业和有关的药监部门、单位和个人负责保密，不得公开。负有保密责任的有关部门、企业和单位应按照国家有关规定，建立必要的保密制度 ②向国外转让中药一级保护品种的处方组成、工艺制法，应当按照国家有关保密的规定办理 ③因特殊情况需要延长保护期的，由生产企业在该品种保护期满前6个月，依照中药品种保护的申请办理程序申报。由国家药监部门确定延长的保护期限，不得超过第一次批准的保护期限
中药二级保护品种	中药二级保护品种在保护期满后可以延长保护期限，时间为7年，由生产企业在该品种保护期满前6个月，依据条例规定的程序申报
其他规定	①除临床用药紧张的中药保护品种另有规定外，被批准保护的中药品种在保护期内仅限于已获得《中药保护品种证书》的企业生产 ②对已批准保护的中药品种，如果在批准前是由多家企业生产的，其中未申请《中药保护品种证书》的企业应当自公告发布之日起6个月内向国家药监部门申报，按规定提交完整的资料，经指定的药品检验机构对申报品种进行质量检验，达到国家药品标准的，经审批后，补发批准文件和《中药保护品种证书》，对未达到国家药品标准的，国家药监部门依法撤销该中药品种的批准文号 ③中药保护品种在保护期内向国外申请注册时，必须经过国家药监部门批准同意。否则，不得办理 ④对临床用药紧缺的中药保护品种的仿制，须经国务院药监部门批准并发给批准文号。仿制企业应当付持有《中药保护品种证书》并转让该中药品种的处方组成、工艺制法的企业合理的使用费

考点 9 申请中药品种保护的程序 ★★

中药品种保护的申请	中药生产企业向所在地省级药监部门提出申请，经初审签署意见后，报国家药监部门。在特殊情况下，可以直接向国家药监部门提出申请
中药品种保护的审评	国家药监部门委托国家中药品种保护审评委员会进行审评
中药品种保护的批准	国家药监部门根据审评结论，决定对申请的中药品种是否给予保护

经批准保护的中药品种，由国家药监部门发给《中药保护品种证书》

考点 10 中药品种保护指导原则 ★★★

《关于印发中药品种保护指导原则的通知》就加强中药品种保护管理工作，突出中医药特色，鼓励创新，促进提高，保护先进，保证中药品种保护工作的科学性、公正性和规范性，针对进一步做好中药品种保护管理工作的有关事项通知如下：

对已受理的中药品种保护申请，在国家药监局政府网站和《中国医药报》公示	①自公示之日起至作出行政决定期间，各地一律暂停受理该品种的仿制申请 ②生产该品种的其他生产企业应自公告发布之日起，6个月内向国家药监局受理中心提出同品种保护申请并提交完整资料；对逾期提出申请的，将不予受理 ③申请延长保护期的生产企业，应当在该品种保护期届满6个月前向局受理中心提出申请并提交完整资料
终止中药品种保护审评审批，予以退审的情形	①在审评过程中发现申报资料不真实的，或不能证明其申报资料真实性的 ②未在规定时限内按要求提交资料的 ③申报企业主动提出撤回申请的 ④其他不符合国家法律、法规及有关规定的
未获得同品种保护的企业，停止该品种生产	如继续生产的，将中止其该品种药品批准文号的效力，并按相关规定进行查处 已受理同品种保护申请和延长保护期申请的企业，在该品种审批期间可继续生产、销售
在保护期内的品种，提前终止保护，收回其保护审批件及证书的情形	①保护品种生产企业的《药品生产许可证》被撤销、吊销或注销的 ②保护品种的药品批准文号被撤销或注销的 ③提供虚假的证明文件、资料、样品或采取其他欺骗手段取得审批件及证书的 ④保护品种生产企业主动提出终止保护的 ⑤累计2年不缴纳保护品种年费的 ⑥未按照规定完成改进提高工作的 ⑦其他不符合法律、法规规定的
已被终止保护的品种的生产企业	不得再次申请该品种的中药品种保护。申请企业对审批结论有异议的，可以在收到审批意见之日起60日内向国家药监督局提出复审申请并说明复审理由。复审仅限于原申报资料，国家药监局应当在50日内做出结论，如需进行技术审查的，由国家中药品种保护审评委员会按照原申请时限组织审评

考点 11 中药注射剂管理 ★★

（1）中药注射剂的概念与组成概述　中药注射剂是指从药材中提取的有效物质制成的可供注入人体内，包括肌内、穴位、静脉注射和静脉滴注使用的灭菌溶液或乳状液、混悬液，以及供临用前配成溶液的无菌粉末或浓溶液等注入人体的制剂。

中药注射剂处方组成：①除植物药材以外，还包括珍珠母（珍珠粉）、水牛角、山羊角、麝香、鹿茸、水蛭、没药（一种树脂）、地龙、明矾、斑蝥（一种昆虫）等动物及矿物材料；②由于注射剂直接注入体内，质量要求很高，组成药味越多越难研制，因此其组成药味数宜少，最好不超过3味；③中药中所含的成分过于复杂，单味中药材的化学成分从几十种到几百种不等，难以分离、提纯，仅依靠目前所拥有的技术手段还不能完全弄清其中的有效和有害成分，而且中药原材料受产地、气候、种植方式、储存方式等影响，其有效或有害成分相差很大。

（2）加强中药注射剂生产管理

生产管理	《进一步加强中药注射剂生产和临床使用管理的通知》要求： ①加强中药注射剂生产和临床使用管理，对发生严重不良事件或存在严重不良反应被暂停销售的进行严格管理 ②企业严格按照《药品生产质量管理规范》组织生产，加强中药注射剂生产全过程的质量管理和检验，确保中药注射剂生产质量
	①中药注射剂大多由成方加工或提取中药有效成分而成，因使用方便和起效快捷而逐渐得到广泛运用。但同时也出现了一些不良反应，严重者甚至危及生命 ②药品生产企业应加强中药注射剂销售管理，必要时应能及时全部召回售出药品 a.建立健全药品不良反应报告、调查、分析、评价和处理的规章制度。指定专门机构或人员负责中药注射剂不良反应报告和监测工作 b.对药品质量投诉和药品不良反应应详细记录，并按规定向当地药监部门报告 c.对收集的信息及时进行分析、组织调查，发现存在安全隐患的，主动召回 d.制定药品退货和召回程序。因质量原因退货和召回的中药注射剂，应按照有关规定销毁，并有记录

（3）加强中药注射剂临床使用管理

①中药注射剂应当在医疗机构内凭医师处方使用，医疗机构应当制定对过敏性休克等紧急情况进行抢救的规程。

②医疗机构要加强对中药注射剂采购、验收、储存、调剂的管理。药学部门要严格执行药品进货检查验收制度，建立真实完整的购进记录，保证药品来源可追溯，坚决杜绝不合格药品进入临床；要严格按照药品说明书中规定的药品储存条件储存药品；在发放药品时严格按照《药品管理法》《处方管理办法》进行审核。

③医疗机构要加强对中药注射剂临床使用的管理。要求医护人员按照《中药注射剂临床使用基本原则》，严格按照药品说明书使用，严格掌握功能主治和禁忌；加强用药监测，医护人员使用中药注射剂前，应严格执行用药查对制度，发现异常，立即停止使用，并按规定报告；临床药师要加强中药注射剂临床使用的指导，确保用药安全。

④医疗机构要加强中药注射剂不良反应（事件）的监测和报告工作。要准确掌握使用中药注射剂患者的情况，做好临床观察和病历记录，发现可疑不良事件要及时采取应对措施，对出现损害的患者及时救治，并按照规定报告；妥善保留相关药品、患者使用后的残存药液及输液器等，以备检验。

考点 12 中药注射剂临床使用基本原则 ★★★

合理选择给药途径	凡是能口服给药的，不选用注射给药；能肌内注射给药的，不选用静脉注射或滴注给药。必须选用静脉注射或滴注给药的应加强监测
辨证施药，严格掌握功能主治	临床使用应辨证用药，严格按照药品说明书规定的功能主治使用，禁止超功能主治用药
严格掌握用法用量及疗程	按照药品说明书推荐剂量、调配要求、给药速度、疗程使用药品。不超剂量、过快滴注和长期连续用药

续表

严禁混合配伍，谨慎联合用药	中药注射剂应单独使用，禁忌与其他药品混合配伍使用。谨慎联合用药，如确需联合使用其他药品时，应谨慎考虑与中药注射剂的间隔时间以及药物相互作用等问题
关注患者用药历史	用药前应仔细询问过敏史，对过敏体质者应慎用
严格控制特殊人群给药	对老人、儿童、肝肾功能异常患者等特殊人群和初次使用中药注射剂的患者应慎重使用，加强监测。对长期使用的在每疗程间要有一定的时间间隔
加强用药监护	用药过程中，应密切观察用药反应，特别是开始30分钟。发现异常，立即停药，采用积极救治措施，救治患者

第七章　实行特殊管理的药品管理

《药品管理法》明确，国务院对麻醉药品、精神药品、医疗用毒性药品、放射性药品、药品类易制毒化学品等有其他特殊管理规定的，依照其规定。这类药品通常具有特殊的药理、生理作用，疗效独特，没有其他的药品可以替代，或很少可以替代；但是，一旦稍有不慎，使用不当，就会导致巨大的药品安全风险，甚至引发犯罪。《药品管理法》以及相关行政法规、规章和规范性文件，对这类药品的研制、生产、经营、使用和监督管理都制定了严格的特殊管理规定，甚至专门另行立法予以特别规范，以保证药品合法、安全、合理使用。

具有特殊管理规定的药品，包括疫苗、血液制品、麻醉药品、精神药品、医疗用毒性药品、放射性药品、药品类易制毒化学品、部分含特殊药品复方制剂和兴奋剂等。《药品管理法》规定国家实行特殊管理的药品不得在网络上销售。

第一节　疫苗管理

考点1 《疫苗管理法》和疫苗分类 ★★

（1）《疫苗管理法》《疫苗管理法》所称疫苗，是指为预防、控制疾病的发生、流行，用于人体免疫接种的预防性生物制品。疫苗作为用于健康人体预防和控制传染性疾病的预防性生物制品，国家对疫苗实行最严格的管理制度，同时坚持疫苗产品的战略性和公益性。

疫苗管理原则：安全第一、风险管理、全程管控、科学监管、社会共治。

《疫苗管理法》立法目的：加强疫苗管理，保证疫苗质量和供应，规范预防接种，促进疫苗行业发展，保障公众健康，维护公共卫生安全。主要内容：共分十一章，除总则和附则外，详细规定了疫苗研制和注册、疫苗生产和批签发、疫苗流通、预防接种、异常反应监测和处理、疫苗上市后管理、保障措施、监督管理和法律责任。

适用范围：在中华人民共和国境内从事疫苗研制、生产、流通和预防接种及其监督管理活动，适用该法律。

（2）疫苗的分类　《疫苗管理法》规定，疫苗分为两类：免疫规划疫苗和非免疫规划疫苗。

免疫规划疫苗	居民应当按照政府的规定接种的疫苗，包括： ①国家免疫规划确定的疫苗 ②省（区、市）人民政府在执行国家免疫规划时增加的疫苗 ③县级以上人民政府或者其卫生健康主管部门组织的应急接种或者群体性预防接种所使用的疫苗
	居住在中国境内的居民依法享有接种免疫规划疫苗的权利，履行接种免疫规划疫苗的义务 政府免费向居民提供免疫规划疫苗，接种单位接种免疫规划疫苗不得收取任何费用

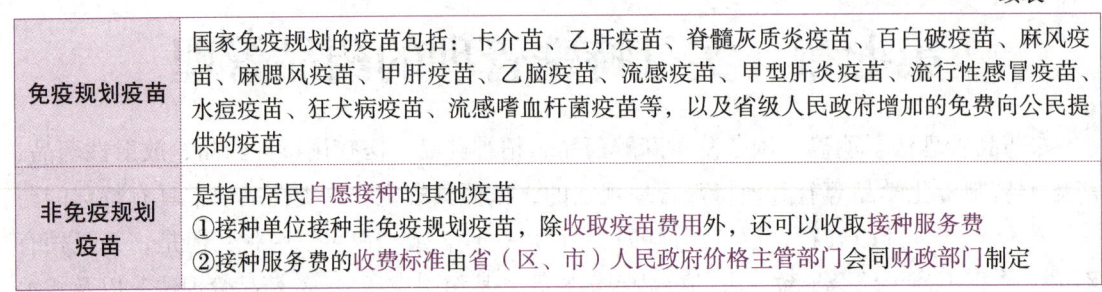

免疫规划疫苗	国家免疫规划的疫苗包括：卡介苗、乙肝疫苗、脊髓灰质炎疫苗、百白破疫苗、麻风疫苗、麻腮风疫苗、甲肝疫苗、乙脑疫苗、流感疫苗、甲型肝炎疫苗、流行性感冒疫苗、水痘疫苗、狂犬病疫苗、流感嗜血杆菌疫苗等，以及省级人民政府增加的免费向公民提供的疫苗
非免疫规划疫苗	是指由居民自愿接种的其他疫苗 ①接种单位接种非免疫规划疫苗，除收取疫苗费用外，还可以收取接种服务费 ②接种服务费的收费标准由省（区、市）人民政府价格主管部门会同财政部门制定

考点2 疫苗的包装标识管理 ★★

《关于纳入国家免疫规划疫苗包装标注特殊标识的通知》规定，凡纳入国家免疫规划的疫苗制品的最小外包装上，须标明"免费"字样以及"免疫规划"专用标识。

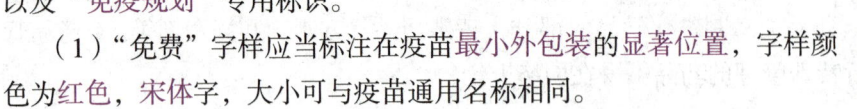

（1）"免费"字样应当标注在疫苗最小外包装的显著位置，字样颜色为红色，宋体字，大小可与疫苗通用名称相同。

（2）"免疫规划"专用标识应当印刷在疫苗最小外包装的顶面的正中处，标识样式如图（颜色为宝石蓝色）。

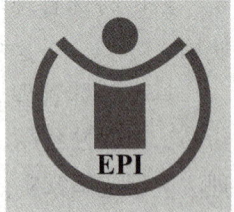

"免疫规划"专用标识

（3）自2006年1月1日起上市的纳入国家免疫规划的疫苗，其包装必须标注"免费"字样以及"免疫规划"专用标识。

考点3 疫苗管理部门及职责 ★★

药品监管部门	国家级	负责全国疫苗监督管理工作
	省级	负责本行政区域疫苗监督管理工作
	设区的市级、县级	
卫生健康主管部门	国家级	负责全国预防接种监督管理工作
	县级以上	负责本行政区域预防接种监督管理工作
其他部门	国家级	在各自职责范围内负责与疫苗有关的监督管理工作
	县级以上	

考点4 疫苗采购、配送和储存要求 ★★

（1）疫苗的采购规定

疫苗采购规定	国家免疫规划疫苗	①由国务院卫生健康主管部门会同国务院财政部门等组织集中招标或统一谈判 ②通过集中招标或统一谈判形成中标价格或成交价格，并对外公布 ③各省、自治区、直辖市根据公布的中标价格或成交价格，实行统一采购
	其他免疫规划疫苗和非免疫规划疫苗	①由各省、自治区、直辖市通过省级公共资源交易平台组织采购 ②通过公共资源交易平台进行集中采购，确保采购过程的公开、公平、透明

续表

疫苗采购规定	①疫苗上市许可持有人应当按照采购合同约定，向疾病预防控制机构供应疫苗 ②疾病预防控制机构应当按照规定向接种单位供应疫苗 ③疾病预防控制机构以外的单位和个人不得向接种单位供应疫苗，接种单位不得接收该疫苗 ④境外疫苗持有人原则上应当指定境内一家具备冷链药品质量保证能力的药品批发企业统一销售其同一品种疫苗，履行在销售环节的义务，并承担责任

（2）疫苗的销售与配送规定

①疫苗上市许可持有人在销售疫苗时，必须提供加盖其印章的批签发证明复印件或电子文件。销售进口疫苗时，还需同时提供加盖其印章的进口药品通关单复印件或电子文件。

②疫苗上市许可持有人应当按照规定，建立真实、准确、完整的销售记录，销售记录应当至少包含：产品通用名称、批准文号、批号、规格、有效期、购货单位、销售数量、单价、金额、销售日期和持有人信息等，委托储存、运输的，还应当包括受托储存、运输企业信息，并保存至疫苗有效期满后不少于5年备查。

③疫苗上市许可持有人应当按照采购合同约定，向疾病预防控制机构或其指定的接种单位配送疫苗，疫苗上市许可持有人、疾病预防控制机构可以自行配送疫苗，也可以委托符合条件的疫苗配送单位配送疫苗。

④疾病预防控制机构配送非免疫规划疫苗可以收取储存、运输费用。具体办法由国务院财政部门会同国务院价格主管部门制定，收费标准由省级人民政府价格主管部门会同财政部门制定。自行配送疫苗的单位，应当具备疫苗冷链储存、运输条件，符合药品经营质量管理规范的有关要求，并且对配送的疫苗质量依法承担责任。

⑤疫苗上市许可持有人可以委托符合药品经营质量管理规范冷藏冷冻药品运输、储存条件的单位（包括疾病预防控制机构）配送、区域仓储疫苗。应对委托配送企业的配送能力进行评估，严格控制配送企业数量，保证配送过程持续符合法定要求。在同一省级行政区域内选取疫苗区域配送企业原则上不得超过2家。

⑥疫苗上市许可持有人委托配送疫苗的，需及时将委托配送疫苗品种信息及受托单位的配送条件、能力及信息化追溯能力等评估情况，分别向持有人所在地和接收疫苗所在地省级药监部门报告。疾病预防控制机构委托配送企业配送疫苗的，需向同级药监部门和卫生健康主管部门报告。接受委托配送的企业不得再次委托。

⑦疾病预防控制机构、接种单位、疫苗配送单位应当建立真实、准确、完整的接收、购进、储存、配送、供应记录，并且记录需保存至疫苗有效期满后不少于5年备查。

⑧疾病预防控制机构、接种单位接收或购进疫苗时，需索取本次运输、储存全过程温度监测记录。对不能提供本次运输、储存全过程温度监测记录或温度控制不符合要求的，不得接收或购进，并应立即向县级以上地方人民政府药监部门、卫生健康主管部门报告。

（3）特殊情形所需疫苗的采购　疫苗非临床研究、临床研究及血液制品生产等特殊情形所需的疫苗，相关使用单位向所在地省级药监部门报告后，可向疫苗上市许可持有人或者疾病预防控制机构采购，并做好相关记录，确保疫苗销售、使用可追溯。

考点5 疫苗全程冷链储运管理制度 ★★★

界定	冷链，是指为保证疫苗从疫苗生产企业到接种单位运转过程中的质量而装备的储存、运输冷藏设施、设备
《疫苗管理法》相关规定	①疫苗上市许可持有人、疾病预防控制机构自行配送疫苗应具备疫苗冷链储存、运输条件 ②疾病预防控制机构、接种单位、疫苗上市许可持有人、疫苗配送单位应当遵守疫苗储存、运输管理规范，保证疫苗质量 ③疫苗在储存、运输全过程中应当处于规定的温度环境，冷链储存、运输应当符合要求，并定时监测、记录温度 ④疫苗储存、运输管理规范由国务院药监部门和卫生健康主管部门共同制定
《疫苗储存和运输管理规范（2017年版）》相关规定	①本规范适用于疾病预防控制机构、接种单位、疫苗生产企业、疫苗配送企业、疫苗仓储企业的疫苗储存、运输管理，其中疫苗生产企业、疫苗配送企业、疫苗仓储企业的疫苗储存、运输管理还应当遵守《药品经营质量管理规范》 ②应当装备保障疫苗质量的储存、运输冷链设施设备 ③有条件的地区或单位应当建立自动温度监测系统。自动温度监测系统的测量范围、精度、误差等技术参数能够满足疫苗储存、运输管理需要，具有不间断监测、连续记录、数据存储、显示及报警功能 ④应当建立健全冷链设备档案，并对疫苗储存、运输设施设备运行状况进行记录

考点6 疫苗上市后风险管理 ★★

（1）疫苗上市许可持有人应当建立健全疫苗全生命周期质量管理体系，制定并实施疫苗上市后风险管理计划，开展疫苗上市后研究，对疫苗的安全性、有效性和质量可控性进行进一步确证。

（2）疫苗上市许可持有人应当对疫苗进行质量跟踪分析，持续提升质量控制标准，改进生产工艺，提高生产工艺稳定性。生产工艺、生产场地、关键设备等发生变更的，应当进行评估、验证，按照国务院药监部门有关变更管理的规定备案或者报告；变更可能影响疫苗安全性、有效性和质量可控性的，应当经国务院药监部门批准。

（3）疫苗上市许可持有人应当根据疫苗上市后研究、预防接种异常反应等情况持续更新说明书、标签，并按照规定申请核准或者备案。国务院药监部门应当在其网站上及时公布更新后的疫苗说明书、标签内容。

（4）疫苗上市许可持有人应当建立疫苗质量回顾分析和风险报告制度，每年将疫苗生产、流通、上市后研究、风险管理等情况按照规定如实向国务院药监部门报告。

（5）国务院药监部门可以根据实际情况，责令疫苗上市许可持有人开展上市后评价或者直接组织开展上市后评价。对预防接种异常反应严重或者其他原因危害人体健康的疫苗，国务院药监部门应当注销该疫苗的药品注册证书。

第二节　血液制品管理

考点 1　血液制品的界定 ★★

血液制品	是特指各种人血浆蛋白制品，包括人血白蛋白、人胎盘血白蛋白、静脉注射用人免疫球蛋白、肌注人免疫球蛋白、组织胺人免疫球蛋白、特异性免疫球蛋白、免疫球蛋白（乙型肝炎、狂犬病、破伤风免疫球蛋白）、人凝血因子Ⅷ、人凝血酶原复合物、人纤维蛋白原、抗人淋巴细胞免疫球蛋白等，血液制品的原料是血浆
原料血浆	是指由单采血浆站采集的专用于血液制品生产原料的血浆，血液制品的原料是血浆
单采血浆站	是采集供应血液制品生产用原料血浆的单位 是根据地区血源资源按照有关标准和要求并经严格审批而设立的

考点 2　血液制品生产管理 ★★★

（1）血液制品的生产管理

①新建、改建或者扩建血液制品生产单位，经国务院药监部门根据总体规划进行立项审查同意后，由省级药监部门依照《药品管理法》的规定审核批准。

②血液制品生产单位必须达到《药品生产质量管理规范》规定的标准，经国务院药监部门审查合格，并依法向市场监督管理部门申领营业执照后，方可从事血液制品的生产活动。

③严禁血液制品生产单位出让、出租、出借以及与他人共用《药品生产许可证》和产品批准文号。

④血液制品出厂前，必须经过质量检验；经检验不符合国家标准的，严禁出厂。

（2）血液制品的上市许可　血液制品生产单位应当积极开发新品种，提高血浆综合利用率。血液制品生产单位生产国内已经生产的品种，必须依法向国务院药监部门申请产品批准文号；国内尚未生产的品种，必须按照国家有关新药审批的程序和要求申报。

（3）血液制品的原料管理

①血液制品生产单位不得向无《单采血浆许可证》的单采血浆站或者未与其签订质量责任书的单采血浆站及其他任何单位收集原料血浆。血液制品生产单位不得向其他任何单位供应原料血浆。

②血液制品生产单位在原料血浆投料生产前，必须使用有产品批准文号并经国家药品生物制品检定机构逐批检定合格的体外诊断试剂，对每一人份血浆进行全面复检，并作检测记录。

③原料血浆经复检不合格的，不得投料生产，并必须在省级药监部门监督下按照规定程序和方法予以销毁，并作记录。

④原料血浆经复检发现有血液途径传播的疾病的，必须通知供应血浆的单采血浆站，并及时上报所在地省级卫生健康主管部门。

考点 3 血液制品经营管理 ★★★

血液制品经营管理	①开办血液制品经营单位，由省级药监部门审核批准 ②血液制品经营单位应当具备与所经营的产品相适应的冷藏条件和熟悉所经营品种的业务人员 ③血液制品生产经营单位生产、包装、储存、运输、经营血液制品，应当符合国家规定的卫生标准和要求

考点 4 进出口血液制品的审批 ★★

（1）国务院药监部门负责全国进出口血液制品的审批及监督管理。

（2）违反相关规定，擅自进出口血液制品或者出口原料血浆的，由省级以上药监部门没收所进出口的血液制品或者所出口的原料血浆和违法所得，并处所进出口的血液制品或者所出口的原料血浆总值3倍以上5倍以下的罚款。

第三节　麻醉药品和精神药品管理

考点 1 麻醉药品和精神药品管理与标识 ★★

为加强麻醉药品和精神药品的管理，保证麻醉药品和精神药品的合法、安全、合理使用，防止流入非法渠道，国家对麻醉药品药用原植物以及麻醉药品和精神药品实行管制。除《麻醉药品和精神药品管理条例》另有规定外，任何单位、个人不得进行麻醉药品药用原植物的种植以及麻醉药品和精神药品的实验研究、生产、经营、使用、储存、运输等活动。

根据《药品管理法》和其他有关法律的规定，2005年8月3日国务院发布《麻醉药品和精神药品管理条例》后，经历了两次修改。2024年12月6日国务院发布《关于修改和废止部分行政法规的决定》，对《麻醉药品和精神药品管理条例》进行修改，并于2025年1月20日起施行。

根据《药品管理法》及相关规定，麻醉药品和精神药品的标签必须印有国务院药监部门规定的标志。

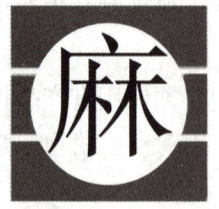

麻醉药品专用标志
（颜色：天蓝色与白色相间）

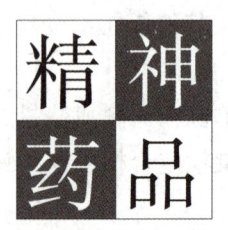

精神药品专用标志
（颜色：绿色与白色相间）

考点 2 麻醉药品和精神药品的分类与界定 ★★

麻醉药品和精神药品按照药用类和非药用类分类列管。

药用类麻醉药品和精神药品	药用类麻醉药品，是指列入药用类麻醉药品目录的药品和其他物质。这类药品连续使用易产生身体依赖性，能成瘾癖
	药用类精神药品，是指列入药用类精神药品目录的药品和其他物质。这类药品直接作用于中枢神经系统，使之兴奋或抑制，连续使用可产生依赖性 综合药物依赖性和滥用造成的危害等因素，药用类精神药品分为第一类精神药品和第二类精神药品
	对药用类麻醉药品和精神药品，可以依照《麻醉药品和精神药品管理条例》的规定进行实验研究、生产、经营、使用、储存、运输
非药用类麻醉药品和精神药品	①非药用类麻醉药品和精神药品，是指未作为药品生产和使用，具有成瘾性或者有成瘾潜力且易被滥用的物质 ②非药用类麻醉药品和精神药品目录由国务院公安部门会同国务院药监部门、国务院卫生主管部门制定、调整并公布
	①非药用类麻醉药品和精神药品发现药用用途的，调整列入药用类麻醉药品和精神药品目录，不再列入非药用类麻醉药品和精神药品目录 ②对非药用类麻醉药品和精神药品，可以依照《麻醉药品和精神药品管理条例》的规定进行实验研究，不得生产、经营、使用、储存、运输 ③因科研、实验需要使用非药用类麻醉药品和精神药品，在药品、医疗器械生产、检测中需要使用非药用类麻醉药品和精神药品标准品、对照品，以及药品生产过程中非药用类麻醉药品和精神药品中间体的管理，按照有关规定执行 ④各级公安机关和有关部门依法加强对非药用类麻醉药品和精神药品违法犯罪行为的打击处理

考点 3 麻醉药品和精神药品管理部门及职责 ★★

国务院药监部门	负责全国麻醉药品和精神药品的监督管理工作，并会同国务院农业主管部门对麻醉药品药用原植物实施监督管理
国务院公安部门	负责对造成麻醉药品药用原植物、麻醉药品和精神药品流入非法渠道的行为进行查处
国务院其他主管部门	在各自的职责范围内负责与麻醉药品和精神药品有关的管理工作
省级药品监督管理部门	省级和设区的市级、县级人民政府负责本行政区域内麻醉药品和精神药品的监督管理工作
县级以上地方公安机关	①负责对本行政区域内造成麻醉药品和精神药品流入非法渠道的行为进行查处 ②县级以上地方人民政府其他有关主管部门在各自的职责范围内负责与麻醉药品和精神药品有关的管理工作

考点 4 麻醉药品目录 ★★

药用类麻醉药品和精神药品目录	由国务院药监部门会同国务院公安部门、国务院卫生主管部门制定、调整并公布，《麻醉药品品种目录（2013版）》共121个品种，其中我国生产及使用的品种及包括的制剂、提取物、提取物粉共27个品种
麻醉药品目录	①可卡因、蒂巴因、可待因、双氢可待因 ②罂粟浓缩物（包括罂粟果提取物、罂粟果提取物粉）、阿片（包括复方樟脑酊、阿桔片）、罂粟壳 ③二氢埃托啡、吗啡（包括吗啡阿托品注射液）、乙基吗啡 ④芬太尼、瑞芬太尼、舒芬太尼、阿芬太尼 ⑤氢可酮、氢吗啡酮、美沙酮、羟考酮 ⑥哌替啶、福尔可定、奥赛利定、泰吉利定（奥赛利定、泰吉利定2023年列入麻醉药品目录） ⑦地芬诺酯、右丙氧芬、布桂嗪

其他规定	需要说明的有两点：一是上述品种包括其可能存在的盐和单方制剂（除非另有规定）；二是上述品种包括其可能存在的化学异构体及酯、醚（除非另有规定） 《麻醉药品和精神药品管理条例》规定，药用类麻醉药品中的罂粟壳只能用于中药饮片和中成药的生产以及医疗配方使用

考点 5 精神药品目录 ★★

《精神药品品种目录（2013版）》共有149个品种，其中第一类精神药品有68个品种，第二类精神药品有81个品种。

第一类精神药品	①哌醋甲酯 ②司可巴比妥 ③丁丙诺啡 ④γ-羟丁酸 ⑤氯胺酮 ⑥马吲哚 ⑦三唑仑 ⑧咪达唑仑原料药和注射剂 ⑨口服固体制剂每剂量单位含羟考酮碱大于5毫克，且不含其他麻醉药品、精神药品或药品类易制毒化学品的复方制剂 ⑩每剂量单位含氢可酮碱大于5毫克，且不含其他麻醉药品、精神药品或药品类易制毒化学品的复方口服固体制剂
第二类精神药品	①异戊巴比妥、戊巴比妥、巴比妥、苯巴比妥 ②氯硝西泮、地西泮、氟西泮、劳拉西泮、硝西泮、奥沙西泮 ③阿普唑仑、艾司唑仑、咪达唑仑（除原料药、注射剂以外的其他单方制剂）、瑞马唑仑（包括其可能存在的盐、单方制剂和异构体） ④丁丙诺啡透皮贴剂、布托啡诺及其注射剂、地佐辛及其注射剂、含可待因复方口服液体制剂（包括口服溶液剂、糖浆剂）、丁丙诺啡与纳洛酮的复方口服固体制剂、曲马多复方制剂、含地芬诺酯复方制剂 ⑤匹莫林、氯卡色林 ⑥地达西尼、莫达非尼 ⑦麦角胺咖啡因片、氨酚氢可酮片 ⑧扎来普隆、佐匹克隆（包括其盐、异构体和单方制剂） ⑨格鲁米特、喷他佐辛、甲丙氨酯、唑吡坦、咖啡因、安钠咖、曲马多、苏沃雷生、吡仑帕奈、依他佐辛、依托咪酯（在中国境内批准上市的含依托咪酯的药品制剂除外）、右美沙芬、纳呋拉啡 ⑩口服固体制剂每剂量单位含羟考酮碱不超过5毫克，且不含其他麻醉药品、精神药品或药品类易制毒化学品的复方制剂 ⑪每剂量单位含氢可酮碱不超过5毫克，且不含其他麻醉药品、精神药品或药品类易制毒化学品的复方口服固体制剂

需要说明的有两点：一是上述品种包括其可能存在的盐和单方制剂（除非另有规定）；二是上述品种包括其可能存在的异构体（除非另有规定）

考点 6 麻醉药品和精神药品生产总量控制 ★★

（1）国家根据麻醉药品和精神药品的医疗、国家储备和企业生产所需原料的需要确定需求总量，对麻醉药品药用原植物的种植、麻醉药品和精神药品的生产实行总量控制。

（2）麻醉药品和精神药品的年度生产计划，由国务院药监部门根据需求总量制定。

（3）麻醉药品药用原植物年度种植计划，由国务院药监部门和国务院农业主管部门根据麻醉药品年度生产计划共同制定。

（4）麻醉药品药用原植物种植企业应当根据年度种植计划，种植麻醉药品药用原植物；并且应当向国务院药监部门和国务院农业主管部门定期报告种植情况。

（5）麻醉药品药用原植物种植企业由国务院药监部门和国务院农业主管部门共同确定，其他单位和个人不得种植麻醉药品药用原植物。

考点7 麻醉药品和精神药品定点生产管理 ★★

（1）为严格麻醉药品和精神药品生产管理，国家对麻醉药品和精神药品实行定点生产制度。

（2）国务院药监部门按照合理布局、总量控制的原则，根据麻醉药品和精神药品的需求总量，确定麻醉药品和精神药品定点生产企业的数量和布局，并根据年度需求总量对定点生产企业的数量和布局进行调整、公布。

（3）麻醉药品和精神药品定点生产企业应当符合规定的条件，由省级药监部门审批。

（4）定点生产企业应当严格按照麻醉药品和精神药品年度生产计划安排生产，并依照规定向所在地省级药监部门报告生产情况。

（5）经批准定点生产的麻醉药品和精神药品不得委托加工。

考点8 麻醉药品和精神药品定点经营管理 ★★

国家对麻醉药品和精神药品实行定点经营制度，未经批准的任何单位和个人不得从事麻醉药品和精神药品经营活动。

国务院药监部门应当根据麻醉药品和第一类精神药品的需求总量，确定麻醉药品和第一类精神药品的定点批发企业布局，并应当根据年度需求总量对布局进行调整、公布。

药品经营企业不得经营麻醉药品原料药和第一类精神药品原料药。但是，供医疗、科学研究、教学使用的小包装的上述药品可以由国务院药监部门规定的药品批发企业经营。

考点9 定点经营企业必备条件 ★★

定点经营企业必备条件	麻醉药品和精神药品定点批发企业除应当具备《药品管理法》规定的药品经营企业的开办条件外，还应当具备以下条件： ①有符合《麻醉药品和精神药品管理条例》规定的麻醉药品和精神药品储存条件 ②有通过网络实施企业安全管理和向药监部门报告经营信息的能力 ③单位及其工作人员2年内没有违反有关禁毒的法律、行政法规规定的行为 ④符合国务院药监部门公布的定点批发企业布局 ⑤麻醉药品和第一类精神药品的定点批发企业，还应当具有保证供应责任区域内医疗机构所需麻醉药品和第一类精神药品的能力，并具有保证麻醉药品和第一类精神药品安全经营的管理制度

考点10 定点经营资格审批 ★★★

（1）跨省级从事麻醉药品和第一类精神药品批发业务的药品经营企业称为全国性批发企业，应当经国务院药监部门批准，并予以公布。国务院药监部门在批准全国性批发企业时，应当明确其所承担供药责任的区域。

（2）在本省级行政区域内从事麻醉药品和第一类精神药品批发业务的药品经营企业称为区域性批发企业，应当经所在地省级药监部门批准，并予以公布。省级药监部门在批准区域性批发企业时，应当明确其所承担供药责任的区域。

（3）专门从事第二类精神药品批发业务的药品经营企业，应当经所在地省级药监部门批准，并予以公布。仅取得第二类精神药品经营资格的药品批发企业，只能从事第二类精神药品批发业务。

（4）从事麻醉药品和第一类精神药品批发业务的全国性批发企业、区域性批发企业，可以从事第二类精神药品批发业务。

（5）经所在地设区的市级药监部门批准，实行统一进货、统一配送、统一管理的药品零售连锁企业可以从事第二类精神药品零售业务。

（6）各级药监部门应当及时将批准的全国性批发企业、区域性批发企业、专门从事第二类精神药品批发的企业和从事第二类精神药品零售的连锁企业（含相应门店）的名单在网上公布。

考点 11 麻醉药品和精神药品购进管理 ★★

全国性批发企业	应当从定点生产企业购进麻醉药品和第一类精神药品
区域性批发企业	可以从全国性批发企业购进麻醉药品和第一类精神药品，区域性批发企业从定点生产企业购进麻醉药品和第一类精神药品制剂，须经所在地省级药监部门批准
从事第二类精神药品批发业务的企业	可以从第二类精神药品定点生产企业、具有第二类精神药品经营资格的定点批发企业（全国性批发企业、区域性批发企业、其他专门从事第二类精神药品批发业务的企业）购进第二类精神药品

考点 12 麻醉药品和精神药品销售管理 ★★

（1）全国性批发企业在确保责任区内区域性批发企业供药的基础上，可以在全国范围内向其他区域性批发企业销售麻醉药品和第一类精神药品。

（2）全国性批发企业向取得麻醉药品和第一类精神药品使用资格的医疗机构销售麻醉药品和第一类精神药品，须经医疗机构所在地省级药监部门批准。

（3）区域性批发企业在确保责任区内医疗机构供药的基础上，可以在本省行政区域内向其他医疗机构销售麻醉药品和第一类精神药品。

（4）由于特殊地理位置的原因，区域性批发企业需要就近向其他省、自治区、直辖市行政区域内取得麻醉药品和第一类精神药品使用资格的医疗机构销售麻醉药品和第一类精神药品的，应当经企业所在地省级药监部门批准。

（5）区域性批发企业之间因医疗急需、运输困难等特殊情况需要调剂麻醉药品和第一类精神药品的，应当在调剂后2日内将调剂情况分别报所在地省级药监部门备案。

（6）从事第二类精神药品批发业务的企业，可以将第二类精神药品销售给定点生产企业、具有第二类精神药品经营资格的药品批发企业、医疗机构、从事第二类精神药品零售的药品零售连锁企业。

考点 13 麻醉药品和精神药品销售配送要求 ★★

（1）全国性批发企业和区域性批发企业向医疗机构销售麻醉药品和第一类精神药品，应当将药品送至医疗机构。医疗机构不得自行提货。

（2）药品零售连锁企业对其所属的经营第二类精神药品的门店，应当严格执行统一进货、统一配送和统一管理。药品零售连锁企业门店所零售的第二类精神药品，应当由本企业直接配送，不得委托配送。

（3）企业、单位之间购销麻醉药品和精神药品一律禁止使用现金进行交易。

考点14 麻醉药品和精神药品零售管理 ★★

（1）麻醉药品和第一类精神药品不得零售。除经批准的药品零售连锁企业外，其他药品零售企业不得从事第二类精神药品零售活动。

（2）第二类精神药品零售企业应当凭执业医师开具的处方，按规定剂量销售。零售第二类精神药品时，处方应经执业药师或其他依法经过资格认定的药学技术人员复核；第二类精神药品一般每张处方不得超过7日常用量，禁止超剂量或者无处方销售第二类精神药品。

（3）第二类精神药品零售企业不得向未成年人销售第二类精神药品。在难以确定购药者是否为未成年人的情况下，可查验购药者身份证明。

（4）罂粟壳，必须凭盖有乡镇卫生院以上医疗机构公章的医师处方配方使用，不准生用，严禁单味零售。

考点15 麻醉药品和精神药品使用审批 ★★★

医疗机构	医疗机构需要使用麻醉药品和第一类精神药品的，应当经所在地设区的市级卫生健康主管部门批准，取得《麻醉药品、第一类精神药品购用印鉴卡》
设区的市级卫生健康主管部门	设区的市级卫生健康主管部门发给医疗机构《印鉴卡》时，应当将取得《印鉴卡》的医疗机构情况抄送所在地设区的市级药监部门，并报省级卫生健康主管部门备案。省级卫生健康主管部门应当将取得《印鉴卡》的医疗机构名单向本行政区域内的定点批发企业通报。医疗机构应当凭《印鉴卡》向本省级行政区域内的定点批发企业购买麻醉药品和第一类精神药品

考点16 《印鉴卡》管理 ★★★

取得《印鉴卡》的必备条件	①有与使用麻醉药品和第一类精神药品相关的诊疗科目 ②具有经过麻醉药品和第一类精神药品培训的、专职从事药品管理的药学专业技术人员 ③有获得麻醉药品和第一类精神药品处方资格的执业医师 ④有保证麻醉药品和第一类精神药品安全储存的设施和管理制度
《印鉴卡》的有效期	①《印鉴卡》有效期为3年 ②《印鉴卡》有效期满前3个月，医疗机构应当向市级卫生健康主管部门重新提出申请 ③《印鉴卡》有效期满需换领新卡的医疗机构，还应当提交原《印鉴卡》有效期期间内麻醉药品、第一类精神药品使用情况
《印鉴卡》的变更	①当《印鉴卡》中医疗机构名称、地址、医疗机构法人代表（负责人）、医疗管理部门负责人、药学部门负责人、采购人员等项目发生变更时，医疗机构应当在变更发生之日起3日内到市级卫生健康主管部门办理变更手续 ②市级卫生健康主管部门自收到医疗机构变更申请之日起5日内完成《印鉴卡》变更手续，并将变更情况抄送所在地同级药监部门、公安机关，报省级卫生健康主管部门备案

考点 17 麻醉药品和精神药品处方资格及处方管理 ★★

（1）处方权的获得

①医疗机构应当按照国务院卫生健康主管部门的规定，对本单位执业医师进行有关麻醉药品和精神药品使用知识的培训、考核，经考核合格的，授予麻醉药品和第一类精神药品处方资格。执业医师取得麻醉药品和第一类精神药品的处方资格后，方可在本医疗机构开具麻醉药品和第一类精神药品处方，但不得为自己开具该种处方。

②医疗机构应当将具有麻醉药品和第一类精神药品处方资格的执业医师名单及其变更情况，定期报送所在地设区的市级卫生健康主管部门，并抄送同级药监部门。

（2）处方管理

①执业医师应当使用专用处方开具麻醉药品和精神药品，单张处方的最大用量应当符合国务院卫生主管部门的规定。执业医师开具麻醉药品和精神药品处方，应当对患者的信息进行核对；因抢救患者等紧急情况，无法核对患者信息的，执业医师可以先行开具麻醉药品和精神药品处方。对麻醉药品和第一类精神药品处方，处方的调配人、核对人应当仔细核对，签署姓名，并予以登记；对不符合处方管理规定的，处方的调配人、核对人应当拒绝发药。

②医疗机构应当对麻醉药品和精神药品处方进行专册登记，加强管理。麻醉药品处方至少保存3年，精神药品处方至少保存2年。医疗机构应当按照国务院卫生主管部门的规定及时报送麻醉药品和精神药品处方信息。

考点 18 麻醉药品和第一类精神药品借用和配制规定 ★★

借用规定	医疗机构抢救患者急需麻醉药品和第一类精神药品而本医疗机构无法提供时，可以从其他医疗机构或者定点批发企业紧急借用；抢救工作结束后，应当及时将借用情况报所在地设区的市级药监部门和卫生健康主管部门备案
配制规定	①对临床需要而市场无供应的麻醉药品和精神药品，持有医疗机构制剂许可证和《印鉴卡》的医疗机构需要配制制剂的，应当经所在地省级药监部门批准 ②医疗机构配制的麻醉药品和精神药品制剂只能在本医疗机构使用，不得对外销售 ③乡镇卫生院以上医疗机构应加强对购进罂粟壳的管理，严格凭执业医师处方调配使用

考点 19 关于加强医疗机构麻醉药品和第一类精神药品管理的规定 ★★

2020年9月，国家卫生健康委办公厅下发了《关于加强医疗机构麻醉药品和第一类精神药品管理的通知》。

（1）明确管理责任　医疗机构是麻醉药品和第一类精神药品临床应用管理的责任主体。医疗机构主要负责人应当履行本机构麻醉药品和第一类精神药品管理第一责任人的职责。麻醉药品和第一类精神药品管理及使用相关人员要明确麻醉药品和第一类精神药品管理部门和各岗位人员的职责，全面加强麻醉药品和第一类精神药品的采购、储存、调配、使用以及安全管理。对于麻醉科、手术室等麻醉药品和第一类精神药品使用量大、使用管理环节较多的科室，要重点加强管理，成立以科室负责人为第一责任人的专门工作小组，强化麻醉药品和第一类精神药品日常管理。

（2）强化全流程各环节管理　各级卫生健康主管部门要强化麻醉药品和第一类精神药品开具和使用环节的管理，鼓励有条件的地区实现区域内处方信息联网，重点关注麻醉药品和第一类精神药品的处方用量和处方频次，避免同一患者在多个医疗机构、在同一医疗机构门诊和住院重复获取麻醉药品和第一类精神药品。医疗机构要全面落实麻醉药品和第一类精神药品管理各项要求，进一步加强全流程各环节管理。根据临床诊疗需求，采购适宜包装、规格的麻醉药品和第一类精神药品，减少剩余药液的产生。门急诊药房、住院药房、病房、手术室、内镜室等配备麻醉药品和第一类精神药品基数的重点部门，要采用双锁保险柜或麻醉药品和第一类精神药品智能调配柜储存，储存区域设有防盗设施和安全监控系统。加强手术室药品安全防范，安装视频监控装置，以监控取药及回收药品等行为。相关监控视频保存期限原则上不少于180天。麻醉药品和第一类精神药品的使用及回收管理要做到日清日结、账物相符。对癌痛等需长期门诊使用麻醉药品和第一类精神药品的慢性病患者，应当通过信息化或建立门诊病历等方式，详细记录每次取药的病情评估及处方情况。

（3）规范处方权限及使用操作　医师、药师应当按照有关规定，经过医疗机构组织的麻醉药品和第一类精神药品使用知识和规范化管理的培训并考核合格后，方可获得相应麻醉药品和第一类精神药品处方权或麻醉药品和第一类精神药品调配资格。鼓励将药师逐步纳入病房、手术室等重点部门的麻醉药品和第一类精神药品管理团队中，开展麻醉药品和第一类精神药品处方医嘱审核、处方点评，参与麻醉药品和第一类精神药品管理、使用环节的核对和双人双签工作。参与双人双签的人员应当避免长期由固定人员担任。医疗机构应当制定双人双签人员轮换管理办法，明确轮换周期。对于未使用完的注射液和镇痛泵中的剩余药液，由医师、药师或护士在视频监控下双人进行倾泻入下水道等处置，并逐条记录。

（4）满足临床合理需求　医疗机构要根据本机构临床用药需求，按照规定购入麻醉药品和第一类精神药品并保持合理库存。具有麻醉药品和第一类精神药品处方权的医师要依据临床诊疗规范、麻醉药品和精神药品临床应用指导原则、药品说明书等，合理使用麻醉药品和第一类精神药品。针对疼痛患者开具麻醉药品和第一类精神药品处方前，要对患者进行疼痛评估，遵循三阶梯镇痛治疗原则选择相应药物。加强癌痛、急性疼痛和中、重度疼痛的规范化治疗，合理使用麻醉药品和第一类精神药品，提高患者生活质量，避免过度控制麻醉药品和第一类精神药品影响患者合理用药需求。医疗机构要组织对麻醉药品和第一类精神药品处方和住院医嘱进行专项点评，并根据点评结果及时有效干预。药学部门要对本机构麻醉药品和第一类精神药品使用情况进行监测，对于使用量异常增高的，要立即报告本机构的麻醉药品和第一类精神药品管理机构，分析原因并提出管理建议。

（5）提高信息化管理水平　医疗机构要加大麻醉药品和第一类精神药品管理软硬件的投入力度，依托现代化院内物流系统和信息化平台，加强麻醉药品和第一类精神药品全流程管理，实现来源可查、去向可追、责任可究的全程闭环式可追溯管理。已实施电子印鉴卡管理的地区，要继续做好相关工作；尚未实施的地区，要加快信息化建设，尽早实现《印鉴卡》信息化管理。有条件的地区或医疗机构要积极探索麻醉药品和第一类精神药品智能存储柜、电子药柜等智能化设备的使用，结合实际开发麻醉药品和第一类精神药品智能管理系统，逐步实现精细化管理，提高工作效率和差错防范能力。

考点20 麻醉药品与精神药品的储存要求 ★★★

麻醉药品和第一类精神药品的储存要求	①定点生产企业、全国性批发企业和区域性批发企业应当设置储存麻醉药品和第一类精神药品的专库，严格执行专库储存管理规定，将麻醉药品和第一类精神药品储存在符合要求的专库中 专库的要求是：安装专用防盗门，实行双人双锁管理；具有相应的防火设施；具有监控设施和报警装置，报警装置应当与公安机关报警系统联网 ②麻醉药品和第一类精神药品的使用单位应当设立专库或者专柜储存。专库应当设有防盗设施并安装报警装置；专柜应当使用保险柜；专库和专柜应当实行双人双锁管理 ③应当配备专人负责管理工作，并建立储存专用账册。专用账册的保存期限应当自药品有效期期满之日起不少于5年 ④入出库实行双人核查制度，药品入库须双人验收，出库须双人复核，做到账、物相符
	对因破损、变质、过期而不能销售的麻醉药品和精神药品品种，应清点登记造册，单独妥善保管，并及时向所在地县级以上药监部门申请销毁
	药品销毁必须经所在地县级以上药监部门批准，并在其监督下销毁。药品销毁应有记录并由监销人员签字，存档备查，企业或使用单位不得擅自处理
第二类精神药品的储存要求	①第二类精神药品经营企业，应当在药品库房中设立独立的专库或者专柜储存，并建立专用账册，实行专人管理 ②专用账册的保存期限应当自药品有效期期满之日起不少于5年 ③第二类精神药品的入库、出库，必须核查数量，做到准确无误 ④对因破损、变质、过期而不能销售的第二类精神药品品种，应清点登记造册，单独妥善保管，并及时向所在地县级以上药监部门申请销毁。企业不得擅自销毁

考点21 麻醉药品和精神药品运输管理 ★★

（1）运输证明的办理

①托运或自行运输麻醉药品和第一类精神药品的单位，应当向所在地设区的市级药监部门申请领取《麻醉药品、第一类精神药品运输证明》（简称运输证明）。运输第二类精神药品无需办理运输证明。

②运输证明有正本和副本，正本1份，副本可根据实际需要申领若干份。

③运输证明有效期为1年（不跨年度）。运输证明应当由专人保管，不得涂改、转让、转借。

④托运单位办理麻醉药品和第一类精神药品运输手续时，应当将运输证明副本交付承运单位。承运单位应当查验、收存运输证明副本，并检查货物包装。没有运输证明或者货物包装不符合规定的，承运单位不得承运。

⑤运输证明副本应随货同行以备查验，在运输途中承运单位必须妥善保管运输证明副本，不得遗失。货物到达后，承运单位应将运输证明副本递交收货单位。收货单位应在收到货物后1个月内将运输证明副本交还发货单位。

（2）托运和运输管理

①托运麻醉药品和精神药品的单位应确定托运经办人，选择相对固定的承运单位。托运经办人在运单货物名称栏内填写"麻醉药品""第一类精神药品"或"第二类精神药品"字样，运单上应当加盖托运单位公章或运输专用章。收货人只能为单位，不得为个人。

②铁路运输应当采用集装箱或行李车运输麻醉药品和第一类精神药品。采用集装箱运

输时，应确保箱体完好，施封有效。

③道路运输麻醉药品和第一类精神药品必须采用封闭式车辆，有专人押运，中途不应停车过夜。水路运输麻醉药品和第一类精神药品时应有专人押运。

考点22 麻醉药品和精神药品邮寄管理 ★★

（1）邮寄麻醉药品和精神药品，寄件人应当提交所在地设区的市级药监部门出具的准予邮寄证明。麻醉药品和精神药品的寄件单位应事先向所在地设区的市级药监部门申请办理《麻醉药品、精神药品邮寄证明》(简称邮寄证明)。邮寄证明一证一次有效。

（2）省级邮政主管部门指定符合安全保障条件的邮政营业机构负责收寄麻醉药品和精神药品，并将指定的邮政营业机构名单报所在地省级药监部门和国家邮政局备案。

（3）邮政营业机构收寄麻醉药品和精神药品时，应查验、收存邮寄证明并与详情单相关联一并存档，依据邮寄证明办理收寄手续。没有邮寄证明的不得收寄。邮寄证明保存1年备查。

（4）寄件人应当在详情单货品名称栏内填写"麻醉药品"或"精神药品"字样，详情单上加盖寄件单位运输专用章。邮寄物品的收件人必须是单位。

（5）邮寄麻醉药品和精神药品应在窗口投交，邮政营业机构应当依法对收寄的麻醉药品和精神药品进行查验、核对。

考点23 企业间药品运输信息管理要求 ★★

定点生产企业、全国性批发企业和区域性批发企业之间的运输	运输麻醉药品和第一类精神药品时，发货单位在发货前应当向所在地省级药监部门报送本次运输货物的相关信息
属于跨省级运输的	发货单位还应事先向收货单位所在地省级药监部门报送发运货物信息（含发货人、收货人、货物品名、数量）。发货单位所在地药监部门也应按规定向收货单位所在地的同级药监部门通报
属于在本省级行政区域内运输的	发货单位还应事先向收货单位所在地设区的市级药监部门报送发货货物信息。发货单位所在地药监部门也应按规定向收货单位所在地设区的市级药品监督管理机构通报

第四节　医疗用毒性药品管理

考点1 医疗用毒性药品管理的相关法规及文件

医疗用毒性药品因其毒性剧烈，使用不当会致人中毒或死亡，如果管理不严导致从药用渠道流失，将会对社会造成重大影响和危害。为此，《药品管理法》将医疗用毒性药品列为实行特殊管理的药品。

《医疗用毒性药品管理办法》	①为加强医疗用毒性药品的管理，防止中毒或死亡等严重事件的发生，国务院根据《药品管理法》，于1988年12月27日发布 ②共14条，主要包括医疗用毒性药品的界定，医疗用毒性药品的生产、加工、收购、经营、配方使用等方面的管理规定，以及相应的法律责任

《关于切实加强医疗用毒性药品监管的通知》	①为做好医疗用毒性药品监管工作，保证公众用药安全有效，防止发生中毒等严重事件，原国家药品监督管理局于2002年10月14日发布 ②该通知进一步明确了对毒性药品的生产、经营、储运和使用进行严格监管的要求
《关于将A型肉毒毒素列入毒性药品管理的通知》	①为了加强对A型肉毒毒素的监督管理，原国家食品药品监督管理局、卫生部于2008年7月21日发布 ②通知决定将A型肉毒毒素及其制剂列入毒性药品管理，并对进一步加强A型肉毒毒素及其制剂的生产、经营和使用提出了明确的管理规定

考点2 医疗用毒性药品的界定、品种和分类 ★★

医疗用毒性药品（简称毒性药品），是指毒性剧烈，治疗剂量与中毒剂量相近，使用不当会致人中毒或死亡的药品。毒性药品的管理品种，由国务院药监部门会同国务院卫生健康主管部门、国务院中医药管理部门规定。毒性药品的品种目录应以国家有关部门确定并公布的品种目录为准，现已公布的毒性药品的管理品种分为中药品种和西药品种两大类。

毒性药品中药品种（共27种）	砒石（红砒、白砒）、砒霜、水银、生马钱子、生川乌、生草乌、生白附子、生附子、生半夏、生南星、生巴豆、斑蝥、青娘虫、红娘虫、生甘遂、生狼毒、生藤黄、生千金子、生天仙子、闹羊花、雪上一枝蒿、白降丹、蟾酥、洋金花、红粉、轻粉、雄黄
	需要说明的是：上述中药品种是指原药材和饮片，不含制剂
毒性药品西药品种（共13种）	去乙酰毛花苷丙、阿托品、洋地黄毒苷、氢溴酸后马托品、三氧化二砷、毛果芸香碱、升汞、水杨酸毒扁豆碱、氢溴酸东莨菪碱、亚砷酸钾、士的宁、亚砷酸注射液、A型肉毒毒素及其制剂
	需要说明的有两点：一是上述西药品种除亚砷酸注射液、A型肉毒毒素制剂以外的毒性西药品种是指原料药；二是上述西药品种士的宁、阿托品、毛果芸香碱等包括其盐类化合物

考点3 医疗用毒性药品生产和经营管理要求 ★★

（1）毒性药品生产和经营资格

生产资格管理	毒性药品的生产是由药监部门指定的药品生产企业承担，未取得毒性药品生产许可的企业，不得生产毒性药品
经营资格管理	毒性药品的收购和经营，由药监部门指定的药品经营企业承担，其他任何单位或者个人均不得从事毒性药品的收购、经营业务

（2）毒性药品生产要求

①年度生产、收购、供应和配制计划，由省级药监部门根据医疗需要制定并下达。

②企业须按审批的生产计划进行生产，不得擅自改变生产计划，自行销售。药品生产企业，必须由医药专业人员负责生产、配制和质量检验，并建立严格的管理制度。严防毒性药品与其他药品混杂。每次配料，必须经二人以上复核无误，并详细记录每次生产所用原料和成品数，经手人要签字备查。所有工具、容器要处理干净，以防污染其他药品。标示量要准确无误，包装容器要有毒药标志。

③生产毒性药品及其制剂，必须严格执行生产工艺操作规程，投料应在本企业药品检验人员的监督下准确投料，并建立完整的生产记录，保存5年备查。加工炮制毒性中药，必须按照国家药品标准进行炮制；国家药品标准没有规定的，必须按照省级药监部门制定的炮制规范进行炮制。药材符合药用要求的，方可供应、配方和用于中成药生产。

④在生产毒性药品过程中产生的废弃物，必须妥善处理，不得污染环境。

（3）毒性药品经营要求　零售药店供应和调配毒性药品，凭盖有医师所在的医疗单位公章的正式处方。每次处方剂量不得超过二日极量。

考点 4　医疗用毒性药品储存与运输要求 ★★

医疗用毒性药品的储存	①与麻醉药品的储存管理要求基本相同。收购、经营、加工、使用毒性药品的单位必须建立健全保管、验收、领发、核对等制度，严防收假、发错，严禁与其他药品混杂 ②储存毒性药品的专库或专柜，其条件要求与储存麻醉药品的专库条件相同，专库或专柜加锁并由专人保管，做到双人双锁管理，专账记录
医疗用毒性药品的标识	根据《药品管理法》，特殊管理药品的包装和标签必须印有规定的标志。国务院药监部门规定医疗用毒性药品的标志样式（颜色：黑白相间，黑底白字） 包装容器上必须印有毒药标识，在运输毒性药品的过程中，应当采取有效措施，防止发生事故

考点 5　A型肉毒毒素的生产和经营管理要求 ★★★

（1）相关政策

《关于将A型肉毒毒素列入毒性药品管理的通知》	为加强对A型肉毒毒素的监督管理，原国家食品药品监督管理局、原卫生部发布该通知，决定将A型肉毒毒素及其制剂列入毒性药品管理
《关于加强注射用A型肉毒毒素管理的通知》	2016年6月24日，国家食品药品监督管理总局办公厅发布此通知，要求药品生产经营企业切实加强注射用A型肉毒毒素购销管理，防止注射用A型肉毒毒素从合法渠道流入非法从事美容业务的机构，防止假药进入合法渠道

（2）A型肉毒毒素管理要点

①药品生产企业应制定A型肉毒毒素制剂年度生产计划，严格按照年度生产计划和药品GMP要求进行生产。

②注射用A型肉毒毒素生产（进口）企业应当指定具有医疗用毒性药品收购经营资质的药品批发企业作为本企业注射用A型肉毒毒素的经营企业，并且经指定的经营企业直接将注射用A型肉毒毒素销售至已取得《医疗机构执业许可证》的医疗机构或医疗美容机构。未经指定的药品经营企业不得购销注射用A型肉毒毒素。

③生产经营企业不得向未取得《医疗机构执业许可证》的单位销售注射用A型肉毒毒素；药品零售企业不得经营注射用A型肉毒毒素。

④注射用A型肉毒毒素生产（进口）企业和指定经营企业必须严格审核购买单位资质，

建立客户档案，健全各项管理制度，加强购、销、存管理，保证来源清楚，流向可核查、可追溯。要建立注射用A型肉毒毒素购进、销售台账，并保存至超过药品有效期2年备查。

⑤注射用A型肉毒毒素生产（进口）企业应当及时将指定经营企业情况报所在地省级药品监管部门备案。药品生产（进口）企业所在地省级药品监管部门要对生产（进口）企业指定的经营企业进行审核，经审核确认的经营企业名单应当予以公布。

考点6 A型肉毒毒素的生产、经营管理 ★★★

使用和调配要求	①配方用药由有关药品零售企业、医疗机构负责供应。其他任何单位或者个人均不得从事毒性药品的配方业务 ②医疗机构供应和调配毒性药品，须凭执业医师签名的正式处方。调配处方时，必须认真负责，计量准确，按医嘱注明要求，并由配方人员及具有药师以上技术职称的复核人员签名盖章后方可发出。对处方未注明"生用"的毒性中药，应当付炮制品。如发现处方有疑问时，须经原处方医师重新审定后再行调配。处方一次有效，取药后处方保存2年备查
科研和教学使用要求	科研和教学单位所需的毒性药品，必须持本单位的证明信，经单位所在地县级以上药监部门批准后，供应单位方能发售
A型肉毒毒素的使用规定	①医疗机构应当向经药品生产企业指定的A型肉毒毒素经销商采购A型肉毒毒素制剂；对购进的A型肉毒毒素制剂登记造册、专人管理，按规定储存，做到账物相符 ②医师应当根据诊疗指南和规范、药品说明书中的适应症、药理作用、用法、用量、禁忌、不良反应和注意事项开具处方，每次处方剂量不得超过二日用量，处方按规定保存

第五节 放射性药品管理

考点1 放射性药品的界定、管理部门及职责 ★★

1989年1月13日，国务院发布了《放射性药品管理办法》后，分别在2011年、2017年、2022年和2024年经历了四次修订。凡在中华人民共和国领域内进行放射性药品的研究、生产、经营、运输、使用、检验、监督管理的单位和个人都必须遵守本办法。

放射性药品的界定	放射性药品是指用于临床诊断或者治疗的放射性核素制剂或者其标记药物
放射性药品管理部门及职责	①国务院药监部门负责全国放射性药品监督管理工作 ②国务院国防科技工业主管部门依据职责负责与放射性药品有关的管理工作 ③国务院环境保护主管部门负责与放射性药品有关的辐射安全与防护的监督管理工作

考点2 开办放射性药品生产、经营企业须具备的条件 ★

（1）开办放射性药品生产、经营企业，必须具备《药品管理法》规定的条件，符合国家有关放射性同位素安全和防护的规定与标准，并履行环境影响评价文件的审批手续。

（2）开办放射性药品生产企业，经所在省级国防科技工业主管部门审查同意，所在省级药监部门审核批准后，由所在省级药监部门发给《放射性药品生产企业许可证》。

（3）开办放射性药品经营企业，经所在省级药监部门审核并征求所在省级国防科技工业主管部门意见后批准的，由所在省级药监部门发给《放射性药品经营企业许可证》。

（4）无许可证的生产、经营企业，一律不准生产、销售放射性药品。

考点3 进出口放射性药品的管理 ★

（1）进口的放射性药品品种，必须符合我国的药品标准或者其他药用要求，并依照《药品管理法》的规定取得进口药品注册证书。同时，进口放射性药品，必须经国务院药监部门指定的药品检验机构抽样检验；检验合格的，方准进口。

（2）进出口放射性药品，应当按照国家有关对外贸易、放射性同位素安全和防护的规定，办理进出口手续。

（3）对于经国务院药监部门审核批准的含有短半衰期放射性核素的药品，在保证安全使用的情况下，可以采取边进口检验，边投入使用的办法。进口检验单位发现药品质量不符合要求时，应当立即通知使用单位停止使用，并报告国务院药品监督管理、卫生健康、国防科技工业主管部门。

考点4 放射性药品的包装和运输管理 ★★

根据《药品管理法》，特殊管理药品的包装和标签必须印有规定的标志。国务院药监部门规定放射性药品的标志样式（颜色：红黄组合）。

放射性药品的包装管理	①放射性药品的包装必须安全实用，符合放射性药品质量要求，具有与放射剂量相适应的防护装置。包装必须分内包装和外包装两部分，外包装必须贴有商标、标签、说明书和放射性药品标志，内包装必须贴有标签 ②标签必须注明药品品名、放射性比活度、装量。说明书除注明前款内容外，还须注明生产单位、批准文号、批号、主要成分、出厂日期、放射性核素半衰期、适应症、用法、用量、禁忌症、有效期和注意事项等
放射性药品的运输管理	放射性药品的运输，按国家运输、邮政等部门制订的有关规定执行。严禁任何单位和个人随身携带放射性药品乘坐公共交通运输工具

考点5 放射性药品的使用管理 ★★

（1）医疗单位设置核医学科、室（同位素室），必须配备与其医疗任务相适应的并经核医学技术培训的技术人员。非核医学专业技术人员未经培训，不得从事放射性药品使用工作。

（2）医疗单位使用放射性药品应当符合国家有关放射性同位素安全和防护的规定，具有与所使用放射性药品相适应的场所、设备、卫生环境和专用的仓储设施。

（3）医疗单位配制放射性制剂，应当符合《药品管理法》及其实施条例的相关规定。医疗单位使用配制的放射性制剂，应当向所在地省级药监部门申请核发相应等级的《放射性药品使用许可证》。《放射性药品使用许可证》有效期为5年，期满前6个月，医疗单位应当向原发证的行政部门重新提出申请，经审核批准后，换发新证。

（4）医疗单位负责对使用的放射性药品进行临床质量检验、收集药品不良反应等项工作，并定期向所在地药品监督管理、卫生行政部门报告。由省级药品监督管理、卫生行政部门汇总后分别报国务院药品监督管理、卫生行政部门。

（5）放射性药品使用后的废物（包括患者排出物），必须按国家有关规定妥善处置。

考点 6 放射性药品标准和检验 ★

（1）放射性药品的国家标准，由国务院药监部门药典委员会负责制定和修订，报国务院药监部门审批颁发。

（2）放射性药品的检验，由国务院药监部门公布的药品检验机构承担。

第六节 药品类易制毒化学品的管理

考点 1 药品类易制毒化学品管理的相关文件与管理部门 ★

（1）国家药监部门主管全国药品类易制毒化学品生产、经营、购买等监督管理工作。

（2）县级以上地方药监部门负责本行政区域内的药品类易制毒化学品生产、经营、购买等方面的监督管理工作。

《易制毒化学品管理条例》	为加强易制毒化学品管理，防止易制毒化学品被用于制造毒品，2005年8月26日公布，自2005年11月1日起施行
《国务院关于修改部分行政法规的决定》（国务院令第666号）	2016年2月该文件对其中个别条款做了修改
《国务院关于修改部分行政法规的决定》（国务院令第703号）	2018年9月该文件对其中部分条款做了修改。明确了国家药监部门对第一类易制毒化学品中药品类易制毒化学品的监督管理职责，对药品类易制毒化学品实施一定的特殊管理
《药品类易制毒化学品管理办法》	根据《易制毒化学品管理条例》，原国家食品药监部门制定了《药品类易制毒化学品管理办法》，自2010年5月1日起施行

考点 2 药品类易制毒化学品的界定 ★★

易制毒化学品	是指国家规定管制的可用于制造麻醉药品和精神药品的前体、原料和化学配剂等物质，流入非法渠道又可用于制造毒品
药品类易制毒化学品	是指《易制毒化学品管理条例》中所确定的麦角酸、麻黄素等物质
小包装麻黄素	是指国家药监部门指定生产的供教学、科研和医疗机构配制制剂使用的特定包装的麻黄素原料药

考点 3 药品类易制毒化学品的分类与品种 ★★

易制毒化学品分为三类。第一类是可以用于制毒的主要原料，第二类、第三类是可以用于制毒的化学配剂。药品类易制毒化学品属于第一类易制毒化学品。

易制毒化学品的分类和品种由国务院批准调整，涉及药品类易制毒化学品的，由国家药品监管部门负责及时调整并予以公布。

目前，药品类易制毒化学品品种目录所列物质有：①麦角酸；②麦角胺；③麦角新碱；④麻黄素、伪麻黄素、消旋麻黄素、去甲麻黄素、甲基麻黄素、麻黄浸膏、麻黄浸膏粉等

麻黄素类物质。(麻黄素也称为麻黄碱)

需要说明两点：一是上述所列物质包括可能存在的盐类；二是药品类易制毒化学品包括原料药及其单方制剂。

考点4 药品类易制毒化学品生产、经营许可规定 ★★

（1）生产、经营药品类易制毒化学品的企业，应当依照有关规定取得药品类易制毒化学品生产、经营许可。未取得许可的企业不得生产或经营药品类易制毒化学品。

（2）药品类易制毒化学品的生产许可，由企业所在地省级药监部门审批。药品类易制毒化学品以及含有药品类易制毒化学品的制剂不得委托生产。

（3）药品类易制毒化学品单方制剂和小包装麻黄素，纳入麻醉药品销售渠道经营，仅能由麻醉药品全国性批发企业和区域性批发企业经销，不得零售。

（4）未实行药品批准文号管理的品种，纳入药品类易制毒化学品原料药渠道经营。

（5）申请经营药品类易制毒化学品原料药的药品经营企业，应具有麻醉药品和第一类精神药品定点经营资格或者第二类精神药品定点经营资格。

考点5 药品类易制毒化学品购买许可规定 ★★

药品类易制毒化学品购买许可规定	①国家对药品类易制毒化学品实行购买许可制度。购买时，应当办理《药品类易制毒化学品购用证明》(简称《购用证明》)，《购用证明》由国家药监部门统一印制，有效期为3个月 ②申请《购用证明》的单位，向所在地省级药监部门或省级药监部门确定并公布的设区的市级药监督部门提出申请，经审查，符合规定的，由省级药监部门发给《购用证明》 ③购买药品类易制毒化学品时必须使用《购用证明》原件，不得使用复印件和传真件 ④《购用证明》只能在有效期内一次使用。《购用证明》不得转借、转让

考点6 药品类易制毒化学品购销管理规定 ★★

（1）药品类易制毒化学品原料药的购销要求

①购买药品类易制毒化学品原料药的，必须取得《购用证明》。

②药品类易制毒化学品生产企业应当将药品类易制毒化学品原料药销售给已取得《购用证明》的药品生产企业、药品经营企业和外贸出口企业。

③药品类易制毒化学品经营企业应当将药品类易制毒化学品原料药销售给本省级行政区域内取得《购用证明》的单位。

④药品类易制毒化学品经营企业之间不得购销药品类易制毒化学品原料药。

（2）教学科研单位购买要求　教学科研单位只能凭《购用证明》从麻醉药品全国性批发企业、区域性批发企业和药品类易制毒化学品经营企业购买药品类易制毒化学品。

（3）单方制剂和小包装麻黄素的购销要求

①药品类易制毒化学品生产企业应当将药品类易制毒化学品单方制剂（如盐酸麻黄碱片、盐酸麻黄碱注射液、盐酸麻黄碱滴鼻液等）和小包装麻黄素销售给麻醉药品全国性批发企业。

②麻醉药品全国性批发企业、区域性批发企业应当按照《麻醉药品和精神药品管理条

例》第三章规定的渠道销售药品类易制毒化学品单方制剂和小包装麻黄素。

③麻醉药品区域性批发企业之间不得购销药品类易制毒化学品单方制剂和小包装麻黄素。

④麻醉药品区域性批发企业之间因医疗急需等特殊情况需要调剂药品类易制毒化学品单方制剂的，应当在调剂后2日内将调剂情况分别报所在地省级药监部门备案。

（4）购销的特别规定

①药品类易制毒化学品禁止使用现金或者实物进行交易。

②药品类易制毒化学品生产企业、经营企业销售药品类易制毒化学品，应当逐一建立购买方档案。

③药品类易制毒化学品生产企业、经营企业销售药品类易制毒化学品时，应当核查采购人员身份证明和相关购买许可证明，经核查无误后方可销售，并保存核查记录。

④发货应当严格执行出库复核制度，认真核对实物与药品销售出库单是否相符，并确保将药品类易制毒化学品送达购买方《药品生产许可证》或者《药品经营许可证》所载明的地址，或者医疗机构的药库。

⑤在核查、发货、送货过程中发现可疑情况的，应当立即停止销售，并向所在地药监部门和公安机关报告。

考点7 药品类易制毒化学品安全管理规定 ★★

（1）药品类易制毒化学品安全管理要求与麻醉药品和第一类精神药品经营管理要求基本相同。药品类易制毒化学品生产企业、经营企业、使用药品类易制毒化学品的药品生产企业和教学科研单位，应当按规定配备相应仓储安全管理设施，制定相应的安全管理制度。

（2）药品类易制毒化学品生产企业、经营企业和使用药品类易制毒化学品的药品生产企业，应建立药品类易制毒化学品专用账册。专用账册保存期限应当自药品类易制毒化学品有效期期满之日起不少于2年。

（3）存放药品类易制毒化学品的专库或专柜实行双人双锁管理，药品类易制毒化学品入库应当双人验收，出库应当双人复核，做到账物相符。

第七节 含特殊药品复方制剂的管理

考点1 部分含特殊药品复方制剂产量管理 ★★

（1）药品监管部门审批生产复方地芬诺酯片、复方曲马多片、氨酚曲马多片所需盐酸地芬诺酯原料药、盐酸曲马多原料药需用计划时，应当认真审核申请单位资质证明文件，严格控制计划量，原则上相关企业本年度盐酸地芬诺酯原料药、盐酸曲马多原料药需用计划量不得高于上一年度。

（2）对在非法渠道查获数量较大的复方地芬诺酯片、复方曲马多片和氨酚曲马多片的生产企业，适度削减其相应品种需用计划。涉案药品生产企业被公安机关立案侦查的，侦查期间暂停执行该企业相应品种的需用计划。

考点 2 部分含特殊药品复方制剂生产环节的监督管理 ★★

（1）药品监管部门要督促药品上市许可持有人、药品生产企业严格按照经核准的药品注册标准和生产工艺进行生产，保证药品生产全过程持续符合法定要求。

（2）要加强复方地芬诺酯片、复方曲马多片、氨酚曲马多片生产所需原料药使用和储存的管理，严防流入非法渠道。

（3）复方地芬诺酯片、复方曲马多片、氨酚曲马多片等含麻醉药品复方制剂和含精神药品复方制剂不得委托生产。

考点 3 部分含特殊药品复方制剂的品种范围 ★★

口服固体制剂	每剂量单位：含可待因≤15mg的复方制剂；含双氢可待因≤10mg的复方制剂。具体品种如下： ①阿司待因片 ②阿司可咖胶囊 ③阿司匹林可待因片 ④氨酚待因片 ⑤氨酚待因片（Ⅱ） ⑥氨酚双氢可待因片 ⑦复方磷酸可待因片 ⑧可待因桔梗片 ⑨氯酚待因片 ⑩洛芬待因缓释片 ⑪洛芬待因片 ⑫萘普待因片 ⑬愈创罂粟待因片
复方甘草片，复方甘草口服溶液	—
含麻黄碱类复方制剂	
其他含麻醉药品口服复方制剂	①复方福尔可定口服溶液 ②复方福尔可定糖浆 ③复方枇杷喷托维林颗粒 ④尿通卡克乃其片

考点 4 含特殊药品复方制剂的经营管理 ★★

（1）具有《药品经营许可证》的企业均可经营含特殊药品复方制剂。药品上市许可持有人和药品批发企业可以将含特殊药品复方制剂销售给药品批发企业、药品零售企业和医疗机构（另有规定的除外）。

（2）合法资质审核

①药品批发企业购销含特殊药品复方制剂时，应对供货单位和购货单位的资质进行严格审核，确认其合法性后，方可进行含特殊药品复方制剂购销活动。

②药品批发企业应留存购销方合法资质证明复印件、采购人员（销售人员）法人委托书和身份证明复印件、核实记录等，并按GSP的要求建立客户档案。

（3）药品购销管理

①药品批发企业从药品上市许可持有人直接购进的复方甘草片、复方地芬诺酯片等含

特殊药品复方制剂，可以将此类药品销售给其他批发企业、零售企业和医疗机构；如果从药品批发企业购进的，只能销售给本省级的药品零售企业和医疗机构。

②药品批发企业购进含特殊药品复方制剂时，应向供货单位索要符合规定的销售票据。销售票据、资金流和物流必须一致。

③药品批发企业销售含特殊药品复方制剂时，必须按规定开具销售票据提供给购货单位。销售票据、资金流和物流必须一致。

（4）药品出库复核与配送管理

①药品批发企业销售含特殊药品复方制剂时，应当严格执行出库复核制度，认真核对实物与销售出库单是否相符，并确保将药品送达购买方《药品经营许可证》所载明的仓库地址、药品零售企业注册地址，或者医疗机构的药库。

②药品批发企业销售出库的含特殊药品复方制剂送达购买方后，购买方应查验货物，查验无误后收货人员应在销售方随货同行单的回执联上签字。销售方应查验返回的随货同行单回执联记载内容有无异常，并保存备查。

（5）药品零售管理　含特殊药品复方制剂不是特殊管理药品，所以公众在零售药店是可以购买到。但是，根据国家药监部门的相关规定，部分含特殊药品复方制剂零售有一定的管理限制。

①药品零售企业销售含特殊药品复方制剂时，处方药应当严格执行处方药与非处方药分类管理有关规定，复方甘草片、复方地芬诺酯片列入必须凭处方销售的处方药管理，严格凭医师开具的处方销售；除处方药外，非处方药一次销售不得超过5个最小包装（含麻黄碱类复方制剂另有规定除外）。

②自2015年5月1日起，含可待因复方口服液体制剂（包括口服溶液剂和糖浆剂）已列入第二类精神药品管理。具有经营资质的药品零售企业，销售含可待因复方口服液体制剂时，必须凭医疗机构的精神药品专用处方开具的处方销售，单方处方量不得超过7日常用量。

③复方甘草片、复方地芬诺酯片应设置专柜由专人管理、专册登记，登记内容包括：药品名称、规格、销售数量、生产企业、生产批号。

④药品零售企业销售含特殊药品复方制剂时，如发现超过正常医疗需求，大量、多次购买上述药品的，应当立即向当地药监部门报告。

（6）禁止事项及其他要求

①药品上市许可持有人、药品生产企业和药品批发企业禁止使用现金进行含特殊药品复方制剂交易。

②含麻黄碱类复方制剂不得委托生产。境内企业不得接受境外厂商委托生产含麻黄碱类复方制剂。

③在含特殊药品复方制剂的销售过程中，企业如发现购买方资质可疑或采购人员身份可疑的，应请相关主管部门协助核实，若发现异常应及时报告并终止交易。

考点5 含麻黄碱类复方制剂经营资质管理 ★★

（1）具有蛋白同化制剂、肽类激素定点批发资质的药品经营企业，方可从事含麻黄碱类复方制剂的批发业务。

（2）严格审核含麻黄碱类复方制剂购买方资质，购买方是药品批发企业的必须具有蛋白同化制剂、肽类激素定点批发资质。药品零售企业应从具有经营资质的药品批发企业购进含麻黄碱类复方制剂。药品批发企业销售含麻黄碱类复方制剂时，应当核实购买方资质证明材料、采购人员身份证明等情况，核实无误后方可销售，并跟踪核实药品到货情况，核实记录保存至药品有效期后一年备查。

（3）除个人合法购买外，禁止使用现金进行含麻黄碱类复方制剂交易。

（4）发现含麻黄碱类复方制剂购买方存在异常情况时，应立即停止销售，并向有关部门报告。

考点6 含麻黄碱类复方制剂销售管理 ★★

（1）将单位剂量麻黄碱类药物含量大于30mg（不含30mg）的含麻黄碱类复方制剂，列入必须凭处方销售的处方药管理。医疗机构应当严格按照《处方管理办法》开具处方。药品零售企业必须凭执业医师开具的处方销售上述药品。

（2）含麻黄碱类复方制剂每个最小包装规格麻黄碱类药物含量口服固体制剂不得超过720mg，口服液体制剂不得超过800mg。

（3）药品零售企业销售含麻黄碱类复方制剂，应当查验购买者的身份证，并对其姓名和身份证号码予以登记。除处方药按处方剂量销售外，一次销售不得超过2个最小包装。

查验购买者的身份证，指查验购买者合法有效的身份证件（包括居民身份证、军人证件、护照等）。

（4）药品零售企业不得开架销售含麻黄碱类复方制剂，应当设置专柜由专人管理、专册登记，登记内容包括药品名称、规格、销售数量、生产企业、生产批号、购买人姓名、身份证号码。

（5）药品零售企业发现超过正常医疗需求、大量、多次购买含麻黄碱类复方制剂的，应当立即向当地药监部门和公安机关报告。

（6）含麻黄碱类复方制剂的生产企业应当切实加强销售管理，严格管控产品销售渠道，确保所生产的药品在药用渠道流通。

（7）国家药监部门印发《关于加强互联网药品销售管理的通知》，明确规定含麻黄碱类复方制剂（含非处方药品种）一律不得通过互联网向个人消费者销售。

考点7 含麻黄碱类复方制剂广告管理 ★★

对按处方药管理的含麻黄碱类复方制剂，其广告只能在医学、药学专业刊物上发布；不得在大众传播媒介发布广告或者以其他方式进行以公众为对象的广告宣传。

第八节 兴奋剂的管理

考点1 兴奋剂的界定与目录 ★★

为了防止在体育运动中使用兴奋剂，保护体育运动参加者的身心健康，维护体育竞赛的公平竞争，国务院发布《反兴奋剂条例》，自2004年3月1日起施行。2011年1月8日、

2014年7月29日、2018年9月18日，共进行了三次修订。

《反兴奋剂条例》所称兴奋剂，是指兴奋剂目录所列的禁用物质等。

兴奋剂目录	
	兴奋剂目录由国务院体育主管部门会同国务院商务主管部门、国务院卫生健康主管部门、海关总署和国务院药监部门制定、每年调整并公布
	《兴奋剂目录》分为两个部分： 第一部分是兴奋剂品种；第二部分为对运动员进行兴奋剂检查的有关规定
	兴奋剂品种分为七大类，包括蛋白同化制剂品种、肽类激素品种、麻醉药品品种、刺激剂（含精神药品）品种、药品类易制毒化学品品种、医疗用毒性药品品种，以及其他品种（如β受体阻滞剂、利尿剂等）
	需要说明两点： ①目录所列物质包括其可能存在的盐及光学异构体，所列蛋白同化制剂品种包括其可能存在的盐、酯、醚及光学异构体 ②目录所列物质中属于药品的，还包括其原料药及单方制剂
	兴奋剂目录所列品种： ①从药物作用方面而言，主要涉及心血管、呼吸、神经、内分泌、泌尿等系统用药 ②从药品管理方面来讲，主要是麻醉药品、精神药品、医疗用毒性药品等特殊管理药品和易制毒药品、激素等处方药药品

考点 2 兴奋剂分类 ★★

1968年反兴奋剂运动刚开始时，国际奥委会规定的违禁物质为四大类，随后逐渐增加，目前常见的兴奋剂及其他禁用药物主要包括以下类别。

刺激剂	①精神刺激药：包括苯丙胺和它的相关衍生物及其盐类 ②拟交感神经胺类药物：是一类仿内源性儿茶酚胺的肾上腺素和去甲肾上腺素作用的物质，以麻黄碱和它们的衍生物及其盐类为代表 ③咖啡因类：此类又称为黄嘌呤类，因其带有黄嘌呤基团 ④杂类中枢神经刺激物质：如尼可刹米、胺苯唑和士的宁等
麻醉止痛剂	按药理学特点和化学结构可分为两大类： ①哌替啶类：杜冷丁、二苯哌己酮和美沙酮，以及它们的盐类和衍生物，其主要功能性化学基团是哌替啶 ②阿片生物碱类：包括吗啡、可待因、乙基吗啡（狄奥宁）、海洛因、喷他佐辛（镇痛新），以及它们的盐类和衍生物，化学核心基团是从阿片中提取出来的吗啡生物碱
蛋白同化制剂	①又称同化激素，俗称合成类固醇，是合成代谢类药物，具有促进蛋白质合成和减少氨基酸分解的特征，可促进肌肉增生，提高动作力度和增强男性的性特征。滥用这类药物会导致人生理、心理的不良后果，还会形成强烈的心理依赖 ②作为兴奋剂使用的蛋白同化制剂（合成类固醇），其衍生物和商品剂型品种特别繁多，多数为雄性激素的衍生物。这是目前使用范围最广，使用频度最高的一类兴奋剂，也是药检中的重要对象。国际奥委会只是禁用了一些主要品种，但其禁用谱一直在不断扩大
肽类激素及类似物	这类物质大多以激素的形式存在于人体。肽类激素的作用是通过刺激肾上腺皮质生长、红细胞生成等实现促进人体的生长、发育，大量摄入会降低自身内分泌水平，损害身体健康，还可能引起心血管疾病、糖尿病等。滥用肽类激素也会形成较强的心理依赖 肽类激素包括：人生长激素（HGH）及其类似物；红细胞生成素（EPO）及其类似物；胰岛素、胰岛素样生长因子及其类似物；促性腺激素；促皮质素类

第七章 实行特殊管理的药品管理

续表

利尿剂	此类药物的临床效应是通过影响肾脏的尿液生成过程，来增加尿量排出，从而缓解或消除水肿等症状。有的人滥用此类药物的目的： ①通过快速排除体内水分，减轻体重 ②增加尿量以尽快减少体液和排泄物中其他兴奋剂代谢产物，以此造成药检的假阴性结果 ③加速其他兴奋剂及其他代谢产物的排泄过程，从而缓解某些副作用
β受体阻滞剂	此类药物以抑制性为主，在体育运动中运用比较少，是临床常用的治疗高血压与心律失常的药物。但是，这类药物可降低心律，使肌肉放松，减轻比赛前的紧张和焦虑，有时还用于帮助休息和睡眠。1988年国际奥委会决定将这类药物新增为禁用兴奋剂
血液兴奋剂	血液兴奋剂又称血液红细胞回输技术，1988年汉城奥运会正式被国际奥委会列入禁用范围

考点3 兴奋剂的管理层次 ★★

依照《反兴奋剂条例》的规定，我国对含兴奋剂药品的管理可体现为三个层次。

（1）实施特殊管理　兴奋剂目录所列禁用物质属于麻醉药品、精神药品、医疗用毒性药品和药品类易制毒化学品的，其生产、销售、进口、运输和使用，依照《药品管理法》和有关行政法规的规定实施特殊管理。

（2）实施严格管理　兴奋剂目录所列禁用物质属于我国尚未实施特殊管理的蛋白同化制剂、肽类激素的，依照《药品管理法》《反兴奋剂条例》的规定，参照我国有关特殊管理药品的管理措施和国际通行做法，其生产、销售、进口和使用环节实施严格管理。

（3）实施处方药管理　兴奋剂目录所列的其他禁用物质，实施处方药管理。

考点4 含兴奋剂药品的标签和说明书管理 ★★

（1）《反兴奋剂条例》规定，药品中含有兴奋剂目录所列禁用物质的，生产企业应当在包装标识或者产品说明书上注明"运动员慎用"字样。药品经营企业在验收含兴奋剂药品时，应检查药品标签或说明书上是否按规定标注"运动员慎用"字样。

（2）根据《国家食品药品监督管理总局关于兴奋剂目录调整后有关药品管理的通告》的要求，兴奋剂目录发布执行后的第9个月首日起，药品生产企业所生产的含兴奋剂目录新列入物质的药品，必须在包装标识或产品说明书上标注"运动员慎用"字样。之前生产的，在有效期内可继续流通使用。

考点5 蛋白同化制剂、肽类激素的经营管理 ★★

（1）依法取得《药品经营许可证》的药品批发企业，具备条件并经所在地省级药监部门批准后，方可经营蛋白同化制剂、肽类激素；否则，不得经营蛋白同化制剂、肽类激素。

（2）经营蛋白同化制剂、肽类激素时，应严格审核蛋白同化制剂、肽类激素供货单位和购货单位的合法资质证明材料，建立客户档案。

（3）蛋白同化制剂、肽类激素的验收、检查、保管、销售和出入库登记记录应当保存至**超过**蛋白同化制剂、肽类激素**有效期2年**。

（4）蛋白同化制剂、肽类激素应储存在**专库**或**专储药柜**中，应有**专人负责管理**。除胰岛素外，**药品零售企业不得经营**蛋白同化制剂或者其他肽类激素。

（5）国家对蛋白同化制剂、肽类激素实行进出口准许证管理。进口蛋白同化制剂、肽类激素的单位应当向**所在地省级**药监部门提出申请。

（6）对进口的蛋白同化制剂、肽类激素品种的审核，除查验《进口药品注册证》(或者《医药产品注册证》)**复印件**外，还应当查验药品《进口准许证》复印件和《进口药品检验报告书》**复印件**。上述复印件应盖有**供货单位公章**。

（7）进口供**医疗使用**，或因**教学**、**科研**需要的蛋白同化制剂、肽类激素，进口单位应当提交申请，符合相关的条件，发给《进口准许证》。进口单位持**省级**药监部门核发的药品《进口准许证》向**海关**办理**报关手续**。

（8）进口蛋白同化制剂、肽类激素无需办理《进口药品通关单》。出口蛋白同化制剂、肽类激素，出口单位应当向所在地**省级**药监部门提出申请，并符合条件，发给《**出口准许证**》。

（9）个人因医疗需要携带或者邮寄进出境自用**合理数量范围内**的蛋白同化制剂、肽类激素的，海关按照卫生健康主管部门有关处方的管理规定凭医疗机构处方予以验放。

（10）药品《进口准许证》**有效期1年**。药品《出口准许证》有效期**不超过3个月**(有效期时限不跨年度)。药品《进口准许证》《出口准许证》实行"一证一关"，只能在有效期内**一次性使用**，证面内容不得更改。因故延期进出口的，可以持原进出口准许证办理一次延期换证手续。

考点6 蛋白同化制剂、肽类激素的销售及使用管理 ★★

（1）蛋白同化制剂、肽类激素的生产企业只能向**医疗机构、具有同类资质的生产企业、具有蛋白同化制剂和肽类激素经营资质的药品批发企业**销售蛋白同化制剂、肽类激素。

（2）蛋白同化制剂、肽类激素的批发企业**只能向医疗机构、蛋白同化制剂、肽类激素的生产企业和其他具有经营资质的药品批发企业**销售蛋白同化制剂、肽类激素。

（3）蛋白同化制剂、肽类激素的生产企业或批发企业除按上述规定销售外，还可以向药品零售企业销售肽类激素中的胰岛素。

（4）医疗机构**只能凭依法享有处方权的执业医师开具的处方**向患者提供蛋白同化制剂、肽类激素。**处方应当保存2年**。

（5）**严禁药品零售企业销售胰岛素以外的蛋白同化制剂或其他肽类激素**。药品零售企业必须凭处方销售胰岛素以及其他按规定可以销售的含兴奋剂药品。零售药店的执业药师应对购买含兴奋剂药品的患者或消费者提供用药指导。

（6）**不具备**蛋白同化制剂和肽类激素经营资格的药品经营企业**不得购进**目录所列蛋白同

化制剂和肽类激素,之前购进的新列入兴奋剂目录的蛋白同化制剂和肽类激素,应当按照《反兴奋剂条例》规定销售至医疗机构,蛋白同化制剂、肽类激素的生产企业或批发企业。药品零售企业已购进的新列入兴奋剂目录的蛋白同化制剂和肽类激素可以继续销售,但应当严格按照处方药管理,处方保存2年。

(7)药师需要了解哪些常用的感冒药含有麻黄素类成分,哪些降血压药含有利尿剂成分,哪些中药制剂含有天然的违禁成分等,在调剂处方时要加强对处方的审核,发现处方中有含兴奋剂药品且患者为运动员时,须进一步核对并确认无误后,方可调剂该类药品,并提供详细的用药指导,严格防范含兴奋剂药品的使用疏漏。

第八章　药品信息管理及消费者权益保护

第一节　药品说明书和包装标签管理

考点1　药品说明书的界定和内容规定 ★

药品说明书由药品上市许可持有人依照国家规定的格式要求，以及批准的内容编写，上市销售药品的最小包装应附有药品说明书。药品说明书的具体格式、内容和书写要求由国家药监局制定并发布。

（1）药品说明书　指药品上市许可持有人印制并提供的与药品使用有关的信息文字，包含药理学、毒理学、药效学、医学等药品安全性、有效性重要科学数据和结论，用以指导临床正确使用药品的技术资料。药品说明书是指导医师、药师和患者选择和使用药品的主要依据，具有科学上、医学上和法律上的意义，是判定相关纠纷及事故的重要依据。

（2）内容规定　《药品管理法》规定，药品包装应当按照规定印有或者贴有标签并附有说明书。标签或者说明书应当注明药品的通用名称、成分、规格、上市许可持有人及其地址、生产企业及其地址、批准文号、产品批号、生产日期、有效期、适应症或者功能主治、用法、用量、禁忌、不良反应和注意事项。标签、说明书中的文字应当清晰，生产日期、有效期等事项应当显著标注，容易辨识。

考点2　药品说明书的编写要求和修改规定 ★★

（1）编写要求

①药品说明书对疾病名称、药学专业名词、药品名称、临床检验名称和结果的表述，应当采用国家统一颁布或规范的专用词汇，度量衡单位应当符合国家标准的规定。

②列出全部活性成分或者组方中的全部中药药味。

③注射剂和非处方药还应当列出所用的全部辅料名称。

④药品处方中含有可能引起严重不良反应的成分或者辅料的，应当予以说明。

⑤药品说明书应当充分包含药品不良反应信息。

（2）修改规定

①药品上市许可持有人应主动跟踪药品上市后在安全性和有效性方面出现的问题，需要对药品说明书进行修改的，应及时提出修改申请。

②根据药品不良反应监测、药品再评价结果等信息，国家药监局也可以要求药品上市许可持有人修改药品说明书。

③药品说明书获准修改后，药品上市许可持有人应将修改的内容立即通知相关药品经营企业、使用单位及其他部门，并按要求及时使用修改后的说明书和标签。

④药品上市许可持有人未根据药品上市后的安全性、有效性情况及时修改说明书或者

未将药品不良反应在说明书中充分说明的，由此引起的不良后果由该持有人承担。

考点 3 药品说明书的编写要点 ★

（1）药品名称　有时一种药品可以有通用名、商品名。

（2）批准文号、生产批号、有效期或失效期　目前药品批准文号为"国药准字"+"字母"+"八位数字"，批准文号是鉴别假药、劣药的重要依据。有效期或失效期为药品质量可以保证的期限。

（3）药品成分　若是复方制剂则标明主要成分。

（4）适应症或功能主治　化学药品标"适应症"，中药标"功能主治"。

（5）用法用量　如果没有特别说明，一般标明的剂量为成年人的常用剂量，并以药品的含量为单位，若小儿或老人使用须按规定折算使用。

（6）药品不良反应及副作用　药品的各种不良反应包含在这一栏中。

（7）注意事项或禁忌　安全剂量范围小的药品必须标明此栏，注意事项还包括孕妇、哺乳期、慢性病等特殊患者应注意的内容，以及其他药品合用的禁忌等。

（8）贮存　若需特殊贮藏条件的药品，则在此栏标明，如避光、冷藏等。

（9）规格　包括药品最小计算单位的含量及每个包装所含药品的数量。

考点 4 药品说明书的类别、格式、内容和书写要求 ★★★

（1）分类和日期

说明书分类	国家药监局将药品说明书分为五类： ①化学药品和治疗用生物制品说明书 ②预防用生物制品说明书 ③中药、天然药物处方药说明书 ④化学药品非处方药说明书 ⑤中成药非处方药说明书
说明书日期	①核准日期为国家药监局批准该药品注册的时间 ②修改日期为此后历次修改的时间
	①核准和修改日期应当印制在说明书首页左上角 ②修改日期位于核准日期下方，按时间顺序逐行书写
	对于2006年7月1日之前批准注册的中药、天然药物，其"核准日期"应为按照《关于印发中药、天然药物处方药说明书格式内容书写要求及撰写指导原则的通知》要求提出补充申请后，国家或省级药品监督管理部门予以核准的日期

（2）"特殊药品、非处方药、外用药品标识等专用标识"

①甲类非处方药为红色，乙类非处方药为绿色，药品说明书可以单色印刷，但在专有标识下方必须标示"甲类"或"乙类"。

②凡国家药品标准的用法项下规定只可外用，不可口服、注射、滴入或吸入，仅用于体表或某些特定黏膜部位的液体、半固体或固体中药、天然药物，均需在说明书首页右上方标注外用药品标识。

对于既可内服，又可外用的中药、天然药物，可不标注外用药品标识。

（3）"说明书标题"　"×××说明书"，其中的"×××"是指该药品的通用名称。

①处方药必须标注"请仔细阅读说明书并在医师指导下使用",印制在说明书标题下方。

②非处方药必须标注"请仔细阅读说明书并按说明使用或在药师指导下购买和使用",印制在说明书标题下方,该忠告语采用加粗字体印刷。

(4)"警示语" 警示语是指对药品严重不良反应及其潜在的安全性问题的警告,还包括药品禁忌、注意事项及剂量过量等需提示用药人群特别注意的事项。

①有该方面的,应当在说明书标题下以醒目的黑体字注明。无该方面的,不列该项。

②含有化学药品(维生素类除外)的中药复方制剂,应注明本品含××(化学药品通用名称)。

(5)【药品名称】按下列顺序列出

①通用名称:中国药典收载的品种,其通用名称应与药典一致;或者与国家批准的该品种药品标准中的药品名称一致;药典未收载的品种,其名称应符合药品通用名称命名原则。

②商品名称:未批准使用商品名称的药品不列该项。

③英文名称:无英文名称的药品不列该项。

④汉语拼音:

(6)【成分】

化学药品和治疗用生物制品说明书	①列出活性成分的化学名称、化学结构式、分子式、分子量 ②复方制剂可以不列出每个活性成分化学名称、化学结构式、分子式、分子量内容。本项可以表达为"本品为复方制剂,其组分为:×××"。组分按一个制剂单位(如每片、粒、支、瓶等)分别列出所含的全部活性成分及其量 ③多组分或者化学结构尚不明确的化学药品或者治疗用生物制品,应当列出主要成分名称,简述活性成分来源 ④处方中含有可能引起严重不良反应的辅料的,该项下应当列出该辅料名称 ⑤注射剂应当列出全部辅料名称
预防用生物制品说明书	①包括该制品的主要成分(如生产用毒株或基因表达提取物等)和辅料、生产用细胞、简述制备工艺、成品剂型和外观等 ②冻干制品还应增加冻干保护剂的主要成分
中药、天然药物处方药说明书	①应列出处方中所有的药味或有效部位、有效成分等 ②注射剂还应列出所用的全部辅料名称 ③处方中含有可能引起严重不良反应的辅料的,在该项下也应列出该辅料名称 ④成分排序应与国家批准的该品种药品标准一致,辅料列于成分之后 ⑤对于处方已列入国家秘密技术项目的品种,获得中药一级保护的品种,可不列此项
化学药品非处方药说明书	①处方组成及各成分含量应与该药品注册批准证明文件一致 ②成分含量按每一个制剂单位(如每片、粒、包、支、瓶等)计 ③单一成分的制剂须写明成分通用名称及含量,并注明所有辅料成分。表达为"本品每×含××××××。辅料为:×××××××" ④复方制剂须写明全部活性成分组成及各成分含量,并注明所有辅料成分。表达为"本品为复方制剂,每×含×××××××。辅料为:×××××××"
中成药非处方药说明书	①除《中药品种保护条例》规定的情形外,必须列出全部处方组成和辅料,处方所含成分及药味排序应与药品标准一致 ②处方中所列药味本身为多种药材制成的饮片,且该饮片为国家药品标准收载的,只需写出该饮片名称

（7）【性状】 性状应符合国家药品标准，包括药品的外观、臭、味、溶解度以及物理常数等，依次规范描述。

（8）【作用类别】（仅化学药品非处方药说明书有此项）按照国家药监局公布的该药品非处方药类别书写，如"解热镇痛类"。

（9）【适应症】（化学药）/【功能主治】（中成药）

处方药	①应当根据该药品的用途，采用准确的表述方式，明确用于预防、治疗、诊断、缓解或者辅助治疗某种疾病（状态）或者症状 ②与国家批准的该品种药品标准中的功能主治或适应症一致
非处方药	应按照国家药监局公布的非处方药功能主治内容书写，并不得超出国家药监局公布的该药品非处方药适应症（功能主治）范围
预防用生物制品	说明书标注为"接种对象"：注明适宜接种的易感人群、接种人群的年龄、接种的适宜季节等，以及"作用与用途"明确该制品的主要作用，如"用于×××疾病的预防"

（10）【规格】

化学药品和治疗用生物制品	①化学药品和治疗用生物制品指每支、每片或其他每一单位制剂中含有主药（或效价）的重量或含量或装量 ②生物制品应标明每支（瓶）有效成分的效价（或含量及效价）及装量（或冻干制剂的复溶后体积）。表示方法一般按照中国药典要求规范书写，有两种以上规格的应当分别列出
中药、天然药物处方药	①应与国家批准的该品种药品标准中的规格一致 ②同一药品上市许可持有人生产的同一品种，如规格或包装规格不同，应使用不同的说明书
化学药品非处方药	①指每支、每片或其他每一单位制剂中含有主药的重量、含量或装量 ②生物制品应标明每支（瓶）有效成分效价（含量）及装量（冻干制剂的复溶体积） ③计量单位必须以中文表示 ④每一种说明书只能写一种规格
中成药非处方药	①应与药品标准一致 ②数字以阿拉伯数字表示，计量单位必须以汉字表示 ③每一种说明书只能写一种规格
预防用生物制品	应明确该制品每1次人用剂量及有效成分的含量或效价单位，及装量（或冻干制剂的复溶后体积）

（11）【用法用量】

化学药品和治疗用生物制品	①应包括用法和用量两部分，需按疗程用药或规定用药期限的，必须注明疗程、期限 ②准确列出用药的剂量、计量方法、用药次数及疗程期限，应特别注意与规格的关系 ③用法上有特殊要求的，应当按实际情况详细说明
中药、天然药物处方药	与国家批准的该品种药品标准中的用法用量一致

续表

化学药品 非处方药	①用量按照国家药监局公布的该药品非处方药用量书写。数字以阿拉伯数字表示，所有重量或容量单位必须以汉字表示 ②用法可根据药品的具体情况，在国家公布的适应症范围内描述，不能对用药人有其他方面的误导或暗示；需提示患者注意的特殊用法用量应当在注意事项中说明 ③老年人或儿童等特殊人群的用法用量不得使用"儿童酌减"或"老年人酌减"等表述方法，可在【注意事项】中注明"儿童用量（老年人用量）应咨询医师或药师"
中成药 非处方药	①用量按照国家药监局公布的该药品非处方药用量书写。数字以阿拉伯数字表示，所有重量或容量单位必须以汉字表示 ②用法可根据药品的具体情况，在国家公布的范围内描述，用法不能对用药人有其他方面的误导或暗示，需提示用药人注意的特殊用法用量应当在注意事项中说明
预防用生物制品	①标注【免疫程序和剂量】明确接种部位、接种途径（如肌内注射、皮下注射、划痕接种等） ②特殊接种途径的应描述接种的方法、全程免疫程序和剂量（包括免疫针次、每次免疫的剂量、时间间隔、加强免疫的时间及剂量） ③每次免疫程序因不同年龄段而不同的，应当分别作出规定 ④冻干制品应当规定复溶量及复溶所用的溶媒

（12）【不良反应】

处方药	①详细列出该药品不良反应，按不良反应的严重程度、发生的频率或症状的系统性列出 ②尚不清楚有无不良反应的，可在该项下以"尚不明确"来表述
非处方药	①实事求是地详细列出该药品已知的或者可能发生的不良反应。并按不良反应的严重程度、发生的频率或症状的系统性列出 ②国家药监局公布的该药品不良反应内容不得删减。同时，标注"不良反应"的定义
预防用生物制品	应包括接种后可能出现的偶然或者一过性反应的描述，以及对于出现的不良反应是否需要特殊处理建议

（13）【禁忌】

处方药	①列出该药品不能应用的各种情况，例如禁止应用该药品的人群、疾病等情况 ②尚不清楚有无禁忌的，可在该项下以"尚不明确"来表述
非处方药	①列出该药品不能应用的各种情况，如禁止应用该药品的人群或疾病等情况 ②国家药监局公布的该药品禁忌内容不得删减 ③【禁忌】内容应采用加重字体印刷
预防用生物制品	列出禁止使用或者暂缓使用该制品的各种情况

（14）【注意事项】

处方药	应当列出使用时必须注意的问题，包括： ①需要慎用的情况（如肝、肾功能的问题），影响药物疗效的因素（如食物、烟、酒） ②用药过程中需观察的情况（如过敏反应，定期检查血象、肝功能、肾功能）及用药对于临床检验的影响等 ③如有药物滥用或者药物依赖性内容，应在该项下列出 ④如有与中医理论有关的证候、配伍、妊娠、饮食等注意事项，应在该项下列出 ⑤处方中如含有可能引起严重不良反应的成分或辅料，应在该项下列出 ⑥注射剂如需进行皮内敏感试验的，应在该项下列出 ⑦中药和化学药品组成的复方制剂，必须列出成分中化学药品的相关内容及注意事项 ⑧尚不清楚有无注意事项的，可在该项下以"尚不明确"来表述

续表

非处方药	应列出使用该药必须注意的问题，包括： ①需要慎用的情况（如肝、肾功能的问题），影响药物疗效的因素（如食物、烟、酒等），孕妇、哺乳期妇女、儿童、老人等特殊人群用药，用药对于临床检验的影响，滥用或药物依赖情况，以及其他保障用药人自我药疗安全用药的有关内容 ②必须注明："对本品过敏者禁用，过敏体质者慎用""本品性状发生改变时禁止使用""如正在使用其他药品，使用本品前请咨询医师或药师""请将本品放在儿童不能接触的地方" ③对于可用于儿童的药品必须注明"儿童必须在成人监护下使用" ④处方中含兴奋剂的品种应注明"运动员应在医师指导下使用" ⑤对于是否适用于孕妇、哺乳期妇女、儿童、老人等特殊人群尚不明确的，必须注明相应人群应在医师指导下使用 ⑥如有与中医理论有关的证候、配伍、饮食等注意事项，应在该项下列出 ⑦中药和化学药品组成的复方制剂，应注明本品含××（化学药品通用名称），并列出成分中化学药品的相关内容及注意事项 ⑧国家药监局公布的该药品注意事项内容不得删减 ⑨【注意事项】内容应采用加重字体印刷
预防用生物制品	①以特殊接种途径进行免疫的制品，应明确接种途径，如注明"严禁皮下或肌内注射" ②使用前检查包装容器、标签、外观、有效期是否符合要求 ③还包括疫苗包装容器开启时，对制品使用的要求（如需振摇）、冻干制品的重溶时间等 ④疫苗开启后应在规定的时间内使用，接种该制品而出现的紧急情况的应急处理办法等 ⑤减毒活疫苗还需在该项下注明：本品为减毒活疫苗，不推荐在该疾病流行季节使用

（15）【孕妇及哺乳期妇女用药】（仅处方药有此项）①着重说明该药品对妊娠、分娩及哺乳期母婴的影响，并写明可否应用本品及用药注意事项。②未进行该项实验且无可靠参考文献的，应当在该项下予以说明。③如中成药未进行该项相关研究，可不列此项。④如有该人群用药需注意的内容，应在【注意事项】项下予以说明。

（16）【儿童用药】（仅处方药有此项）①儿童由于生长发育的关系而对于该药品在药理、毒理或药代动力学方面与成人的差异，并写明可否应用本品及用药注意事项。未进行该项实验且无可靠参考文献的，应当在该项下予以说明。②如中成药进行过该项相关研究，应说明儿童患者可否应用该药品。可应用者应说明用药须注意的事项。如未进行该项相关研究，可不列此项。

（17）【老年用药】（仅处方药有）①老年人由于机体各种功能衰退的关系而对于该药品在药理、毒理或药代动力学方面与成人的差异，并写明可否应用本品及用药注意事项。未进行该项实验且无可靠参考文献的，应当在该项下予以说明。②如中成药进行过该项相关研究，应对老年患者使用该药品的特殊情况予以说明。包括使用限制、特定监护需要、与老年患者用药相关的危险性，以及其他与用药有关的安全性和有效性的信息。如未进行该项相关研究，可不列此项。③如有该人群用药需注意的内容，应在【注意事项】项下予以说明。

（18）【药物相互作用】 ①化学药品处方药：应列出与该药产生相互作用的药品或者药品类别，并说明相互作用的结果及合并用药的注意事项。未进行该项实验且无可靠参考文献的，应当在该项下予以说明。②中成药处方药：如进行过该项相关研究，应详细说明哪些或哪类药物与本药品产生相互作用，并说明相互作用的结果。如未进行该项相关研究，可不列此项，但注射剂除外，注射剂必须以"尚无本品与其他药物相互作用的信息"来表述。③应列出与该药产生相互作用的药物及合并用药的注意事项。未进行该项实验且无可靠参考文献的，应当在该项下予以说明。必须注明"如与其他药物同时使用可能会发生药物相互作用，详情请咨询医师或药师。"

（19）【药物过量】（仅化学药品和治疗用生物制品有）详细列出过量应用该药品可能发生的毒性反应、剂量及处理方法。未进行该项实验且无可靠参考文献的，应当在该项下予以说明。

（20）【临床试验】（仅处方药具有）

化学药	①为本品临床试验概述，应当准确、客观地进行描述。包括临床试验的给药方法、研究对象、主要观察指标、临床试验的结果包括不良反应等 ②没有进行临床试验的药品不书写该项内容
中成药	①对于2006年7月1日之前批准注册的中药、天然药物，如在申请药品注册时经国家药品监督管理部门批准进行过临床试验的应当描述为"本品于××××年经批准进行过临床试验" ②对于2006年7月1日之后批准注册的中药、天然药物，如申请药品注册时，经国家药品监督管理部门批准进行过临床试验的，应描述该药品临床试验的概况，包括研究对象、给药方法、主要观察指标、有效性和安全性结果等 ③未按规定进行过临床试验的，可不列此项

（21）【药理毒理】（仅处方药具有）

化学药	药理作用	①药理作用为临床药理中药物对人体作用的有关信息。可列出与临床适应症有关或有助于阐述临床药理作用的体外试验和（或）动物实验的结果 ②复方制剂的药理作用可以为每一组成成分的药理作用
	毒理研究	①所涉及的内容指与临床应用相关，有助于判断药物临床安全性的非临床毒理研究结果 ②应描述动物种属类型，给药方法（剂量、给药周期、给药途径）和主要毒性表现等重要信息 ③复方制剂的毒理研究内容应尽量包括复方给药的毒理研究结果，若无该信息，应写入单药的相关毒理内容 ④未进行该项实验且无可靠参考文献的，应在该项下予以说明
中成药	药理作用	指非临床药理试验结果，应分别列出与已明确的临床疗效密切相关的主要药效试验结果
	毒理研究	指非临床安全性试验结果，应分别列出主要毒理试验结果 未进行相关研究的可不列此项

（22）【药代动力学】（仅处方药具有）

化学药	①应当包括在体内吸收、分布、代谢和排泄的全过程及其主要的药代动力学参数，以及特殊人群的药代动力学参数或特征 ②说明药物是否通过乳汁分泌、是否通过胎盘屏障及血–脑屏障等 ③应以人体临床试验结果为主，如缺乏人体临床试验结果，可列出非临床试验的结果，并加以说明 ④未进行该项实验且无可靠参考文献的，应当在该项下予以说明
中成药	①应包括药物在体内的吸收、分布、代谢和排泄过程以及药代动力学的相关参数，一般应以人体临床试验结果为主 ②如缺乏人体临床试验结果，可列出非临床试验结果，并加以说明 ③未进行相关研究的，可不列此项

（23）【贮藏】 ①应与国家批准的该品种药品标准〔贮藏〕项下的内容一致。②需要注明具体温度的，应按《中国药典》中的要求进行标注。如：置阴凉处（不超过20℃）。有特殊要求的应注明相应温度。③生物制品应当同时注明制品保存和运输的环境条件，特别应明确具体温度。

（24）【包装】 包括直接接触药品的包装材料和容器及包装规格，并按该顺序表述。包装规格一般是指上市销售的最小包装的规格。

（25）【有效期】 应以月为单位描述，表述为：××个月（×用阿拉伯数字表示）。

（26）【执行标准】 应列出目前执行的国家药品标准的名称、版本及编号，或名称及版本，或名称及编号。如《中国药典》2005年版二部；或者药品标准编号。

（27）【批准文号】 ①是指国家批准该药品的药品批准文号、进口药品注册证号或者医药产品注册证号。②麻醉药品、精神药品、蛋白同化制剂和肽类激素还需注明药品准许证号。

（28）【药品上市许可持有人】 ①国产药品该项应当与《药品生产许可证》载明的内容一致，进口药品应当与提供的政府证明文件一致。按下列方式列出：a.企业名称：b.生产地址：c.邮政编码：d.电话号码：（须标明区号）e.传真号码：（须标明区号）f.网址：（如无网址可不写，此项不保留）。②如有问题可与药品上市许可持有人联系，非处方药该内容必须标注，并采用加重字体印刷在【药品上市许可持有人】项后。

考点 5 古代经典名方中药复方制剂说明书撰写指导原则 ★★★

为体现古代经典名方的特点，规范古代经典名方中药复方制剂说明书撰写格式和内容。国家药监局药品审评中心《关于发布〈中药新药复方制剂中医药理论申报资料撰写指导原则（试行）〉〈古代经典名方中药复方制剂说明书撰写指导原则（试行）〉的通告》（2021年第42号）出台。

（1）【处方组成】 应当包括完整的处方药味和每味药日用饮片量。处方药味的排列顺序应当符合中医药的组方原则。

（2）【处方来源】

处方来源	按古代经典名方目录管理的中药复方制剂，应当根据国家发布的古代经典名方目录中的"出处"撰写，包括古籍名称、朝代、作者和原文信息 还应列出：处方已列入《古代经典名方目录（第×批）》
	未按古代经典名方目录管理的古代经典名方中药复方制剂，应当包括古代经典名方出处和处方来源的原文信息
	基于古代经典名方加减化裁的中药复方制剂，应列出古代经典名方出处

（3）【功能主治】 应当符合中医药理论的一般认识，采用中医药术语规范表述。主治可以包括中医的病、证和症状。按古代经典名方目录管理的中药复方制剂应当与国家制定的《古代经典名方关键信息表》的功能主治内容表述一致。

（4）【用法用量】 按古代经典名方目录管理的中药复方制剂应当以国家发布的《古代经典名方关键信息考证原则》和《古代经典名方关键信息表》中的用法用量为依据，确定合理的用药方法和剂量等，保证临床用药安全。其他来源于古代经典名方的中药复方制剂应基于中医临床实践确定合理的用药方法、剂量、用药频次、疗程等。

（5）【功能主治的理论依据】

功能主治的理论依据	方解	应当以中医药理论为指导，围绕主治病证的病因病机和治则治法，用规范的中医药术语阐释组方原理，体现方证一致。方解中药味出现顺序应与【处方组成】一致，具体撰写内容可参照《中药新药复方制剂中医药理论申报资料撰写指导原则（试行）》有关要求
	化裁依据	基于古代经典名方加减化裁的中药复方制剂，应当列明在古代经典名方基础上增加和减去的药味等相关变化情况，并说明化裁依据 按古代经典名方目录管理的中药复方制剂无需撰写该项内容
	历代医评	按古代经典名方目录管理的中药复方制剂或未按古代经典名方目录管理的古代经典名方中药复方制剂，应当依据该处方来源，精选出该经典名方与功能主治直接相关、能有效指导临床应用、最具代表性的清代及以前的医籍对该方的评述，评述内容应当简明扼要，不能涉及夸大疗效的表述，一般不超过3条所列评述应包括朝代、作者、医籍名称、书卷号、具体内容等信息
		基于古代经典名方加减化裁的中药复方制剂无需撰写该项内容

（6）【中医临床实践】 按古代经典名方目录管理的中药复方制剂可表述为：本品符合《中医药法》对古代经典名方"至今仍广泛应用、疗效确切、具有明显特色与优势的古代中医典籍所记载的方剂"的规定。其他来源于古代经典名方的中药复方制剂应当撰写支持拟定功能主治、高质量（设计良好，结果可靠、可溯源）的关键性中医临床实践情况，包括研究病例发生时间、单位/地点、病例数、研究设计或收集方法、获益人群特点等。

（7）【毒理研究】 应当根据所进行的毒理研究资料进行撰写。列出非临床安全性研究结果，描述动物种属类型、给药方法（剂量、给药周期、给药途径）和主要试验结果。

（8）【不良反应】 可依据在既往临床实践和文献报道中发现的不良反应撰写。上市后，药品上市许可持有人应当根据上市后的不良反应监测数据及时更新此项内容。

（9）【禁忌】 应当包括：古代医籍记载的相关禁忌内容（如有）；根据处方组成、配伍等提出的用药禁忌；中药说明书撰写有关要求的其他内容等。

（10）【注意事项】

注意事项	应关注古代医籍是否记载与使用注意相关的内容，如有，应当列入本项
	应关注的情形： ①在中医理论及临床实践的指导下，根据处方组成、功能主治等，从中医证候、体质及合并用药等方面，明确需要慎用者 ②明确饮食、特殊人群（妊娠、哺乳期妇女、老年人、儿童、运动员等）等方面与药物有关的注意事项以及慎用、不可误用的内容等
	如需药后调护的，也应明确

（11）其他 为了更好地满足中医临床使用古代经典名方中药复方制剂的需要，有利于古代经典名方中药复方制剂的准确使用，按照相关要求，古代经典名方中药复方制剂的说明书标题下方应当注明"本品仅作为处方药供中医临床使用"。另有规定的除外。

考点 6 简化版和大字版药品说明书编写指南 ★★

根据《国家药监局关于发布药品说明书适老化及无障碍改革试点工作方案的公告》，国家药监局药品审评中心组织制定了《药品说明书（简化版）及药品说明书（大字版）编写指南》《电子药品说明书（完整版）格式要求》。

（1）说明书（简化版）通用格式

①条形码或二维码。

②特殊药品、外用药品、非处方药标识位置。

③标题：明确标注为"×××说明书（简化版）"。

④使用提示：请仔细阅读说明书并在医师指导下使用（适用于处方药说明书）/请仔细阅读说明书并按说明使用或在药师指导下购买和使用（适用于非处方药说明书）/本品仅作为处方药供中医临床使用（适用于古代经典名方中药复方制剂）。

⑤完整信息提示：本说明书为简化版说明书，如您想了解药物最新完整的信息，请详见电子版（可通过***扫描左上方条形码或二维码）。

（2）说明书内容模块

	警示语位置	
说明书内容	【药品名称】	通用名称： 商品名称（如适用填写，不适用删除）：
	【成分】（古代经典名方中药复方制剂无需保留）	活性成分和所有辅料：
	【处方组成】（仅古代经典名方中药复方制剂保留）	
	【处方来源】（仅古代经典名方中药复方制剂保留）	
	【性状】	
	【适应症】/【功能主治】	
	【规格】	
	【用法用量】	
	【禁忌】	
	【贮藏】	
	【上市许可持有人】（仅境内生产药品保留本项）	名称： 电话和传真号码：
	【境内联系人】（仅境外生产药品保留本项）	名称： 电话和传真号码：

考点 7 简化版和大字版药品说明书要求 ★

（1）药品说明书（简化版）格式要求

①药品说明书（简化版）仅在药品监管部门核准的说明书完整版基础上进行删减，撰写内容及要求应与说明书完整版一致。

②为保证患者用药安全，满足不同情形的患者阅读需求，请根据药品说明书（简化版）具体内容及纸张大小，合理化安排，形成适用于患者阅读的说明书格式，鼓励选用四号及

更大字体。

③药品说明书(简化版)标题、提示内容、警示语、项目名称等要醒目，可适当加大加粗。

(2)药品说明书(大字版)格式要求

药品说明书(大字版)应与药品说明书(完整版)内容一致，结合具体内容及纸张大小，按照药品说明书(简化版)相应内容进行适当加大加粗，满足不同患者阅读需求。

考点 8 电子药品说明书(完整版)格式要求 ★

(1)电子药品说明书(完整版)应与药品监管部门核准的说明书完整版内容及格式一致，鼓励电子药品说明书(完整版)字体中文使用黑体或宋体，英文及数字使用"Times New Roman"。

(2)电子药品说明书(完整版)应支持缩放功能，适用于不同的电子设备，不同电子设备之间不能有明显字体、版式的变化和差异。

(3)鼓励申请人对电子药品说明书(完整版)使用大字体、大图标、高对比度文字，建议使用pdf格式，不建议使用jpg等图片格式简单转化。

(4)电子药品说明书(完整版)不应设有广告插件，特别是付款类操作，不应包含任何诱导式按键，以便患者和专业人士了解药品全面信息。

考点 9 药品包装标签的管理 ★

(1)药品标签的一般要求

标签分类	药品标签指药品包装上印有或者贴有的内容
	内标签：指直接接触药品包装的标签
	外标签：指内标签以外其他包装的标签
标签要求	①标签内容不得超出国家药监局批准的药品说明书所限定的内容；文字表达应与说明书保持一致
	②《药品管理法》规定，包装标签应当注明药品的通用名称、成分、规格、上市许可持有人及其地址、生产企业及其地址、批准文号、产品批号、生产日期、有效期、适应症或者功能主治、用法、用量、禁忌、不良反应和注意事项
	③标签的文字应当清晰，生产日期、有效期等事项应当显著标注，容易辨识

(2)同品种药品标签的规定

①同一药品上市许可持有人生产的同一药品，药品规格和包装规格均相同的，其标签的内容、格式及颜色必须一致；药品规格或者包装规格不同的，其标签应当明显区别或者规格项明显标注。

②同一药品上市许可持有人生产的同一药品，分别按处方药与非处方药管理的，两者的包装颜色应当明显区别。

(3)药品标签中药品有效期的规定

①药品标签中的有效期应当按照年、月、日的顺序标注，年份用四位数字表示，月、日各用两位数表示。其具体标注格式为"有效期至××××年××月"或者"有效期至××××年××月××日"；也可以用数字和其他符号表示为"有效期至××××××"

或者"有效期至××××/××/××"等。

②预防用生物制品有效期的标注按照国家药监局批准的注册标准执行，治疗用生物制品有效期的标注应自分装日期计算，其他药品有效期的标注以生产日期计算。

③有效期若标注到日，应当为起算日期对应年月日的前一天；若标注到月，应当为起算月份对应年月的前一月。

④如果由于包装尺寸或者技术设备等原因有效期确难以标注为"有效期至某年某月"的，可以标注有效期实际期限，如"有效期24个月"。

考点10 各种药品包装标签的管理要求 ★

《药品说明书和标签管理规定》分别对内标签，外标签，用于运输、储藏的包装标签，原料药标签等的内容做出不同的规定。

药品内标签	①可根据其尺寸的大小，应当尽可能包含药品通用名称、适应症或者功能主治、规格、用法用量、贮藏、生产日期、生产批号、有效期、药品上市许可持有人等 ②包装尺寸过小无法全部标明上述内容的，至少应当标注药品通用名称、规格、产品批号、有效期等内容
药品外标签	①应注明药品通用名称、成分、性状、适应症或功能主治、规格、用法用量、不良反应、禁忌、注意事项、贮藏、生产日期、产品批号、有效期、批准文号、药品上市许可持有人 ②适应症或者功能主治、用法用量、不良反应、禁忌、注意事项不能全部注明的，应标出主要内容并注明"详见说明书"字样
用于运输、储藏的药品包装的标签	①至少应当注明药品通用名称、规格、贮藏、生产日期、产品批号、有效期、批准文号、药品上市许可持有人、药品生产企业（如果有的话），也可以根据需要注明包装数量、运输注意事项或者其他标记等必要内容 ②发运中药饮片应当有包装。用于运输的包装，至少应当标注产品属性、品名、药材产地、调出单位、生产日期，也可以根据需要注明包装数量、运输注意事项或者其他标记等内容 ③对贮藏有特殊要求的药品，应当在标签的醒目位置注明
原料药的包装标签	应当注明药品名称、贮藏、生产日期、产品批号、有效期、执行标准、生产企业，同时还需注明包装数量以及运输注意事项等必要内容
中药饮片的包装	应当按照规定印有或者贴有标签，并附有质量合格标志 中药饮片标签应当标注"中药饮片"字样，明示产品属性

考点11 中药饮片标签管理 ★

为规范中药饮片标签管理，确保中药饮片使用安全，国家药监局制定了《中药饮片标签管理规定》。在中华人民共和国境内生产、经营的中药饮片，其标签应当符合本规定要求。药品上市许可持有人自行炮制的中药饮片直接用于药品生产的不适用本规定。

管理规定内容：

①中药饮片的内、外标签应当标注产品属性、品名、规格、药材产地、生产企业、产品批号、生产日期、装量、保质期、执行标准等内容。

②实施审批管理的中药饮片还应当按规定注明药品批准文号。

③对需置阴凉处、冷处、避光、密闭保存等贮藏特殊要求的，应在标签的醒目位置

注明。

④如国家药品标准或省级中药饮片炮制规范对规格项没有规定的，可以不标注产品规格。

⑤中药饮片内标签因包装尺寸原因无法全部标注上述内容的，至少应当标注产品属性、品名、药材产地、规格或者装量、产品批号和保质期等内容。

⑥中药饮片生产企业可以根据需要在标签上标注中药饮片的药材基原、炮制辅料、生产地址、生产许可证编号、药品信息化追溯体系中的追溯码、物流单元标识代码、医保信息业务编码、防伪标识、投诉服务电话等与药品使用相关的内容。对煎煮方法有特殊要求的，可以注明特殊煎煮方法或者遵医嘱。

⑦为保障临床用药安全，指导合理用药，中药饮片生产企业可以根据实际需要在标签上增加标注相关项目，如性味与归经、功能与主治、用法与用量和注意等，内容应当与其执行的国家药品标准或者省级中药饮片炮制规范相应内容一致。

⑧使用符合《中药材生产质量管理规范》（GAP）要求的中药材生产的中药饮片，可以按有关规定在标签适当位置标示"药材符合GAP要求"。

考点12 说明书和标签的印刷和文字要求 ★★

核准主体	药品说明书和标签的内容由国家药监局核准
印制要求	①必须按照国家药监局规定的格式和要求，根据核准的内容印制说明书和标签 ②不得擅自增加或删改原批准的内容 ③药品的标签以说明书为依据，内容不得超出说明书范围，不得印有暗示疗效、误导使用和不适当宣传产品的文字和标识 ④药品包装必须按规定印有或贴有标签，不得夹带其他介绍或宣传产品、企业的资料 ⑤药品标签不得印制"××省专销""原装正品""进口原料""驰名商标""专利药品""××监制""××总经销""××总代理"等字样，但"企业防伪标识""企业识别码""企业形象标志"等文字图案可以印制，以企业名称等作为标签底纹时，不得弱化药品通用名称 ⑥"印刷企业""印刷批次"等与药品使用无关的内容，不得在药品标签中标注
药品说明书和标签的文字要求	①应使用国家语言文字工作委员会公布的规范化汉字，不能使用繁体字、异体字 ②增加文字对照时，以汉字表述为准；如加汉语拼音或外文，必须以中文为主体 ③在国内销售的进口药品，必须附加中文使用说明 ④凡使用商品名的西药制剂，须在商品名下方的括号内标明法定通用名称
药品说明书和标签的内容表述要求	①文字表述应科学、规范、准确，并跟踪药品上市后的安全性和有效性情况，及时提出修改药品说明书的申请 ②非处方药还应当使用容易理解的文字表述，以便患者自行判断、选择和使用
药品说明书和标签的印刷质量要求	①文字应当清晰易辨，标识应当清楚醒目，不得有印字脱落或粘贴不牢等现象 ②不得以粘贴、剪切、涂改等方式进行修改或者补充 ③麻醉药品、精神药品、医疗用毒性药品、放射性药品、外用药品和非处方药品等国家规定有专用标识的，必须印有
警示语相关要求	①药品上市许可持有人为保护公众健康和指导正确合理用药，可以主动提出在药品说明书或者标签上加注警示语 ②国家药监部门也可以要求药品上市许可持有人在说明书或者标签上加注警示语 ③兴奋剂相关内容：根据《反兴奋剂条例》，药品中含有兴奋剂目录所列禁用物质的，其说明书或者标签应当注明"运动员慎用"字样

考点 13 说明书、标签中药品名称和商标的印刷要求 ★★★

药品名称	药品说明书和标签中标注的药品名称必须符合国家药监局公布的药品通用名称和商品名称的命名原则，并与药品批准证明文件的相应内容一致
药品通用名称	应当显著、突出，其字体、字号和颜色必须符合以下要求： ①对于横版标签，必须在上三分之一范围内显著位置标出；对于竖版标签，必须在右三分之一范围内显著位置标出；除因包装尺寸的限制而无法同行书写的，不得分行书写 ②不得选用草书、篆书等不易识别的字体，不得使用斜体、中空、阴影等对字体进行修饰 ③字体颜色应当使用黑色或者白色，不得使用其他颜色。浅黑、灰黑、亮白、乳白等黑、白色号均可使用，但应与其背景形成强烈反差
药品商品名称	不得与通用名称同行书写，其字体和颜色不得比通用名称更突出和显著，其字体以单字面积计不得大于通用名称所用字体的二分之一
	自2006年6月1日起，①新化学结构、新活性成分且在保护期内的药品；②在我国具有化合物专利，且该专利在有效期内的药品，可以申请使用商品名称。2006年6月1日前批准使用的商品名称可以继续使用
注册商标	①禁止使用未经注册的商标以及其他未经国家药监局批准的药品名称 ②药品标签使用注册商标的，应当印刷在药品标签的边角，含文字的注册商标，其字体以单字面积计不得大于通用名称所用字体的四分之一

考点 14 药品包装标签中标识的印刷要求 ★

实行特殊管理的麻醉药品、精神药品、医疗用毒性药品、放射性药品，以及非处方药和外用药品应当印有规定的标志。

（1）非处方药专用标识应当一体化印刷，必须醒目、清晰。图案呈椭圆形，中间有"OTC"的字样，甲类非处方药为红底白字，乙类非处方药为绿底白字，外包装可单色印刷，但在专有标识下方必须标示"甲类"或"乙类"。

（2）外用药专用标识为红色方框底色内标注白色"外"字。药品标签中的外用药标识应当彩色印制，说明书中的外用药品标识可以单色印制。

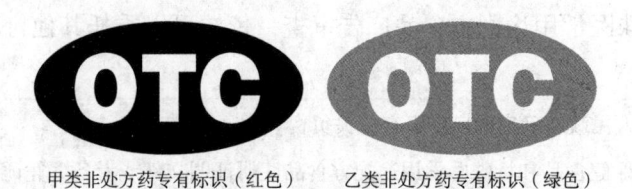

甲类非处方药专有标识（红色）　　乙类非处方药专有标识（绿色）
非处方药专有标识　　　　　　　　外用药专有标识

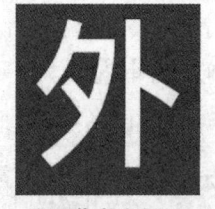

第二节　药品广告管理

考点 1 药品广告管理法律

药品作为用于人民群众防病治病的特殊商品，直接关系到公众健康和生命安全。药品广告是药品的信息载体，在引导消费、扩大内需、拉动经济增长等方面发挥着重要作用。

它的内容对指导合理用药起着至关重要的作用。

为加强药品广告监督管理，规范广告审查工作，维护广告市场秩序，保护消费者合法权益，我国制定了一系列的药品广告管理的法律法规。如《广告法》《药品管理法》《药品管理法实施条例》《互联网广告管理办法》《药品、医疗器械、保健、特殊医学用途配方食品广告审查管理暂行办法》。

考点 2 药品广告的相关界定

广告主，是指为推销商品或者服务，自行或者委托他人设计、制作、发布广告的自然人、法人或者其他组织。

广告经营者，是指接受委托提供广告设计、制作、代理服务的自然人、法人或者其他组织。即提供广告设计、制作、代理服务的广告商。

广告发布者，是指为广告主或者广告主委托的广告经营者发布广告的自然人、法人或者其他组织。即发布公告的媒体。

广告代言人，是指广告主以外的，在广告中以自己的名义或者形象对商品、服务作推荐、证明的自然人、法人或者其他组织。

凡利用各种媒介或者形式发布的广告含有药品名称、药品适应症（功能主治）或者与药品有关的其他内容的，为药品广告。药品广告就是药品上市许可持有人，或者药品生产经营者通过一定媒介和形式直接或者间接推销药品的信息。

考点 3 药品广告的主管部门和申请审批 ★★

《广告法》规定，国务院市场监督管理部门主管全国的广告监督管理工作，在职责范围内负责广告管理工作。县级以上地方市场监督管理部门主管本行政区域的广告监督管理工作。

《药品、医疗器械、保健、特殊医学用途配方食品广告审查管理暂行办法》规定，国家市场监督管理总局负责组织指导药品、医疗器械、保健食品和特殊医学用途配方食品广告审查工作。各省级市场监督管理部门、药品监督管理部门（以下称广告审查机关）负责药品、医疗器械、保健食品和特殊医学用途配方食品广告审查，依法可以委托其他行政机关具体实施广告审查。

药品广告审查主体和申请人	由广告主所在地省级人民政府确定的广告审查机关负责 ①药品、医疗器械、保健食品和特殊医学用途配方食品注册证明文件或者备案凭证持有人及其授权同意的生产、经营企业为广告申请人 ②申请人可以委托代理人办理广告审查申请
药品广告审查申请材料	应当依法提交《广告审查表》、与发布内容一致的广告样件，合法有效的材料，包括： ①申请人的主体资格相关材料，或者合法有效的登记文件 ②产品注册证明文件或者备案凭证、注册或备案的产品标签和说明书、生产许可文件 ③广告中涉及的知识产权相关有效证明材料 ④经授权同意作为申请人的生产、经营企业，还应提交合法的授权文件 ⑤委托代理人进行申请的，还应提交委托书和代理人的主体资格相关材料

续表

药品广告 申请方式和 受理决定	①申请人到广告审查机关受理窗口提出申请 ②通过信函、传真、电子邮件或者电子政务平台提交药品广告申请
	①广告审查机关收到申请人提交的申请后，应在五个工作日内作出受理或不予受理决定 ②申请材料齐全、符合法定形式的，应当予以受理，出具《广告审查受理通知书》 ③申请材料不齐全、不符合法定形式的，应当一次性告知申请人需要补正的全部内容
药品广告 审批主体 与时间	广告审查机关负责对药品广告进行审查 对申请人提交的材料进行审查，作出是否批准的决定，对批准的广告进行公开
	自受理申请之日起十个工作日内完成审查工作
药品广告 审查结果 公开	①对符合规定的广告，作出审查批准决定，编发广告批准文号 ②对不符合规定的广告，作出不予批准决定，送达申请人并说明理由，同时告知其有权申请行政复议或提起行政诉讼
	审批结果公开内容： ①广告批准文号 ②申请人名称 ③广告发布内容 ④广告批准文号有效期 ⑤广告类别 ⑥产品名称 ⑦产品注册证明文件或者备案凭证编号等
广告发布 要求	①经审查通过并公开的药品广告，可以依法在全国范围内发布 ②必须严格按照审查通过的内容发布，不得进行剪辑、拼接、修改 ③已经审查通过的广告内容需要改动的，应当重新申请广告审查
	药品广告中只宣传产品名称（药品通用名称和商品名称）的，不再对其内容进行审查
批准文号 有效期和 文书格式	①与相关文件有效期一致：新的药品、医疗器械、保健食品和特殊医学用途配方食品广告批准文号的有效期与产品注册证明文件、备案凭证或者生产许可文件最短的有效期一致 ②如果相关文件未规定有效期，广告批准文号有效期为两年
	自2020年3月1日起，广告批准文号的文书格式为： X药/械/食健/食特广审（视/声/文）第000000-00000号 ①"X"：省、自治区、直辖市的简称 ②"药/械/食健/食特"：分别代表药品、医疗器械、保健食品和特殊医学用途配方食品 ③（视/声/文）：代表用于广告媒介形式的分类代号，"视"代表电视，"声"代表广播，"文"代表报刊 ④前6位数字：该广告的有效期截止日，第1位和第2位代表年份的后两位，第3位和第4位代表月份（如果月份是个位数，第3位为"0"），第5位和第6位代表日期（如果日期是个位数，第5位为"0"） ⑤后5位数字：该省级广告审查机关当年的广告文号流水号

广告审查机关发现申请人有下述情形的，应当依法注销其药品、医疗器械、保健食品和特殊医学用途配方食品广告批准文号：

①主体资格证照被吊销、撤销、注销的。

②产品注册证明文件、备案凭证或者生产许可文件被撤销、注销的。

③法律、行政法规规定应当注销的其他情形的，不得继续发布审查批准的广告，并应当主动申请注销药品、医疗器械、保健食品和特殊医学用途配方食品广告批准文号。

考点 4 广告发布的基本准则 ★★

药品广告内容的基本要求	①药品广告内容必须真实、合法，以国家药监局核准的说明书为准，不得含有虚假或引人误解的内容，不得欺骗、误导消费者，广告主需对内容的真实性和合法性负责 ②涉及药品名称、适应症、功能主治、药理作用等内容时，不得超出说明书范围 ③不得含有表示功效、安全性的断言或保证 非药品广告不得涉及药品的宣传
药品广告需显著标明的内容	①药品广告应当显著标明禁忌、不良反应 ②处方药广告需显著标明"本广告仅供医学药学专业人士阅读"；非处方药广告需显著标明（OTC）和"请按药品说明书或者在药师指导下购买和使用" ③药品广告应当显著标明广告批准文号；需显著标明的内容，其字体和颜色必须清晰可见、易于辨认；在视频广告中应持续显示
发布媒介的限制	①只准在国家卫生健康委员会和国家药监局共同指定的专业性医学、药学专业刊物上发布，不得在大众传播媒介发布广告或以公众为对象的广告宣传 ②经审批可以在大众传播媒介进行广告宣传
禁止的变相广告宣传行为	①不得利用处方药的名称为各种活动冠名进行广告宣传 ②不得使用与处方药名称相同的商标、企业字号在医药学专业刊物以外的媒介变相发布广告 ③不得利用上述商标、企业字号为各种活动冠名进行广告宣传

考点 5 广告中不得出现的情形和内容 ★★

《广告法》规定广告不得有的情形	①使用或者变相使用中华人民共和国的国旗、国歌、国徽、军旗、军歌、军徽 ②使用或者变相使用国家机关、国家机关工作人员的名义或者形象 ③使用"国家级""最高级""最佳"等用语 ④损害国家的尊严或者利益，泄露国家秘密 ⑤妨碍社会安定，损害社会公共利益 ⑥危害人身、财产安全，泄露个人隐私 ⑦妨碍社会公共秩序或者违背社会良好风尚 ⑧含有淫秽、色情、赌博、迷信、恐怖、暴力的内容 ⑨含有民族、种族、宗教、性别歧视的内容 ⑩妨碍环境、自然资源或者文化遗产保护 ⑪法律、行政法规规定禁止的其他情形
《广告法》规定药品广告不得有的内容	①表示功效、安全性的断言或者保证 ②说明治愈率或者有效率 ③与其他药品、医疗器械的功效和安全性或者其他医疗机构比较 ④利用广告代言人作推荐、证明 ⑤法律、行政法规规定禁止的其他内容 ⑥损害未成年人和残疾人的身心健康

《药品、医疗器械、保健、特殊医学用途配方食品广告审查管理暂行办法》规定不得有的情形	①使用或者变相使用国家机关、国家机关工作人员、军队单位或者军队人员的名义或者形象，或者利用军队装备、设施等从事广告宣传 ②使用科研单位、学术机构、行业协会或者专家、学者、医师、药师、临床营养师、患者等的名义或者形象作推荐、证明 ③违反科学规律，明示或者暗示可以治疗所有疾病、适应所有症状、适应所有人群，或者正常生活和治疗病症所必需等内容 ④引起公众对所处健康状况和所患疾病产生不必要的担忧和恐惧，或者使公众误解不使用该产品会患某种疾病或者加重病情的内容 ⑤含有"安全""安全无毒副作用""毒副作用小"；明示或者暗示成分为"天然"，因而安全性有保证等内容 ⑥含有"热销、抢购、试用""家庭必备、免费治疗、免费赠送"等诱导性内容，"评比、排序、推荐、指定、选用、获奖"等综合性评价内容，"无效退款、保险公司保险"等保证性内容，怂恿消费者任意、过量使用药品的内容 ⑦含有医疗机构的名称、地址、联系方式、诊疗项目、诊疗方法以及有关义诊、医疗咨询电话、开设预约门诊等医疗服务的内容 ⑧法律、行政法规规定不得含有的其他内容

考点 6 不得发布广告的产品 ★★

按照规定，不得做广告的产品包括：

①麻醉药品、精神药品、医疗用毒性药品、放射性药品、药品类易制毒化学品，以及戒毒治疗的药品、医疗器械。

②军队特需药品、军队医疗机构配制的制剂。

③医疗机构配制的制剂。

④依法停止或者禁止生产、销售或者使用的药品、医疗器械、保健食品和特殊医学用途配方食品。

⑤法律、行政法规禁止发布广告的情形。

考点 7 互联网药品广告的发布规定 ★★

适用范围	在中华人民共和国境内，利用网站、网页、互联网应用程序等互联网媒介，以文字、图片、音频、视频等形式，直接或间接推销商品或服务的商业广告活动，均适用《互联网广告管理办法》
禁止发布的内容	①禁止利用互联网发布处方药广告，法律、行政法规另有规定的除外 ②禁止以介绍健康、养生知识等形式，变相发布医疗、药品、医疗器械、保健食品、特殊医学用途配方食品广告 ③介绍健康、养生知识的页面，不得同时出现相关医疗、药品等商品经营者或服务提供者的地址、联系方式、购物链接等内容
互联网广告的形式与要求	广告可识别性：互联网广告应当具有可识别性，能够使消费者辨明其为广告 对于竞价排名的商品或服务，广告发布者应当显著标明"广告"，与自然搜索结果明显区分

续表

互联网广告的形式与要求	弹出广告要求：以弹出等形式发布的互联网广告，广告主、广告发布者应当显著标明关闭标志，确保一键关闭，不得出现以下情形： ①没有关闭标志或者计时结束才能关闭广告 ②关闭标志虚假、不可清晰辨识或者难以定位等，为关闭广告设置障碍 ③关闭广告须经两次以上点击 ④在浏览同一页面、同一文档过程中，关闭后继续弹出广告，影响用户正常使用网络 ⑤其他影响一键关闭的行为
特殊群体保护	未成年人保护：在针对未成年人的网站、网页、互联网应用程序、公众号等互联网媒介上，不得发布医疗、药品、保健食品、特殊医学用途配方食品、医疗器械、化妆品、酒类、美容广告，以及不利于未成年人身心健康的网络游戏广告
广告发布者的责任	①广告主应当对互联网广告内容的真实性负责，主体资格、行政许可、引证内容等应当符合法律法规的要求 ②广告发布者可以通过文字标注、语音提示等方式增强互联网广告的可识别性

第三节 药品安全信息与品种档案管理

考点1 政府信息公开的一般规定 ★

根据《政府信息公开条例》，国家药监局推出药品信息查询平台，在确保准确性、权威性、公正性的前提下，保障公众的知情权、参与权、表达权和监督权，推进药品安全社会共治，打造阳光政府部门。

目的	保障公民、法人和其他组织依法获取政府信息，提高政府工作的透明度，建设法治政府，充分发挥政府信息对人民群众生产、生活和经济社会活动的服务作用
原则	坚持以公开为常态、不公开为例外，遵循公正、公平、合法、便民的原则
特殊	行政机关发现影响或可能影响社会稳定、扰乱社会和经济管理秩序的虚假或不完整信息时，应及时发布准确的政府信息予以澄清
公开方式	主动公开、依申请公开
不予公开的情况	①依法确定为国家秘密的政府信息 ②法律、行政法规禁止公开的政府信息 ③公开后可能危及国家安全、公共安全、经济安全、社会稳定的政府信息

考点2 上市药品信息公开与公开范围 ★★

药品安全信息公开应当遵循全面、及时、准确、客观、公正的原则。药监部门依职责建立药品安全监管信息公开清单和信息，并在其政府网站及时公布、更新，接受社会监督。

药品安全监管信息公开清单包括公开事项、具体内容、公开时限、公开部门等。公开的内容包括，药品的产品注册、生产经营许可、监督检查、监督抽检、行政处罚以及其他监管活动中形成的以一定形式制作保存的信息的主动公开。

根据《国家药监局政府信息主动公开基本目录》，主动公开内容：

①机构职能：领导信息、机构职责、内设机构、直属单位等。

②政策法规：法律行政法规、部门规章、行政规范性文件、征求意见、政策解读等。
③工作动态：领导活动、重要会议、重要活动、重要工作等。
④发展规划：发展规划等信息。
⑤统计信息：药品监管统计报告等
⑥许可服务：行政许可事项的办事指南、行政审批事项办理情况等信息。
⑦行政处罚：行政处罚决定相关信息。
⑧行政事业性收费：收费项目及其依据、标准。
⑨财务信息：预算决算、政府集中采购等信息。
⑩重大项目信息：重大建设项目的批准和实施情况、招标中标等公示公告信息。
⑪定点帮扶工作信息：出台的政策、措施及其实施情况。
⑫警示信息：药品安全警示、医疗器械警戒等。
⑬监管信息：药品、医疗器械、化妆品注册备案、抽检检查、责令召回等信息。
⑭人事管理：公务员招考、直属单位管理等信息。
⑮综合管理信息：政府信息公开、建议提案、群众信访。
⑯新闻发布与舆情回应：新闻发布会、访谈、回应社会关切等信息。
⑰专项工作信息：药品医疗器械审评审批制度改革相关信息。
⑱标准公告：药品、医疗器械、化妆品等相关标准公告信息。
⑲数据库信息（查询形式）：药品、医疗器械、化妆品等数据库信息。

考点 3　上市药品信息公开查询途径和内容 ★★

国家药监局信息公开渠道		主渠道：国家药监局政府网站（www.cde.org.cn） 其他渠道： ①政务新媒体平台：局政务微信（账号：中国药闻）、微博（账号：中国药品监管） ②新闻发布及其他媒体公开
数据查询内容		①批准文号、产品名称、上市许可持有人、生产单位、生产地址、药品本位码等 ②药物临床试验机构名单、药品生产企业、药品经营企业、中药保护品种、中国上市药品目录集、麻醉药品和精神药品品种目录等数据库信息 ③执业药师注册信息
公开信息的类型	政府发布信息	①药品管理的法律法规、规章和规范性文件 ②政策解读、各类公告通告 ③中药保护品种目录、麻醉药品和精神药品品种目录、国家基本药物目录、非处方药目录等
	行政审批信息	①药品审评审批服务指南、注册证书 ②生产与经营许可服务指南、许可证等
	备案信息	①备案日期、备案企业（产品）、备案号 ②境内生产药品备案信息公示 ③境外生产药品备案信息公示 ④药物临床试验机构名单 ⑤中药提取物备案公示、中药配方颗粒备案信息公示

续表

公开信息的类型		
	检查信息	①日常监督检查和飞行检查结果 ②以公告通告或监管信息形式发布
	全国药品抽检信息	①抽检产品名称、标示生产单位、生产日期或批号及规格 ②检品来源、检验依据、检验结果、不合格项目 ③检验单位、抽检类别等（也可通过药品质量公告发布）
	行政处罚决定信息	①处罚案件名称、处罚决定书文号 ②被处罚主体信息（自然人姓名、企业名称、统一社会信用代码、法定代表人姓名、企业地址） ③违法事实、处罚种类和依据 ④履行方式和期限、作出处罚决定的机关名称和日期
	召回信息	①生产经营者名称、产品名称、注册证书、批件号、规格、生产日期或批号 ②召回原因、起始时间、法律依据 ③召回情况报告截止日期、联系电话、邮箱
	统计信息	依据法律法规及时公开，供社会公众查询 ①药品监督管理统计年度报告 ②药品不良反应报告和药物警戒数据

考点 4 上市药品信息化追溯体系建设 ★

信息化追溯体系	①保障公众用药安全，落实企业主体责任，实现"一物一码，物码同追" ②全国药品信息化追溯协同服务平台 ③完善药品追溯数据交换和共享机制，促进全品种、全过程追溯 ④鼓励药品上市许可持有人、生产企业、经营企业、使用单位、行业协会、第三方服务机构、行政管理部门通过平台实现互联互通 ⑤鼓励企业创新查询方式，提供药品追溯数据查询服务
药品审评审批信息	①提高透明度，接受社会监督，服务药品注册申请人和公众。 ②药审中心门户网站（www.cde.org.cn） ③药品注册申请受理信息；审评审批过程信息和结果信息；其他审评审批信息

依申请公开：公民、法人和其他组织可以向国家药监局申请主动公开以外的政府信息。

为贯彻落实《政府信息公开条例》，提高政府工作透明度，为公民、法人和其他组织依法提供有关政府信息，国家药监局编制了《政府信息公开指南》，供需者阅读；其中包括依申请公开的受理机构及联系方式、办理程序（含提出申请和申请的办理及答复）。

考点 5 药品安全信用档案和安全信息统一公布制度 ★★

（1）药品安全信用档案管理 《药品管理法》规定：

①药监部门建立药品上市许可持有人、药品生产企业、药品经营企业、药物非临床安全性评价研究机构、药物临床试验机构和医疗机构的安全信用档案。

②信用档案包括许可颁发情况、日常监督检查结果、违法行为查处情况等。

③依法向社会公布药品安全信用档案信息，并及时更新。

④对有不良信用记录的单位，增加监督检查频次。可以按照国家规定实施联合惩戒。

各级药品监督管理部门记录的药品安全信用信息，通过行政处罚决定书、文件通知、专项通知书等形式或电子文档形式，按照药品安全信用等级评定工作分工，及时告知相关企业所在地省级药监部门。

（2）药品安全信息统一公布制度

安全信息统一公布主体	①国务院药品监督管理部门统一公布国家药品安全总体情况、药品安全风险警示信息、重大药品安全事件及其调查处理信息、国务院确定需要统一公布的其他信息 ②如果药品安全风险警示信息和重大药品安全事件的影响限于特定区域，可以由有关省级药监部门公布 ③未经授权不得发布上述信息
公布要求	公布药品安全信息，应当及时、准确、全面，并进行必要的说明，避免误导 ①任何单位和个人不得编造、散布虚假药品安全信息 ②违反规定编造、散布虚假药品安全信息，构成违反治安管理行为的，由公安机关依法给予治安管理处罚

考点 6 药品投诉举报信息 ★★

国家市场监督管理总局：主管全国投诉举报处理工作。指导地方市场监督管理部门的投诉举报处理工作。

县级以上地方市场监督管理部门：负责本行政区域内的投诉举报处理工作。

◆应当遵循公正、高效的原则，做到适用依据正确、程序合法。

◆鼓励社会公众和新闻媒体对涉嫌违反市场监督管理法律、法规、规章的行为依法进行社会监督和舆论监督。

◆鼓励消费者通过在线消费纠纷解决机制、消费维权服务站、消费维权绿色通道、第三方争议解决机制等方式与经营者协商解决消费者权益争议。举报信息管理系统实现全国信息互联互通。

◆市场监督管理部门应当按照市场监督管理行政处罚等有关规定处理举报。

◆举报人实名举报的，有处理权限的市场监督管理部门还应当自作出是否立案决定之日起五个工作日内告知举报人。

◆法律、法规、规章规定市场监督管理部门应当将举报处理结果告知举报人或者对举报人实行奖励的，市场监督管理部门应予以告知或奖励。

（1）投诉举报的途径

投诉举报的四种途径	电话	电话号码：12315（消费者投诉举报专线电话）
	上网	①互联网平台网址：www.12315.cn，平台支持电脑、微信及手机 App 多种途径进行登录（微信公众号名称是"全国 12315 互联网平台" ②微信小程序名称是"12315" ③手机 App 名称是"全国 12315 互联网平台"）
	信件	地址为各级药品监督管理部门投诉举报机构
	走访	各级药品监督管理部门投诉举报机构

（2）投诉举报的受理

投诉举报的受理	一般投诉	被投诉人的实际经营地或住所地县级市场监督管理部门负责处理
	电子商务相关投诉	电子商务平台经营者：由其住所地县级市场监督管理部门处理 ①自建网站或其他网络服务销售商品或提供服务的电子商务经营者：由其住所地县级市场监督管理部门处理 ②平台内经营者：由其实际经营地或平台经营者住所地县级市场监管部门处理
	上下级部门的处理权限	①上级市场监部门认为必要时，可以处理下级市场监督管理部门收到的投诉 ②下级市场监部门认为需要由上级部门处理收到的投诉时，报请上级部门决定
不予受理投诉的情形		①投诉事项不属于市场监督管理部门职责，或者本行政机关不具有处理权限的 ②法院、仲裁机构、市场监督管理部门或者其他行政机关、消费者协会或者依法成立的其他调解组织已经受理或者处理过同一消费者权益争议的 ③不是为生活消费需要购买、使用商品或者接受服务，或者不能证明与被投诉人之间存在消费者权益争议的 ④投诉人知道或者应当知道自己的权益受到被投诉人侵害之日起超过三年的 ⑤未提供投诉人的姓名、电话号码、通讯地址；被投诉人的名称（姓名）、地址；以及具体的投诉请求以及消费者权益争议事实；或者委托他人代为投诉的，还应当提供授权委托书原件以及受托人身份证明 ⑥法律、法规、规章规定不予受理的其他情形

（3）举报人信息的保密

①保密义务：市场监督管理部门应当对举报人的信息予以保密，不得将举报人个人信息、举报办理情况等泄露给被举报人或者与办理举报工作无关的人员。

②例外情况：如果提供的材料同时包含投诉和举报内容，并且需要向被举报人提供组织调解所必需信息的，可以除外。

③信息管理与公示：市场监督管理部门应当加强对本行政区域投诉举报信息的统计、分析、应用。定期公布投诉举报统计分析报告，依法公示消费投诉信息。

④保密要求：对投诉举报处理工作中获悉的国家秘密以及公开后可能危及国家安全、公共安全、经济安全、社会稳定的信息，市场监督管理部门应当严格保密。涉及商业秘密、个人隐私等信息，确需公开的，依照《政府信息公开条例》等有关规定执行。

考点 7 药品品种档案管理 ★★

2019年6月24日，《关于加快推进药品智慧监管的行动计划》发布，要求建立药品品种档案信息管理系统。实现对产品品种"一品一档"管理。

《药品注册管理办法》规定，国家药监局信息中心负责建立药品品种档案，对药品实行编码管理，汇集药品注册申报、临床试验期间安全性相关报告、审评、核查、检验、审批以及药品上市后变更的审批、备案、报告等信息，并持续更新。药品品种档案和编码管理的相关制度，由信息中心制定公布。基于药品数据全生命周期管理需求，建设一个面向全国、"采管用"一体的安全可靠可信的药品信息采集平台，并确保平台、数据和用户的安全防护符合要求，确保采集的药品信息合规使用。

（1）药品品种档案的主要内容

药品品种档案：是指每一个上市药品所建立的原始数据库，记录药品从研发到生产、上市后监管等全生命周期的相关信息。

药品品种档案的主要内容	基本信息	①药品处方 ②原辅料包材 ③质量标准 ④说明书 ⑤上市后安全性信息
	生产工艺	①生产工艺变化 ②生产设备描述 ③制备工艺及其研究资料
	质量控制	①理化性质研究及文献资料 ②成品质量标准及检验方法 ③成品质量标准的变更 ④产品内控质量标准及变更 ⑤逐年质量指标完成情况及历年产品质量情况统计 ⑥质量事故及报告资料 ⑦原料、辅料、包装材料等供应商情况、质量规格、检验方法及检验结果
	监管信息	①药品不良反应 ②监督检查 ③变更申请和审批 ④召回记录
	其他重要信息	①品种简介及工艺流程图 ②药品注册批件（批件和批准的质量标准、说明书等） ③包装材料变更记载 ④药品监督检验的抽检情况和结果 ⑤留样观察总结 ⑥用户调查及用户访问 ⑦印刷性包装材料样稿 ⑧主要供户质量体系评估 ⑨销售记录 ⑩产品回收及退货处理 ⑪产品质量改进资料

（2）药品品种档案的管理方式

①文件类别的设定、格式和装订要求、申报流程、审批授权流程、文件的保管和变更，以及终止。可以是纸质或电子文本。

②建立统一的药品品种档案信息管理系统。涉及多个部门和多个系统，需要协同工作。实现对药品全生命周期结果数据的汇聚、关联和共享。

③药品监督管理部门、药品上市许可持有人和药品生产企业应当将新增和变更的内容及时添加进药品品种档案。同时，新增的文件应当编入附件目录。建立药品品种档案可以作为药品监督管理部门品种审计的依据和现场核查的参考，逐品种逐环节落实保障药品质量。

考点 8 《中国上市药品目录集》简介 ★★

《中国上市药品目录集》是国家药监局发布批准上市药品信息的载体，收录批准上市的创新药、改良型新药、化学药品新注册分类的仿制药以及通过质量和疗效一致性评价药品的具体信息。指定仿制药的参比制剂和标准制剂，标示可以替代原研药品的具体仿制药品种等，供制药行业和医学界人员及社会公众了解和查询。

2017年12月29日，《关于深化审评审批制度改革鼓励药品医疗器械创新的意见》要求，为维护公众用药权益，提高药品质量，降低用药负担，鼓励药物研发创新，国家药监局发布公告（2017年第172号），《中国上市药品目录集》正式公布。它收录具有安全性、有效性和质量可控性的药品，以及有效成分、剂型、规格、上市许可持有人、取得的专利权、试验数据保护期等信息。这是我国首次发布上市药品目录集，第一批被收录进入目录集的药品有131个品种，203个品规。

收录范围	①创新药、改良型新药及进口原研药品：从完整规范的安全性和有效性研究数据获得批准 ②化学药品新注册分类的仿制药 ③通过质量和疗效一致性评价的药品 ④经评估确定具有安全性有效性的其他药品
目录集的结构	包括前言、使用指南、药品目录、附录和索引五个部分 药品目录具体列出纳入目录集的品种及其他信息，包括药品的活性成分（中英文）、药品名称（中英文）、商品名（中英文）、剂型、给药途径、规格、参比制剂、标准制剂、治疗等效性评价代码、解剖学治疗学及化学分类系统代码（ATC代码）、药品批准文号/药品注册证号、上市许可持有人、生产厂商、批准日期、上市销售状态、收录类别等
治疗等效性评价代码（TE代码）	为帮助使用者快速了解收录的药品是否与标准制剂具有治疗等效（兼具药学等效和生物等效的药品），参照国际经验，《中国上市药品目录集》设定了治疗等效性评价代码（TE代码），标示为A类，医生和患者在临床上可以用仿制药替代原研药
发布形式	①在国家药监局政府网站以网络版形式发布 ②链接药品审评报告、说明书、专利信息等数据库（含专利信息数据库、数据保护信息库、市场独占期数据库和审评审批/核查/检验报告数据库） ③新批准上市的新注册分类药品以及通过仿制药质量和疗效一致性评价的药品直接纳入《中国上市药品目录集》实时更新，每年年末发布年度电子版以便公众下载查询

第四节 反不正当竞争

考点1 反不正当竞争法律体系

广义的反不正当竞争法：调整市场竞争过程中因规制不正当竞争行为而产生的社会关系的法律规范的总称。

立法历程	①1993年9月2日，第八届全国人大常务委员会第三次会议通过《反不正当竞争法》 ②2017年11月4日，第十二届全国人大常务委员会第三十次会议修订 ③2019年4月23日，第十三届全国人大常务委员会第十次会议通过《关于修改〈中华人民共和国建筑法〉等八部法律的决定》，对《反不正当竞争法》进行了修正
相关配套的司法解释、规章和规范性文件	中央纪委国家监委等部门联合印发的文件： 《关于进一步推进受贿行贿一起查的意见》（中纪发〔2021〕6号） 最高人民法院、最高人民检察院联合印发的文件： 《关于办理商业贿赂刑事案件适用法律若干问题的意见》 最高人民法院发布的司法解释： 《关于适用〈中华人民共和国反不正当竞争法〉若干问题的解释》（法释〔2022〕9号）

相关配套的司法解释、规章和规范性文件	最高人民检察院发布的指导意见： 《关于加强行贿犯罪案件办理工作的指导意见》 国家市场监督管理部门出台的规章和规定 《网络反不正当竞争暂行规定》（总局令第91号） 《规范促销行为暂行规定》（总局令第32号） 《关于禁止仿冒知名商品特有名称、包装、装潢的不正当竞争行为的若干规定》（国家工商行政管理局令第33号） 《关于禁止侵犯商业秘密行为的若干规定》（国家工商行政管理局令第41号） 《关于禁止商业贿赂行为的暂行规定》（国家工商行政管理局令第60号）

考点 2 立法宗旨和基本原则 ★

（1）立法宗旨 《中华人民共和国反不正当竞争法》是为了促进社会主义市场经济健康发展，鼓励和保护公平竞争，制止不正当竞争行为，保护经营者和消费者的合法权益制定的法律。

（2）基本原则 经营者在市场交易中，应当遵循自愿、平等、公平、诚实信用的原则，遵守公认的商业道德。

①自愿原则：当事人按自己的意愿设立、变更或终止商业关系，不得强买强卖。

②平等原则：参加交易的主体法律地位平等。

③公平原则：参加市场竞争主体按规则行事，不得非法获取竞争优势。

④诚实信用原则：善意、诚实、恪守信用、不得欺诈。

⑤遵守公认的商业道德原则：对于特定商业领域普遍遵循和认可的行为规范，也可以认定为《反不正当竞争法》中规定的"商业道德"。人民法院在受理案件时，应当结合案件具体情况，综合考虑行业规则或者商业惯例、经营者的主观状态、交易相对人的选择意愿、对消费者权益、市场竞争秩序、社会公共利益的影响等因素；也可以参考行业主管部门、行业协会或自律组织制定的从业规范、技术规范、自律公约等，依法判断经营者是否违反商业道德。

（3）反不正当竞争的相关界定

①不正当竞争行为，是指经营者在生产经营活动中，违反《反不正当竞争法》规定，扰乱市场竞争秩序，损害其他经营者或者消费者合法权益的行为。

②反不正当竞争法所称的经营者，是指从事商品生产、经营或者提供服务的自然人、法人和非法人组织；包括一切从事商品市场经营或者服务活动的企业法人，从事营利活动的事业单位法人，参与商业、服务业竞争活动的其他经济组织，以及公民个人和合伙组织等。在市场中处于消费者地位的民事主体不属于经营者。

考点 3 不正当竞争的构成要件 ★★

不正当竞争的构成要件	不正当竞争行为的主体是市场经营者 只有市场经营者实施了法律规定的不正当竞争行为，才可能构成不正当竞争
	①不正当竞争行为侵害的对象主要是同业经营者。这种行为通常发生在同行业经营者之间，侵害的是同行业其他经营者的权益
	②侵害对象也包括生产或经营同类商品或提供同类服务的企业

	续表
不正当竞争 的构成要件	不正当竞争行为的违法性主要指其直接违反了反不正当竞争法的具体规定。 损害其他经营者或者消费者的合法权益。具体表现为： ①扰乱公平竞争的市场秩序 ②增加其他经营者的经营成本 ③增加消费者的选择成本，从而损害消费者权益 如果行为仅违反其他法律，但未违反反不正当竞争法，则一般不属于不正当竞争行为
	不正当竞争行为的危害性 ①实施不正当竞争行为通常会导致其他经营者权益的损害 ②即使损害尚未实际发生，但同业经营者的合法权益已受到现实的侵权危险 ③如果不制止不正当竞争行为，其继续进行必然会导致损害结果的发生，危害性包括对其他经营者权益的实际损害以及现实的侵权危险

考点 4 不正当竞争行为 ★★

（1）混淆行为　经营者在生产经营活动中采取不实手段对自己的商品、服务做虚假表示、说明或者承诺，或者不当利用不同类别的商业标识制造市场混淆，使误认为是他人商品或者与他人存在特定联系。

《反不正当竞争法》明确规定了经营者不得实施的混淆行为。

混淆行为的 具体表现形式	①擅自使用与他人有一定影响的商品名称、包装、装潢等相同或者近似的标识 ②擅自使用他人有一定影响的企业名称（包括简称、字号等）、社会组织名称（包括简称等）、姓名（包括笔名、艺名、译名等） ③擅自使用他人有一定影响的域名主体部分、网站名称、网页等 ④其他足以引人误认为是他人商品或者与他人存在特定联系的混淆行为
最高人民法院 的补充规定	"有一定影响的"标识认定：认定具有一定的市场知名度并具有区别商品来源的显著特征的标识是否属于"有一定影响的"标识，应当综合考虑以下因素： ①中国境内相关公众的知悉程度 ②商品销售的时间、区域、数额和对象 ③宣传的持续时间、程度和地域范围 ④标识受保护的情况
	"装潢"认定：由经营者营业场所的装饰、营业用具的式样、营业人员的服饰等构成的具有独特风格的整体营业形象，也可以认定为"装潢"
	"企业名称"的认定：市场主体登记管理部门依法登记的企业名称，以及在中国境内进行商业使用的境外企业名称，可以认定为"企业名称"，包括有一定影响的个体工商户、农民专业合作社（联合社）以及法律、行政法规规定的其他市场主体的名称（简称、字号等）
	"使用"认定：在中国境内将有一定影响的标识用于商品、商品包装或容器以及商品交易文书上，广告宣传、展览以及其他商业活动中，用于识别商品来源的行为，可以认定为"使用"
	"引人误认为"的认定： ①"引人误认为是他人商品或者与他人存在特定联系"，包括误认为与他人具有商业联合、许可使用、商业冠名、广告代言等特定联系 ②在相同商品上使用相同或者视觉上基本无差别的商品名称、包装、装潢等标识，应当视为足以造成与他人有一定影响的标识相混淆

（2）商业贿赂　根据法律规定，经营者不得采用财物或其他手段贿赂以下单位或个人。

①交易相对方的工作人员。
②受交易相对方委托办理相关事务的单位或者个人。
③利用职权或者影响力影响交易的单位或者个人。

合法交易行为：经营者在交易活动中，可以以明示方式向交易相对方支付折扣，或者向中间人支付佣金。经营者向交易相对方支付折扣、向中间人支付佣金的，应当如实入账。接受折扣、佣金的经营者也应当如实入账。经营者的工作人员进行贿赂的，应当认定为经营者的行为；但是，经营者有证据证明该工作人员的行为与为经营者谋取交易机会或者竞争优势无关的除外。

（3）虚假宣传

虚假宣传的具体表现形式	虚假或引人误解的宣传内容： ①对商品的性能、功能、质量、销售、状况用户评价、曾获荣誉等作虚假或引人误解的宣传 ②通过组织虚假交易等方式，帮助其他经营者进行虚假或引人误解的商业宣传 ③通过"刷单炒信"生成不真实的销量数据和用户好评，误导消费者
	其他引人误解的宣传行为 ①经营者对商品作片面的宣传或者对比，仅强调自身商品的优点而忽略其他重要信息 ②将科学上未定论的观点、现象等当作定论的事实用于商品宣传 ③使用歧义性语言进行商业宣传，使消费者产生误解 ④其他引人误解的商业宣传行为欺骗、误导相关公众的，均可认定为"引人误解的商业宣传"

人民法院应当根据日常生活经验、相关公众一般注意力、发生误解的事实和被宣传对象的实际情况等因素，对引人误解的商业宣传行为进行认定。

（4）侵犯商业秘密　是指不为公众所知悉、具有商业价值并经权利人采取相应保密措施的技术信息、经营信息等商业信息。

经营者以外的其他自然人、法人和非法人组织实施所列违法行为的，视为侵犯商业秘密。
①以盗窃、贿赂、欺诈、胁迫、电子侵入或者其他不正当手段获取权利人的商业秘密。
②披露、使用或者允许他人使用以前项手段获取的权利人的商业秘密。
③违反保密义务或者违反权利人有关保守商业秘密的要求，披露、使用或者允许他人使用其所掌握的商业秘密。
④教唆、引诱、帮助他人违反保密义务或者违反权利人有关保守商业秘密的要求，获取、披露、使用或者允许他人使用权利人的商业秘密。
⑤第三人明知或者应知商业秘密权利人的员工、前员工或者其他单位、个人以不正当手段获取权利人的商业秘密，仍获取、披露、使用或者允许他人使用该商业秘密的，视为侵犯商业秘密。

（5）不当有奖销售　经营者不得进行存在下列情形的有奖销售：
①所设奖的种类、兑奖条件、奖金金额或者奖品等有奖销售信息不明确，影响兑奖；
②采用谎称有奖或者故意让内定人员中奖的欺骗方式进行有奖销售；
③抽奖式的有奖销售，最高奖的金额超过五万元。

（6）诋毁商誉　经营者传播他人编造的虚假信息或者误导性信息，损害竞争对手的商业信誉、商品声誉的，属于诋毁商誉。

（7）网络不正当竞争行为　经营者不得利用技术手段，通过影响用户选择或者其他方式，实施下列妨碍、破坏其他经营者合法提供的网络产品或者服务正常运行的行为：

①未经其他经营者和用户同意，在其合法提供的网络产品或者服务中，插入链接、强制进行目标跳转。

②误导、欺骗、强迫用户修改、关闭、卸载其他经营者合法提供的网络产品或者服务；

③恶意对其他经营者合法提供的网络产品或者服务实施不兼容。

④其他妨碍、破坏其他经营者合法提供的网络产品或者服务正常运行的行为。

考点 5　对涉嫌不正当竞争行为的调查 ★

（1）监督检查部门调查涉嫌不正当竞争行为，经监督检查部门主要负责人批准，或上级部门主要负责人批准，可以采取下列措施：

①进入涉嫌不正当竞争行为的经营场所进行检查。

②询问被调查的经营者、利害关系人及其他有关单位、个人，要求其说明有关情况或者提供与被调查行为有关的其他资料。

③查询、复制与涉嫌不正当竞争行为有关的协议、账簿、单据、文件、记录、业务函电和其他资料。

④查封、扣押与涉嫌不正当竞争行为有关的财物。

⑤查询涉嫌不正当竞争行为的经营者的银行账户。

（2）监督检查部门的职责与要求

①监督检查部门有权调查涉嫌不正当竞争行为，被调查的对象包括经营者、利害关系人及其他有关单位、个人。被调查的对象应当如实提供有关资料或者情况。

②遵守《行政强制法》和有关法律、行政法规的规定，并应将查处结果及时向社会公开。

（3）举报机制

①对涉嫌不正当竞争行为，任何单位和个人有权向监督检查部门举报。

②监督检查部门接到举报后应当依法及时处理。

③监督检查部门应向社会公开受理举报的电话、信箱或电子邮件地址，并为举报人保密。

④对实名举报并提供相关事实和证据的，监督检查部门应当将处理结果告知举报人。

考点 6　网络反不正当竞争的规定 ★★

为预防和制止网络不正当竞争，维护公平竞争的市场秩序，鼓励创新，保护经营者和消费者的合法权益，促进数字经济规范健康持续发展，市场监管总局发布《网络反不正当竞争暂行规定》。

（1）坚持鼓励创新　保护企业创新成果，着力促进互联网行业发挥最大创新潜能。

（2）着力规范竞争

①顺应我国数字经济发展新特点、新趋势、新要求，完善各类网络不正当竞争行为认定标准及规制要求。

②明确了仿冒混淆、虚假宣传等传统不正当竞争行为在网络环境下的新表现形式，列举了反向刷单、非法数据获取等新型网络不正当竞争行为。

③设置兜底条款，为可能出现的新问题新行为提供监管依据。

（3）加强消费者权益保护　回应社会关切，对当前我国线上消费中侵害消费者权益的刷单炒信、好评返现、影响用户选择等焦点问题进行规制，为解决线上消费新场景新业态萌发的新问题提供政策支撑。

（4）强化平台责任　督促平台对平台内竞争行为加强规范管理，同时对滥用数据算法获取竞争优势等问题进行规制。

（5）优化执法办案
①针对网络不正当竞争行为辐射面广、跨平台、跨地域等特点，对监督检查程序作出特别规定。
②创设专家观察员制度，为解决重点问题提供智力支撑和技术支持。

（6）明确法律责任
①充分发挥市场监管领域法律法规"组合拳"作用，有效衔接反不正当竞争法、电子商务法、反垄断法、行政处罚法等法律。
②明确了没收违法所得的法律责任，强化监管效果。

第五节　消费者权益保护

考点1 消费者权益保护立法简介 ★

（1）法律体系　消费者权益保护法是调整在保护公民消费权益过程中所产生的社会关系的法律规范的总称。为调整在保护公民消费权益过程中所产生的社会关系的法律规范，同时为保护消费者的合法权益，维护社会经济秩序，促进社会主义市场经济健康发展，国家制定了《消费者权益保护法》。

法律体系	《消费者权益保护法》	1993年10月31日 第八届全国人大常委会第四次会议通过，2009年和2013年两次修订	①国家保护消费者合法权益，采取措施保障消费者依法行使权利，倡导文明、健康、节约资源和保护环境的消费方式，反对浪费 ②保护消费者合法权益是全社会共同责任，鼓励组织和个人进行社会监督，大众传播媒介应做好宣传和舆论监督
	《消费者权益保护法实施条例》	2024年3月19日，国务院制定《消费者权益保护法实施条例》（国务院令第778号）	①对经营者义务相关规定进行细化和补充 ②针对网络消费领域作出更完善的规定 ③加强对预付式消费经营者义务的规范 ④明确消费索赔的规范要求 ⑤明确政府在消费者权益保护工作中的职责，加大保护力度
	《侵害消费者权益行为处罚办法》	2015年1月5日由原国家工商总局公布（总局令第73号）	①网购享有"七日无理由退货"权利 ②未经消费者同意，不得收集、使用消费者个人信息 ③对"霸王条款"等侵害消费者权益的行为实施处罚

（2）消费者权益保护立法的适用对象
①消费者，是指为个人生活消费需要购买、使用商品或者接受服务的自然人。自然人是分散的、单个的，在商品交易活动中往往处于弱者地位，需要法律给予特殊的保护。
②经营者，为消费者提供其生产、销售的商品或者提供服务，适用《消费者权益保

护法》。

③农民购买直接用于农业生产的生产资料，虽然不是为个人生活消费，但是作为经营者的相对方，其往往处于弱者的地位，所以，《消费者权益保护法》将其纳入保护范围。

考点 2 消费者的权利 ★★

消费者的权利是消费者在消费活动中所依法享有的各种权利的总称。《消费者权益保护法》为消费者设立了既相互独立又相互关联的多项重要权利。

安全保障权	消费者在购买、使用商品和接受服务时享有人身、财产安全不受损害的权利 ①消费者有权要求经营者提供的商品和服务，符合保障人身、财产安全的要求 ②消费者认为经营者提供的商品或者服务可能存在缺陷，有危及人身、财产安全危险的，可以向经营者或者有关行政部门反映情况或者提出建议
真相知悉权	消费者享有知悉其购买、使用的商品或者接受的服务的真实情况的权利。消费者有权根据商品或者服务的不同情况，要求经营者提供商品的价格、产地、生产者、用途、性能、规格、等级、主要成分、生产日期、有效期限、检验合格证明、使用方法说明书、售后服务，或者服务的内容、规格、费用等有关情况
自主选择权	①消费者有权自主选择提供商品或者服务的经营者，自主选择商品品种或者服务方式，自主决定购买或者不购买任何一种商品、接受或者不接受任何一项服务 ②消费者在自主选择商品或者服务时，有权进行比较、鉴别和挑选
公平交易权	①经营者与消费者进行交易，应当遵循自愿、平等、公平、诚实信用的原则 ②消费者在购买商品或者接受服务时，有权获得质量保障、价格合理、计量正确等公平交易条件，有权拒绝经营者的强制交易行为
获取赔偿权	①消费者因购买、使用商品或者接受服务受到人身、财产损害的，享有依法获得赔偿的权利 ②消费者的求偿权，既包括人身损害的赔偿请求权，也包括财产损害的赔偿请求权
维权结社权	①消费者享有依法成立维护自身合法权益的社会组织的权利 ②消费者协会和其他消费者组织是依法成立的对商品和服务进行社会监督的保护消费者合法权益的社会组织。消费者协会履行下列公益性职责： a.向消费者提供消费信息和咨询服务，提高消费者维护自身合法权益的能力，引导文明、健康、节约资源和保护环境的消费方式 b.参与制定有关消费者权益的法律、法规、规章和强制性标准 c.参与有关行政部门对商品和服务的监督、检查 d.就有关消费者合法权益的问题，向有关部门反映、查询，提出建议 e.受理消费者的投诉，并对投诉事项进行调查、调解 f.投诉事项涉及商品和服务质量问题的，可以委托具备资格的鉴定人鉴定，鉴定人应当告知鉴定意见 g.就损害消费者合法权益的行为，支持受损害的消费者提起诉讼或者依照法律提起诉讼 h.对损害消费者合法权益的行为，通过大众传播媒介予以揭露、批评
知识获取权	消费者享有获得有关消费和消费者权益保护方面的知识的权利。消费者应当努力掌握所需商品或者服务的知识和使用技能，正确使用商品，提高自我保护意识
隐私保护权	消费者在购买、使用商品和接受服务时，享有人格尊严、民族风俗习惯得到尊重的权利，享有个人信息依法得到保护的权利
监督举报权	①消费者享有对商品和服务以及保护消费者权益工作进行监督的权利 ②消费者有权检举、控告侵害消费者权益的行为和国家机关及其工作人员在保护消费者权益工作中的违法失职行为，有权对保护消费者权益工作提出批评、建议

考点 3 经营者的义务 ★★

经营者的义务是消费者权利的重要保障。为了有效保障消费者的权益，约束经营者的经营行为，消费者权益保护法规定了经营者应当承担义务。

（1）履行义务的义务

①经营者向消费者提供商品或者服务，应当依照《消费者权益保护法》和其他有关法律、法规的规定履行义务。

②经营者和消费者有约定的，应当按照约定履行义务，但双方的约定不得违背法律、法规的规定。

③经营者向消费者提供商品或者服务，应当恪守社会公德，诚信经营，保障消费者的合法权益；不得设定不公平、不合理的交易条件，不得强制交易。

（2）接受监督的义务　经营者应当听取消费者对其提供的商品或者服务的意见，接受消费者的监督。消费者的监督事项可能涉及消费者的各项权利。

（3）保证安全的义务　经营者应当保证其提供的商品或者服务符合保障人身、财产安全的要求。

①对可能危及人身、财产安全的商品和服务，应当向消费者作出真实的说明和明确的警示，并说明和标明正确使用商品或者接受服务的方法以及防止危害发生的方法。

②宾馆、商场、餐馆、银行、机场、车站、港口、影剧院等经营场所的经营者，应当对消费者尽到安全保障义务。

③经营者发现其提供的商品或者服务存在缺陷，有危及人身、财产安全危险的，应当立即向有关行政部门报告和告知消费者，并采取停止销售、警示、召回、无害化处理、销毁、停止生产或者服务等措施。采取召回措施的，经营者应当承担消费者因商品被召回支出的必要费用。

（4）提供准确信息的义务

①经营者向消费者提供有关商品或者服务的质量、性能、用途、有效期限等信息，应当真实、全面，不得作虚假或者引人误解的宣传。

②经营者对消费者就其提供的商品或者服务的质量和使用方法等问题提出的询问，应当作出真实、明确的答复。经营者提供商品或者服务应当明码标价。

③经营者不得在消费者不知情的情况下，对同一商品或者服务在同等交易条件下设置不同的价格或者收费标准。

④经营者不得通过虚假或者引人误解的宣传，虚构或者夸大商品或者服务的治疗、保健、养生等功效，诱导老年人等消费者购买明显不符合其实际需求的商品或者服务。

（5）真实标记的义务

①经营者应当标明其真实名称和标记。租赁他人柜台或者场地的经营者，应当标明其真实名称和标记。

②经营者通过网络、电视、电话、邮购等方式提供商品或者服务的，应当在其首页、视频画面、语音、商品目录等处以显著方式标明或者说明其真实名称和标记。由其他经营

者实际提供商品或者服务的，还应当向消费者提供该经营者的名称、经营地址、联系方式等信息。

③经营者租赁他人柜台或者场地提供商品或者服务，或者通过宣讲、抽奖、集中式体验等方式提供商品或者服务的，应当以显著方式标明其真实名称和标记。柜台、场地的出租者应当建立场内经营管理制度，核验、更新、公示经营者的相关信息，供消费者查询。

④经营者应当按照国家有关规定，以显著方式标明商品的品名、价格和计价单位或者服务的项目、内容、价格和计价方法等信息，做到价签价目齐全、内容真实准确、标识清晰醒目。

（6）出具凭证的义务　经营者提供商品或者服务，应当按照国家有关规定或者商业惯例向消费者出具发票等购货凭证或者服务单据；消费者索要发票等购货凭证或者服务单据的，经营者必须出具。

（7）保证质量的义务

①经营者应当保证在正常使用商品或者接受服务的情况下其提供的商品或者服务应当具有的质量、性能、用途和有效期限；但消费者在购买该商品或者接受该服务前已经知道其存在瑕疵，且存在该瑕疵不违反法律强制性规定的除外。

②经营者以广告、产品说明、实物样品或者其他方式表明商品或者服务的质量状况的，应当保证其提供的商品或者服务的实际质量与表明的质量状况相符。

（8）履行"三包"或其他责任的义务

商品或服务质量问题的处理	退货、更换、修理义务	经营者提供的商品或服务不符合质量要求的，消费者可以依照国家规定或当事人约定退货，或者要求经营者履行更换、修理等义务
	无约定情况	①没有国家规定和当事人约定的，消费者自收到商品之日起七日内可以退货 ②七日后若符合法定解除合同条件的，消费者可以及时退货 ③不符合法定解除合同条件的，可以要求经营者履行更换、修理等义务
	费用承担	依照规定进行退货、更换、修理的，经营者应当承担运输等必要费用
网络等非现场购物的退货规定	七日无理由退货	经营者采用网络、电视、电话、邮购等方式销售商品，消费者有权自收到商品之日起七日内退货，除法律规定的情形外，无需说明理由
	退款时间	经营者应当自收到退回商品之日起七日内返还消费者支付的商品价款
	运费承担	退回商品的运费由消费者承担，但经营者和消费者另有约定的，按照约定
商业宣传与承诺的履行		经营者以商业宣传、产品推荐、实物展示或者通知、声明、店堂告示等方式提供商品或者服务，对商品或者服务的数量、质量、价格、售后服务、责任承担等作出承诺的，应当向购买商品或者接受服务的消费者履行其所承诺的内容
退货、更换、修理等义务的有效期限		①经营者与消费者约定承担退货、更换、修理等义务的有效期限不得低于国家有关规定要求 ②起算时间：有效期限自经营者向消费者交付商品或者提供服务完结之日起计算；需要经营者另行安装的商品，有效期限自商品安装完成之日起计算 ③更换后的重新计算：经营者向消费者履行更换义务后，承担更换、修理等义务的有效期限自更换完成之日起重新计算 ④修理时间不计入：经营者修理的时间不计入上述有效期限

续表

退货款的退还	退款要求	经营者依照国家有关规定或者与消费者约定履行退货义务的，应当按照发票等购货凭证或者服务单据上显示的价格一次性退清相关款项
	特殊情况	经营者能够证明消费者实际支付的价格与发票等购货凭证或者服务单据上显示的价格不一致的，按照消费者实际支付的价格退清相关款项

（9）不得单方作出对消费者不利规定的义务

①经营者在经营活动中使用格式条款的，应当以显著方式提醒消费者注意商品或者服务的数量和质量、价款或者费用、履行期限和方式、安全注意事项和风险警示、售后服务、民事责任等与消费者有重大利害关系的内容，并按照消费者的要求予以说明。

②经营者不得以格式条款、通知、声明、店堂告示等方式，作出排除或者限制消费者权利、减轻或者免除经营者责任、加重消费者责任等对消费者不公平、不合理的规定，不得利用格式条款并借助技术手段强制交易。格式条款、通知、声明、店堂告示等含有上述所列内容的，其内容无效。

③经营者提供商品或者服务时收取押金的，应当事先与消费者约定退还押金的方式、程序和时限，不得对退还押金设置不合理条件。消费者要求退还押金，符合押金退还条件的，经营者应当及时退还。

④经营者决定停业或者迁移服务场所的，应当提前30日在其经营场所、网站、网店首页等的醒目位置公告经营者的有效联系方式等信息。

（10）不得侵犯消费者人身自由权利的义务

①经营者不得对消费者进行侮辱、诽谤，不得搜查消费者的身体及其携带的物品，不得侵犯消费者的人身自由。

②经营者不得以暴力、胁迫、限制人身自由等方式或者利用技术手段，强制或者变相强制消费者购买商品或者接受服务，或者排除、限制消费者选择其他经营者提供的商品或服务。

③经营者通过搭配、组合等方式提供商品或者服务的，应当以显著方式提醒消费者注意。

（11）为消费者提供相关服务

①采用网络、电视、电话、邮购等方式提供商品或者服务的经营者，提供证券、保险、银行等金融服务的经营者，应当向消费者提供经营地址、联系方式、商品或服务的数量和质量、价款或费用、履行期限和方式、安全注意事项和风险警示、售后服务、民事责任等信息。

②经营者通过网络直播等方式提供商品或服务的，应依法履行消费者权益保护相关义务。

③直播营销平台经营者应当建立健全消费者权益保护制度，明确消费争议解决机制。

④发生消费争议的，直播营销平台经营者应当根据消费者的要求提供直播间运营者、直播营销人员相关信息以及相关经营活动记录等必要信息。

⑤直播间运营者、直播营销人员发布的直播内容构成商业广告的，应当依照《广告法》的有关规定履行广告发布者、广告经营者或者广告代言人的义务。

（12）依法收集、使用、保护消费者个人信息的义务

①经营者收集、使用消费者个人信息，应当遵循合法、正当、必要的原则，明示收集、使用信息的目的、方式和范围，并经消费者同意。

②经营者收集、使用消费者个人信息，应当公开其收集、使用规则，不得违反法律、法规的规定和双方的约定收集、使用信息。

③经营者及其工作人员对收集的消费者个人信息必须严格保密，不得泄露、出售或者非法向他人提供。

④经营者应当采取技术措施和其他必要措施，确保信息安全，防止消费者个人信息泄露、丢失。在发生或者可能发生信息泄露、丢失的情况时，应当立即采取补救措施。

⑤经营者未经消费者同意或者请求，消费者明确表示拒绝的，不得向其发送商业性信息。

⑥经营者应当依法保护消费者的个人信息。

⑦经营者在提供商品或服务时，不得过度收集消费者个人信息，不得采用一次概括授权、默认授权等方式，强制或变相强制消费者同意收集、使用与经营活动无直接关系的个人信息。

⑧经营者处理包含消费者的生物识别、宗教信仰、特定身份、医疗健康、金融账户、行踪轨迹等信息以及不满十四周岁未成年人的个人信息等敏感个人信息的，应当符合有关法律、行政法规的规定。

考点4 消费者权益的保护措施 ★

（1）政府及其有关部门落实消费者权益保护的责任

立法与政策制定	国家制定有关消费者权益的法律、法规、规章和强制性标准时，应当听取消费者和消费者协会等组织的意见，确保立法和政策能够充分反映消费者的需求和利益
政府职责	①各级政府应当加强领导，组织、协调、督促有关行政部门做好保护消费者合法权益的工作，落实保护消费者合法权益的职责 ②各级政府应当加强监督，预防危害消费者人身、财产安全行为的发生，及时制止危害消费者人身、财产安全的行为
市场监督管理部门及其他行政部门职责	①各级市场监督管理部门和其他有关行政部门应当依照法律、法规的规定，在各自的职责范围内，采取措施，保护消费者的合法权益 ②有关行政部门应当听取消费者和消费者协会等组织对经营者交易行为、商品和服务质量问题的意见，及时调查处理
投诉与举报处理	①消费者与经营者发生消费者权益争议的，可以向市场监督管理部门或者其他有关行政部门投诉。自然人、法人或者其他组织可以向市场监督管理部门或者其他有关行政部门举报，反映经营者涉嫌违法的线索 ②市场监督管理部门或者其他有关行政部门应当畅通和规范消费者投诉、举报渠道，完善投诉、举报处理流程，依法及时受理和处理投诉、举报 ③加强对投诉、举报信息的分析应用，开展消费预警和风险提示 ④投诉、举报应当遵守法律、法规和有关规定，不得利用投诉、举报牟取不正当利益，侵害经营者的合法权益，扰乱市场经济秩序

续表

宣传教育	①有关行政部门应当加强消费知识的宣传普及，倡导文明、健康、绿色消费，提高消费者依法、理性维权的意识和能力 ②加强对经营者的普法宣传、行政指导和合规指引，提高经营者依法经营的意识

（2）抽查检验与控制缺陷产品

①有关行政部门在各自的职责范围内，应当定期或不定期对经营者提供的商品和服务进行抽查检验，并及时向社会公布抽查检验结果。

②有关行政部门发现并认定经营者提供的商品或者服务存在缺陷，有危及人身、财产安全危险的，应当立即责令经营者采取停止销售、警示、召回、无害化处理、销毁、停止生产或服务等措施。

（3）惩处违法犯罪行为　有关国家机关应当依照法律、法规的规定，惩处经营者在提供商品和服务中侵害消费者合法权益的违法犯罪行为。

（4）及时审理相关诉讼　人民法院应当采取措施，方便消费者提起诉讼。对符合《民事诉讼法》起诉条件的消费者权益争议，必须受理，及时审理。

第九章 医疗器械、化妆品和特殊食品的管理

第一节 医疗器械管理

考点1 医疗器械的界定和分类 ★★

医疗器械，是指直接或者间接用于人体的仪器、设备、器具、体外诊断试剂及校准物、材料以及其他类似或者相关的物品，包括所需要的计算机软件。

目的：①疾病的诊断、预防、监护、治疗或者缓解；②损伤的诊断、监护、治疗、缓解或者功能补偿；③生理结构或者生理过程的检验、替代、调节或者支持；④生命的支持或者维持；⑤妊娠控制；⑥通过对来自人体的样本进行检查，为医疗或者诊断目的提供信息。

体外诊断试剂是一类比较特殊的医疗器械。目前国家对体外诊断试剂的注册管理分为两类。血源筛查和采用放射性核素标记的体外诊断试剂按照药品进行管理（注册程序、生产、经营）。其他体外诊断试剂均按照医疗器械进行管理。

国家对医疗器械按照风险程度实行分类管理。评价医疗器械风险程度，应当考虑医疗器械的预期目的、结构特征、使用方法等因素。国务院药品监督管理部门负责制定医疗器械的分类规则和分类目录，并对分类规则和目录进行调整。

第一类	风险程度低，实行常规管理可以保证其安全、有效的医疗器械 如：非无菌外科用手术器械（刀、剪、钳、镊夹、针、钩）、听诊器、反光镜、反光灯、医用放大镜、刮痧板、橡皮膏、透气胶带、手术衣/帽、检查手套、集液袋等
第二类	具有中度风险，需要严格控制管理以保证其安全、有效的医疗器械 如：血压计、体温计、心电图机、脑电图机、手术显微镜、针灸针、助听器、皮肤缝合钉、避孕套/帽、无菌医用手套、睡眠监护系统软件、超声三维系统软件、脉象仪软件等
第三类	具有较高风险，采取特别措施严格控制管理以保证其安全、有效的医疗器械 如：心脏起搏器、体外反搏装置、血管内窥镜、超声肿瘤聚焦刀、高频电刀、微波手术刀、医用磁共振成像设备、钴60治疗机、正电子发射断层扫描装置（PECT）、植入器材、植入式人工器官、血管支架/内导管、一次性使用输液器、输血器等

考点2 医疗器械的注册人和备案人 ★

医疗器械注册人、备案人的定义	医疗器械注册人、备案人，是指取得医疗器械注册证或者办理医疗器械备案的企业或者研制机构 境外医疗器械注册人、备案人指定的我国境内企业法人应当协助注册人、备案人履行其义务
义务	依法对医疗器械研制、生产、经营、使用全过程中医疗器械的安全性、有效性负责，对医疗器械质量全面负责。建立与产品相适应的质量管理体系并保持有效运行、制定上市后研究和风险管控计划并保证有效实施、依法开展不良事件监测和再评价、建立并执行产品追溯和召回制度，以及履行国务院药监管理部门规定的其他义务

监督部门	遵循风险管理、全程管控、科学监管、社会共治的原则 ①国务院药品监督管理部门负责全国医疗器械监督管理工作 ②县级以上地方人民政府应当加强对本行政区域的医疗器械监督管理工作的领导，组织协调本行政区域内的医疗器械监督管理工作以及突发事件应对工作

考点3 医疗器械产品注册与备案管理 ★★★

国家建立医疗器械注册与备案管理工作体系和制度，规定应当注册而未经注册，或者应当备案而未经备案的医疗器械不得上市。

	第一类	第二类、第三类
境内	境内生产的医疗器械，应当由境内申请人或备案人申请注册或者办理备案	
	①产品备案管理 ②境内第一类医疗器械由备案人向所在地设区的市级药监管理部门提交备案资料（5个工作日内向社会公布备案信息）	①产品注册管理 ②境内第二类医疗器械由注册申请人所在地省级药监部门审查，批准后发给医疗器械注册证 ③境内第三类医疗器械由国务院药监部门审查，批准后发给医疗器械注册证
境外	境外医疗器械注册申请人或备案人应当指定我国境内的企业法人作为代理人，申请注册或者办理备案	
	进口第一类医疗器械备案，境外备案人由其指定的我国境内企业法人向国务院药监部门提交备案资料和备案人所在国（地区）主管部门准许该医疗器械上市销售的证明文件，材料符合规定即完成备案	进口第二类、第三类医疗器械由国务院药品监督管理部门审查，批准后发给医疗器械注册证
①香港、澳门、台湾地区医疗器械的注册、备案，参照进口医疗器械办理 ②国家根据医疗器械产品类别，分步实施医疗器械唯一标识制度，实现医疗器械可追溯		

考点4 医疗器械注册证格式与备案编号格式 ★

（1）医疗器械注册证格式　由国家药品监督管理部门统一制定。

医疗器械注册证格式	注册证编号的编排方式为：×1械注×2××××3×4××5××××6 ①×1为注册审批部门所在地的简称 ·境内第三类医疗器械、进口第二类、第三类医疗器械为"国"字 ·境内第二类医疗器械为注册审批部门所在地省(区、市)简称 ②×2为注册形式 ·"准"字适用于境内医疗器械 ·"进"字适用于进口医疗器械 ·"许"字适用于香港、澳门、台湾地区的医疗器械 ③××××3为首次注册年份 ④×4为产品管理类别 ⑤××5为产品分类编码 ⑥×××6为首次注册流水号
	延续注册的：××××3和×××6数字不变。产品管理类别调整的，应当重新编号

第一类医疗器械备案编号的编排方式	×1械备××××2××××3号 ①×1为备案部门所在地的简称 ・进口第一类医疗器械为"国"字 ・境内第一类医疗器械为备案部门所在地省（区、市）简称加所在地设区的市级行政区域的简称（无相应设区的市级行政区域时，仅为省级的简称） ②××××2为备案年份 ③××××3为备案流水号

考点5 医疗器械加快审评审批和标准管理 ★

加快审评审批：国家对创新医疗器械予以优先审评审批，对用于治疗罕见疾病、严重危及生命且尚无有效治疗手段的疾病和应对公共卫生事件等急需的医疗器械，受理注册申请的药品监督管理部门可以作出附条件批准决定，并在医疗器械注册证中载明相关事项。出现特别重大突发公共卫生事件或者其他严重威胁公众健康的紧急事件，经国务院药品监督管理部门组织论证同意后在一定范围和期限内紧急使用。

医疗器械标准：按照效力分为强制性标准和推荐性标准。对满足基础通用、强制性标准配套、对医疗器械产业起引领作用等需要的技术要求，可以制定为医疗器械推荐性国家标准和推荐性行业标准。

医疗器械产品应当符合医疗器械强制性国家标准；尚无强制性国家标准的，应当符合医疗器械强制性行业标准。

考点6 医疗器械说明书和标签内容规定

医疗器械说明书是指由医疗器械注册人或者备案人制作，随产品提供给用户，涵盖该产品安全有效的基本信息，用以指导正确安装、调试、操作、使用、维护、保养的技术文件。

医疗器械标签是指在医疗器械或者其包装上附有的用于识别产品特征和标明安全警示等信息的文字说明及图形、符号。应有说明书、标签，与经注册或者备案的相关内容一致。

医疗器械说明书、标签内容	（1）医疗器械的说明书、标签应当标明下列事项 ①通用名称、型号、规格 ②医疗器械注册人、备案人、受托生产企业的名称、地址及联系方式 ③生产日期、使用期限或者失效日期 ④产品性能、主要结构、适用范围 ⑤禁忌、注意事项以及其他需要警示或者提示的内容 ⑥安装和使用说明或者图示 ⑦维护和保养方法，特殊运输、贮存条件、方法 ⑧产品技术要求规定应当标明的其他内容 （2）第二类、第三类医疗器械还应当标明医疗器械注册证编号 （3）消费者个人自行使用的医疗器械应具有安全使用的特别说明 （4）产品名称应使用通用名称，应符合国家药监局制定的命名规则。第二类、第三类的名称应与医疗器械注册证中的产品名称一致 （5）进口医疗器械应配有中文说明书、标签，应载明原产地以及代理人的名称、地址、联系方式，没有中文说明书、中文标签或不符合规定的，不得进口

	续表
医疗器械说明书和标签不得有的内容	①含有"疗效最佳""保证治愈""包治""根治""即刻见效""完全无毒副作用"等表示功效的断言或者保证的 ②含有"最高技术""最科学""最先进""最佳"等绝对化语言表示的 ③说明治愈率或者有效率的 ④与其他企业产品的功效和安全性相比较的 ⑤含有"保险公司保险""无效退款"等承诺性语言的 ⑥利用任何单位或者个人的名义、形象作证明或者推荐的 ⑦含有误导性说明，使人感到已经患某种疾病，或使人误解不使用会患某种疾病或加重病情的表述，其他虚假、夸大、误导性的内容 ⑧法律、法规规定禁止的其他内容

考点 7 医疗器械生产许可与备案管理 ★

第一类医疗器械生产活动备案	应当向所在地设区的市级药品监督管理部门办理医疗器械生产备案，提交相关材料后，即完成生产备案，获取备案编号	从事第一类、第二类、第三类医疗器械生产活动均应具备的条件： ①有与生产的医疗器械相适应的生产场地、环境条件、生产设备以及专业技术人员 ②有能对生产的医疗器械进行质量检验的机构或者专职检验人员以及检验设备 ③有保证医疗器械质量的管理制度 ④有与生产的医疗器械相适应的售后服务能力 ⑤符合产品研制、生产工艺文件规定的要求
开办第二类、第三类医疗器械生产企业申请许可	应当向所在地省级药品监督管理部门申请生产许可，并按规定提交申请资料	
	①《医疗器械生产许可证》分为正本和副本，有效期为5年 ②载明许可证编号、企业名称、法定代表人/负责人、住所、生产地址、生产范围、发证部门、发证日期和有效期限等事项 ③受理申请之日起20个工作日内作出决定，在有效期届满前90个工作日至30个工作日期间，向原发证部门提出《医疗器械生产许可证》延续申请	
生产方式	注册人、备案人：自行生产、委托生产 具有高风险的植入性医疗器械不得委托生产	

考点 8 医疗器械生产质量管理

医疗器械注册人、备案人、受托生产企业应按医疗器械生产质量管理规范：

（1）建立健全与所生产医疗器械相适应的质量管理体系并保证其有效运行；严格按照经注册或者备案的产品技术要求组织生产，应当每年对质量管理体系的运行情况进行自查，次年3月31日前向所在地药监部门提交自查报告。

（2）医疗器械注册人、备案人、受托生产企业的法定代表人、主要负责人对其生产的医疗器械质量安全全面负责。

（3）医疗器械注册人、备案人委托生产的，应对受托企业的质量保证能力和风险管理能力进行评估，按照国家药监局制定的委托生产质量协议指南要求，与其签订质量协议以及委托协议，监督受托方履行有关协议约定的义务。受托生产企业应当按照法律、法规、规章、医疗器械生产质量管理规范、强制性标准、产品技术要求、委托生产质量协议等要求组织生产，对生产行为负责，并接受医疗器械注册人、备案人的监督。

（4）应当建立供应商审核制度、原材料采购验收记录制度、记录管理制度、纠正和预防措施程序等质量管理制度和质量控制措施，并落实不良事件监测、召回等责任。

（5）建立产品上市放行规程，明确放行标准、条件，并对医疗器械生产过程记录和质量检验结果进行审核，符合标准和条件的，经授权的放行人员签字后方可上市。不符合法律、法规、规章、强制性标准以及经注册或者备案的产品技术要求的，不得放行出厂和上市。

（6）医疗器械注册人、备案人应当建立并实施产品追溯制度，受托生产企业应当协助注册人、备案人实施产品追溯。

（7）医疗器械生产条件发生变化的处理

①不再符合医疗器械质量管理体系要求的，应当立即采取整改措施。

②可能影响医疗器械安全、有效的，应当立即停止生产活动，并向原生产许可或者生产备案部门报告。

③发现生产的医疗器械不符合强制性标准、经注册或者备案的产品技术要求，或者存在其他缺陷的，应当立即停止生产，通知相关经营企业、使用单位和消费者停止经营和使用，召回已经上市销售的医疗器械，采取补救、销毁等措施，记录相关情况，发布相关信息，并将医疗器械召回和处理情况向药品监督管理部门和卫生健康主管部门报告。

④生产的医疗器械对人体造成伤害或者有证据证明可能危害人体健康的，药品监督管理部门可以采取暂停生产、进口、经营、使用的紧急控制措施，并发布安全警示信息。

考点9 医疗器械生产监督管理 ★★

（1）落实生产分级监管职责

生产分级监管职责	国家药品监督管理局	负责指导和检查全国医疗器械生产分级监管工作，制定医疗器械生产重点监管品种目录
	省级药品监督管理部门	负责制定本行政区域医疗器械生产重点监管品种目录，组织实施医疗器械生产分级监管工作
	设区的市级药品监督管理部门	依法按职责负责本行政区域第一类医疗器械生产分级监管的具体工作

（2）监管级别划分和检查要求原则

四级监管	风险程度高的企业，每年全项目检查不少于一次	主要包括生产本行政区域重点监管品种目录产品，以及质量管理体系运行状况差、有严重不良监管信用记录的企业
三级监管	风险程度较高的企业，每年检查不少于一次，其中每两年全项目检查不少于一次	主要包括生产除本行政区域重点监管品种目录以外第三类医疗器械，以及质量管理体系运行状况较差、有不良监管信用记录的企业
二级监管	风险程度一般的企业，每两年检查不少于一次	主要包括生产除本行政区域重点监管品种目录以外第二类医疗器械的企业
一级监管	风险程度较低的企业，每年随机抽取本行政区域25%以上的企业监督检查	主要包括生产第一类医疗器械的企业
涉及多个监管级别的，按照最高级别进行监管		

考点 10 医疗器械经营分类管理 ★★★

经营分类	第一类	不需许可和备案
	第二类	实行备案管理，对产品安全性、有效性不受流通过程影响的第二类医疗器械，可以免予经营备案
	第三类	实行许可管理，受理经营许可申请的所在地设区的市级药品监督管理部门应当对申请资料进行审查，必要时按照医疗器械经营质量管理规范的要求开展现场核查。并自受理之日起20个工作日内作出决定。需要整改的，整改时间不计入审核期限

医疗器械注册人、备案人可以自行销售，也可以委托医疗器械经营企业销售其注册、备案的医疗器械。从事医疗器械经营，应当具备以下条件：

①与经营范围和经营规模相适应的质量管理机构或者质量管理人员，质量管理人员应当具有相关专业学历或者职称。

②与经营范围和经营规模相适应的经营场所。

③与经营范围和经营规模相适应的贮存条件。

④与经营的医疗器械相适应的质量管理制度。

⑤与经营的医疗器械相适应的专业指导、技术培训和售后服务的质量管理机构或人员。

⑥从事第三类医疗器械经营的企业还应当具有符合医疗器械经营质量管理要求的计算机信息管理系统，保证经营的产品可追溯。

⑦鼓励从事第一类、第二类医疗器械经营的企业建立符合医疗器械经营质量管理要求的计算机信息管理系统。

考点 11 医疗器械经营许可证管理 ★★

医疗器械经营许可证有效期为5年。《医疗器械经营许可证》有效期届满需要延续的，医疗器械经营企业应当在有效期届满前90个工作日至30个工作日期间，提出延续申请。

《医疗器械经营许可证》由国家药监局统一样式，由设区的市级人民政府负责药品监督管理的部门印制。药品监督管理部门制作的医疗器械经营许可电子证书与纸质证书具有同等法律效力。

载明事项	《医疗器械经营许可证》许可证编号、企业名称、统一社会信用代码、法定代表人、企业负责人、住所、经营场所、经营方式、经营范围、库房地址、发证部门、发证日期和有效期限
编排方式	《医疗器械经营许可证》编号编排方式：××药监械经营许××××××××号 ①第一位×代表许可部门所在地省、自治区、直辖市的简称 ②第二位×代表所在地设区的市级行政区域的简称 ③第三到六位×代表4位数许可年份 ④第七到十位×代表4位数许可流水号

考点 12 医疗器械经营质量管理

（1）从事医疗器械经营，应当依照法律法规和经营质量管理规范的要求。建立健全与所经营医疗器械相适应的质量管理体系并保证其有效运行，建立覆盖采购、验收、贮存、销售、运输、售后服务等全过程的质量管理制度和质量控制措施，并做好相关记录，保证经营条件和经营活动持续符合要求。医疗器械经营企业应当建立质量管理自查制度，按照医疗器械经营质量管理规范要求进行自查，每年3月31日前向所在地市县级药品监督管理部门提交上一年度的自查报告。

（2）医疗器械经营企业、使用单位应当从具备合法资质的医疗器械注册人、备案人、生产经营企业购进医疗器械。购进医疗器械时，应当查验供货者的资质和医疗器械的合格证明文件，建立进货查验记录制度。

进货查验记录包括：

①名称、型号、规格、数量。

②注册证编号或者备案编号。

③注册人、备案人和受托企业名称、生产许可证号或备案编号。

④生产批号或者序列号、使用期限或者失效日期、购货日期等。

⑤供货者的名称、地址以及联系方式。

（3）从事第二类、第三类医疗器械批发业务以及第三类医疗器械零售业务的经营企业应当建立销售记录制度。

销售记录包括：

①名称、型号、规格、注册证编号或者备案编号、数量、单价、金额。

②生产批号或者序列号、使用期限或者失效日期、销售日期。

③注册人、备案人和受托生产企业名称、生产许可证编号或备案编号。

④购货者的名称、地址、联系方式、相关许可证明文件编号或备案编号等。

（4）进货查验记录和销售记录应当真实、准确、完整和可追溯，保存至医疗器械有效期满后2年；没有有效期的，不得少于5年。植入类医疗器械销售记录应当永久保存。

（5）运输、贮存医疗器械，应当符合医疗器械说明书和标签标示的要求；对温度、湿度等环境条件有特殊要求的，保证医疗器械的安全、有效。医疗器械注册人、备案人和经营企业委托其他单位运输、贮存医疗器械的，应当对受托方运输、贮存医疗器械的质量保障能力进行评估，并与委托方签订书面协议，明确双方权利义务和质量责任，并具有与产品运输、贮存条件和规模相适应的设备设施，具备与委托方开展实时电子数据交换和实现产品经营质量管理全过程可追溯的信息管理平台和技术手段。

（6）不得经营未依法注册或者备案，无合格证明文件以及过期、失效、淘汰的医疗器械。禁止进口、销售过期、失效、淘汰等已使用过的医疗器械。

（7）医疗器械经营企业发现其经营的医疗器械不符合强制性标准、经注册或者备案的产品技术要求，或者存在其他缺陷的，应当立即停止经营，通知医疗器械注册人、备案人等有关单位，并记录停止经营和通知情况。医疗器械注册人、备案人认为需要召回的，应当立即召回。经营的医疗器械对人体造成伤害或者有证据证明可能危害人体健康的，药品监督管理部门可以采取暂停进口、经营、使用的紧急控制措施，并发布安全警示信息。

考点 13 医疗器械经营监督管理 ★★

（1）落实经营分级监管职责　国家药监局负责指导和检查全国医疗器械经营分级监管工作，并制定医疗器械经营重点监管品种目录。

①省级药监部门负责指导和检查设区的市级药品监督管理部门实施医疗器械经营分级监管工作。

②设区的市级药监部门负责制定本行政区域医疗器械经营重点监管品种目录。

③县级药监部门负责本行政区域内医疗器械经营分级监管具体工作。

对于跨设区的市增设库房的医疗器械经营企业，按照属地管理原则，由经营企业和仓库所在地设区的市级药监部门分别负责确定其监管级别并监管。

（2）监管级别划分和检查要求原则

四级监管	风险程度高的企业，设区的市级药品监督管理部门每年组织全项目检查不少于1次	主要包括"为其他医疗器械注册人、备案人和生产经营企业专门提供贮存、运输服务的"经营企业和风险会商确定的重点检查企业
三级监管	风险程度较高的企业，设区的市级药品监督管理部门每年组织检查不少于1次，其中每两年全项目检查不少于1次	主要包括本行政区域医疗器械经营重点监管品种目录产品涉及的批发企业，上年度存在行政处罚或者存在不良监管信用记录的经营企业
二级监管	风险程度一般的企业，县级药品监督管理部门每两年组织检查不少于1次	主要包括除三级、四级监管以外的经营第二、三类医疗器械的批发企业，本行政区域医疗器械经营重点监管品种目录产品涉及的零售企业
一级监管	对风险程度较低的企业，县级药品监督管理部门按照有关要求，每年随机抽取本行政区域25%以上的企业进行监督检查，4年内达到全覆盖	主要包括除二、三、四级监管以外的其他医疗器械经营企业
涉及多个监管级别的，按最高级别对其进行监管		
对角膜接触镜类和防护类产品零售企业可以根据监管需要确定检查频次。必要时，对新增经营业态的企业进行现场核查		

考点 14 医疗器械网络销售管理要求

（1）医疗器械网络销售　从事医疗器械网络销售的企业，是指通过网络销售医疗器械的医疗器械注册人、备案人或者依法取得医疗器械生产许可、经营许可或者办理备案的医疗器械生产经营企业。注册人、备案人通过网络销售其医疗器械，不需要办理经营许可或者备案，其销售条件应当符合要求。

从事医疗器械网络销售的企业，应当通过自建网站或者医疗器械网络交易服务电子商务平台开展医疗器械网络销售活动。

通过自建网站开展医疗器械网络销售的企业，应当依法取得《互联网药品信息服务资格证书》，并具备与其规模相适应的办公场所以及数据备份、故障恢复等技术条件。应当在其主页面显著位置展示其医疗器械生产经营许可证件或者备案编号，产品页面应当展示该产品的医疗器械注册证或者备案编号。

从事医疗器械网络销售的企业，经营范围不得超出其生产经营许可或者备案的范围。

医疗器械批发企业从事医疗器械网络销售，应销售给具有资质的医疗器械经营企业或者使用单位。

医疗器械零售企业从事医疗器械网络销售，应当销售给消费者。销售给消费者个人的医疗器械，应当是可以由消费者个人自行使用的，其说明书应当符合医疗器械说明书和标签管理相关规定，标注安全使用的特别说明。

（2）医疗器械网络交易服务　为医疗器械网络交易提供服务的电子商务平台经营者，是指在医疗器械网络交易中仅提供网页空间、虚拟交易场所、交易规则、交易撮合、电子订单等交易服务，供交易双方或者多方开展交易活动，不直接参与医疗器械销售的企业。

电子商务平台经营者应当依法取得《互联网药品信息服务资格证书》，并应当向所在地省级药品监督管理部门备案，填写医疗器械网络交易电子商务平台备案表。电子商务平台经营者名称、法定代表人或者主要负责人、网站名称、网络客户端应用程序名、网站域名、网站IP地址、电信业务经营许可证或者非经营性互联网信息服务备案编号等备案信息发生变化的，应当及时变更备案。应当在其网站主页面显著位置标注医疗器械网络交易服务电子商务平台备案编号。

为医疗器械网络交易提供服务的电子商务平台经营者应当对入网医疗器械经营者进行实名登记，审查其经营许可、备案情况和所经营医疗器械产品注册、备案情况，并对其经营行为进行管理。电子商务平台经营者发现入网医疗器械经营者有违法行为的，应当及时制止并立即报告医疗器械经营者所在地的市级人民政府药品监督管理部门；发现严重违法行为的，应当立即停止提供网络交易平台服务。

考点15　医疗器械使用管理要求

医疗器械使用单位是指使用医疗器械为他人提供医疗等技术服务的机构，包括取得医疗机构执业许可证的医疗机构，以及依法不需要取得医疗机构执业许可证的血站、单采血浆站、康复辅助器具适配机构等。

医疗器械使用单位应配备与其规模相适应的医疗器械质量管理机构或者质量管理人员，建立覆盖质量管理全过程的使用质量管理制度，承担本单位使用医疗器械的质量管理责任，并每年对质量管理工作进行全面自查。

条件管理：

①应有与在用医疗器械品种、数量相适应的贮存场所和条件。

②应加强对工作人员的技术培训，按照产品说明书、技术操作规范等要求使用医疗器械。

③配置大型医用设备，应当符合国务院卫生主管部门制定的大型医用设备配置规划，与其功能定位、临床服务需求相适应，具有相应的技术条件、配套设施和具备相应资质、能力的专业技术人员，并经省级以上卫生主管部门批准，取得大型医用设备配置许可证。

采购管理	①应对医疗器械采购实行统一管理，由其指定的部门或者人员统一采购医疗器械，其他部门或者人员不得自行采购 ②不得购进和使用未依法注册或者备案、无合格证明文件以及过期、失效、淘汰的医疗器械
进货查验	①应查验供货者的资质和合格证明文件，建立进货查验记录制度 ②进货查验记录应保存至使用期限届满后2年或者使用终止后2年 ③大型医疗器械进货查验记录应当保存至使用期限届满后5年或使用终止后5年 ④植入性医疗器械进货查验记录应当永久保存 ⑤应妥善保存购入第三类医疗器械的原始资料，确保信息可追溯性

续表

维护管理	①对需要定期检查、检验等的，应按照产品说明书的要求进行检查、检验、校准、保养、维护并予以记录，及时进行分析、评估，保障质量 ②对大型医疗器械应建立使用档案，记录其使用、维护、转让、实际使用时间等事项 ③记录保存期限不得少于使用期限终止后5年 ④使用单位之间转让时，转让方应确保所转让的医疗器械安全、有效，不得转让过期、失效、淘汰以及检验不合格的医疗器械 ⑤发现使用的医疗器械存在安全隐患的，应当立即停止使用，通知注册人、备案人或者负责产品质量的机构进行检修；经检修仍不能达到使用安全标准的，不得继续使用

考点 16 医疗器械不良事件的监测 ★★

医疗器械不良事件，是指已上市的医疗器械，在正常使用情况下发生的，导致或者可能导致人体伤害的各种有害事件。因医疗器械产品质量问题导致的伤害事件或者故障事件均属于医疗器械不良事件的范围。国家建立医疗器械不良事件监测制度，对医疗器械不良事件及时进行收集、分析、评价、控制。

原则	可疑即报原则
生产经营企业和使用单位的主要义务	医疗器械注册人、备案人应当建立医疗器械不良事件监测体系、配备与其产品相适应的不良事件监测机构和人员，对其产品主动开展不良事件监测： ①应当协助医疗器械注册人、备案人开展不良事件监测 ②发现医疗器械不良事件或者可疑不良事件，应向不良事件监测技术机构报告 ③其他单位和个人发现医疗器械不良事件或者可疑不良事件，有权向药监部门或者不良事件监测技术机构报告
报告途径	①国务院药监部门应加强医疗器械不良事件监测信息网络建设 ②注册人、备案人、生产经营企业和二级以上医疗机构应当注册为系统用户，主动维护其用户信息，报告不良事件 ③不良事件监测技术机构应当加强医疗器械不良事件信息监测，主动收集不良事件信息；向药监部门和卫生健康主管部门报告并提出处理建议（应公布联系方式，方便注册人、备案人、生产经营企业、使用单位等报告）
个例报告的时限要求	①注册人、备案人、生产经营企业、使用单位发现或获知导致死亡的可疑不良事件的，在7日内报告 ②导致严重伤害、可能导致严重伤害或死亡的，应在20日内报告 ③境外持有人和在境外销售国产医疗器械的注册人、备案人发现或获知在境外发生的导致或可能导致严重伤害或死亡的可疑不良事件的，应在30日内报告 ④除报告义务外，注册人、备案人还应当按要求开展后续调查、分析和评价，导致死亡的事件应在30日内，导致严重伤害、可能导致严重伤害或者死亡的事件应在45日内，向注册人、备案人所在地省级监测机构报告
群体报告的时限要求	①注册人、备案人、生产经营企业、使用单位发现或获知群体不良事件后，应在12小时内报告不良事件发生地省级药监部门和卫生主管部门，必要时可越级报告，同时通过国家医疗器械不良事件监测信息网络报告群体不良事件基本信息，对每一事件还应在24小时内按个例事件报告 ②注册人、备案人应当立即暂停生产、销售，开展自查，通知使用单位停止使用相关产品，自查结果于7日内向所在地及发生地省级药监部门和监测机构报告 ③生产经营企业、使用单位应当在12小时内告知注册人、备案人，启动自查并配合注册人、备案人调查

续表

定期风险评价报告的要求	①医疗器械注册人、备案人应当自产品首次批准注册或者备案之日起，每满一年后的60日内完成上年度产品上市后定期风险评价报告，并提交至产品注册批准部门的同级监测机构 ②第一类医疗器械的报告由医疗器械备案人留存备查 ③获得延续注册的，在下一次延续注册申请时完成本注册周期的定期风险评价报告，由医疗器械注册人留存备查
风险控制措施	医疗器械注册人、备案人通过监测发现产品存在可能危及人体健康和生命安全的不合理风险时，应当根据情况采取风险控制措施，具体包括： ①立即采取停止生产、销售相关产品 ②改进工艺、设计、产品技术要求 ③通知经营企业、使用单位暂停销售和使用 ④发布风险信息、召回产品 ⑤对生产质量管理体系自查、整改 ⑥修改说明书、标签、操作手册 ⑦按规定进行变更注册或者备案 ⑧开展再评价等 药品监督管理部门认为注册人、备案人采取的控制措施不足以有效防范风险的，可以采取发布警示信息、暂停生产销售和使用、责令召回、要求其修改说明书和标签、组织开展再评价等措施，并组织对注册人、备案人开展监督检查

医疗器械注册人、备案人与省级以上药品监督管理部门应当根据科学发展或不良事件监测、评估结果，对已上市医疗器械进行再评价。根据再评价结果，采取相应控制措施并改进，按照规定进行注册或备案变更。若再评价结果已不能保证医疗器械安全有效，医疗器械注册人、备案人应当主动申请注销医疗器械注册证或者取消备案；未申请则由省级以上药品监督管理部门注销医疗器械注册证或者取消备案。

考点17 医疗器械召回管理 ★★

医疗器械召回，是指医疗器械注册人、备案人按照规定的程序对其已上市销售的某一类别、型号或者批次的存在缺陷的医疗器械产品，采取警示、检查、修理、重新标签、修改并完善说明书、软件更新、替换、收回、销毁等方式进行处理的行为。

责任主体	医疗器械注册人、备案人是控制与消除产品缺陷的责任主体，应当主动对缺陷产品实施召回
	医疗器械注册人、备案人、受托生产企业、经营企业发现不符合强制性标准、经注册或者备案的产品技术要求，或者存在其他缺陷的，应当立即停止生产，通知相关经营企业、使用单位和消费者停止经营和使用，采取补救、销毁等措施，发布相关信息，召回记录和处理情况向药监管理部门和卫生主管部门报告
	未依照规定实施召回或者停止生产、经营的，药品监督管理部门可以责令其召回或者停止生产、经营
存在缺陷的	①正常使用情况下存在可能危及人体健康和生命安全的不合理风险的产品 ②不符合强制性标准、经注册或者备案的产品技术要求的产品 ③不符合医疗器械生产、经营质量管理有关规定导致可能存在不合理风险的产品
召回分级管理	①一级召回：使用该医疗器械可能或者已经引起严重健康危害的 ②二级召回：使用该医疗器械可能或者已经引起暂时的或者可逆的健康危害的 ③三级召回：使用该医疗器械引起危害的可能性较小但仍需要召回的

召回分级管理	做出医疗器械召回决定的，一级召回在1日内，二级召回在3日内，三级召回在7日内，通知到有关医疗器械经营企业、使用单位或者告知使用者

第二节 化妆品管理

考点1 化妆品的界定和分类

界定	化妆品，是指以涂擦、喷洒或其他类似的方式，施用于皮肤、毛发、指甲、口唇等人体表面，以清洁、保护、美化、修饰为目的的日用化学工业产品
分类	①国家按照风险程度对化妆品、化妆品原料实行分类管理 ②化妆品分为特殊化妆品和普通化妆品 ③国家对特殊化妆品实行注册管理，对普通化妆品实行备案管理 ④特殊化妆品是指用于染发、烫发、祛斑美白、防晒、防脱发的化妆品以及宣称新功效的化妆品；特殊化妆品以外的化妆品为普通化妆品 ⑤化妆品原料分为新原料和已使用的原料，国家对风险程度较高的化妆品新原料实行注册管理，对其他化妆品新原料实行备案管理 ⑥在我国境内首次使用于化妆品的天然或者人工原料为化妆品新原料，具有防腐、防晒、着色、染发、祛斑美白功能的化妆品新原料，经国务院药品监督管理部门注册后方可使用 ⑦其他化妆品新原料应当在使用前向国务院药品监督管理部门备案
管理部门	国务院药品监督管理部门负责全国化妆品的监督管理工作，县级以上地方人民政府负责药品监督管理的部门负责本行政区域的化妆品监督工作

考点2 化妆品注册备案管理★★

化妆品注册和备案	①特殊化妆品经国务院药监管理部门注册后方可生产、进口 ②国产普通化妆品应当在上市销售前向备案人所在地省级药品监督管理部门备案 ③进口普通化妆品应当在进口前向国务院药品监督管理部门备案 ④普通化妆品上市或者进口前，备案人按照国务院药品监督管理部门的要求通过信息服务平台提交备案资料后即完成备案 ⑤省级以上药品监督管理部门应当自特殊化妆品准予注册之日起、普通化妆品备案人提交备案资料之日起5个工作日内向社会公布注册、备案有关信息
化妆品新原料的注册和备案	①具有防腐、防晒、着色、染发、祛斑美白功能的化妆品新原料，经国务院药品监督管理部门注册后方可使用；其他化妆品新原料应当在使用前向国务院药品监督管理部门备案 ②国务院药品监督管理部门应当自受理化妆品新原料注册申请之日起3个工作日内将申请资料转交技术审评机构，自收到之日起90个工作日内完成技术审评，并向国务院药品监督管理部门提交审评意见。国务院药品监督管理部门应当自收到审评意见之日起20个工作日内作出决定。对符合要求的，准予注册并发放化妆品新原料注册证 ③化妆品新原料备案人通过国务院药品监督管理部门在线政务服务平台提交符合规定的备案资料后即完成备案 ④国务院药品监督管理部门应当自化妆品新原料准予注册之日起、备案人提交备案资料之日起5个工作日内向社会公布注册、备案有关信息
批准文号管理	①普通化妆品备案编号规则 a.国产产品：省、自治区、直辖市简称+G妆网备字+四位年份数+本年度行政区域内备案产品顺序数

批准文号管理	b.进口产品：国妆网备进字（境内责任人所在省、自治区、直辖市简称）+四位年份数+本年度全国备案产品顺序数 c.中国台湾、香港、澳门产品：国妆网备制字（境内责任人所在省级简称）+四位年份数+本年度全国备案产品顺序数 ②特殊化妆品注册编号规则 a.国产产品：国妆特字+四位年份数+本年度注册产品顺序数 b.进口产品：国妆特进字+四位年份数+本年度注册产品顺序数 c.中国台湾、香港、澳门产品：国妆特制字+四位年份数+本年度注册产品顺序数
延续注册与变更注册	特殊化妆品注册证有效期为5年。有效期届满需要延续注册的，应当在有效期届满30个工作日前提出延续注册的申请。已经注册的特殊化妆品在生产工艺、功效宣称等方面发生实质性变化的，注册人应当向原注册部门申请变更注册

考点3 化妆品生产经营管理 ★★★

质量	化妆品注册人、备案人应当依法建立化妆品生产质量管理体系，履行产品不良反应监测、风险控制、产品召回等义务，对化妆品的质量安全和功效宣称负责
许可管理	化妆品生产实行许可管理。从事化妆品生产活动，应依法取得化妆品生产许可证 申请人应向所在地省级药品监督管理部门提出申请，申请资料进行审核后，对生产场所进行现场核查，符合规定条件的，自作出决定之日起5个工作日内向申请人颁发化妆品生产许可证，化妆品生产许可证有效期为5年 未取得化妆品生产许可证的化妆品生产企业，不得从事化妆品生产 具备儿童护肤类、眼部护肤类化妆品生产条件的，应当在生产许可项目中特别标注
委托生产	化妆品注册人、备案人可以自行生产化妆品，也可以委托其他企业生产化妆品。应委托取得相应化妆品生产许可的企业，并对受托企业的生产活动进行监督，保证其按照法定要求进行生产
生产管理	化妆品注册人、备案人、受托生产企业对质量安全负主体责任： ①按照国家的要求生产化妆品，建立化妆品生产质量管理体系 ②建立并执行供应商遴选、原料验收、生产过程及质量控制、设备管理、产品检验及留样等管理制度 ③按照化妆品注册或备案资料载明的技术要求生产化妆品 ④化妆品经出厂检验合格后方可上市销售 ⑤建立并执行原料以及直接接触化妆品的包装材料进货查验、产品销售记录制度 ⑥进货查验记录和产品销售记录应真实、完整，保证可追溯，保存期限不少于使用期限满1年；使用期限不足1年，保存期限不少于2年 ⑦设质量安全负责人，协助法定代表人依法履行质量安全管理和产品放行职责

考点4 化妆品经营管理 ★★

生产经营者管理方式	①应建立并执行进货查验记录制度，查验供货者的市场主体登记证明、注册或备案信息、产品出厂检验合格证明，记录并保存相关凭证 ②电子商务经营者（自建网站、其他网络服务经营化妆品的电子商务经营者）应在其经营活动主页面全面、真实、准确披露与化妆品注册或者备案资料一致的化妆品标签等信息。对平台内化妆品经营者进行实名登记，发现有违反法规规定行为的，应当及时制止并报告电子商务平台经营者所在地省级药品监督管理部门；发现严重违法行为的，应当立即停止向违法的化妆品经营者提供电子商务平台服务 ③在经营中使用化妆品或者为消费者提供化妆品的美容美发机构、宾馆等，应当履行化妆品经营者义务

考点5 化妆品标签和广告管理 ★★

（1）**儿童化妆品** 是指适用于年龄在12岁以下（含12岁）儿童，具有清洁、保湿、爽身、防晒等功效的化妆品。

儿童化妆品应当在销售包装展示面标注国务院药品监督管理部门规定的儿童化妆品标志，如图（颜色为金色）。

非儿童化妆品不得标注童化妆品标志。

（2）化妆品的标签和内容要求

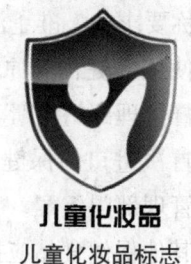

化妆品标签要求	①化妆品的最小销售单元应当有标签 ②标签应符合相关法律、行政法规、强制性国家标准，内容真实、完整、准确 ③进口化妆品可以直接使用中文标签，也可以加贴中文标签；加贴中文标签的，中文标签内容应当与原标签内容一致 ④化妆品的名称、成分、功效等标签标注的事项应当真实、合法，不得含有明示或暗示具有医疗作用，以及虚假或者引人误解、违背社会公序良俗等违反法律法规的内容
化妆品广告内容要求	①化妆品广告的内容应当真实、合法 ②化妆品广告不得明示或者暗示产品具有医疗作用，不得含有虚假或者引人误解的内容，不得欺骗、误导消费者

第三节 特殊食品管理

考点1 保健食品管理 ★★★

保健食品，是指声称具有特定保健功能或者以补充维生素、矿物质为目的的食品。对人体不产生任何急性、亚急性或者慢性危害的食品，保健食品声称保健功能，应当具有科学依据。

项目	食品	保健食品	药品
概念	指各种供人食用或者饮用的成品和原料，以及按照传统既是食品又是中药材的物品	指适用于特定人群食用，具有调节机体功能，不以治疗疾病为目的的食品	指用于预防、治疗、诊断人的疾病，有目的地调节人的生理机能并规定有适应症或者功能主治、用法和用量的物质
用途	提供营养，维持人体正常新陈代谢	主要用于特定人群调节机体功能	主要用于临床上治疗疾病，也用于疾病的预防和诊断
标签	营养成分含量	具有特定保健功能	适应症或功能主治
原料特点	富含营养成分，无毒副作用	富含活性成分，在规定的用量下无毒副作用	富含活性成分，允许在规定用量下有一定毒副作用
形态	普通食品的形态	普通食品的形态，也可以使用片剂、胶囊等型	具有特定剂型：片剂、胶囊、针剂、微丸等
用量	无规定用量	有规定用量	多种给药途径，有规定用量
审批	一般不用审批，药食同源的，由卫生健康主管部门发布目录	审批或备案	审批

申请注册的保健食品，国务院食品安全监督管理部门经组织技术审评，对符合安全和功能声称要求的，准予注册。注册证书有效期为5年。

①使用保健食品原料目录以外原料的保健食品和首次进口的保健食品应经国务院食品安全监督管理部门注册。

②首次进口的保健食品中属于补充维生素、矿物质等营养物质的，应报国务院食品安全监督管理部门备案。

③其他保健食品应报省级食品安全监督管理部门备案。

保健食品注册号格式	国产保健食品注册号格式：国食健注G+4位年代号+4位顺序号 进口保健食品注册号格式：国食健注J+4位年代号+4位顺序号 国产保健食品备案号格式：食健备G+4位年代号+2位省级行政区域代码+6位顺序编号 进口保健食品备案号格式：食健备J+4位年代号+00+6位顺序编号
保健品原料目录	①国务院食品安全监督管理部门会同国务院卫生行政部门、国家中医药管理部门制定保健食品原料目录 ②对使用保健食品原料目录以外原料的保健食品作出准予注册决定的，应当及时将该原料纳入保健食品原料目录 ③列入保健食品原料目录的原料只能用于保健食品生产，不得用于其他食品生产
经营	保健食品不属于地方特色食品，不得对其制定食品安全地方标准 保健食品不得与普通食品或者药品混放销售
标签	①保健食品的标签、说明书不得涉及疾病预防、治疗功能，内容应当真实，与注册或者备案的内容相一致，载明适宜人群、不适宜人群、功效成分或者标志性成分及其含量等，并声明"本品不能代替药物" ②保健食品的功能和成分应当与标签、说明书相一致
广告内容	①应真实合法，不得含有虚假内容，不得涉及疾病预防、治疗功能，食品生产经营者对食品广告内容的真实性、合法性负责 ②应以市场监督管理部门批准的注册证书或者以备案凭证、注册或备案的产品说明书内容为准，不得涉及疾病预防、治疗功能 ③涉及保健功能、产品功效成分或者标志性成分及含量、适宜人群或食用量等内容的，不得超出注册证书或者备案凭证、注册或者备案的产品说明书范围 ④应当显著标明"保健食品不是药物，不能代替药物治疗疾病"，声明本品不能代替药物，并显著标明保健食品标志、适宜人群和不适宜人群 ⑤应经生产企业所在地省级广告审查机关审查批准，取得保健食品广告批准文号 ⑥省级食品安全监督管理部门应公布并及时更新已经批准的保健食品广告目录以及批准的广告内容

考点2 特殊医学用途配方食品的界定和注册 ★★

特殊医学用途配方食品，是指为满足进食受限、消化吸收障碍、代谢紊乱或者特定疾病状态人群对营养素或者膳食的特殊需要，专门加工配制而成的配方食品。包括：

①适用于0月龄至12月龄的特殊医学用途婴儿配方食品。

②适用于1岁以上人群的特殊医学用途配方食品（全营养配方食品、特定全营养配方食品、非全营养配方食品）。

特殊医学用途 配方食品的注册	①特殊医学用途配方食品应经国务院食品安全监督管理部门注册 ②特殊医学用途配方食品注册号的格式： 国食注字TY+四位年代号+四位顺序号（TY代表特殊医学用途配方食品） 特殊医学用途配方食品注册证书有效期限为5年

考点 3 特殊婴幼儿配方食品管理 ★★

婴幼儿配方乳粉产品配方，是指生产婴幼儿配方乳粉使用的食品原料、食品添加剂及其使用量，以及产品中营养成分的含量。

婴幼儿配方乳粉的产品配方应当经国务院食品安全监督管理部门注册。注册证书有效期为5年。

注册与 生产管理	①婴幼儿配方乳粉产品配方注册号格式： 国食注字YP+四位年代号+四位顺序号（YP代表婴幼儿配方乳粉产品配方） ②生产企业应实施从原料进厂到成品出厂的全过程质量控制，对出厂的婴幼儿配方食品实施逐批检验，保证食品安全 ③生产婴幼儿配方食品使用的生鲜乳、辅料等食品原料、食品添加剂等，应当符合法律、法规和食品安全国家标准，保证婴幼儿生长发育所需的营养成分 ④婴幼儿配方食品生产企业应当将食品原料、食品添加剂、产品配方及标签等事项向省级食品安全监督管理部门备案

考点 4 特殊医学用途配方食品的标签和广告管理 ★★

特殊医学 用途配方 食品标签	①标签应符合法律、法规和国家标准，标示"不适用于非目标人群使用""本品禁止用于肠外营养支持和静脉注射" ②标签和说明书的内容应当一致，涉及特殊医学用途配方食品注册证书内容的，应当与注册证书内容一致 ③标签的主要展示版面应标示产品名称、特殊医学用途配方食品标志、注册号、适用人群，"请在医生或临床营养师的指导下使用"提示语，可标示产品口味，配方符合国家标准且不使用消费者误解的图形，也可在主要展示版面的边角标示已注册商标，不得标示其他内容 ④标签位于主要展示版面左上角或右上角，主要展示版面方向同文字方向。特殊医学用途配方食品标志应清晰醒目、易于识别，可以按样式等比例变化，但不得变形、变色 ⑤非特殊医学用途配方食品不得冒用、盗用特殊医学用途配方食品标志
特殊医学 用途配方 食品广告 管理	①特殊医学用途配方食品广告内容应当经生产企业等广告主所在地省级广告审查机关审查批准，取得广告批准文号 ②特殊医学用途配方食品广告涉及产品名称、配方、营养学特征、适用人群等内容的，不得超出注册证书、产品标签、说明书范围 ③特殊医学用途配方食品广告应当显著标明适用人群、"不适用于非目标人群使用""请在医师或者临床营养师指导下使用"

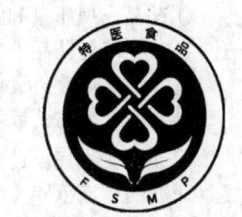

特殊医学用途配方食品标志
（颜色：蓝色）

第十章 药品安全法律责任

第一节 药品安全法律责任概述

药品安全直接关系人民群众身体健康和生命安全,切实保证药品质量,保障药品供应,落实药品安全法律责任,是维护社会稳定、促进社会和谐的现实要求。

《药品管理法》作为确保药品安全的主要法律,在法律责任设定上,强化了企业主体责任,细化了各种药品违法行为的惩戒形式,明确了首负责任制和惩罚性赔偿,体现了国家从严管理药品的态度。同时,《疫苗管理法》《刑法》《药品管理法实施条例》《药品注册管理办法》《药品生产监督管理办法》《药品经营和使用质量监督管理办法》等其他药品管理相关法律法规也对药品违法行为设定了法律责任。

药品监管实践中,对于轻微、可及时改正、影响范围较小且符合《行政处罚法》规定的违法行为,法规、规章可延续《行政处罚法》的轻微不罚、首违不罚和无过错不罚规定,体现过罚相当的原则。

考点1 药品安全法律责任分类 ★★★

药品安全法律责任是指由于违反药品法律法规所应承担的法律后果,是法律、法规和部门规章的主要组成部分。根据行为人违反药品法律法规的性质和社会危害程度的不同,药品安全法律责任可分为民事责任、刑事责任和行政责任。

民事责任	主要是产品责任,即生产者、销售者因生产、销售缺陷产品致使他人遭受人身伤害、财产损失,而应承担的赔偿损失、消除危险、停止侵害等责任的特殊侵权民事责任 ①药品出现质量问题,药品上市许可持有人和药品生产经营企业要承担民事赔偿责任 ②规定境外药品上市许可持有人在中国境内的代理人与持有人承担连带责任 ③民事赔偿首负责任制:药品质量问题导致损害时,相关责任方需承担首负赔偿责任 ④对生产假劣药或者明知假劣药仍销售的,受害人还可以要求惩罚性赔偿
刑事责任	是指行为人违反药品管理法律法规,侵犯了国家药品管理制度和不特定多数人的健康权利,构成犯罪时,应依照《刑法》规定,对其依法追究法律责任 ①《药品管理法》第一百一十三条第一款规定,药品监督管理部门发现药品违法行为涉嫌犯罪的,应当及时将案件移送公安机关 ②《药品管理法》第一百一十四条规定,因违反药品管理规定,构成犯罪的,依法追究刑事责任
行政责任	药品安全行政责任包括在药品监督管理行政法律关系中,当行政相对人实施了违反行政法律规范的行为,或不履行行政法律义务时,应依法承担的法律后果 行政处罚:指行政机关依法对违反行政管理秩序的公民、法人或者其他组织,以减损权益或者增加义务的方式予以惩戒的行为。药品领域的行政处罚是指药品监督管理部门依法在职权范围内对违反药品法律法规但尚未构成犯罪的行政相对人所实施的惩戒行为。行政处罚的种类有: ①警告、通报批评 ②罚款、没收违法所得、没收非法财物 ③暂扣许可证件、降低资质等级、吊销许可证件 ④行政拘留 ⑤限制开展生产经营活动、责令停产停业、责令关闭、限制从业 ⑥法律、行政法规规定的其他行政处罚

行政责任	行政处分：指由有管辖权的国家机关或企事业单位依据行政隶属关系对违法失职人员给予的一种行政制裁。主要有警告、记过、记大过、降级、撤职、开除六种

考点 2 行政处罚裁量适用规则中从重处罚情形 ★★

2024年2月23日，国家药品监督管理局发布《关于印发药品监督管理行政处罚裁量适用规则的通知》，从裁量情形、裁量程序、裁量基准制定原则、裁量监督四个方面对药品监督管理行政处罚裁量工作进行了完善。其中，针对从重、从轻、不予、免予处罚和情节严重的情形进行了细化和完善。

从重处罚情形	从重处罚指在依法可以选择的处罚种类和处罚幅度内，适用较重、较多的处罚种类或者较高的处罚幅度。当事人有下列情形之一的，应当给予从重行政处罚： ①以麻醉药品、精神药品、医疗用毒性药品、放射性药品和药品类易制毒化学品冒充其他药品，或者以其他药品冒充上述药品的 ②生产、销售、使用假药、劣药、不符合强制性标准或者不符合经注册的产品技术要求的第三类医疗器械，以孕产妇、儿童、危重病人为主要使用对象的 ③生产、销售、使用的生物制品、注射剂药品属于假药、劣药的 ④生产、销售、使用假药、劣药，不符合强制性标准或者不符合经注册备案的产品技术要求的医疗器械，造成人身伤害后果的 ⑤生产、销售、使用假药、劣药，经处理后再犯；生产、销售、使用不符合强制性标准或者经注册的产品技术要求的医疗器械，经处理后3年内再犯的 ⑥在自然灾害、事故灾难、公共卫生事件、社会安全事件等突发事件发生时期，生产、销售、使用用于应对突发事件的药品系假药、劣药，或用于应对突发事件的医疗器械不符合强制性标准或者不符合经注册备案的产品技术要求的 ⑦因药品、医疗器械违法行为受过刑事处罚的 ⑧法律、法规、规章规定的其他应当从重行政处罚情形
可以依法从重行政处罚情形	①药品有效成分含量不符合规定，足以影响疗效的，或者药品检验无菌、热原（如细菌内毒素）、微生物限度、降压物质不符合规定的；涉案医疗器械属于植入类医疗器械的 ②生产、销售、使用的急救药品属于假药、劣药的 ③涉案产品主要使用对象为孕产妇、儿童或者其他特定人群的 ④生产经营未经注册或者备案的药品、医疗器械、化妆品或者未经许可从事生产经营活动，且涉案产品风险性高的 ⑤教唆、胁迫、诱骗他人实施违法行为的 ⑥明知属于违法产品仍销售、使用的 ⑦1年内因同一性质违法行为受过行政处罚的 ⑧违法行为持续6个月以上或者在2年内实施违法行为3次以上的 ⑨拒绝、逃避监督检查，伪造、销毁、隐匿有关证据材料，或者擅自动用查封、扣押、先行登记保存物品的 ⑩阻碍或者拒不配合行政执法人员依法执行公务或者对行政执法人员、举报人、证人、鉴定人打击报复的 ⑪被药品监督管理部门依法责令停止或者限期改正违法行为，继续实施违法行为的 第⑦项、第⑨项、第⑩项、第⑪项规定的情形，法律、法规、规章规定为应当单独进行处罚、应当从重处罚或者属于情节严重的，从其规定；当事人因前款第⑨项所涉行为已被行政处罚的，该行为不再作为从重行政处罚情节 同一违法行为同时符合应当从重行政处罚第③项至第⑥项和可以从重行政处罚第①项、第②项的，优先适用应当从重行政处罚相关条款；第⑦项、第⑧项规定的情形，自上一次违法行为终了之日起算

考点 3 行政处罚裁量适用规则中按照"情节严重"处罚的情形★★

除药品、医疗器械监管法律、法规、规章明确规定应当按照"情节严重"给予行政处罚的情形外，当事人有下列情形之一的，按照药品、医疗器械监管法律、法规、规章规定的"情节严重"给予行政处罚：

①药品生产中非法添加药物成分或者违法使用原料、辅料，造成严重后果的。

②医疗器械生产中非法添加药物成分或非法添加已明确禁止添加的成分，造成严重后果的。

③药品上市许可持有人、医疗器械注册人备案人、生产企业、经营企业、使用单位发现其生产、销售、使用的产品存在安全隐患，可能对人体健康和生命安全造成损害，不履行通知、告知、召回、停止销售、报告等法定义务，造成严重后果的。

④生产、经营企业不建立或者不执行进货检查验收制度，从非法渠道购进不合格产品或原料，或者生产、销售已禁止销售的产品，造成严重后果的。

⑤故意隐瞒问题产品来源或者流向，导致无法追溯，造成严重后果的。

⑥提供虚假的证明、数据、资料、样品或者采取其他手段骗取药品、医疗器械许可或者备案，社会影响恶劣或者造成人身伤害后果的。

⑦在自然灾害、事故灾难、公共卫生事件、社会安全事件等突发事件期间，生产、销售专用于应对突发事件的药品、医疗器械不符合安全性、有效性强制标准的，或者违反相关管理规定实施违法行为且直接影响预防、处置突发事件的。

⑧因涉案行为构成犯罪被人民法院作出有罪判决的。

⑨其他违法行为，造成人身伤害、重大财产损失或者恶劣社会影响等严重后果的。

⑩其他属于"情节严重"的情形。

当事人有《化妆品生产经营监督管理办法》第六十一条第一款规定情形的，应当按照化妆品监督管理法规、规章规定的"情节严重"给予行政处罚。

考点 4 行政处罚裁量适用规则中从轻、减轻行政处罚情形★★

从轻行政处罚指在依法可以选择的处罚种类和处罚幅度内，适用较轻、较少的处罚种类或者较低的处罚幅度。减轻行政处罚是指适用法定行政处罚最低限度以下的处罚种类或者处罚幅度，包括在违法行为应当受到的一种或者几种处罚种类之外选择更轻的处罚种类，或者在应当并处时不并处，也包括在法定最低罚款限值以下确定罚款数额。

应当从轻、减轻行政处罚情形	当事人有下列情形之一的，应当从轻或者减轻行政处罚： ①已满14周岁不满18周岁的未成年人有违法行为 ②主动消除或者减轻药品、医疗器械和化妆品违法行为危害后果的 ③受他人胁迫或者诱骗实施药品、医疗器械和化妆品违法行为的 ④主动供述药品监督管理部门尚未掌握的违法行为的 ⑤配合药品监督管理部门查处药品、医疗器械和化妆品违法行为有立功表现的，包括但不限于当事人揭发药品、医疗器械、化妆品监管领域其他重大违法行为或者提供查处药品、医疗器械、化妆品监管领域其他重大违法行为的关键线索或者证据，并经查证属实的 ⑥其他依法应当从轻或者减轻行政处罚的
	重大违法行为是指涉嫌犯罪或者依法被处以责令停产停业、责令关闭、吊销许可证件、较大数额罚没款等行政处罚的违法行为 地方性法规或者地方政府规章对重大违法行为有具体规定的，从其规定

续表

| 可以从轻、减轻行政处罚情形 | 当事人有下列情形之一的，可以从轻或者减轻行政处罚：
①尚未完全丧失辨认或者控制自己行为能力的精神病人、智力残疾人有违法行为的
②积极配合药品监督管理部门调查并主动提供证据材料的
③涉案产品尚未销售或者使用的
④违法行为情节轻微，社会危害后果较小的
⑤在共同违法行为中起次要或者辅助作用的
⑥当事人因残疾或者重大疾病等原因生活确有困难的
⑦其他依法可以从轻或者减轻行政处罚的 |

考点 5 行政处罚裁量适用规则中不予行政处罚情形 ★★

不予行政处罚指因法定原因对符合处罚条件的违法行为不给予行政处罚。

不予行政处罚情形	当事人有下列情形之一的，不予行政处罚： ①不满14周岁的未成年人有违法行为的，不予行政处罚，但应当责令监护人加以管教 ②精神病人、智力残疾人在不能辨认或者不能控制自己行为时有违法行为的，不予行政处罚，但应当责令其监护人严加看管和治疗 ③违法行为轻微并及时改正，没有造成危害后果的，不予行政处罚 ④当事人有证据足以证明没有主观过错的，不予行政处罚，另有规定的从其规定 ⑤违法行为在2年内未被发现的，不再给予行政处罚；涉及公民生命健康安全且有危害后果的，上述期限延长至5年。法律另有规定的除外 ⑥依法应当不予行政处罚的其他情形	
可以不予行政处罚情形	初次违法且危害后果轻微并及时改正的，可以不予行政处罚	初次违法是指当事人5年内在其全部生产经营地域范围内第一次实施同一性质违法行为。但当事人被处以5年以上职业禁止罚的除外。经询问当事人，并查询行政处罚案件信息等方式，未发现当事人5年内有同一性质违法行为的，可以认定为初次违法
		危害后果轻微是指违法行为造成的损害后果较轻、较小，可以结合下列因素综合判定： ①危害程度较轻 ②危害范围较小 ③危害后果易于消除或者减轻 ④其他能够反映危害后果轻微的因素
		及时改正是指当事人在药品监督管理部门尚未立案调查且责令改正之前主动改正。国务院药品监督管理部门和省级药品监督管理部门可以依照有关规定制定轻微违法行为依法免予行政处罚清单并进行动态调整

药品上市许可持有人、医疗器械注册人备案人、化妆品注册人备案人、生产企业生产依法获得批准或者备案的创新产品，并履行上市后研究和上市后评价等法定义务，当时科学技术水平尚不能发现产品存在质量安全缺陷的，不予行政处罚。经营、使用上述缺陷产品，不予行政处罚。但是发现缺陷后未履行依法召回产品义务和采取其他有效风险控制措施的除外。

第二节 违反假药、劣药管理规定的法律责任

考点 1 无证生产、经营药品相关的法律责任 ★★

（1）无证生产、经营药品的法律责任　根据《药品管理法》第一百一十五条规定，未取

得药品生产许可证、药品经营许可证或者医疗机构制剂许可证生产、销售药品的，责令关闭，没收违法生产、销售的药品和违法所得，并处违法生产、销售的药品（包括已售出和未售出的药品，下同）货值金额15倍以上30倍以下的罚款；货值金额不足10万元的，按10万元计算。

其他按照无证生产、经营处罚的情形	①未经批准，擅自在城乡集市贸易市场设点销售药品或者在城乡集市贸易市场设点销售的药品超出批准经营的药品范围的（参见《药品管理法实施条例》第六十条） ②个人设置的门诊部、诊所等医疗机构向患者提供的药品超出规定的范围和品种的（参见《药品管理法实施条例》第六十二条） ③药品上市许可持有人、药品生产企业、药品经营企业和医疗机构变更药品生产、经营许可事项，应当办理变更登记手续而未办理的，由原发证部门给予警告，责令限期补办变更登记手续；逾期不补办的，宣布其《药品生产许可证》《药品经营许可证》《医疗机构制剂许可证》无效；仍从事药品生产经营活动的，依照无证生产、经营处罚 ④药品上市许可持有人和药品生产企业变更生产地址、生产范围应当经批准而未经批准的；药品生产许可证超过有效期限仍进行生产的（参见《药品生产监督管理办法》第六十八条）
减轻处罚的情形	根据《药品经营和使用质量监督管理办法》第六十八条第一款规定，药品经营企业未经批准变更许可事项或者药品经营许可证超过有效期继续开展药品经营活动的，药品监督管理部门按照《药品管理法》第一百一十五条的规定给予处罚 有下列情形之一，药品经营企业及时改正，不影响药品质量安全的，给予减轻处罚： ①药品经营企业超出许可的经营方式、经营地址从事药品经营活动的 ②超出经营范围经营的药品不属于疫苗、麻醉药品、精神药品、药品类易制毒化学品、医疗用毒性药品、血液制品、细胞治疗类生物制品的 ③药品经营许可证超过有效期但符合申请办理药品经营许可证要求的 ④依法可以减轻处罚的其他情形

（2）药品零售企业销售国家禁止销售药品的法律责任

根据《药品经营和使用质量监督管理办法》第六十八条第二款规定，药品零售企业销售麻醉药品、第一类精神药品、放射性药品、药品类易制毒化学品、蛋白同化制剂、肽类激素（胰岛素除外）、终止妊娠药品等国家禁止零售的药品，法律、行政法规已有规定的，依照法律、行政法规的规定处罚。法律、行政法规未作规定的，责令限期改正，处5万元以上10万元以下罚款；造成危害后果的，处10万元以上20万元以下罚款。

考点2 假药的界定★★★

根据《药品管理法》第九十八条第一款、第二款规定，禁止生产（包括配制）、销售、使用假药。有下列情形之一的，为假药：
①药品所含成分与国家药品标准规定的成分不符。
②以非药品冒充药品或者以他种药品冒充此种药品。
③变质的药品。
④药品所标明的适应症或者功能主治超出规定范围。

对假药的处罚决定，应当依法载明药品检验机构的质量检验结论，执法实践时应视具体情形而定。根据《药品管理法》第一百二十一条及相关通知（药监综法〔2020〕63号和药监综法函〔2020〕431号），若涉及标明的适应症或者功能主治超出规定范围、过期、未标明或更改有效期及批号等情形，以及有充分证据证明其为假药或者劣药的，无需送药品检验机构检验，可直接出具认定意见，且处罚决定亦无需载明药品检验机构的质量检验结论。

考点3 生产、销售、使用假药的行政责任 ★★★

生产、销售、使用假药的行政责任	对单位的行政处罚	根据《药品管理法》第一百一十六条规定，生产、销售假药的，没收违法生产、销售的药品和违法所得，责令停产停业整顿，吊销药品批准证明文件，并处违法生产、销售的药品货值金额15倍以上30倍以下的罚款；货值金额不足10万元的，按10万元计算；情节严重的，吊销药品生产许可证、药品经营许可证或者医疗机构制剂许可证，十年内不受理其相应申请；药品上市许可持有人为境外企业的，十年内禁止其药品进口
		根据《药品管理法》第一百一十九条规定，药品使用单位使用假药的，按照销售假药的规定处罚
	对相关人员的行政处罚	根据《药品管理法》第一百一十八条第一款规定，生产、销售假药，对法定代表人、主要负责人、直接负责的主管人员和其他责任人员，没收违法行为发生期间自本单位所获收入，并处所获收入30%以上3倍以下的罚款，终身禁止从事药品生产经营活动，并可以由公安机关处五日以上十五日以下的拘留
		根据《药品管理法》第一百一十九条规定，药品使用单位使用假药情节严重的，法定代表人、主要负责人、直接负责的主管人员和其他责任人员有医疗卫生人员执业证书的，还应当吊销执业证书

考点4 生产、销售、使用假药的刑事责任 ★★★

根据《刑法》第一百四十一条规定：①生产、销售假药的，处三年以下有期徒刑或者拘役，并处罚金；②对人体健康造成严重危害或者有其他严重情节的，处三年以上十年以下有期徒刑，并处罚金；③致人死亡或者有其他特别严重情节的，处十年以上有期徒刑、无期徒刑或者死刑，并处罚金或者没收财产；④药品使用单位的人员明知是假药而提供给他人使用的，依照前款规定处罚。

对人体健康造成严重危害	具有下列情形之一的，认定为"对人体健康造成严重危害"： ①造成轻伤或者重伤的 ②造成轻度残疾或中度残疾的 ③造成器官组织损伤导致一般功能障碍或严重功能障碍的 ④其他对人体健康造成严重危害的情形
其他严重情节	具有下列情形之一的，认定为"其他严重情节"： ①引发较大突发公共卫生事件的 ②生产、销售、提供假药的金额20万元以上不满50万元的 ③生产、销售、提供假药的金额10万元以上不满20万元（酌情从重处罚情形之一的） ④根据生产、销售、提供的时间、数量、假药种类、对人体健康危害程度等，应当认定为情节严重的
其他特别严重情节	具有下列情形之一的，认定为"其他特别严重情节"： ①致人重度残疾以上的 ②造成三人以上重伤、中度残疾或器官组织损伤导致严重功能障碍的 ③造成五人以上轻度残疾或器官组织损伤导致一般功能障碍的 ④造成十人以上轻伤的 ⑤引发重大、特别重大突发公共卫生事件的 ⑥生产、销售、提供假药的金额50万元以上的 ⑦生产、销售、提供假药的金额20万元以上不满50万元（酌情从重处罚情形之一的） ⑧根据生产、销售、提供的时间、数量、假药种类、对人体健康危害程度等，应当认定为情节特别严重的

根据《刑法》第一百五十条规定，单位犯生产、销售假药罪的，对单位判处罚金，并

对其直接负责的主管人员和其他直接责任人员，依照自然人犯生产、销售假药罪的定罪量刑标准处罚。

应当酌情 从重处罚	生产、销售、提供假药，具有下列情形之一的，应当酌情从重处罚： ①涉案药品以孕产妇、儿童或者危重病人为主要使用对象的 ②涉案药品属于麻醉药品、精神药品、医疗用毒性药品、放射性药品、生物制品，或者以药品类易制毒化学品冒充其他药品的 ③涉案药品属于注射剂药品、急救药品的 ④涉案药品系用于应对自然灾害、事故灾难、公共卫生事件、社会安全事件等突发事件的 ⑤药品使用单位及其工作人员生产、销售假药的 ⑥其他应当酌情从重处罚的情形

以生产、销售、提供假药为目的，合成、精制、提取、储存、加工炮制药品原料，或者在将药品原料、辅料、包装材料制成成品过程中，进行配料、混合、制剂、储存、包装的，应当认定为刑法第一百四十一条规定的"生产"。药品使用单位及其工作人员明知是假药而有偿提供给他人使用的，应当认定为刑法第一百四十一条规定的"销售"；无偿提供给他人使用的，应当认定为刑法第一百四十一条规定的"提供"。

考点 5 劣药的界定 ★★★

根据《药品管理法》第九十八条第三款规定，有下列情形之一的，为劣药：
①药品成分的含量不符合国家药品标准。
②被污染的药品。
③未标明或者更改有效期的药品。
④未注明或者更改产品批号的药品。
⑤超过有效期的药品。
⑥擅自添加防腐剂、辅料的药品。
⑦其他不符合药品标准的药品。

对劣药的处罚决定，应当依法载明药品检验机构的质量检验结论，在执法实践中应根据具体情形确定。《国家药监局综合司关于假劣药认定有关问题的复函》（药监综法函〔2020〕431号）指出，根据《药品管理法》第九十八条第三款第三项至第七项认定为劣药，只需要事实认定，不需要对涉案药品进行检验，处罚决定亦无需载明药品检验机构的质量检验结论。

考点 6 生产、销售、使用劣药的行政处罚 ★★★

对单位的 行政处罚	①生产、销售劣药的，没收违法生产、销售的药品和违法所得，并处违法生产、销售的药品货值金额十倍以上二十倍以下的罚款；违法生产、批发的药品货值金额不足十万元的，按十万元计算，违法零售的药品货值金额不足一万元的，按一万元计算；情节严重的，责令停产停业整顿直至吊销药品批准证明文件、药品生产许可证、药品经营许可证或者医疗机构制剂许可证 ②生产、销售的中药饮片不符合药品标准，尚不影响安全性、有效性的，责令限期改正，给予警告；可以处10万元以上50万元以下的罚款
	根据《药品管理法》规定，药品使用单位使用劣药的，按照零售劣药的规定处罚
对相关人员 的行政处罚	①生产、销售劣药且情节严重的，对法定代表人、主要负责人、直接负责的主管人员和其他责任人员，没收违法行为发生期间自本单位所获收入，并处所获收入30%以上3倍以下的罚款，终身禁止从事药品生产经营活动，并可以由公安机关处五日以上十五日以下的拘留 ②药品使用单位使用劣药情节严重的，法定代表人、主要负责人、直接负责的主管人员和其他责任人员有医疗卫生人员执业证书的，还应当吊销执业证书

国家药品监督管理局为进一步规范中药饮片不符合药品标准情形的法律责任适用问题，统一行政处罚裁量基准，保障合法权益，制定印发了《关于〈中华人民共和国药品管理法〉第一百一十七条第二款适用则的指导意见》，提出以下指导意见：

①药品监督管理部门在中药饮片执法过程中，应贯彻"四个最严"要求，强化生产、销售、使用各环节的监管，坚持"合法、合理、审慎、公正"原则，守牢药品安全底线。

②应当严格按照《行政处罚法》《药品管理法实施条例》关于适用从轻、减轻、不予行政处罚的有关情形规定，结合案情、质量风险等进行综合裁量，体现过罚相当原则。

③企业应在生产经营过程中加强质量管理，采取有效质量控制措施，确保中药饮片质量。

④适用本条款的中药饮片由天然来源的植物、动物、矿物药材经炮制而成。中药配方颗粒及《医疗用毒性药品管理办法》中的相关毒性中药饮片不适用本条款。

⑤适用本条款的前提是生产中药饮片所用中药材的来源（包括基原、药用部位、产地加工等）、饮片炮制工艺等符合规定，且仅限于《药品管理法》第九十八条第三款第七项"其他不符合药品标准的药品"的以下情形：性状项中如大小、表面色泽等不符合药品标准；检查项中如水分、灰分、药屑杂质等不符合药品标准。

⑥不改变中药饮片不符合药品标准的性质。生产经营企业应当按照有关规定召回不符合标准饮片，并查找分析原因，对其进行安全风险评估，根据评估结果进行处理。

⑦药品监督管理部门应当进行客观、公正的调查，以确认是否适用本条款，当事人应当积极配合。药品监督管理部门应当结合中药饮片不符合药品标准的具体情形和查明的相关事实进行风险研判，必要时通过专家论证或集体研究等机制对"尚不影响安全性、有效性"作出认定，并决定是否适用本条款。

⑧药品监督管理部门在执法过程中，要注意收集整理相关典型案例，加强案例指导，确保本条款正确实施以及执法尺度的统一。

考点 7 生产、销售、使用劣药的刑事责任 ★★

（1）刑事责任的认定及刑罚　生产、销售劣药，对人体健康造成严重危害的，处三年以上十年以下有期徒刑，并处罚金；后果特别严重的，处十年以上有期徒刑或者无期徒刑，并处罚金或者没收财产。

药品使用单位的人员明知是劣药而提供给他人使用的，依照前款规定处罚。

生产、销售、使用劣药的刑事责任	对人体健康造成严重危害	①造成轻伤或者重伤的 ②造成轻度残疾或者中度残疾的 ③造成器官组织损伤导致一般功能障碍或者严重功能障碍的 ④其他对人体健康造成严重危害的情形
	后果特别严重	①致人重度残疾以上的 ②造成三人以上重伤、中度残疾或者器官组织损伤导致严重功能障碍的 ③造成五人以上轻度残疾或者器官组织损伤导致一般功能障碍的 ④造成十人以上轻伤的 ⑤引发重大、特别重大突发公共卫生事件的

以生产、销售、提供劣药为目的，合成、精制、提取、储存、加工炮制药品原料，或者在将药品原料、辅料、包装材料制成成品过程中，进行配料、混合、制剂、储存、包装

的，应当认定为刑法第一百四十二条规定的"生产"。药品使用单位及其工作人员明知是劣药而有偿提供给他人使用的，应当认定为刑法第一百四十二条规定的"销售"；无偿提供给他人使用的，应当认定为刑法第一百四十二条规定的"提供"。

（2）刑罚的适用　生产、销售劣药可能涉及《刑法》第一百四十条规定的生产、销售伪劣产品罪。在生产、销售劣药尚不足以认定为"对人体健康造成严重危害"时，可能因为销售金额或货值金额符合生产、销售伪劣产品罪的构成要件，而构成生产、销售伪劣产品罪。

生产销售假冒、伪劣产品行为的立案标准	①伪劣产品销售金额五万元以上的 ②伪劣产品尚未销售，货值金额15万元以上的 ③伪劣产品销售金额不满5万元，但将已销售金额乘以3倍后，与尚未销售的伪劣产品货值金额合计15万元以上的
酌情从重处罚情形	①涉案药品以孕产妇、儿童或者危重病人为主要使用对象的 ②涉案药品属于麻醉药品、精神药品、医疗用毒性药品、放射性药品、生物制品的 ③涉案药品属于注射剂药品、急救药品的 ④涉案药品是应对自然灾害、事故灾难、公共卫生和社会安全事件等突发事件的 ⑤其他应当酌情从重处罚的情形

考点8 为假药、劣药等提供储存、运输等便利条件的法律责任 ★★

（1）提供便利条件的行政处罚　根据《药品管理法》规定，知道或者应当知道属于假药、劣药或者第一百二十四条第一款第一项至第五项的药品，而为其提供储存、运输等便利条件的，没收全部储存、运输收入，并处违法收入1倍以上5倍以下的罚款；情节严重的，并处违法收入5倍以上15倍以下的罚款；违法收入不足5万元的，按5万元计算。

（2）提供便利条件的刑罚适用

以共同犯罪论处的情形	①明知他人生产、销售、提供假药、劣药，而提供生产、经营场所、设备或者运输、储存、保管、邮寄、网络销售渠道等便利条件的，以生产、销售、提供假药、劣药的共同犯罪论处 ②明知他人生产、销售、提供假药、劣药，而提供资金、贷款、账号、发票、证明、许可证件的 ③提供生产技术或者原料、辅料、包装材料、标签、说明书的 ④提供虚假药物非临床研究报告、药物临床试验报告及相关材料的 ⑤提供广告宣传 ⑥提供其他帮助的

考点9 伪造、变造、买卖、出租、出借、骗取许可证或批准证明文件的法律责任 ★★

（1）伪造、变造、买卖、出租、出借许可证或者药品批准证明文件的法律责任　《行政许可法》第九条规定，依法取得的行政许可，除法律、法规规定依照法定条件和程序可以转让的外，不得转让。

根据《药品管理法》第一百二十二条规定，伪造、变造、出租、出借、非法买卖许可证或者药品批准证明文件的，没收违法所得，并处违法所得1倍以上5倍以下的罚款；情节严重的,并处违法所得5倍以上15倍以下的罚款,吊销药品生产许可证、药品经营许可证、医疗机构制剂许可证或者药品批准证明文件,对法定代表人、主要负责人、直接负责的主管人员和其他责任人员,处2万元以上20万元以下的罚款,十年内禁止从事药品生产经营活动,并由公安机关处五日以上十五日以下的拘留;违法所得不足10万元的,按10万元计算。

(2)骗取许可证或者批准证明文件的行政处罚

骗取许可证或者批准证明文件的行政处罚	提供虚假的证明、数据、资料、样品或者采取其他手段骗取临床试验许可、药品生产许可、药品经营许可、医疗机构制剂许可或者药品注册等许可的	①撤销相关许可,十年内不受理其相应申请,并处50万元以上500万元以下的罚款 ②情节严重的,对法定代表人、主要负责人、直接负责的主管人员和其他责任人员,处2万元以上20万元以下的罚款,十年内禁止从事药品生产经营活动,并可以由公安机关处五日以上十五日以下的拘留
	申请疫苗临床试验、注册、批签发提供虚假数据、资料、样品或者有其他欺骗行为的	由省级以上药品监督管理部门: ①没收违法所得和违法生产、销售的疫苗以及专门用于违法生产疫苗的原料、辅料、包装材料、设备等物品,责令停产停业整顿,并处违法生产、销售疫苗货值金额十五倍以上五十倍以下的罚款,货值金额不足50万元的,按50万元计算 ②情节严重的,吊销药品相关批准证明文件,直至吊销药品生产许可证等,对法定代表人、主要负责人、直接负责的主管人员和关键岗位人员以及其他责任人员,没收违法行为发生期间自本单位所获收入,并处所获收入50%以上10倍以下的罚款,十年内直至终身禁止从事药品生产经营活动,由公安机关处五日以上十五日以下拘留

(3)骗取许可证或者批准证明文件的刑事责任

骗取许可证或者批准证明文件的刑事责任	根据《刑法》第一百四十二条之一规定,违反药品管理法规,药品申请注册中提供虚假的证明、数据、资料、样品或者采取其他欺骗手段的,处三年以下有期徒刑或者拘役,并处或者单处罚金;对人体健康造成严重危害或者有其他严重情节的,处三年以上七年以下有期徒刑,并处罚金	
	足以严重危害人体健康	①在药物非临床研究或者药物临床试验过程中故意使用虚假试验用药品,或者瞒报与药物临床试验用药品相关的严重不良事件 ②故意损毁原始药物非临床研究数据或者药物临床试验数据,或者编造受试动物信息、受试者信息、主要试验过程记录、研究数据、检测数据等药物非临床研究数据或者药物临床试验数据,影响药品的安全性、有效性和质量可控性的
		对于"足以严重危害人体健康"难以确定的,根据地市级以上药品监督管理部门出具的认定意见,结合其他证据作出认定
	对人体健康造成严重危害	①造成轻伤或者重伤的 ②造成轻度残疾或者中度残疾的 ③造成器官组织损伤导致一般功能障碍或者严重功能障碍的 ④其他对人体健康造成严重危害的情形
	有其他严重情节	①造成严重后果的 ②造成恶劣社会影响或者具有其他严重情节的情形

考点 10 未取得药品批准证明文件生产、进口药品的法律责任 ★★★

（1）未取得批准证明文件生产、进口药品的行政处罚　根据《药品管理法》第一百二十四条第一款第一项规定，未取得药品批准证明文件生产、进口药品的，没收违法生产、进口、销售的药品和违法所得以及专门用于违法生产的原料、辅料、包装材料和生产设备，责令停产停业整顿，并处违法生产、进口、销售的药品货值金额15倍以上30倍以下的罚款；货值金额不足10万元的，按10万元计算；情节严重的，吊销药品批准证明文件直至吊销药品生产许可证、药品经营许可证或者医疗机构制剂许可证，对法定代表人、主要负责人、直接负责的主管人员和其他责任人员，没收违法行为发生期间自本单位所获收入，并处所获收入30%以上3倍以下的罚款，十年直至终身禁止从事药品生产经营活动，并可以由公安机关处五日以上十五日以下的拘留。

（2）未取得批准证明文件生产、进口药品的刑事责任　根据《刑法》第一百四十二条之一规定，违反药品管理法规，未取得药品相关批准证明文件生产、进口药品或者明知是上述药品而销售的，足以严重危害人体健康的，处三年以下有期徒刑或者拘役，并处或者单处罚金；对人体健康造成严重危害或者有其他严重情节的，处三年以上七年以下有期徒刑，并处罚金。

未取得批准证明文件生产、进口药品的刑事责任	足以严重危害人体健康	①未取得药品相关批准证明文件生产药品或者明知是上述药品而销售的（涉案药品以孕产妇、儿童或者危重病人为主要使用对象的；涉案药品属于麻醉药品、精神药品、医疗用毒性药品、放射性药品、生物制品的；涉案药品属于注射剂药品、急救药品的） ②未取得药品相关批准证明文件生产药品或者明知是上述药品而销售，涉案药品的适应症、功能主治或者成分不明的 ③未取得药品相关批准证明文件生产药品或明知是上述药品而销售，涉案药品没有国家药品标准，且无核准的药品质量标准，但检出化学药成分的 ④未取得药品相关批准证明文件进口药品或者明知是上述药品而销售，涉案药品在境外也未合法上市的 ⑤其他足以严重危害人体健康的情形。对于涉案药品是否在境外合法上市，应当根据境外药品监督管理部门或者权利人的证明等证据，结合犯罪嫌疑人、被告人及其辩护人提供的证据材料综合审查，依法作出认定
		对于"足以严重危害人体健康"难以确定的，根据地市级以上药品监督管理部门出具的认定意见，结合其他证据作出认定
	对人体健康造成严重危害	①造成轻伤或者重伤的 ②造成轻度残疾或者中度残疾的 ③造成器官组织损伤导致一般功能障碍或者严重功能障碍的 ④其他对人体健康造成严重危害的情形
	有其他严重情节	①未取得药品相关批准证明文件生产、进口药品或者明知是上述药品而销售，生产、销售的金额50万元以上的 ②造成恶劣社会影响或者具有其他严重情节的情形

考点 11 使用欺骗手段取得药品批准证明文件生产、进口药品的法律责任 ★★

根据《药品管理法》第一百二十四条第一款第二项规定，使用采取欺骗手段取得的药品批准证明文件生产、进口药品的，没收违法生产、进口、销售的药品和违法所得以及专门用于违法生产的原料、辅料、包装材料和生产设备，责令停产停业整顿，并处违法生产、进口、销售的药品货值金额15倍以上30倍以下的罚款；货值金额不足10万元的，按10万元计算；情节严重的，吊销药品批准证明文件直至吊销药品生产许可证、药品经营许可证或者医疗机构制剂许可证，对法定代表人、主要负责人、直接负责的主管人员和其他责任人员，没收违法行为发生期间自本单位所获收入，并处所获收入30%以上3倍以下的罚款，十年直至终身禁止从事药品生产经营活动，并可以由公安机关处五日以上十五日以下的拘留。

考点 12 未依法开展药物临床试验和生物等效性试验的法律责任 ★★

未依法开展药物临床试验和生物等效性试验的法律责任	根据《药品管理法》第一百二十五条第一款第一项规定： ①未经批准开展药物临床试验的，没收违法生产、销售的药品和违法所得以及包装材料、容器，责令停产停业整顿，并处50万元以上500万元以下的罚款 ②情节严重的，吊销药品批准证明文件、药品生产许可证、药品经营许可证，对法定代表人、主要负责人、直接负责的主管人员和其他责任人员处2万元以上20万元以下的罚款，十年直至终身禁止从事药品生产经营活动
	根据《药品管理法》第一百二十七条第一款第二项和《药品注册管理办法》第一百一十五条规定： 药物临床试验期间，发现存在安全性问题或者其他风险，临床试验申办者未及时调整临床试验方案、暂停或者终止临床试验，或者未向国家药品监督管理局报告的，责令限期改正，给予警告；逾期不改正的，处10万元以上50万元以下的罚款
	根据《药品注册管理办法》第一百一十六条规定，申办者有下列情形之一的，责令限期改正；逾期不改正的，处1万元以上3万元以下罚款： ①开展药物临床试验前未按规定在药物临床试验登记与信息公示平台进行登记 ②未按规定提交研发期间安全性更新报告 ③药物临床试验结束后未登记临床试验结果等信息

考点 13 未依法实施药品生产管理的法律责任 ★★

（1）未依法实施药品生产管理的行政处罚

违法情形： ①使用未经审评审批的原料药生产药品 ②应当检验而未经检验即销售药品 ③生产、销售国务院药品监督管理部门禁止使用的药品 ④编造生产、检验记录 ⑤未经批准在药品生产过程中进行重大变更	根据《药品管理法》第一百二十四条规定进行处罚： ①没收违法生产药品和违法所得以及专门用于违法生产的原料、辅料、包装材料和生产设备，责令停产停业整顿，并处违法生产药品货值金额15倍以上30倍以下的罚款 ②货值金额不足10万元的，按10万元计算 ③情节严重的，吊销药品批准证明文件直至吊销药品生产许可证或者医疗机构制剂许可证，对法定代表人、主要负责人、直接负责的主管人员和其他责任人员，没收违法行为发生期间自本单位所获收入，并处所获收入30%以上3倍以下的罚款，十年直至终身禁止从事药品生产经营活动，并可以由公安机关处五日以上十五日以下的拘留

药品上市许可持有人和药品生产企业有下列情形之一的，由所在地省级药品监督管理部门处1万元以上3万元以下的罚款：
①企业名称、住所（经营场所）、法定代表人未按规定办理登记事项变更
②未按照规定每年对直接接触药品的工作人员进行健康检查并建立健康档案
③未按照规定对列入国家实施停产报告的短缺药品清单的药品进行停产报告

（2）未依法实施药品生产管理的刑事责任　根据《刑法》第一百四十二条之一规定，违反药品管理法规，编造生产、检验记录，足以严重危害人体健康的，处三年以下有期徒刑或者拘役，并处或者单处罚金；对人体健康造成严重危害或者有其他严重情节的，处三年以上七年以下有期徒刑，并处罚金。有上述行为，同时又构成《刑法》第一百四十一条、第一百四十二条规定之罪或者其他犯罪的，依照处罚较重的规定定罪处罚。

未依法实施药品生产管理的刑事责任	足以严重危害人体健康	对于"足以严重危害人体健康"难以确定的，根据地市级以上药品监督管理部门出具的认定意见，结合其他证据作出认定
	对人体健康造成严重危害	①造成轻伤或者重伤的 ②造成轻度残疾或者中度残疾的 ③造成器官组织损伤导致一般功能障碍或者严重功能障碍的 ④其他对人体健康造成严重危害的情形
	有其他严重情节	①造成严重后果的 ②造成恶劣社会影响或者具有其他严重情节的情形

考点 14 违反标签、说明书、药品追溯制度、未履行报告义务的法律责任 ★

（1）使用未经审评的药包材或未经核准的标签、说明书的法律责任　根据《药品管理法》第一百二十五条第一款第二至三项规定，有下列情形之一的，没收违法生产、销售的药品和违法所得以及包装材料、容器，责令停产停业整顿，并处50万元以上500万元以下的罚款；情节严重的，吊销药品批准证明文件、药品生产许可证、药品经营许可证，对法定代表人、主要负责人、直接负责的主管人员和其他责任人员处2万元以上20万元以下的罚款，十年直至终身禁止从事药品生产经营活动：

①未经审评的直接接触药品的包装材料或者容器生产药品，或者销售该类药品。

②未经核准的标签、说明书行为的。

（2）未按照规定建立并实施药品追溯制度的法律责任　根据《药品管理法》第一百二十七第一款第三项规定，有未按照规定建立并实施药品追溯制度行为的，责令限期改正，给予警告；逾期不改正的，处10万元以上50万元以下的罚款。

（3）未依法履行报告义务的法律责任　根据《药品管理法》第一百二十七条第一款第二项、第四项、第五项规定，有下列行为之一的，责令限期改正，给予警告；逾期不改正的，处十万元以上五十万元以下的罚款：

①药物临床试验期间，发现存在安全性问题或者其他风险，临床试验申办者未及时调整临床试验方案、暂停或者终止临床试验，或者未向国家药品监督管理局报告。

②未按照规定提交年度报告。

③未按照规定对药品生产过程中的变更进行备案或者报告。

考点 15 违反药品质量管理规范的法律责任 ★

药品属于一种特殊商品，药品相关活动的从业者应当在从业过程中健全完善质量管理体系，恪守质量管理规范。质量管理规范是对药品质量管理提出的最低要求，例如《药物非临床研究质量管理规范》《药物临床试验质量管理规范》《药品生产质量管理规范》《药品经营质量管理规范》均由国家药监局制定，药物非临床研究、药物临床试验活动、药品生产、药品经营都应遵守，违反则构成违法。

《药品管理法》第一百二十六条	①除该法另有规定的情形外，药品上市许可持有人、药品生产企业、药品经营企业、药物非临床安全性评价研究机构、药物临床试验机构等未遵守药品生产质量管理规范、药品经营质量管理规范、药物非临床研究质量管理规范、药物临床试验质量管理规范等的，责令限期改正，给予警告；逾期不改正的，处10万元以上50万元以下的罚款 ②情节严重的，处50万元以上200万元以下的罚款，责令停产停业整顿，直至吊销药品批准证明文件、药品生产许可证、药品经营许可证等，药物非临床安全性评价研究机构、药物临床试验机构等五年内不得开展药物非临床安全性评价研究、药物临床试验，对法定代表人、主要负责人、直接负责的主管人员和其他责任人员，没收违法行为发生期间自本单位所获收入，并处所获收入10%以上50%以下的罚款，十年直至终身禁止从事药品生产经营等活动
《药品生产监督管理办法》	第六十九条规定，药品上市许可持有人和药品生产企业未按照药品生产质量管理规范的要求生产，有下列情形之一，属于《药品管理法》第一百二十六条规定的情节严重情形的，依法予以处罚： ①未配备专门质量负责人独立负责药品质量管理、监督质量管理规范执行 ②药品上市许可持有人未配备专门质量受权人履行药品上市放行责任 ③药品生产企业未配备专门质量受权人履行药品出厂放行责任 ④质量管理体系不能正常运行，药品生产过程控制、质量控制的记录和数据不真实 ⑤对已识别的风险未及时采取有效的风险控制措施，无法保证产品质量 ⑥其他严重违反药品生产质量管理规范的情形 第七十条规定，辅料、直接接触药品的包装材料和容器的生产企业及供应商未遵守国家药监局制定的质量管理规范等相关要求，不能确保质量保证体系持续合规的，由所在地省级药监部门给予处罚
《药品经营和使用质量监督管理办法》	第六十九条规定，有下列情形之一的，药品监督管理部门可以依据《药品管理法》第一百二十六条规定的情节严重的情形给予处罚： ①药品上市许可持有人委托不具备相应资质条件的企业销售药品的 ②药品上市许可持有人、药品批发企业将国家有专门管理要求的药品销售给个人或者不具备相应资质的单位，导致相关药品流入非法渠道或者去向不明，或者知道、应当知道购进单位将相关药品流入非法渠道仍销售药品的 ③药品经营质量管理和质量控制过程中，记录或者票据不真实，存在虚假欺骗行为的 ④对已识别的风险未及时采取有效的风险控制措施，造成严重后果的 ⑤知道或者应当知道他人从事非法药品生产、经营和使用活动，依然为其提供药品的 ⑥其他情节严重的情形 第七十一条规定，药品上市许可持有人、药品经营企业未按该办法规定履行购销查验义务或者开具销售凭证，违反药品经营质量管理规范的，药监部门按照《药品管理法》第一百二十六条给予处罚
《药品网络销售监督管理办法》	第三十七条规定，药品网络销售企业违反药品配送、出具销售凭证、保存相关记录等要求，未遵守药品经营质量管理规范的，依照《药品管理法》第一百二十六条的规定进行处罚

考点16 违反药品经营管理要求的法律责任 ★★

（1）从无证生产、经营企业购进药品的法律责任　根据《药品管理法》第一百二十九条规定，药品上市许可持有人、药品生产企业、药品经营企业或者医疗机构未从药品上市许

可持有人或者具有药品生产、经营资格的企业购进药品的，责令改正，没收违法购进的药品和违法所得，并处违法购进药品货值金额2倍以上10倍以下的罚款；情节严重的，并处货值金额10倍以上30倍以下的罚款，吊销药品批准证明文件、药品生产许可证、药品经营许可证或者医疗机构执业许可证；货值金额不足5万元的，按5万元计算。

（2）违反药品零售管理要求的法律责任　根据《药品管理法》第一百三十条规定，药品经营企业购销药品未按照规定进行记录、零售药品未正确说明用法、用量等事项，或者未按照规定调配处方的，责令改正，给予警告；情节严重的，吊销药品经营许可证。

根据《药品经营和使用质量监督管理办法》第七十二条规定，药品零售企业有以下情形之一的，由药品监督管理部门责令限期改正；逾期不改正的，处五千元以上5万元以下罚款；造成危害后果的，处5万元以上20万元以下罚款。

违反药品零售管理要求情形	①未按规定凭处方销售处方药的 ②以买药品赠药品或者买商品赠药品等方式向公众直接或者变相赠送处方药、甲类非处方药 ③违反该办法第四十二条第五款规定的药师或者药学技术人员管理要求的，即依法经过资格认定的药师或者其他药学技术人员在企业营业时间内不在岗时，未挂牌告知，或未依法经过资格认定的药师或者其他药学技术人员审核即销售处方药的

（3）医疗机构向市场销售制剂的法律责任　根据《药品管理法》第一百三十三条规定，医疗机构将其配制的制剂在市场上销售的，责令改正，没收违法销售的制剂和违法所得，并处违法销售制剂货值金额2倍以上5倍以下的罚款；情节严重的，并处货值金额5倍以上15倍以下的罚款；货值金额不足5万元的，按5万元计算。

（4）违反药品经营许可登记事项变更管理要求的法律责任　根据《药品经营和使用质量监督管理办法》第六十七条规定，药品经营企业未按规定办理药品经营许可证登记事项变更的，由药品监督管理部门责令限期改正；逾期不改正的，处5000元以上5万元以下罚款。

（5）违反委托销售、储存、运输管理要求的法律责任　根据《药品经营和使用质量监督管理办法》第七十条规定，有下列情形之一的，由药品监督管理部门责令限期改正；逾期不改正的，处5000元以上3万元以下罚款。

违反委托销售、储存、运输管理要求情形	①接受药品上市许可持有人委托销售的药品经营企业违反该办法规定再次委托销售的 ②药品上市许可持有人未按该办法规定对委托销售行为进行管理的 ③药品上市许可持有人、药品经营企业未按该办法规定对委托储存、运输行为进行管理的 ④药品上市许可持有人、药品经营企业未按该办法规定报告委托销售、储存情况的 ⑤接受委托储存药品的受托方违反该办法规定再次委托储存药品的 ⑥接受委托运输药品的受托方违反该办法规定运输药品的 ⑦接受委托储存、运输的受托方未按该办法规定向委托方所在地和受托方所在地药监部门报告药品重大质量问题的

考点 17 违反药品网络销售监督管理要求的法律责任 ★★★

药品网络交易第三方平台违反相关管理要求的法律责任	（1）根据《药品管理法》第一百三十一条规定：平台提供者未履行资质审核、报告、停止提供网络交易平台服务等义务的，责令改正，没收违法所得，并处20万元以上200万元以下的罚款；情节严重的，责令停业整顿，并处200万元以上500万元以下的罚款 （2）根据《药品网络销售监督管理办法》规定： ①第三十八条规定，平台未履行建立质量管理体系义务的，责令限期改正，处3万元以上10万元以下罚款；造成危害后果的，处10万元以上20万元以下罚款 ②第三十九条规定，平台未依法办理备案手续、公示备案信息的，责令限期改正；逾期不改正的，处5万元以上10万元以下罚款；造成危害后果的，处10万元以上20万元以下罚款 ③第四十条规定，平台未履行资质审核、报告、停止提供网络交易平台服务等义务的，依照《药品管理法》第一百三十一条的规定处罚
通过网络销售实行特殊管理药品的法律责任	①第三十三规定，通过网络销售国家实行特殊管理的药品，已有规定的，依照法律、行政法规的规定处罚 ②法律、行政法规未作规定的，责令限期改正，处5万元以上10万元以下罚款；造成危害后果的，处10万元以上20万元以下罚款
违反网络零售处方药要求的法律责任	①第三十四条第一款规定，药品网络销售企业违反第九条第一款、第二款要求，未履行处方审核、调配和标记管理等义务的，责令限期改正，处3万元以上5万元以下罚款；情节严重的，处5万元以上10万元以下罚款 ②第三十四条第二款规定，药品网络交易第三方平台违反第九条第三款要求，未履行电子处方管理相关义务的，责令限期改正，处5万元以上10万元以下罚款；造成危害后果的，处10万元以上20万元以下罚款 ③第三十四条第一款规定，药品网络销售企业违反第九条第四款要求，未履行纸质处方管理义务的，责令限期改正，处1万元以上3万元以下罚款；情节严重的，处3万元以上5万元以下罚款
未依法履行报告义务的法律责任	第三十五条规定，药品网络销售企业违反第十一条要求，未依法履行报告义务的，责令限期改正，逾期不改正的，处1万元以上3万元以下罚款；情节严重的，处3万元以上5万元以下罚款
违反信息展示要求的法律责任	第三十六条规定，药品网络销售企业、药品网络交易第三方平台违反第十三条、第十九条第二款要求，未依法履行信息展示要求的，责令限期改正；逾期不改正的，处5万元以上10万元以下罚款

考点 18 医疗机构违反药品使用质量管理要求的法律责任 ★

根据《药品经营和使用质量监督管理办法》第七十三条规定，医疗机构未按规定设置专门质量管理部门或者人员、未按规定履行进货查验、药品储存和养护、停止使用、报告等义务的：

①由药品监督管理部门责令限期改正，并通报卫生健康主管部门；
②逾期不改正或者情节严重的，处5000元以上5万元以下罚款；
③造成严重后果的，处5万元以上20万元以下罚款。

考点 19 违反药品不良反应报告和监测规定的法律责任 ★

药品上市许可持有人	未按照规定开展药品不良反应监测或者报告疑似药品不良反应	①责令限期改正,给予警告 ②逾期不改正的,责令停产停业整顿,并处10万元以上100万元以下的罚款
药品经营企业	未按照规定报告疑似药品不良反应	①责令限期改正,给予警告 ②逾期不改正的,责令停产停业整顿,并处5万元以上50万元以下的罚款
医疗机构	未按照规定报告疑似药品不良反应	①责令限期改正,给予警告 ②逾期不改正的,处5万元以上50万元以下的罚款

考点 20 违反药品召回管理规定的法律责任

根据《药品管理法》第一百三十五条规定:①药品上市许可持有人在省级药品监督管理部门责令其召回后,拒不召回的,处应召回药品货值金额5倍以上10倍以下的罚款;②货值金额不足10万元的,按10万元计算;③情节严重的,吊销药品批准证明文件、药品生产许可证、药品经营许可证,对法定代表人、主要负责人、直接负责的主管人员和其他责任人员,处2万元以上20万元以下的罚款。药品生产企业、药品经营企业、医疗机构拒不配合召回的,处10万元以上50万元以下的罚款。

考点 21 药品购销活动中商业贿赂行为的法律责任 ★★

(1)药品购销活动中暗中给予、收受回扣或者其他利益的法律责任

《药品管理法》第八十八条是关于药品上市许可持有人、药品生产企业、药品经营企业和医疗机构在药品购销中给予、收受回扣或者其他不正当利益的规定。

规定内容	①禁止以任何名义给予使用其药品的医疗机构的负责人、药品采购人员、医师、药师等有关人员财物或者其他不正当利益 ②禁止以任何名义收受药品上市许可持有人、药品生产企业、药品经营企业或者代理人给予的财物或者其他不正当利益
法律责任	①《药品管理法》第一百四十一条针对第八十八条的禁止性行为设定了相应法律责任 ②在药品购销中给予、收受回扣或者其他不正当利益的,给予使用其药品的医疗机构的负责人、药品采购人员、医师、药师等有关人员财物或者其他不正当利益的 ③由市场监督管理部门没收违法所得,并处30万元以上300万元以下的罚款;情节严重的,吊销药品上市许可持有人、药品生产企业、药品经营企业营业执照,并由药品监督管理部门吊销药品批准证明文件、药品生产许可证、药品经营许可证

(2)药品购销活动中收受财物或者其他利益的法律责任

《药品管理法》第一百四十二条第一款	①规定了对药品上市许可持有人、药品生产企业、药品经营企业的负责人、采购人员等有关人员的处罚 ②规定内容:在药品购销中收受其他药品上市许可持有人、药品生产企业、药品经营企业或者代理人给予的财物或者其他不正当利益的,没收违法所得,依法给予处罚;情节严重的,五年内禁止从事药品生产经营活动
《药品管理法》第一百四十二条第二款	①规定了对医疗机构的负责人、药品采购人员、医师、药师等人员的处罚 ②规定内容:有关人员收受药品上市许可持有人、药品生产企业、药品经营企业或者代理人给予的财物或者其他不正当利益的,由卫生健康主管部门或者本单位给予处分,没收违法所得;情节严重的,还应当吊销其执业证书

《最高人民法院、最高人民检察院关于办理商业贿赂刑事案件适用法律若干问题的意见》(法发〔2008〕33号)规定:①医疗机构中的国家工作人员,在药品、医疗器械、医用卫生材料等医药产品采购活动中,利用职务上的便利,索取销售方财物,或者非法收受销售方财物,为销售方谋取利益,构成犯罪的,依照《刑法》第三百八十五条规定,以受贿罪定罪处罚。②医疗机构中的非国家工作人员,有前款行为,数额较大的,依照《刑法》第一百六十三条规定,以非国家工作人员受贿罪定罪处罚。③医疗机构中的医务人员,利用开处方的职务便利,以各种名义非法收受药品、医疗器械、医用卫生材料等医药产品销售方财物,为医药产品销售方谋取利益,数额较大的,依照《刑法》第一百六十三条规定,以非国家工作人员受贿罪定罪处罚。

考点22 违反疫苗管理规定的法律责任 ★★

(1)生产、销售的疫苗属于假药、劣药的法律责任

属于假药	①由省级以上药监部门没收违法所得和违法生产、销售的疫苗以及专门用于违法生产疫苗的原料、辅料、包装材料、设备等物品 ②责令停产停业整顿,吊销药品注册证书,直至吊销药品生产许可证等,并处违法生产、销售疫苗货值金额15倍以上50倍以下的罚款,货值金额不足50万元的,按50万元计算
属于劣药	①由省级以上药监部门没收违法所得和违法生产、销售的疫苗以及专门用于违法生产疫苗的原料、辅料、包装材料、设备等物品 ②责令停产停业整顿,并处违法生产、销售疫苗货值金额10倍以上三十倍以下的罚款,货值金额不足50万元的,按50万元计算 ③情节严重的,吊销药品注册证书,直至吊销药品生产许可证等
属于假药,或生产、销售的疫苗属于劣药且情节严重的	①由省级以上药监部门对法定代表人、主要负责人、直接负责的主管人员和关键岗位人员以及其他责任人员,没收违法行为发生期间自本单位所获收入,并处所获收入1倍以上10倍以下的罚款,终身禁止从事药品生产经营活动 ②由公安机关处五日以上十五日以下拘留

(2)违反质量管理规范的法律责任 根据《疫苗管理法》第八十二条规定,除另有规定的情形外,疫苗上市许可持有人或者其他单位违反药品相关质量管理规范的:①由县级以上药监管理部门责令改正,给予警告;拒不改正的,处20万元以上50万元以下的罚款;②情节严重的,处50万元以上300万元以下的罚款,责令停产停业整顿,直至吊销药品相关批准证明文件、药品生产许可证等;③对法定代表人、主要负责人、直接负责的主管人员和关键岗位人员以及其他责任人员,没收违法行为发生期间自本单位所获收入,并处所获收入50%以上5倍以下的罚款,十年内直至终身禁止从事药品生产经营活动。

(3)违反疫苗储存、运输要求的法律责任 根据《疫苗管理法》第八十五条第一款规定,疾病预防控制机构、接种单位、疫苗上市许可持有人、疫苗配送单位违反疫苗储存、运输管理规范有关冷链储存、运输要求的:①由县级以上人民政府药品监督管理部门责令改正,给予警告,对违法储存、运输的疫苗予以销毁,没收违法所得;②拒不改正的,对接种单位、疫苗上市许可持有人、疫苗配送单位处20万元以上100万元以下的罚款;③情

节严重的，对接种单位、疫苗上市许可持有人、疫苗配送单位处违法储存、运输疫苗货值金额10倍以上30倍以下的罚款，货值金额不足10万元的，按10万元计算，责令疫苗上市许可持有人、疫苗配送单位停产停业整顿，直至吊销药品相关批准证明文件、药品生产许可证等，对疫苗上市许可持有人、疫苗配送单位的法定代表人、主要负责人、直接负责的主管人员和关键岗位人员以及其他责任人员依照《疫苗管理法》第八十二条规定给予处罚，即没收违法行为发生期间自本单位所获收入，并处所获收入50%以上5倍以下的罚款，十年内直至终身禁止从事药品生产经营活动。

根据《疫苗管理法》第八十六条第一款规定，疾病预防控制机构、接种单位、疫苗上市许可持有人、疫苗配送单位有《疫苗管理法》第八十五条规定以外的违反疫苗储存、运输管理规范行为的：①由县级以上人民政府药品监督管理部门责令改正，给予警告，没收违法所得；拒不改正的，对接种单位、疫苗上市许可持有人、疫苗配送单位处10万元以上30万元以下的罚款；②情节严重的，对接种单位、疫苗上市许可持有人、疫苗配送单位处违法储存、运输疫苗货值金额三倍以上十倍以下的罚款，货值金额不足10万元的，按10万元计算。

考点23 违反药品说明书、标签、广告管理规定的法律责任 ★

违反药品说明书、标签管理的法律责任	根据《药品管理法》第一百二十八条规定，除依法应当按照假药、劣药处罚外，药品包装未按照规定印有、贴有标签或者附有说明书，标签、说明书未按照规定注明相关信息或者印有规定标志的	①责令改正，给予警告 ②情节严重的，吊销药品注册证书
违反药品广告管理的法律责任	《广告法》第五十七条，有行为之一的： ①发布禁止情形的广告的 ②发布麻醉药品、精神药品、医疗用毒性药品、放射性药品等特殊药品、药品类易制毒化学品、戒毒治疗的药品、医疗器械和治疗方法广告，或在不符合规定的媒体发布处方药广告的 ③针对未成年人的大众传播媒介上发布药品、保健食品、医疗器械、化妆品广告的	①由市场监督管理部门责令停止发布广告，对广告主处20万元以上100万元以下的罚款，情节严重的，并可以吊销营业执照 ②由广告审查机关撤销广告审查批准文件、一年内不受理其广告审查申请 ③对广告经营者、广告发布者，由市场监督管理部门没收广告费用，处20万元以上100万元以下的罚款，情节严重的，并吊销营业执照
	违反《广告法》第十六条规定发布医疗、药品、医疗器械广告的： ①由市场监督管理部门责令停止发布广告，责令广告主在相应范围内消除影响，处广告费用1倍以上3倍以下的罚款，广告费用无法计算或者明显偏低的，处10万元以上20万元以下的罚款 ②情节严重的，处广告费用3倍以上5倍以下的罚款，广告费用无法计算或者明显偏低的，处20万元以上100万元以下的罚款，可以吊销营业执照，并由广告审查机关撤销广告审查批准文件、一年内不受理其广告审查申请	

考点 24 违反特殊管理药品管理规定的刑事责任 ★

非法提供麻醉药品、精神药品	根据《刑法》第三百五十五条规定，依法从事生产、运输、管理、使用国家管制的麻醉药品、精神药品的人员，违反国家规定相应情形及刑事责任： ①向吸食、注射毒品的人提供使人形成瘾癖的麻醉药品、精神药品的，处三年以下有期徒刑或者拘役，并处罚金；情节严重的，处三年以上七年以下有期徒刑，并处罚金 ②向走私、贩卖毒品的犯罪分子或者以牟利为目的，向吸食、注射毒品的人提供使人形成瘾癖的麻醉药品、精神药品的，依照《刑法》第三百四十七条的规定定罪处罚
走私、非法买卖麻黄碱类复方制剂	《关于办理走私、非法买卖麻黄碱类复方制剂等刑事案件适用法律若干问题的意见》就办理走私、非法买卖麻黄碱类复方制剂等行为的刑事责任，作出相应规定 （1）关于走私、非法买卖麻黄碱类复方制剂等行为的定性 ①以加工、提炼制毒物品制造毒品为目的，购买麻黄碱类复方制剂，或运输、携带、寄递麻黄碱类复方制剂进出境的，依照《刑法》第三百四十七条，以制造毒品罪定罪处罚 ②以加工、提炼制毒物品为目的，购买麻黄碱类复方制剂，或者运输、携带、寄递麻黄碱类复方制剂进出境的，根据《刑法》三百五十条，分别以非法买卖制毒物品罪、走私制毒物品罪定罪处罚 ③将麻黄碱类复方制剂拆除包装、改变形态后进行走私或者非法买卖，或者明知是已拆除包装、改变形态的麻黄碱类复方制剂而进行走私或者非法买卖的，依照《刑法》第三百五十条规定，分别以走私制毒物品罪、非法买卖制毒物品罪定罪处罚 ④非法买卖麻黄碱类复方制剂或者运输、携带、寄递麻黄碱类复方制剂进出境，没有证据证明系用于制造毒品或者走私、非法买卖制毒物品，或者未达到非法买卖制毒物品罪、非法买卖制毒物品罪的定罪数量标准，构成非法经营罪、走私普通货物、物品罪等其他犯罪的，依法定罪处罚 实施①、②规定的行为，同时构成其他犯罪的，依照处罚较重的规定定罪处罚 （2）关于利用麻黄碱类复方制剂加工、提炼制毒物品行为的定性 ①以制造毒品为目的，利用麻黄碱类复方制剂加工、提炼制毒物品的，依照刑法第三百四十七条的规定，以制造毒品罪定罪处罚 ②以走私或者非法买卖为目的，利用麻黄碱类复方制剂加工、提炼制毒物品的，依照《刑法》第三百五十条规定，分别以走私制毒物品罪、非法买卖制毒物品罪定罪处罚 （3）关于制毒物品数量的认定 ①以走私制毒物品罪、非法买卖制毒物品罪定罪处罚的，应当以涉案麻黄碱类复方制剂中麻黄碱类物质的含量作为涉案制毒物品的数量 ②以制造毒品罪定罪处罚的，应当将涉案麻黄碱类复方制剂所含的麻黄碱类物质可以制成的毒品数量作为量刑情节考虑 ③多次实施的行为未经处理的，涉案制毒物品的数量累计计算

第三节　违反中医药法相关规定的法律责任

考点 1 违反炮制中药饮片、委托配制中药制剂备案管理规定的法律责任 ★

（1）应备案而未备案，或者备案时提供虚假材料的法律责任　根据《中医药法》第五十六条第一款规定，医疗机构炮制中药饮片、委托配制中药制剂应当备案而未备案，或者备案时提供虚假材料的,由中医药主管部门和药品监督管理部门按照各自职责分工责令改正,没收违法所得,并处3万元以下罚款,向社会公告相关信息;拒不改正的,责令停止执业活动或者责令停止炮制中药饮片、委托配制中药制剂活动,其直接责任人员五年内不得从事中医药相关活动。

(2)应用传统工艺配制中药制剂未依照规定备案或未按照备案材料载明的要求配制中药制剂的法律责任 根据《中医药法》第五十六条第二款规定,医疗机构应用传统工艺配制中药制剂未依照规定备案,或者未按照备案材料载明的要求配制中药制剂的,按生产假药给予处罚。

考点2 中药材种植过程中使用剧毒、高毒农药的法律责任

根据《中医药法》第五十八条规定,在中药材种植过程中使用剧毒、高毒农药的,依照有关法律、法规规定给予处罚;情节严重的,可以由公安机关对其直接负责的主管人员和其他直接责任人员处五日以上十五日以下拘留。

第四节 缺陷药品侵权损害赔偿责任

考点1 《民法典》相关规定

根据《民法典》第一千二百零二条规定,因产品存在缺陷造成他人损害的,生产者应当承担侵权责任。

根据《民法典》第一千二百二十三条规定,因药品的缺陷造成患者损害的,患者可以向药品上市许可持有人、生产者请求赔偿,也可以向医疗机构请求赔偿。患者向医疗机构请求赔偿的,医疗机构赔偿后,有权向负有责任的药品上市许可持有人、生产者追偿。

考点2 《药品管理法》相关规定 ★

(1)首负责任制 根据《药品管理法》第一百四十四条第一款、第二款规定,药品上市许可持有人、药品生产企业、药品经营企业或者医疗机构违反《药品管理法》规定,给用药者造成损害的,依法承担赔偿责任。因药品质量问题受到损害的,受害人可以向药品上市许可持有人、药品生产企业请求赔偿损失,也可以向药品经营企业、医疗机构请求赔偿损失。接到受害人赔偿请求的,应当实行首负责任制,先行赔付;先行赔付后,可以依法追偿。

(2)惩罚性赔偿 对生产假劣药或者明知假劣药仍销售使用的,受害人可以要求惩罚性赔偿等。根据《药品管理法》第一百四十四条第三款规定,生产假药、劣药或者明知是假药、劣药仍然销售、使用的,受害人或者其近亲属除请求赔偿损失外,还可以请求支付价款十倍或者损失三倍的赔偿金;增加赔偿的金额不足一千元的,为一千元。

第五节 违反医疗器械监督管理规定的法律责任

考点1 未依法实施医疗器械生产、经营许可的法律责任 ★★

未依法实施医疗器械生产、经营许可的法律责任情形	《医疗器械生产监督管理办法》第八十一条，有下列情形之一的，依照医疗器械监督管理条例第八十一条的规定处罚： ①生产、经营未取得医疗器械注册证的第二类、第三类医疗器械的 ②未经生产许可从事第二类、第三类医疗器械生产活动的 ③未经经营许可从事第三类医疗器械经营活动的 有前款第一项情形、情节严重的，由原发证部门吊销医疗器械生产许可证或者经营许可证
	根据《医疗器械生产监督管理办法》第七十四条规定，有下列情形之一的，依照医疗器械监督管理条例第八十一条的规定处罚： ①超出医疗器械生产许可证载明的生产范围生产第二类、第三类医疗器械 ②在未经许可的生产场地生产第二类、第三类医疗器械 ③医疗器械生产许可证有效期届满后，未依法办理延续手续，仍继续从事第二类、第三类医疗器械生产 ④医疗器械生产企业增加生产产品品种，应当依法办理许可变更而未办理的

《医疗器械监督管理条例》第八十一条的规定处罚为：由负责药品监督管理的部门没收违法所得、违法生产经营的医疗器械和用于违法生产经营的工具、设备、原材料等物品；违法生产经营的医疗器械货值金额不足1万元的，并处5万元以上15万元以下罚款；货值金额1万元以上的，并处货值金额15倍以上30倍以下罚款；情节严重的，责令停产停业，10年内不受理相关责任人及单位提出的医疗器械许可申请，对违法单位的法定代表人、主要负责人、直接负责的主管人员和其他责任人员，没收违法行为发生期间自本单位所获收入，并处所获收入30%以上3倍以下罚款，终身禁止其从事医疗器械生产经营活动。

考点2 骗取、变造、买卖、出租、出借许可证或批准证明文件的法律责任 ★★

（1）骗取医疗器械相关许可证或注册证的法律责任　根据《医疗器械监督管理条例》第八十三条的规定，在申请医疗器械行政许可时，提供虚假资料或者采取其他欺骗手段的，不予行政许可，已经取得行政许可的，由作出行政许可决定的部门撤销行政许可，没收违法所得、违法生产经营使用的医疗器械，10年内不受理相关责任人及单位提出的医疗器械许可申请；已经进行生产、经营或使用的，违法生产经营的医疗器械货值金额不足1万元的，并处5万元以上15万元以下罚款；货值金额1万元以上的，并处货值金额15倍以上30倍以下罚款；情节严重的，责令停产停业，对违法单位的法定代表人、主要负责人、直接责任人员，没收违法行为发生期间自本单位所获收入，并处所获收入30%以上3倍以下罚款。终身禁止其从事医疗器械生产经营活动。

（2）伪造、变造、买卖、出租、出借相关医疗器械许可证件的法律责任　根据《医疗器械监督管理条例》第八十三条第二款规定，伪造、变造、买卖、出租、出借相关医疗器械许可证件的，由原发证部门予以收缴或吊销，没收违法所得；违法所得不足1万元的，处5万元以上10万元以下罚款；违法所得1万元以上的，并处违法所得10倍以上20倍以下罚款；构成违反治安管理行为的，由公安机关依法予以治安管理处罚。

考点 3 未依法实施医疗器械生产、经营备案的法律责任 ★★

未依法实施医疗器械生产、经营备案情形	①生产、经营未经备案的第一类医疗器械 ②未经备案从事第一类医疗器械生产 ③经营第二类医疗器械，应当备案但未备案 ④已经备案的资料不符合要求

有上列情形之一，根据《医疗器械监督管理条例》第八十四条规定进行处罚：①由负责药品监督管理的部门向社会公告单位和产品名称，责令限期改正；②逾期不改正的，没收违法所得、违法生产经营的医疗器械；违法生产经营的医疗器械货值金额不足1万元的，并处1万元以上5万元以下罚款，货值金额1万元以上的，并处货值金额5倍以上20倍以下罚款；③情节严重的，对违法单位的法定代表人、主要负责人、直接负责的主管人员和其他责任人员，没收违法行为发生期间自本单位所获收入，并处所获收入30%以上2倍以下罚款，5年内禁止其从事医疗器械生产经营活动。

根据《医疗器械监督管理条例》第八十五条规定，备案时提供虚假资料的，有以下处罚：①由负责药品监督管理的部门向社会公告备案单位和产品名称，没收违法所得、违法生产经营的医疗器械；②违法生产经营的医疗器械货值金额不足1万元的，并处2万元以上5万元以下罚款；货值金额1万元以上的，并处货值金额5倍以上20倍以下罚款；③情节严重的，责令停产停业，对违法单位的法定代表人、主要负责人、直接负责的主管人员和其他责任人员，没收违法行为发生期间自本单位所获收入，并处所获收入30%以上3倍以下罚款，10年内禁止其从事医疗器械生产经营活动。

根据《医疗器械注册与备案管理办法》第一百零七条规定，违反该办法第七十九条，未按照要求对医疗器械发生变化进行备案的，责令限期改正；逾期不改正的，处1万元以上3万元以下罚款。

考点 4 不符合医疗器械生产、经营管理规定的法律责任 ★★

《医疗器械监督管理条例》第八十六条规定	①生产、经营、使用不符合强制性标准或者不符合经注册或备案的产品技术要求的医疗器械 ②未按照经注册或者备案的产品技术要求组织生产，或未依照条例规定建立质量管理体系并保持有效运行，影响产品安全、有效 ③经营、使用无合格证明文件、过期、失效、淘汰的医疗器械，或者使用未依法注册的医疗器械 ④在负责药品监督管理的部门责令召回后仍拒不召回，或在负责药监部门责令停止或者暂停生产、进口、经营后，仍拒不停止生产、进口、经营医疗器械 ⑤委托不具备该条例规定条件的企业生产医疗器械，或者未对受托生产企业的生产行为进行管理 ⑥进口过期、失效、淘汰等已使用过的医疗器械	①由负责药监部门责令改正，没收违法生产经营使用的医疗器械 ②违法生产经营使用的医疗器械货值金额不足1万元的，并处2万元以上5万元以下罚款；货值金额1万元以上的，并处货值金额5倍以上20倍以下罚款 ③情节严重的，责令停产停业，直至由原发证部门吊销医疗器械注册证、医疗器械生产许可证、医疗器械经营许可证，对违法单位的法定代表人、主要负责人、直接负责的主管人员和其他责任人员，没收违法行为发生期间自本单位所获收入，并处所获收入30%以上3倍以下罚款，10年内禁止其从事医疗器械生产经营活动

续表

《医疗器械监督管理条例》第八十八条规定	①生产条件发生变化、不再符合医疗器械质量管理体系要求，未依照规定整改、停止生产、报告 ②生产、经营说明书、标签不符合规定的医疗器械 ③未按照医疗器械说明书和标签标示要求运输、贮存医疗器械 ④转让过期、失效、淘汰或者检验不合格的在用医疗器械的	①由药监部门责令改正，处1万元以上5万元以下罚款 ②情节严重的，责令停产停业，直至由原发证部门吊销医疗器械生产许可证、医疗器械经营许可证，对违法单位的法定代表人、主要负责人、直接负责的主管人员和其他责任人员，没收违法行为发生期间自本单位所获收入，并处所获收入30%以上2倍以下罚款，5年内禁止其从事医疗器械生产经营活动
免予行政处罚情形	《医疗器械监督管理条例》第八十七条：医疗器械经营企业、使用单位履行了条例规定的进货查验等义务，有充分证据证明其不知道所经营、使用的医疗器械为条例第八十一条第一款第一项、第八十四条第一项、第八十六条第一项和第三项规定情形的医疗器械，并能如实说明其进货来源的，收缴其经营、使用的不符合法定要求的医疗器械，可以免予行政处罚	

根据《医疗器械监督管理条例》第八十九条规定，有下列情形之一的，①由负责药品监督管理的部门和卫生主管部门依据各自职责责令改正，给予警告；②拒不改正的，处1万元以上10万元以下罚款；③情节严重的，责令停产停业，直至由原发证部门吊销医疗器械注册证、医疗器械经营许可证，对违法单位的法定代表人、主要负责人、直接负责的主管人员和其他责任人员处1万元以上3万元以下罚款。

①未按照要求提交质量管理体系自查报告。

②从不具备合法资质的供货者购进医疗器械。

③经营企业、使用单位未依照该条例规定建立并执行医疗器械进货查验记录制度。

④从事第二类、第三类医疗器械批发业务以及第三类医疗器械零售业务的经营企业未依照规定建立并执行销售记录制度。

⑤注册人、备案人、生产经营企业、使用单位未依照规定开展医疗器械不良事件监测，未按照要求报告不良事件，或对不良事件监测技术机构、药监部门、卫生健康主管部门开展的不良事件调查不予配合。

⑥注册人、备案人未依照规定制定上市后研究和风险管控计划并保证有效实施。

⑦注册人、备案人未依照规定建立并执行产品追溯制度。

⑧注册人、备案人、经营企业从事医疗器械网络销售未按照规定告知负责药监部门。

⑨对需要定期检查、检验、校准、保养、维护的医疗器械，使用单位未按照产品说明书要求进行检查、检验、校准、保养、维护并予以记录，及时进行分析、评估，确保医疗器械处于良好状态。

⑩使用单位未妥善保存购入第三类医疗器械的原始资料。